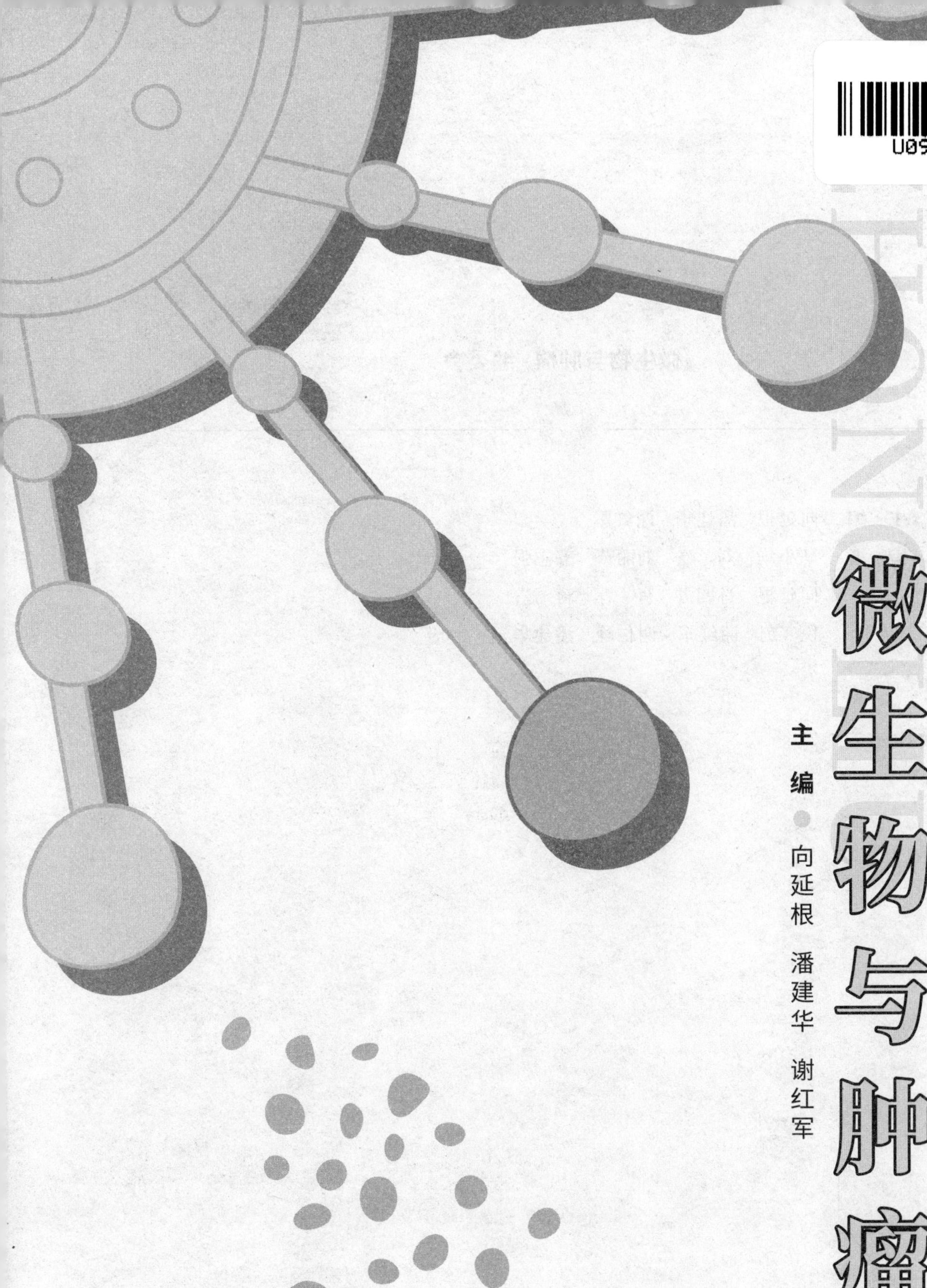

微生物与肿瘤

WEISHENGWU YU ZHONGLIU

主编 · 向延根 潘建华 谢红军

CS K 湖南科学技术出版社
国家一级出版社 全国百佳图书出版单位
·长沙·

《微生物与肿瘤》编委会

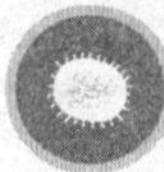

主　编　向延根　潘建华　谢红军

编　者　马小华　刘　婷　刘丽莎　齐志强

向延根　肖四方　肖　荐　蒋　艺

税　剑　谢红军　谢仁峰　潘建华

前　言

世界卫生组织国际癌症研究机构（IARC）发布的全球最新癌症数据显示，2020 年全球新增癌症人数共计 1 929 万人左右，中国新增癌症患者 457 万人，占全球的 23.7％，死亡人数占比 30％，成为癌症新增人数和死亡人数最多的国家，严重危害我国人民生命健康。肿瘤的形成是长期的、复杂的多因素共同作用的结果，如生活方式、饮食习惯、感染、遗传因素等。绝大多数恶性肿瘤无法治愈，因此了解肿瘤的发病原因，阐明恶性肿瘤发生发展的机制，制定有效的防治措施已经成为生命科学领域研究的重大任务。

本书以文字叙述为主，言简意赅，通俗易懂，共分微生物感染与肿瘤的相关基础研究、细菌感染与肿瘤、病毒感染与肿瘤、真菌感染与肿瘤、寄生虫与肿瘤、微生物在肿瘤治疗中的作用、微生物与肿瘤相关研究进展 7 个篇章。本书以微生物感染为轴线较为全面地阐述了微生物感染与肿瘤研究的发展史和新进展、微生物的生物学性状、致相关肿瘤发生发展及其机制、肿瘤的预防与治疗，详细地介绍了与肿瘤相关的 4 种细菌/菌群、7 种病毒、4 种真菌/真菌属等微生物和 5 种寄生虫及其所致肿瘤。

本书编者查阅了大量国内外文献，有较强的先进性和实用性，但由于肿瘤成因机制复杂，研究进展较快，同时受编写人员水平限制，难免会有错误与纰漏，真诚希望广大读者批评指正。

向延根

于长沙市中心医院

目 录

第一篇 微生物感染与肿瘤的相关基础研究

第二篇 细菌感染与肿瘤

第三篇 病毒感染与肿瘤

第五篇　寄生虫与肿瘤

第六篇　微生物在肿瘤治疗中的作用

第七篇　微生物与肿瘤的相关研究进展

第一篇　微生物感染与肿瘤的相关基础研究

第一章　绪　论

第一节　肿瘤概述

恶性肿瘤是严重危害人类生命健康的疾病。2002 年，全世界有 670 万人死于癌症，新发现肿瘤病例 1 090 万人，肿瘤生存（living with cancer）的患者达到 2 460 万人；2005 年，全球死于癌症的人数达到 760 万人，占全世界 5 800 万死亡人数的 13%。据联合国网站报道，世界卫生组织下属的国际癌症研究机构（International Agency for Research on cancer，IARC）2020 年发布的数据显示，2020 年新发病例比 2002 年增长约 90%，达到 1 930 万人，有约 1 000 万人死于癌症。如果不进行干预，预计全世界癌症死亡人数将继续增加。目前已发现 100 多种人类恶性肿瘤，人体的任何部位均可能受到肿瘤的侵袭。就全世界而言，造成男性死亡的 5 种最常见癌症为肺癌、胃癌、肝癌、结直肠癌和食管癌；造成女性死亡的 5 种最常见癌症为乳腺癌、肺癌、胃癌、结直肠癌和宫颈癌。2020 年，全球主要癌症种类的死亡人数为：肺癌 18%，结肠癌 9.4%，肝癌 8.3%，胃癌 7.7%，乳腺癌 6.9%。

癌症是在世界范围内公认的致死率最高的疾病，为诊治癌症，给社会经济带来了非常沉重的负担。根据国际有关癌症研究机构公布的相关数据显示，每年全球大约有近 800 万人因为癌症而死亡。在美国，以 2016 年为例，大概就有 170 万癌症新发病例，而因癌症死亡人数则高达 60 万人，每年因为癌症而造成的社会经济损失高达约 1 250 亿美元。在中国，癌症也是致死率最高的疾病之一，严重威胁居民健康的癌症主要有肺癌、肝癌、胃癌、食管癌、大肠癌等。根据有关数据统计表明，目前中国癌症的发病率为 285.91/10 万，平均每分钟就有 6 人被诊断为恶性肿瘤。

癌症主要由于在 DNA 复制过程中随机、积累的基因突变而引起，随着研究不断的深入，近年来，人们越来越多地研究发现，环境因素是影响癌症发生、发展非常重要的因素。现在，已有非常多的流行病学研究证实：生活方式、致癌物接触、微生物感染等因素在癌症发生发展过程中起着非常重要的作用。根据有关数据统计，有 15%～20%的癌症发生可能与微生物感染有关，20%～30%的癌症发生可能与抽烟有关，而 30%～35%的癌症发生可能与不良饮食、缺乏或过度体力劳动、代谢综合征（如肥胖等）、饮酒以及其他潜在危害的化学物质（如苯、氡、亚硫酸等）有关。

在人体内，几乎所有器官的黏膜表面都附着微生物，而绝大部分微生物存在于肠道内器官的黏膜表面，在皮肤、口腔、胃部、生殖器官等其他部位也广泛分布。在正常情况下，人体内肠道菌群处于动态平衡，相互制约，相互生存，共同维持人体肠道内的微生态平衡，参与人体的消化、吸收、代谢、免疫调节、能量转化，共同维护肠道黏膜防御功能等。越来越多的实验研究表明，人体内共生微生态特别是肠道微生态的平衡的破坏，与许多慢性疾病的发生，进展有着密切的联系。人体微生态失衡主要是指人体某一部位菌群结构或数量的改变，益生菌总数的减少，益生菌与致病菌的比例发生明显的改变而失去平衡。导致微生态失衡的常见原因很多，概括为两类：一类是与生活发生相关的因素，主要包括不合理的饮食结构、缺乏体育运动、大量服用抗生素、不好的卫生习惯、长期微生物的接触以及感染等；另一类是人体自身的因素，主要有免疫功能异常（如免疫缺陷、免疫功能低下等）、长期慢性炎症、人体代谢内分泌功能失衡等。近十年来的研究证实，上述这些造成人体的共生微生态的危险因素，特别是饮食、肥胖、慢性炎症等，同时也是促进癌症发生和发展的高危因素。然而在癌症的治疗中，多种治疗方法表明，良好的微生态体系可以提高癌症的治疗疗效，更加有利于提高癌症患者的生存质量。

国家卫生健康委员会和科技部从2006年开始在全国范围内进行第3次以癌症为重点的死因回顾抽样调查，结果表明恶性肿瘤已经成为了我国城市第一位、农村第二位的最主要死亡原因，而且恶性肿瘤死亡率呈持续的增长趋势，比20世纪70年代中期增加了83.1%，比20世纪90年代初期增加了22.5%。恶性肿瘤造成了大量劳动力的损失及社会资源的消耗，同时也给患者和家庭带来不可估量的精神损失。因此，恶性肿瘤已经成为全人类共同关心的重大问题。掌握恶性肿瘤的发病原因，阐明恶性肿瘤发生发展的分子机制，制定有效的防治措施已经成为生命科学领域研究的重大任务。

第二节　肿瘤研究的发展简史

一、古代对肿瘤及其病因的认识

人类对恶性肿瘤的认识经历了一个漫长的历史时期，我国古代医籍中很早就有关于肿瘤及瘤样病变的描述和记载。3 000多年前殷墟甲骨文中即有“瘤”字，“癌”字的使用始于宋代东轩居士所著的《卫济宝书》中，但当时的描述与恶性肿瘤并不完全符合，直到明代才开始用“癌”字来称乳癌及其他恶性肿瘤。各器官的癌症可能以乳癌、噎嗝反胃、崩漏带下、瘿瘤、石疽、失荣等病名描述。

对肿瘤病因，也分为外因、内因等，例如认为外邪是肿瘤的致病因素，像“好热饮者，多患膈症”“茧唇因饮食煎炒，过食炙煿，痰随火行，留注于唇……”等。从现代医学观点来看，与物理、化学致癌因素有相符之处。此外，祖国医学认为“邪之所凑，其气必虚”，说明由于身体气血亏虚、运行失常以及五脏六腑的蓄毒等体内失调，导致癌症。

对于肿瘤的手术治疗而言，我国《黄帝内经》就有“急斩之”的记载，19世纪前我国就有手术麻醉和食管癌的尸体解剖报告；我国古代利用砒霜、雄黄、轻粉等治疗癌症，可以说是肿瘤化疗的早期尝试。

在西方，早在2 500多年前古希腊的学者Hippocrates就用“Cancer”一词来描述肿瘤，它的出现甚至比“医学”这个词更早，“Cancer”来源于crab（蟹），意指肿瘤的侵蚀与转移行为类似于螃蟹。

古代对癌的认识只是存在于对恶性肿瘤的朦胧朴素的描述阶段，对于肿瘤的病因还知之不多，近200年来，人们经过反复的探索，不断从流行病学的群体水平至细胞水平、染色体水平、DNA分子水平深化对恶性肿瘤病因发病学的认识，使肿瘤学基础研究领域在不同的历史阶段都呈现一派欣欣向荣的景象。

二、近代肿瘤学研究的发展史

（一）18世纪末至20世纪20年代对恶性肿瘤病因发病学的初步认识

1775年，英国的外科医生Pott发现清扫烟囱的男孩在成年后常患阴囊癌，认为煤焦油可能是该种癌症的致病因子，首次提出肿瘤的发生与环境因素密切相关的理论。

1809年，McDown手术切除卵巢肿瘤，开始肿瘤的手术治疗工作。

1843年，Klenke以及1889年Morau等在马、犬、大鼠、小鼠分别移植同种肿瘤获得成功。

1858年，Virchow创立细胞病理学，他在《细胞病理学》一书中指出癌是细胞的疾病。他论述了癌的基本知识，指出了癌与非癌的不同，并进行了初步分类，为癌的细胞学检查奠定了基础，从而使肿瘤的病理诊断提高到细胞水平和亚细胞水平，对以后的恶性肿瘤研究有着巨大的影响。

1895年，Warthin发现高癌家族，认识到癌有遗传的可能性，并将此家族命名为G家族，历经80年追踪，对7代人进行了五次调查。

1902年，Freiben报道从事放射工作的医生的手因辐射而致皮肤癌，这是物理因素作为肿瘤病因研究的最早记载。

1907年，发现日光暴露与皮肤癌有关，报道了日光与皮肤癌的流行病学研究，研究人员早期观察到船员们暴露于日光辐射下导致慢性皮肤病是很常见的现象，后来用动物模型证实了日光和紫外线可导致皮肤癌。

1908 年，Ellerman 和 Bang 证明鸡的白血病由滤过性因子引起。1911 年，Rous 用鸡肉瘤细胞滤液获得在鸡体内肉瘤传代的成功。这一工作是最早发现病毒可以致癌的成功的实验，并在肿瘤研究领域中开始引用肿瘤病毒的概念。55 年后即 1966 年，Rous 因此而获诺贝尔奖。

1910 年，发展了体外组织培养操作步骤，这是组织培养的基础，也是现在实验室常用的技术，它使得学者们在已知条件下研究肿瘤组织成为可能，同时能够观察到癌细胞的不同生长阶段。

1914 年，Boveri 提出肿瘤发生的“染色体不平衡”假说，认为肿瘤与染色体异常有关。

1915 年，日本学者山极和市川成功地用煤焦油在兔耳诱发皮肤癌和皮肤的乳头状瘤，开创了现代化学致癌的研究。

1916 年，Lanthrop 和 Loeb 首先开展了激素致癌的研究。数年后 Cori 和 Lacassagne 分别在大鼠和小鼠体内的实验研究中获得证实，首次提出了内源性激素致癌的概念。

1924 年，新陈代谢研究发现肿瘤表现为乏氧代谢，正常组织主要通过有氧代谢来分解营养成分，而肿瘤细胞在无氧条件下可以发生糖酵解，几十年后人们才开始重新重视这一观点，并把乏氧代谢定义为肿瘤的一个标志。

1927 年，Muller 证明 X 射线对果蝇的诱变作用，于 1946 年获得诺贝尔奖。

（二）20 世纪 30～60 年代对恶性肿瘤病因发病学的探索

1930 年，Mayneord 和 Hieger 发现多环芳烃荧光谱的共同特点，提出物理方法可分离致癌芳烃的预见，同年 Kennaway 及其同事从煤焦油中分离出致癌芳烃 1，2，5，6-双苯并蒽，1932 年，分离并合成了 3，4-苯并芘。Kennaway 的同事 Cook 等在分离 3，4-苯并芘和研究多环芳烃的化学致癌中起了重要作用。

1931 年，Martland 报道了发光涂料与骨肉瘤、白血病有关，是肿瘤流行病学研究较早的例子。

1932 年，注射人工激素诱发鼠乳腺癌，表明在内源性激素的基础上加以外源性激素可以导致癌症的发生，此后 1952 年发现卵泡激素的有效成分是己烯雌酚。

1932 年，电子显微镜问世，电子显微镜使观察亚细胞结构成为可能，可以观察到恶性肿瘤细胞与正常细胞的细微区别。

1933 年，吉田报道用氨基偶氮染料饲喂大鼠可诱发肝癌。

1936 年，Bittner 发现小鼠乳腺癌病毒。

1937 年，通过移植单个白血病细胞转染鼠导致鼠患白血病。研究发现，不是所有的肿瘤细胞都具有相同的特性，只有部分细胞具有能成为肿瘤的能力，这成为后来寻找肿瘤干细胞的理论基础。

1938 年，发现在染色体末端有一个避免染色体交联的结构，即端粒，后来发现端粒是由端粒酶和一些简单的结构叠加在一起形成的，随着细胞的分裂端粒逐渐变短，当端粒缩短到一定的程度细胞就会衰老死亡。因此，通过端粒抑制细胞的分裂次数可以抑制肿瘤的发生。

1939 年，Jwort 等证明持续用油酸处理（每周 5 次，持续 35 周）可使预先经苯并芘（每周 5 次，共 6 周）处理的小鼠皮肤发生肿瘤。20 世纪 40 年代早期，Rous 等证明一些引起增生的因素可诱发兔皮肤肿瘤。若这些兔预先用甲基胆蒽或煤焦油处理则可形成“潜伏性瘤细胞”。Rous 首先用“激发（initiation）”这一名称描述足量致癌物处理后产生“潜伏性瘤细胞”的过程，以后接着用非特异性增强因子处理同一部位即可显示潜伏性瘤细胞，后一过程被称为“促进（tumor promotion）”过程。20 世纪 40 年代，Berenblum 等系统研究了肿瘤形成的激发和促进阶段，发现巴豆油是一种作用很强的促进因子，并提出反向实验设计（reversed experiment），为肿瘤发生的二阶段学说奠定了牢固的科学基础。

1939 年，发现被移植的动物肿瘤可以生成血管。这是肿瘤血管生成现象的早期证据，后来抗血管生成成为肿瘤治疗的一个靶点。

1940 年，发现限制热量可减少鼠肿瘤发生，证明热量的摄入可促使几种肿瘤发生，如乳腺癌、肝癌和由苯并芘诱发的皮肤癌。直到今天肥胖在全球盛行的时候，这项工作才重新受到人们重视。

1941 年，前列腺癌的激素依赖性被证实。物理去势疗法和雌激素化学去势疗法可减轻转移性前列腺癌的瘤负荷，而注射雄激素可促使前列腺癌转移。

1944 年，Avery 通过对第Ⅲ型肺炎双球菌荚膜转化的研究，证明导致细菌转化的转化因子是 DNA，并首次纯化和证明 DNA 是遗传物质，为以后的一系列分子生物学研究奠定了基础。1950 年，McClintock 发现玉米 Ac 系和 Ds 系转位因子，并于 1983 年获诺贝尔奖。这一研究为以后阐明肿瘤发生的许多分子机制做出了极为突出的贡献。

1946 年，氮芥首次用于肿瘤化学治疗（简称化疗）。第二次世界大战时士兵接触氮芥后引起白细胞减少，从而启发人们把氮芥用于肿瘤化疗。静脉注射氮芥用于治疗难以控制的淋巴瘤和白血病并取得了几个月的疾病缓解。

1948 年，儿童白血病首次化疗成功。在 16 名白血病患儿中应用人工叶酸拮抗剂，其中 10 名患儿获得了 3 个月的缓解期。尽管用现在的标准来衡量这并不算成功，但该研究对加速第一代抗代谢化疗药物的研发起了非常重要的作用。

1950 年，核苷酸类似化疗药物得到发展。尽管药物设计实验最初失败，但设计的核苷酸类似药物可以抑制 DNA 的复制，证实为有效的抗肿瘤靶点，后来发展成为几种抗肿瘤药如巯嘌呤、氟尿嘧啶至今仍是主要的抗肿瘤药。同年，流行病学研究发现吸烟与肺癌有关。现已证明吸烟为许多癌症的危险因素，大约可以增加癌症 30%的死亡率。同时发现病毒传播鼠白血病，通过病毒可以把白血病从一个种系小鼠传播到另一个种系小鼠，还可以垂直地从一代传播至下一代。

1951 年，Gey 建立著名的人宫颈癌上皮细胞 Hela 细胞株。Hela 细胞在实验室易于生长，至今仍是许多分子生物学研究的基本工具。一株稳定的细胞系可以给研究者提供遗传特性相同的细胞用于长期实验研究，这些是原代细胞不具有的特点。同年，钴 60 放射设备问世。以前用镭来进行肿瘤放射治疗（简称放疗），只能进行肿瘤近距离放射，钴放射提供了强大的放射活性来治疗体内肿瘤，减少了对肿瘤以外正常组织的破坏，钴 60 至今在有些发展中国家仍然用于临床。研究还发现，超声检查首次用于肿瘤诊断。研究发现超声能辨别出恶性组织与正常组织密度不同。

1952 年，Boyland 发现致癌作用的主要靶分子是 DNA。

1953 年，Watson 和 Crick 提出 DNA 的双螺旋结构模型，确定了 DNA 分子的四种基本碱基，不仅开创了生命科学的新纪元，也为肿瘤的发病机制研究开创了新领域，该成果于 1962 年获诺贝尔奖。同年在放射治疗肿瘤方面，也取得重大成就，医用直线加速器的使用使放射治疗技术得到发展。与早期放射设备应用放射源产生 X 射线不同，直线加速器产生电子束，可以通过控制电子管的长度来控制能量。

1954 年，发现著名的“接触抑制”现象，成为正常细胞与恶性细胞的重要生物学行为的区别。

1956 年，Crick 首次提出遗传信息流的中心法则。同年实体瘤首次化疗成功。人们把叶酸、氨基蝶呤（aminopterin）、叶酸拮抗剂还有甲氨蝶呤应用于 3 名小细胞绒毛膜腺癌转移患者取得明显疗效。

1959 年，证明 DNA 在放射损伤后可以修复。中国仓鼠卵巢细胞受到 X 线照射后，受损的细胞可以继续分裂生长而不表现遗传损伤变化，DNA 损伤的细胞在细胞分裂前这种损伤即得到修复。这个发现确定了 DNA 修复的机制，后来认为修复不完全与肿瘤发生有关。

1960 年，Nowell 发现慢性髓细胞白血病（chronic myelogenous leukermia，CML）中存在恒定的 Ph 染色体，是人类发现的第一个肿瘤标记染色体。

1961 年，Crick 提出三联体密码的概念，Jacob 和 Monod 将基因分为调节、操纵、结构基因三大类，提出著名的乳糖操纵子模型，为基因的编码功能和调控机制研究开创了新概念、新思维；Lancaster 首先证明黄曲霉的毒性成分可诱发大鼠肝癌，随后其他学者证明其致癌的有效成分为黄曲霉毒素 B_1，激起了真菌致癌机制研究的热潮。

1962 年，Burkitt 发现病毒可以引起 Burkitt 淋巴瘤。1964 年，Epstein 和 Barr 在 Burkitt 淋巴瘤细胞培养液中发现该病毒为 EB 病毒，后证实 EB 病毒与鼻咽癌密切相关。这是最早发现的与人肿瘤存在明显病因学关系的病毒。

1967 年，发现雌激素受体。雌激素与子宫内膜靶组织发生特定的相互作用，这个发现为检测乳腺癌雌激素受体和设计特异、有效的方案，治疗雌激素依赖性乳腺癌奠定了基础。

1969 年，原位杂交技术问世，这种方法能检测位于染色体上的特定基因。在此基础上，现在已经开发了许多探针，从整个染色体荧光标记到特定基因探针或基因片段探针，用来检测基因拷贝数的变化以及基因构成和核型。原位杂交技术与图像分析技术及多通路标记法联合应用，从而出现了五彩缤纷的细胞遗传学实验技术，如光谱核型分析技术（spectral karyotyping，SKY）或者多分荧光原位杂交技术（multiplex Fluorescence in situ hybridization technology，M-FISH）等。

1969 年，Huebner 和 Todaro 发现 RNA 肿瘤病毒的瘤基因是产生肿瘤的重要因素，而致癌物、辐射和衰老过程均可激活这些基因，提出了著名的瘤基因学说，为 20 世纪 70 年代以后的瘤基因研究提供了重要的理论基础。

（三）20 世纪 70～80 年代对恶性肿瘤病因发病学的深入研究

20 世纪 70～80 年代是肿瘤基础研究的重要时代，由于重组 DNA 技术与单克隆抗体技术的出现，极大促进了肿瘤基础研究的迅猛发展。在此时期，出现了一系列与肿瘤基础研究有关的重大事件。

1970 年，Khorana 完成了人类第一个经人工合成的酵母丙氨酸 tRNA 基因的合成；Baltimore 和 Temin 在两种致癌的 RNA 病毒中发现了逆转录酶（reverse transcriptase），并于 1975 年获诺贝尔奖。Arbey 和 Smith 等分离纯化出第一个限制性核酸内切酶而于 1978 年获诺贝尔奖。细胞系多药耐药性被发现，细胞毒性药物多药耐药性是化疗失败的主要原因，研究明确了药物在细胞膜上的转运机制，它决定了药物进入或排出细胞膜，对药物活性有重要影响。研究发现细胞周期是一个有序的过程，人们认为细胞周期是有规律的且受到基因的调控，这项工作为细胞周期调控蛋白的发现和肿瘤细胞“出轨”的调控检测研究奠定了基础。

同年染色体条带技术问世，用烷化氟铬化合物可以精确检测个别染色体的 Q 带异常，这项技术应用之后，发现了大量的肿瘤异常染色体条带结构。

1971 年乃至以后的几年间，Miller 夫妇参考 DNA 双螺旋结构模型理论，用自己的实验结果，提出了间接致癌物经代谢成终致癌物，为亲电子化合物，从而对致癌物的作用机制有了较一致的看法，在致癌物代谢的研究方面做出了突出贡献。同年“二次打击学说”提出。利用视网膜母细胞瘤模型观察有单侧或双侧视网膜母细胞瘤的患者，他们中有些有家族遗传史，有些没有家族遗传史，认为他们有两次突变事件的发生，在遗传模型中第一次突变发生在胚胎细胞，第二次突变发生在体细胞；在非遗传模型中，随着时间的迁移，两次突变均发生在体细胞。

1972 年，Jackson、Syinons 和 Berg 将 SV40 病毒的 DNA 拼接到大肠埃希菌的 λ 病毒（噬菌体）DNA 上，首次将两种不同生物的 DNA 进行体外拼接，产生了人类的第一个重组分子；骨髓移植开始用于治疗癌症。首先是在双胞胎中进行移植，后来提供者可以是具有相同细胞表面抗原的人，最近用治疗前的自体体细胞培养成为一种新方法；同年研究发现癌症治疗过程中可引起细胞程序性死亡凋亡。这些细胞表现了 DNA 的各期特征及核固缩伴随的细胞破裂转变成凋亡小体及细胞降解。凋亡可由药物引起，后来有研究表明某些应该凋亡的组织细胞变异而抵制死亡信号可产生肿瘤。

研究发现紫杉醇可以用于肿瘤化疗。1992 年美国食品药品监督管理局（FDA）指定紫杉醇为治疗卵巢癌和乳腺癌的药物。

1973 年，Cohen 等将不同质粒的 DNA 片段体外连接成功，构建了人类的第一个基因载体，并以自己的名字命名为 pSClOl。

1974 年，Southern 发明 DNA 与 DNA 杂交的 Southern 印迹杂交技术。Southern Blot 可以在复杂基因组中较精确地测出单个基因片段，这种方法实际上是 1969 年原位杂交技术的改进，它缩短了核酸杂交时间，提高了对单一基因位点检测的灵敏度。

1975 年，Kohler 和 Milstein 创立单克隆抗体技术，并于 1984 年获诺贝尔奖。Ames 创立鼠伤寒沙门菌组氨酸缺陷型回复突变试验技术，用来检测化学物质的诱变性，目前已成为人们用来检测环境致癌物和诱变剂的常用方法。Sanger 报道了 DNA 序列测定的方法，并与 1977 年 Maxam 和 Gilbert 报道的另一种 DNA 测序方法一起获得 1980 年诺贝尔奖。同年溴脱氧尿嘧啶核苷酸标记技术问世。

1976 年，Bishop 和 Varmus 发现逆转录病毒基因的细胞起源，于 1989 年获得诺贝尔奖。

1977 年，Alwine 等建立 RNA-RNA 杂交技术，并命名为 Northern 印迹杂交，与 Southern 印迹杂交技术相匹配。RNA 序列的确定是解决许多生物问题的关键。应用 Northern blot 技术可以将不同片段 RNA 在凝胶上分离并转移至固相膜上，然后用核酸杂交来测定特定分子，这一技术的出现为人们提供了检测任意基因转录产物的有力工具。同年，RNA 拼接过程被阐明。mRNA 由相应的 DNA 转录而来，mRNA 刚转录完的前体较大，前体的部分片段通过 RNA 拼接过程而被剪切和修饰。很多基因通过这一选择性剪切模式最终表达不同的蛋白。

1978 年，在英国诞生了试管婴儿，同时 Maniatis 等 8 位学者构建了人类第一个真核 DNA 基因库。

1979 年，p53 基因被发现。p53 基因最初被认为是一种瘤基因，随后的研究显示它事实上是抑瘤基因，在有肿瘤遗传倾向的 Li-Fraumeni 综合征家系和 50%的其他类型肿瘤中发生了突变。

同年，Western blot 技术出现。要得知特定基因怎样表现出特定表型，需要检测相应基因翻译的蛋白。通过凝胶电泳将蛋白分离后转移至固相膜上，进而用特定的抗体进行后续鉴定是 Western blot 技术的基本步骤，它是一种快速和敏感的检测方法。

20 世纪 80 年代肿瘤基础研究进展更为迅速。在这 10 年中恶性肿瘤的病因发病学研究以分子生物学作为领头学科，使恶性肿瘤的发生机制获得了丰硕的成果。

1980 年，发现肿瘤周围胶原蛋白降解促进肿瘤转移。在肿瘤转移过程中，癌细胞必须突破基膜才能侵入循环系统，研究证实癌细胞能分泌胶原蛋白酶以降解周围的胶原蛋白，而那些胶原蛋白酶分泌水平较高的细胞株更容易发生转移。同年，研究发现前列腺癌标志物前列腺特异性抗原（prostate specific antigen，PSA），通过测定体内 PSA 水平来评估患前列腺癌的风险是第一种使用肿瘤标志物进行前列腺癌筛查和预防的常规检测方法。

1980 年，揭示 DNA 甲基化在癌症发生发展过程中的重要作用。DNA 甲基化可阻止基因的转录表达，化疗药物可以影响基因甲基化及基因激活过程。这提示我们可以使特定基因甲基化进而控制其转录表达，这可能是肿瘤治疗方法之一。

1981 年，Cech、Altman 发现了 Ribozyme，它不仅变革了经典的酶是蛋白质的概念，同时明确地阐明了 RNA 分子的剪接机制，并为肿瘤的治疗开辟一条理想的途径。该成果获 1993 年诺贝尔奖。同年，泛素在蛋白质降解中的作用被阐明。蛋白的泛素化在许多基本的细胞生命过程如细胞周期、损伤 DNA 的修复及细胞凋亡中起重要作用，这些过程对癌症发生发展来说非常重要。后期的研究表明，研发药物作用与蛋白泛素化是肿瘤治疗的一个新的靶点。

1982 年，从胃溃疡患者中分离出幽门螺杆菌（helicobacter pylori，Hp），提出了持续 Hp 感染和炎症可导致癌变这一概念。同年，原瘤基因概念提出。结合早期研究工作的成果，得出了正常细胞基因组中自身的原瘤基因可能发生变异并诱发癌症这一结论。随后从恶性肿瘤基因组中克隆出了一百多个瘤基因，并依据瘤基因编码产物的作用方式将其分类，进而明确了瘤基因的生物学特性与功能，并广泛开展了瘤基因在恶性肿瘤细胞中的表达和致癌机制的研究。

1983 年，聚合酶链式反应技术（polymerase chain reaction，PCR）出现是重组 DNA 技术的又一次飞跃，极大地促进了在分子水平进行的肿瘤基础研究，该技术于 1990 年获得诺贝尔奖。同年 Weinberg 首先报告人膀胱癌中单个瘤基因的突变而闻名于世，Nature 杂志将 1983 年命名为 oncogene year。

20 世纪 80 年代，科学家们还发现一些基因可抑制恶性转化的发生，从此科学家们开始了分离鉴定抑瘤基因（tumor suppressor gene）的工作，使人们对细胞生长调控有了新认识。瘤基因和抑瘤基因的发现，标志肿瘤研究真正进入了分子生物学时代，极大激发了人类向恶性肿瘤挑战的勇气。

(四) 20世纪90年代至今对恶性肿瘤的研究成果的重要贡献

1990年，美国国立卫生研究院和美国能源部正式启动人类基因组计划，标志着肿瘤研究开始进入基因组时代，肿瘤病因发病学的研究进入飞速发展阶段。

1992年，比较基因组杂交技术问世。应用此项技术可以绘制基因组拷贝数目的变化，最初绘制的是中期染色体图谱，现在它与基因芯片技术结合，分辨率和精度大大提高，目前比较基因组杂交结合测序仍是确定染色体拷贝数变异（copy number variation，CNV）的主要技术。

1995年，生物芯片技术得到发展。生物芯片是指把生物活性大分子（主要是核酸和蛋白质）或细胞等密集排列固定在固相载体上，形成微型的检测器件，实现对细胞、蛋白质、DNA、RNA以及其他生物组分的准确、快速、大信息量的检测。

1996年，美国国立癌症研究院（National Cancer Institute，NCI）提出肿瘤基因组学（oncogenomics）的概念，启动癌基因组解剖计划（cancer genome anatomy project，CGAP），目的在于全面理解肿瘤在发生发展各个时期的分子基础，包括在正常组织、癌前病变和肿瘤中的基因谱、基因表达谱和蛋白表达谱。实质上它是以功能基因组为切入点，采取结构与功能并重，多学科交叉建立关键技术，进行肿瘤相关的基因组研究。

1998年，RNA干扰（RNAi）技术问世。RNAi提供了一种很简便的调控基因表达和翻译的方法，不像基因敲除小鼠那么费时，也有望用于肿瘤的治疗。同年，人类胚胎干细胞培养成功。胚胎干细胞有向各种细胞分化的功能，可望用于肿瘤的基因治疗。

2001年，人类基因组草图序列绘制完毕，标志着人类基因组计划的初步完成，肿瘤学基础研究进入后基因组时代。

2005年，启动国际人类基因组单体型图（简称HapMap计划）计划和发现了小的非编码RNA在肿瘤发生中的作用。

2008年，启动国际千人基因组计划计划完成1 000～1 500人基因组重测序。

2010年，国际癌症基因组计划（International Network of Cancer Genome Projects）启动，该计划将对全球临床和社会影响方面最重要的50种肿瘤类型和（或）亚型进行大规模基因组扫描，将从基因组（genome）、表观基因组（epigenome）和转录组（transcirptome）等水平对25 000份肿瘤标本进行系统研究，以揭示所有瘤基因突变，发现诱变剂影响的线索，确定肿瘤不同预后亚型的临床价值和治疗方案，并制订新的肿瘤治疗方案。各国对恶性肿瘤也进行了大样本系统研究，发现了一批有重要价值的肿瘤易感基因（区）和标志物，在恶性肿瘤预防、诊断、治疗与预后判断等方面取得了重大突破。

2011年，2个研究和2个药物批准带来了转移性黑色素瘤的革命。2011年ASCO年会上突出报告了两种药物对转移性黑色素瘤的疗效，在Ⅲ期实验中，对于以前未进行治疗的晚期黑色素瘤患者，与标准化疗相比，能明显提高无进展生存和总生存。

2015年，美国临床肿瘤学会在《临床肿瘤学杂志》上，报告2015年临床肿瘤学进展首先提出可行的治疗一种被称为色素沉着绒毛结节性滑膜炎（pigmented villonodular synovitis，PVNS）的罕见致残性关节病的手术替代方案。同年，绘制癌症基因组图谱，为通往精准医学之路奠定了基础。

2020年7月15日，国家肺基质试验（National Pulmonary Matrix test，NLMT）宣布肺癌精准治疗临床试验取得成功，发表在Nature上的NLMT是世界上最大的针对NSCLC患者的精确医学临床试验，由英国癌症研究所（Cancer Research UK，CRUK）资助，并得到慈善机构分层医学计划第2阶段（SMP2）筛选平台的支持。

2021年，科学家提出肿瘤细胞可以寄生在其他细胞中存活，明尼苏达大学的研究发现，缺乏Ku复合物的DNA修复蛋白复合物的肿瘤细胞获得“寄生”能力，会攻击邻近的肿瘤细胞，进入它们的细胞质以获取胞质内的营养物质。研究人员认为，这个“寄生”的过程有助于肿瘤细胞适应微环境中的压力，并最终完成转移。因此，针对肿瘤细胞的“寄生”习性做出相应的策略，可能是肿瘤治疗的新方向。

第三节　我国肿瘤的发病情况

癌症严重危害我国人民的健康与生命，而且癌症的发生率和死亡率逐渐上升。20 世纪 50 年代初期，我国人口主要死因以传染病、结核病与新生儿疾病为主，癌症仅占死亡原因的第 9～10 位。20 世纪 70 年代调查资料显示，癌症已经成为我国人口死亡原因的第 3 位，而某些省市如福建、浙江、江苏、上海癌症死亡已经居各种死因的首位。20 世纪 80 年代末再次调查显示，我国城市癌症死亡率 128.03/10 万人口，占死亡总人口的 21.88%，居各类死因中的首位；而农村癌症死亡率为 112.36/10 万人口，占死亡总人口的 17.4%，在各类死因中，居第 2 位（仅次于呼吸系统疾病）。1993—1997 年全国肿瘤防治办公室统计资料显示，我国各试点登记地区癌症发病率，男性为（129.3～305.4）/10 万，女性为（39.5～248.7）/10 万，均以上海为最高，癌症死亡率男性为（125.7～234.1）/10 万，女性为（39.3～159.8）/10 万。据全国肿瘤登记中心最新年报数据显示，2009 年中国癌症发病率为 285.91/10 万，死亡率为 180.54/10 万。以 14 亿人口计算，每年癌症发病大约 350 万例，每年因癌症死亡大约 230 万人。

大量癌症患者的治疗，以及如何通过有效预防措施降低癌症的发病率，都是摆在我们面前的严峻任务。必须要说的是，在前面所说的癌症死亡率每 10 年明显上升的趋势，并非是不可逆转的，据美国的经验，过去癌症的发病及死亡也是每 10 年明显上升。但是由于预防措施特别是控制吸烟及治疗的进步，20 世纪 90 年代首次实现了癌症死亡率的下降。由此可见，只要积极采取有效的预防措施，并实现癌症的“三早”，即早期发现、早期诊断、早期治疗，并努力提高治疗水平，癌症是可以逐步得到控制的。

第二章 肿瘤形成的相关因素

肿瘤的起因虽经长期研究但仍然未得到解决。通常认为正常细胞转化为肿瘤细胞是一个历经很多年的复杂、多步骤的过程。尽管具有这种复杂性，促进肿瘤发生、发展的许多潜在机制已经得以阐释。这些研究所得出的结论是：绝大多数人类肿瘤源于可确认的环境和生活方式因素影响。

对于肿瘤的确切病因，很多学者进行了大量的调查研究，提出了各种不同的假说。有的学者强调物理因素、化学因素或生物因素这些外因作用；有的则强调内因，认为是遗传物质DNA的结构或调控功能发生异常造成了正常细胞的癌变。肿瘤的发病是有多种因素多个步骤的病理过程，与一般的感染性疾病不同，其恶性表现是多种因素相互作用所导致的正常细胞恶变的结果。与肿瘤发病相关的因素包括化学因素、物理因素、生物致癌因素、遗传因素、炎症因素、营养因素，以及社会、心理、经济因素等。

第一节 肿瘤形成的化学因素

一、化学致癌物分类

化学致癌因素最早可以追溯到1761年，英国伦敦的Hill医生通过临床观察，发现鼻腔息肉与烟有关。1775年，英国Pott医生报道清扫烟囱的工人易患阴囊癌。到了19世纪，工人们又发现化合物2-萘胺、联苯胺和4-氨基联苯可引起人类膀胱癌。1915年日本学者Yamagawa与Lchikawa用煤焦油涂抹兔子耳朵诱发了皮肤癌。这些结果加上流行病学资料，进一步证明了Pott医生多年前所做的煤烟致癌推论。目前认为凡能引起人或动物肿瘤形成的化学物质，称为化学致癌物。根据其作用方式分为直接致癌物、间接致癌物、促癌物三大类。

（一）直接致癌物

直接致癌物是指这类化学物质进入机体后能与体内细胞直接作用，不需代谢就能诱导正常细胞癌变的化学致癌物。其化学结构的固有特性是不需要代谢活化即具有亲电子活性，能与亲核分子（包括DNA）共价结合形成加合物。这类化学致癌物的致癌力较强、致癌作用快速，常用于体外细胞的恶性转化研究。这类物质绝大多数是合成的有机物，包括：内酯类、亚胺类、硫酸类酯；烯化环氧化物、芥子气和氮芥等；活性卤代烃类、各种致癌性烷化剂、亚硝胺类致癌物等。

（二）间接致癌物

间接致癌物是指这类化学物质进入体后须经体内微粒体混合功能氧化酶活化，变成化学性质活泼的形式方具有致癌作用的化学致癌物。大多数致癌物必须经代谢活化才具有致癌活性，这类致癌物往往不能在接触的局部致癌，而在其发生代谢活化的组织中致癌，前致癌物可分为天然和人工合成两大类。人工合成的有多环或杂环芳烃；单环芳香胺；双环或多环芳香胺；喹琳；硝基呋喃；偶氮化合物；链状或环状亚硝胺类几乎都致癌，但随着烷基的不同，作用的靶器官也不同；烷基肼中二甲肼可致癌，肼本身有弱致癌力；甲醛和乙醛；氨基甲酸酯类中的乙酯、丙酯和丁酯均致癌，其中，以氨基甲酸乙酯致癌能力最强，卤代烃中的氯乙烯的致肝癌作用在近年受到广泛注意。天然物质及其加工产物在国际抗癌联盟（IARC）1978年公布的34种人类致癌物中占5种，为黄曲霉毒素、环孢素A、烟草和烟气、槟榔及酒精性饮料。

（三）促癌物

促癌物又称肿瘤促进剂，单独作用于机体内无致癌作用，但能促进其他致癌物诱发肿瘤形成。常见的促癌物有巴豆油、糖精及苯巴比妥等。

二、常见的化学致癌物

（一）多环芳香烃类

多环芳烃是指分子中含有两个或两个以上苯环的碳氢化合物，可分为芳香稠环型及芳香非稠环型。芳香稠环型有萘、蒽、菲、芘等；芳香非稠环型有联苯、三联苯等。这类化合物可形成三环、四环或五环的结构，致癌作用强，小剂量应用就能引起局部组织细胞的恶变。专家针对多环芳烃的化学结构和致癌性从不同角度做了很多研究。结果证明，三环以下、七环以上的芳烃类母体不致癌，有致癌性的是四环到六环母体。多环芳烃及其衍生物的致癌性依赖于其结构，包括分子的形状、大小、厚度、位阻等。据统计，环境中致癌物多环芳烃有约 200 种，具有强致癌作用，这些化学物质广泛存在外环境中，是煤焦油、烟草燃烧的烟雾、煤烟、工业废气中化学致癌物的主要致癌成分。

（二）芳香胺与偶氮染料

芳香胺是一类广泛应用的化工合成原料，主要存在于各种着色剂、除草剂、防氧化剂、人工合成染料中，进入人体后会破坏正常细胞中的DNA，引起癌变。早就有人发现，从事染料工业的工人易发膀胱癌；后经流行病学研究与动物实验证实，苯胺染料工人容易发生膀胱癌的原因可能是长期接触染料中的 2-萘胺所致。在目前世界化学工业迅猛发展的情况下，芳香胺已成为化学致癌原因中的主要因素。芳香胺致癌物的致癌性与其分子结构的关系大致是：①芳香胺的氨基位于萘的 2 位或联苯的对位上致癌作用强。②氨基位于萘的 1 位或联苯的间位上致癌作用弱。③氨基位于联苯的邻位上似乎无致癌活性。④芳香环上氨基的对位或邻位上氢被甲基、甲氧基、氟或氯取代时致癌性增强。

（三）亚硝胺类

亚硝胺类化合物可分为亚硝酸胺和亚硝胺两类。亚硝酸胺为直接致癌物，物理性质不稳定，体外试验可使细胞恶性转化；体内试验可诱发动物多种器官肿瘤，如甲基亚硝基脲、甲基硝基亚硝基胍。亚硝胺类为间接致癌物，须经体内代谢后才有致癌性。亚硝胺类化合物在环境中存在的方式有两个显著的特征：一是广泛存在于空气、水、香烟烟雾、熏制肉类、咸鱼、油煎食品、酸菜中；二是环境中存在许多可以合成致癌性亚硝胺的前身物质，这些物质如亚硝酸盐、硝酸盐、二级胺等，普遍存在于肉类、蔬菜、谷类、烟草、酒类及鱼类中。亚硝胺前身物质在酸性环境中易于合成亚硝胺。

（四）真菌毒素

真菌产生的对人或动物具有毒性的代谢产物称真菌毒素。其中有些具有致癌性，称为致癌性真菌毒素。目前了解得比较深入的是黄曲霉经代谢产生的黄曲霉毒素。黄曲霉毒素为分子真菌毒素，是曲霉和曲霉寄生菌族类在合适的温、湿度条件下产生的一类代谢物。具有强烈的毒性和致癌、致畸、致突变性。黄曲霉广泛存在于霉变的食品中，尤其以霉变的花生、玉米及谷物含量最多。产生黄曲霉毒素的主要菌种是黄曲霉和寄生曲霉，其次为曲霉、青霉、根霉等。

（五）石棉

石棉是非常典型的组织特异性强致癌物。常用石棉的化学式 $Mg_3(Si_2O_5)(OH)_4$，它也有其他化学变异体。17 世纪，由于广泛的商业用途，大量的石棉矿石被开采。石棉矿石被打碎后的细纤维和其他材料编织起来可以制成很好的防火材料。石棉的广泛使用不当导致了严重的不良健康后果。它可以很快断裂成非常小的、只能用电子显微镜观察到针样纤维。这种“死亡之针”非常容易通过呼吸道进入体内并沉积在肺部造成瘢痕化，引起患者死亡。在和石棉工作有关的工人中发现患这种“石棉病”不久后，肺癌在这种人群中发现。因为当时吸烟不很普通，肺癌很少，石棉和肺癌的关系很快被确定了。随后科学家们还确认石棉和吸烟对肺癌的发生具有协同作用。

(六) 其他无机物

砷、铬和镍等及其化合物也具有致癌性。砷具有金属的外形，不溶于水，大部分以化合物的形式存在于自然界中，化学性质稳定，但能与氢、氧、硫等元素形成多种剧毒化合物，引起各种急慢性中毒及潜在危险，尤其是致癌性危害。砷的化合物有较强的致癌作用，但是某一些砷剂对白血病有很好的疗效。在现代工业中应用十分广泛的稀有金属铬、镍等在一些情况下也具有致癌性。

三、常见的化学致癌物的致癌性

致癌物与DNA、RNA、蛋白质等大生物大分子共价结合而导致它们的损伤，从而引起细胞癌变。其中DNA是终致癌物攻击的主要目标。终致癌物与DNA结合导致DNA的化学修饰，形成致癌物-DNA加合物。在间接致癌物的代谢过程中涉及一系列的酶类，其中最重要的活化酶是混合功能氧化酶系统。包括细胞色素P450和P448。化学致癌的理论学说：亲电子代谢学说；自由基代谢产物学说；DNA甲基化学说；多阶段学说。

亲电子代谢产物学说：Miller夫妻于1969年发现，致癌物N-乙酰氨基芴经过生物转化形成N-羟基衍生物，后者在N-羟基上再发生酯化反应生成具有高度反应性的化合物，这种高活性的化合物可直接与蛋白质和核酸的亲核部位发生反应。随后他们提出，绝大多数化学致癌物都是或经生物转化后成为缺电子对的亲电子反应物，这些亲电子反应物通过与细胞大分子共价结合而发挥其致癌作用，其作用的关键靶分子最可能是DNA。自从Miller夫妻证明亲电子代谢产物在化学致癌中起关键作用之后，许多化学致癌物的最终致癌物得以鉴定。但是，有些致癌物的最终致癌物结构至今还不清楚；有些致癌物经过生物转化后可产生多种最终致癌物。尽管化学致癌物的种类不同、结构多样，但其最终致癌物的亲电子性是大多数化学致癌物的共同性质。

自由基代谢产物学说：另一类具有高度反应活性的中间产物是化学致癌物衍生的缺乏单电子的自由基。越来越多的直接或间接的实验证据表明，致癌物在酶促或非酶促代谢过程中可产生自由基衍生物。自由基不带电荷但具有非配对的单电子，这种结构在正常体温条件下具有高度的反应性。化学致癌的自由基学说主要根据两个事实：①在动物致癌实验中发现，与致癌物同时或随后给予抗氧化剂，可抑制致癌作用；②通过检测与大分子的最终反应，直接证明化学致癌物可在体内产生自由基。有充分的体内外实验证明自由基代谢产物是化学致癌的重要机制之一。

DNA甲基化学说：正常的DNA甲基化是维持基因正常表达或不表达以及基因组稳定性的重要机制。现在已经知道，许多人类肿瘤均有DNA甲基化异常，即全基因组的低甲基化和特定区域的过甲基化，而去甲基化药物如地西他滨可激活一些沉默的基因，提示甲基化异常可能在肿瘤发展中起着重要的作用。许多化学致癌物，包括亚硝胺类、多环芳烃类、芳香胺等，已经被证实可以抑制甲基转移酶催化的脱氧胞嘧啶的甲基化。其机制可能是通过：①形成致癌物-DNA加合物或导致DNA单链断裂；②直接灭活或抑制DNA甲基转移酶活性。动物实验表明，DNA甲基化抑制剂5-氮脱氧胞嘧啶可诱发小鼠肿瘤或可作为辅助致癌剂增强化学致癌物诱发大鼠肝癌；苯巴比妥诱发啮齿类肝癌的作用机制，至少部分是由于这个致癌物可影响甲基化。这些研究结果表明，化学致癌物引起的DNA甲基化异常可能是其致癌作用的另一个重要机制。

多阶段学说：目前比较公认的学说是化学致癌过程至少包括3个阶段。①启动阶段：在此阶段中，致癌物直接作用与DNA的序列，引起基因突变，使单个细胞或少量细胞发生永久性的、不可逆的遗传性改变，此种细胞称为“启动细胞”，诱发细胞突变的因素称为启动剂。启动细胞的表型可能正常，但具有发展为肿瘤的潜能。启动过程的特点之一是不可逆性，就是说它的突变已经固定下来了。②促进阶段：启动细胞在某些因素作用下，以相对于周围正常细胞的选择优势（使启动细胞比正常细胞增殖增多或细胞凋亡相对减少）进行克隆扩展，形成细胞群，即良性肿瘤，这就是致癌作用的第二阶段，称为促进阶段，起促进作用的因素称作促进剂或促癌剂。③演变阶段：启动和促进两个阶段所引起的良性损伤并不是致死性的。良性肿瘤需要通过一个称作演变的过程才能转变为恶性肿瘤。

第二节　肿瘤形成的物理因素

一、电离辐射

（一）电离辐射的定义及来源

电离辐射（ionizing radiation）是最常见的物理致癌因素之一，是一切能引起物质电离的辐射总称，其种类很多，高速带电粒子有α粒子、β粒子、质子，不带电粒子有中子以及X射线、γ射线。人类群体所遭受的辐射来自天然辐射和人工辐射。天然辐射包括宇宙辐射、地壳中的放射性核素外照射、滞留在体内的核素内照射；人工辐射源包括X射线及类似装置、粒子加速器、核反应堆以及军事用途的原子武器等。随着核能在经济和军事领域中的应用越来越广泛，电离辐射对人类的潜在危害也不断增加。电离辐射能直接穿透组织、细胞，并在局部释放大量能量，使牢固的化学键断裂，机体的任何组织、细胞都可受到电离辐射的攻击，其造成损伤的严重程度和引发的生物学后果除与受照射剂量大小有关外，与辐射源的物理参数也密切相关。地球上的生命在宇宙射线和放射性物质产生的电离辐射环境中发展进化，而且人类正暴露于各种人造或人为增强的辐射源中。

长期接触镭、铀、氡、钴、锶等放射性核素可引起恶性肿瘤。长期吸入含有放射性钴、氡或其他放射性粉尘的矿工，肺癌发生率明显增高。日本长崎、广岛在第二次世界大战时受原子弹爆炸的幸存居民，经过30年的观察，发现粒细胞白血病的发生率很高，且距离爆炸中心越近，发生率越高。此外，这一地区居民的其他恶性肿瘤发生率也明显高于一般地区。

我国云南是世界上肺癌的特高发区，经中外地质-地球化学和医学等专家多年研究证明，其主要原因是由于过量氡的吸入。该地区除肺癌外，也有大量白血病患者，这些实际资料表明氡等放射性物质是导致白血病的元凶之一。中国医学科学院血液病研究所杨天楹教授提出“在白血病发病的环境因素上，电离辐射是第一位”，这与地质-地球化学的研究结果完全吻合。氡及放射性尘埃除可由呼吸器官进入体内外，受放射性物质污染的食物由消化器官进入体内后，可经肠壁吸收而进人血液中。放射性物质还可由皮肤的伤口，通过血液循环进入体内。

X射线是一种常见的物理性致癌因素。妇女在受精前或怀孕早期，若接受过量X射线的照射，可使卵子、受精卵及胚胎发育畸形，从而引起流产、死胎、胎儿多发性畸形、大脑发育迟缓或停止发育，甚至发生白血病和恶性肿瘤等，且所产孩子的癌症等的发病率，随母亲怀孕期间接受X射线照射的次数增加而增加。长期接触X射线而无必要的防护措施时，常可发生皮肤癌，其白血病的发生率也较一般人高10倍以上。此外，X射线是导致医源性肿瘤发生的重要因素之一。值得人们高度重视。

医源性电离辐射除了X射线在医学上广泛用于疾病的诊断和治疗外，还有某些放射性核素也用于许多疾病的治疗。目前已发现这种利用电离辐射用^{226}Ra治疗关节强直性脊柱炎和结核性骨髓炎可致骨骼肿瘤；用^{32}P治疗红细胞增多症可使患者发生白血病；用^{131}I治疗甲状腺癌患者也可导致患者发生白血病；用胶体氧化钍进行血管造影，可使患者产生白血病和肝血管内皮瘤；此外，接受过放射造影检查的母亲可使下一代发生白血病与其他肿瘤。

（二）不同组织对电离辐射致癌的敏感性

动物实验和人类的历史经验证明，暴露于足够剂量的电离辐射可诱发癌症。不同组织的敏感性差异很大，但所有组织都有辐射致癌的危险。不同肿瘤的自然发病率与辐射诱发癌症的敏感性之间无明确关系。例如，甲状腺癌的自然发病率很低，辐射后发病率明显增高；乳腺癌的自然发病率和辐射诱导的发病率都很高；大肠癌的自然发病率高而辐射诱导发病率低。

（三）辐射诱发癌症的随机性

辐射诱发癌症与辐射的遗传效应具有随机性，这种随机性效应表现为两个特征：一是肿瘤发生的概率随辐射剂量的增加而增加；二是没有阈值，即辐射的致癌后果与剂量无关，即使很小的剂量也有诱发癌症的可能。

二、紫外线

紫外线与各种皮肤癌的发生密切相关，日光辐射强的地区皮肤癌的发病率高，日光中的紫外线辐射是潜在的环境致DNA损伤因素。有足够的证据表明，长期反复暴露于日光紫外线下是皮肤基底细胞和鳞状细胞癌（即非黑色素瘤）和黑色素瘤的主要诱因。皮肤癌的发生和紫外线的波长、暴露累积时间和单次强度、年龄、皮肤类型及遗传因素等有关。

大气中的臭氧层是日光中紫外线高效吸收层，可阻止紫外线到达地面。臭氧层损耗导致紫外线辐射升高可增加皮肤癌特别是基底细胞癌和鳞状细胞癌的发病率。大气层臭氧每减少1%可使致癌紫外线增加1.56%，非黑色素瘤皮肤癌发病率相应上升2.7%。

皮肤癌发病率在不同人群中差异很大，是白色人种最常见的肿瘤，黑人由于黑色素的保护，耐受紫外线辐射能力强，发病率不高，二者相差可达50倍之多。着色性干皮病、科卡因综合征和毛发营养不良等遗传性疾病，其共同之处都是具有DNA修复方面的缺陷，表现为对日光敏感、神经退化、发育延迟等多系统疾病。这几种疾病的患者在紫外线或日光照射后往往有产生皮肤癌的倾向。

三、石棉

片状或纤维状异物的长期慢性刺激也是一种物理致癌因素之一。具有一定大小（>0.5 cm）的光滑而无中断的平面片状异物，如电木、玻璃纸、塑料片、窗玻璃、片状金属等，埋入动物皮下或其他组织内有致癌作用，将这些异物磨粗、打孔、研成粉末或碎片则无致癌性。其致癌机制可能是这些异物消除了细胞间的接触抑制、使有些细胞发生突变与转化所引起的。自然状态下片状异物长期植入人体内的概率微乎其微，这种情况下导致人类肿瘤的频率几乎不存在，因此，本节将以石棉为例介绍纤维状异物的长期慢性刺激导致的癌症。

石棉是一组自然形成的水合矿物硅酸盐的商业名称，能结晶成纤维状。20世纪初，石棉开始在工业上用于隔火绝热，不久就发现它能导致石棉肺。20世纪50～60年代对石棉矿工、石棉纺织工、管道工及码头工的研究证实了石棉与肺癌和间皮瘤的发生有关。

由于玻璃纤维也可引发间皮瘤，漂洗石棉纤维除去表面污染物并不能降低其致癌作用，表明不同石棉纤维的晶体结构和化学组成不如物理结构和形态重要。具有致癌作用的石棉纤维长度一般>8 μm，直径<1.5 μm，长度：直径>3∶1。细长的石棉纤维更具致癌性。

与石棉暴露有关的恶性肿瘤中，肺癌最为常见，暴露于任何类型石棉中均可使肺癌发病率升高，吸烟具有协同作用；其次是间皮瘤，胃肠道、肾脏、胰腺、食管和结肠的肿瘤也有增加。间皮瘤是纤维特别是石棉纤维导致的特殊肿瘤。间皮瘤来自胸膜和腹膜表面，组织学表现呈多形性，在胸膜和腹膜表面蔓延，不侵犯深层组织，但可转移，很难治疗，预后一般很差。

从暴露于石棉到发现肿瘤需要15～40年，潜伏期长短与肿瘤类型、暴露水平、首次暴露的年龄有关。年龄大、暴露强度高、时间长的工人，潜伏期较短。不同种类的石棉相关疾病中，间皮瘤潜伏期最长，发病高峰一般在初次暴露后的35～40年。有足够证据显示，石棉纤维所致的肺纤维化存在暴露水平的阈值，而肺纤维化与肺癌有明确的相关性。

目前为止，已经肯定的物理致癌因素有电离辐射、紫外线辐射、和以石棉为代表的外来一些矿物纤维异物接触刺激3种。这些物质天然而普遍地存在于环境中，原本对人类无害。目前大多数学者认为，物理致癌因素主要与一些职业性癌症关系密切。电离辐射是最主要的物理性致癌因素，主要包括以短波和高频为特征的电磁波的辐射以及电子、质子、中子、α粒子等的辐射。电离辐射对生物靶损伤的机制主要是产生电离，形成自由基。自由基的性质非常活泼，可以破坏正常分子结构而使生物靶受伤。DNA是电离辐射的重要生物靶，尤其是嘧啶碱基对电离辐射的敏感性较高，腺嘌呤脱氨降解为次黄嘌呤，胞嘧啶脱氨降解为尿嘧啶，电离辐射对DNA的损伤主要是单链断裂及碱基结构改变。电离辐射引起DNA断裂，在细胞水平以染色体断裂形式表现出来，表现为多种染色体畸变方式，如重复、互换、倒位、易位等。染色体畸变的形成直接影响结构基因在基因组内的正常排列，或造成基因片段的丢失或重排，甚至能改变基因的调控机制。癌基因的突变及抑癌基因的失活可能起关键作用。紫外线是皮肤癌的一个重要致癌因素，能引起DNA链上彼此相邻的两个嘧啶碱基形成环丁烷嘧啶二聚体。如果机体存在内在的缺陷，使细胞不能对损伤的DNA进行修复，或机体的免疫系统不能及时排斥，清除这种变异的细胞，这种变异DNA的细胞将发生增殖，最终导致肿瘤的形成。

第三节 肿瘤形成的生物学因素

一、致瘤病毒

生物致癌因素是人类肿瘤发生的主要病因之一，而病毒又被认为是最重要的生物致癌因素之一，其他致癌的生物因素还包括一些细菌和寄生虫。1911年，Peyton Rous就证明病毒可致肌肉瘤。目前多种病毒已经被证实与人类一些肿瘤相关，尽管其相关性的确定程度不同，长期以来，病毒在恶性肿瘤病因发病学方面的作用一直受到高度重视。尽管病毒与人类恶性肿瘤的病因学关系仍未完全阐明，但有实验证据表明某些病毒的感染确实能导致人类某些恶性肿瘤的形成；同时亦有大量资料证实，病毒基因在哺乳动物细胞基因组内的表达是启动细胞恶性转化的关键。如肝炎病毒与肝细胞癌，人乳头瘤病毒与肿瘤，EB病毒与肿瘤等。与肿瘤有关的病毒可分为致瘤性DNA病毒和致瘤性RNA病毒两大类。研究证明这些DNA病毒的致瘤性与其所含的病毒癌基因有关。这些癌基因多位于病毒基因组的早期复制区，如SV40病毒大T抗原、人乳头瘤病毒、腺病毒等。这些DNA致瘤病毒的编码产物可与抑癌基因蛋白结合。肿瘤病毒是一种生物性致癌因素，其作用特点：①肿瘤病毒是具有生命的微生物，含有特殊的物质—核酸，可进行复制和遗传，产生子代病毒，继续发挥致癌作用；②肿瘤病毒对动物和人类具有感染性，有些肿瘤病毒对某些细胞有特异的亲嗜性，产生不同的疾病并诱发肿瘤；③肿瘤病毒的核酸可整合到宿主细胞DNA链上，通过不同的机制，使细胞发生恶变；④有些肿瘤病毒基因组中有特殊的核苷酸序列，即病毒癌基因或转化基因，编码转化蛋白，使细胞发生转化恶变。

（一）致瘤性DNA病毒

致瘤性DNA病毒的致瘤性表现在：①体外能使人或动物细胞恶性转化；②动物体内接种可以产生肿瘤；③引起自然宿主细胞的增殖性损害。与动物或人类肿瘤有关的致瘤性DNA病毒有五大类：乳多空病毒类、腺病毒类、疱疹病毒类、乙型肝炎病毒类与痘病毒类。

（二）致瘤性RNA病毒

与禽类、哺乳类动物和人类肿瘤有关的致瘤性RNA肿瘤病毒主要是逆转录病毒（retrovirus）。根据其形态分为A、B、C、D 4型。与癌症有病因学联系的逆转录病毒主要是C型，其次是B型。A型可能为B、C型病毒的不成熟形式，D型病毒是从恒河猴乳腺中分离出的，目前还未证明其致瘤作用。

1. 禽类与哺乳动物的相关性病毒　根据致癌谱，可将禽类与哺乳动物的肿瘤相关性逆转录病毒分成3组：肉瘤病毒、淋巴细胞白血病病毒和急性白血病病毒。肉瘤病毒在1～2周内可诱发细胞转化，引起动物实体瘤、出血性疾病和淋巴母细胞瘤。禽类肉瘤病毒（如RSV）含有完整的病毒基因组，不须辅助病毒作用就可复制；其基因组内的每个基因均可表达。哺乳动物肉瘤病毒都是复制缺陷型病毒，需辅助病毒的作用才能复制。

淋巴细胞白血病病毒不含转化基因，感染动物后致瘤的潜伏期长。这组病毒可致淋巴细胞白血病、骨硬化病、神经母细胞瘤和成红细胞瘤。因这组病毒不是复制缺陷型，故可作为缺陷型病毒的辅助病毒。

急性白血病病毒为复制缺陷型，依据体外转化特性分为两类：第一类病毒可体外转化成纤维细胞和血液细胞，有NC29、AEV、Ab-MuLV 3种，可导致动物发生成红细胞增生症、骨髓瘤、内皮细胞瘤、肉瘤和癌、网织细胞肉瘤及不依赖胸腺的淋巴瘤；第二类病毒不能转化成纤维细胞而对血细胞有转化作用，如 AMV 等，诱发的动物肿瘤有成红细胞增生症、骨髓瘤、髓源性白血病及红白血病。

2. 人类癌症相关性逆转录病毒　目前已知的与人类癌症相关的逆转录病毒有艾滋病病毒（HIV）、人类 T 细胞白血病病毒（human T-cell leukemia virus，HTLV）和成人 T 细胞白血病病毒（adult T-cell leukemia virus，ATLV）。从免疫学、分子生物学等方面已证明与已知的动物肿瘤病毒无交叉反应，是人类白血病独特的病毒。

3. B 型逆转录病毒　目前证实与动物肿瘤有关的 B 型病毒仅有鼠乳腺瘤病毒（mouse mammary tumor virus，MMTV）。在动物授乳的乳腺组织内含有大量的 MMTV，亦在人乳腺癌细胞内发现了 B 型病毒颗粒。MMTV 可诱发动物乳腺癌，但与人类乳腺癌的关系尚在探索中。

（三）肿瘤相关病毒

1. 人乳头瘤病毒相关性肿瘤　人乳头瘤病毒（human papillomavirus，HPV）是一种嗜上皮性病毒，在人和动物中分布广泛，有高度的特异性，是一类可致人皮肤和黏膜异常增生，引起宿主组织疣状病变的乳头状瘤 DNA 病毒。长期以来，已知 HPV 可引起人类肿瘤和疣，如宫颈癌，生长在生殖器官附近皮肤和黏膜上的人类寻常疣、尖锐湿疣以及生长在黏膜上的乳头状瘤等。HPV 感染与年龄、性别、身体状况、遗传等多种因素有关。很多类型 HPV 可以引起肿瘤，其中高危型中的 16、18 型与宫颈癌的发生密切相关，又以 HPV16 型最为常见。宫颈癌是全世界仅次于乳腺癌导致妇女死亡的第二大癌症，因此 HPV 受到广泛关注。HPV 感染与宫颈癌的关系最初在 19 世纪 70 年代提出，此后许多流行病学和分子生物学研究均毫无疑问地证实了 HPV 与宫颈癌的病因学联系。HPV 的发现者德国科学家 Hausen 因提出 HPV 是宫颈癌致病的成因而获得 2008 年度诺贝尔生理与医学奖。Bosch 和 Manos 等通过收集来自 22 个国家的宫颈癌活检标本进行 PCR 检测，发现 99.7%的肿瘤中都可以检测到 HPV DNA，而且各国间无显著差异。这是迄今为止所报道人类肿瘤致病因素中的最高检出百分数，同时表明 HPV 感染与宫颈癌的相关具有普遍意义。

2. EB 病毒相关性肿瘤　EB 病毒（Epstein-Barr virus，EBV）是一种双链 DNA 病毒，人群中 90%以上的个体都曾被它感染，并且终生携带。现已发现多种人类肿瘤与 EBV 具有相关性，包括 Burkitt 淋巴瘤（BL）、霍奇金病（Hodgkin disease，HD）、鼻咽癌（nasopharyngeal carcinoma，NPC）、B 淋巴细胞瘤、移植后淋巴细胞增殖性疾病（post-transplant lymphoproliferative disorder，PTLD）等。

大多数被 EB 病毒感染的患者一般处于潜伏性感染（latent infection）状态。在 EBV 潜伏性感染的 B 淋巴细胞中能够发现 EBNA1、EBNA-2、EBNA-3A、EBNA-3B、EBNA-3C 和 EBNA-LP 等 6 种核抗原、3 种膜抗原（LMP1、2A 和 2B）、2 种 EBERs（EBER1 和 EBER2）和 BamHIA 区域向右转录而得的 CST 家族，包括 RK-BARFO，RPMSl 和 A73。这些病毒产物主要是维持病毒处于潜伏感染状态，并促使原处于静止状态的 B 淋巴细胞持续增生。EB 病毒潜伏感染有 4 种不同状态，所表达的病毒产物也有所不同。Ⅰ型潜伏感染主要出现在 Burkitt 淋巴瘤（BL）中，产物有 EBNA1、BARFO 和 EBERs；Ⅱ型潜伏感染涉及鼻咽癌和 Hodgkin 淋巴瘤，在感染的细胞中表达产物有 EBNA1、LMP1、LMP2、BarnHI A 区域向右转录 CST 家族和 EBERs；Ⅲ型感染常见于免疫抑制患者的浆细胞淋巴瘤，如移植后淋巴细胞增殖性疾病（PTLD），表达 6 种核抗原（EBNA1、EBNA2、EBNA3A、EBNA3B、EBNA3C 和 EBNA-LP）、3 种膜抗原（LMP1、LMP2A 和 LMP2B）和 2 种 EBER（EBER1 和 EBER2）均可被检测到；Ⅳ型潜伏感染发生在健康的病毒携带者 B 淋巴细胞中，病毒表达产物有 EBNA1、LMP2 和 EBER，其中，EBNA1 是唯一在四种潜伏感染状态下均能表达的病毒蛋白产物。在 EB 病毒潜伏感染时，EBNA2 和 LMP1 是该病毒重要的基因产物，特别是在感染细胞转化状态的起始和维持阶段起着关键作用。

3. 乙型肝炎病毒相关性肿瘤　乙型肝炎病毒（hepatitis B virus，HBV）是小 DNA 病毒，属嗜肝 DNA 病毒科（hepadnaviridae），是引起病毒性肝炎的主要病原体之一。在已知的引起病毒性肝炎的病原体中（主要甲型肝炎病毒、乙型肝炎病毒、丙型肝炎病毒、丁型肝炎病毒、戊型肝炎病毒、庚型肝炎病毒、EB 病毒、巨细胞病毒、风疹病毒等），由 HBV 所引起的乙型肝炎是一种流行久远、传播广泛、危害严重的传染性疾病。我国作为乙型肝炎高发区，占全球乙型肝炎病毒表面抗原（hepatitis B virus surface antigen，HBsAg）总携带率的近 50%，8%～10%（可能超过 1.2 亿人）为 HBsAg 携带者。此外，现患慢性肝炎患者中约 80%以上为慢性乙型肝炎患者，而受 HBV 慢性感染的人群患原发性肝细胞癌的相对危险性至少增加 300 倍。据世界卫生组织 1983 年的报告，全世界的原发性肝细胞癌中约 80%都与 HBV 慢性感染相关。对 HBV 的防治已成为我国健康与传染病控制中的首要问题。

4. 艾滋病病毒相关性肿瘤　人类免疫缺陷病毒（human immunodeficiency virus，HIV）是带有包膜的 RNA 逆转录病毒，在分类上属逆转录病毒科中的慢病毒亚科。目前已发现按毒株种类分，有 HIV-1 型和 HIV-2 型两种，目前广泛流行于全球的毒株是 HIV-1 型，引起艾滋病（acquired immune deficiency syndrome，AIDS）的发生，临床上以淋巴肿大、畏食、慢性腹泻、体重减轻、发热、乏力等全身症状发病，逐渐发展至各种机会性感染、继发性肿瘤、精神神经障碍而死亡。HIV-2 毒株虽然发现于西非地区，随着时间的推移，该毒株在欧洲、美国和南美、亚洲一些感染者中也被检测到，尤其亚洲印度的 HIV-2 感染者数量正在迅速增加，我国在新疆、上海等地区也已陆续发现。当然不论从全球乃至我国，HIV-1 是当前主要的艾滋病流行毒株，大量的研究也证明在每次性活动中 HIV-2 比 HIV-1 的传染性低 5～9 倍，在母婴传播中 HIV-2 比 HIV-1 低 15～30 倍。感染 HIV-2 机体可自然发展成艾滋病，但潜伏期相对长，症状表现较轻，存活期则长。在艾滋病病毒感染者中卡波西肉瘤（Kaposi sarcoma，KS）、B 细胞淋巴瘤、非霍奇金淋巴瘤以及某些肿瘤发生率升高，尤以 KS 常见。其原因与机体免疫功能破坏直接相关，但可能不是唯一的原因。HIV 并不能直接引起肿瘤，AIDS 中常见的肿瘤形成和增生（Kaposi 肉瘤、非霍奇金淋巴瘤、宫颈癌和肛门直肠肿瘤、传染性软疣）都与疱疹病毒科、乳头瘤病毒科和痘病毒科中的 DNA 病毒有关。

二、致瘤细菌

与致瘤病毒的研究不同，慢性细菌感染与肿瘤的关系直至近年来才被明确，与肿瘤有关的细菌主要是幽门螺杆菌，幽门螺杆菌是一种革兰氏染色阴性的螺旋状、微需氧细菌。自 1982 年澳大利亚学者 Warren 和 Marshall 首先从人胃黏膜中培养出幽门螺杆菌以来，许多学者不断进行深入研究，已经将其确定为慢性活动性胃炎和消化性溃疡的重要致病菌，认为是癌前病变（萎缩性胃炎、肠上皮化生）的重要病因和促成因素，也与胃膜癌及胃黏癌相关淋巴瘤（MALT 淋巴瘤）的发生、发展有密切关系。

三、其他致瘤微生物

与病毒和细菌感染所引发的癌症相比，其他微生物在致癌方面的危险性要低得多，全球每年的病例大约为 1 万例。其中相对常见的类型为血吸虫和肝吸虫。血吸虫主要在非洲的热带和亚热带地区引发血吸虫病，致死原因主要是肝衰竭或肾衰竭，其慢性感染偶尔可以导致膀胱癌。肝吸虫经口进入人体后隐藏在肝脏胆管内并引发局部慢性炎症，最终导致胆管癌的发生。

第四节　肿瘤形成的机体因素

一、年龄与肿瘤

肿瘤和年龄的关系密切，儿童、青年和成人的肿瘤谱存在着明显区别。儿童较多见母细胞瘤，如肾母细胞瘤、肝母细胞瘤、神经母细胞瘤、视网膜母细胞瘤，还多见来自间叶组织的肉瘤，尤其是快速生长间叶组织（淋巴造血组织等）的肿瘤，如急性粒细胞白血病、急性淋巴细胞白血病、淋巴瘤等。青年除多见淋巴造血组织肿瘤外，骨和软组织的恶性肿瘤也很常见，如骨肉瘤、纤维肉瘤、横纹肌肉瘤等。成人则多发生上皮组织来源的瘤。

造成上述差别的原因尚不清楚，可能包括多方面的因素，如组织的分化与成熟程度、致癌物质的作用环节、剂量效应关系和宿主反应性、随年龄增长的物质代谢差异、激素水平及特殊刺激物质的作用等。

一般随着年龄的增长，癌的发生率上升，原因可能包括以下几个方面：①致癌刺激物引起细胞损伤、转化、恶变和肿瘤形成需要有一个较长的发展过程，可能青年时代接收致癌物刺激，但到老年才出现癌症；②老年人免疫力降低，对突变细胞的免疫监视作用减弱，以致癌的发生率增高；③随着人类平均年龄增长，肿瘤的相对发病率也增高，老年人中癌症也更多见到。

二、性别与肿瘤

除了性器官及性激素密切相关的器官（如乳房、前列腺）的肿瘤外，女性肿瘤的发病率为男性的40%～70%。就肿瘤类别而言，女性的胆管、甲状腺肿瘤较为常见，而男性多见于肺、鼻咽、胃肠道肿瘤。除了不同激素可以影响不同性器官的肿瘤发生外，主要可能与男女性染色体的不同和某一性别较多地接受某种致癌因子的作用有关，另外，工作和生活环境的不同及某些癌前病变也可能参与这种差异的形成。

性器官（卵巢、子宫、睾丸）和与性激素密切相关的器官（如乳房、前列腺）是性激素的靶器官，这些器官的细胞上都有特异性性激素受体，导致所谓激素依赖性肿瘤的发生。职业和工作环境污染对肿瘤在男女性别上的不同发病率也有所不同。一般来说，男性从事某些职业及接触工作环境的污染机会比较多，因而某些肿瘤在男性中的发病率比较高。例如，染料工厂中接触大量苯胺所导致的膀胱癌，接触氯乙烯导致的肝血管肉瘤，石棉工人中的间皮瘤，硅沉着病患者合并肺癌和放射线工作者中多见的手部皮肤癌等多见于从事这类工作而注意防护的男性。另外，女性中胆管结石和慢性炎症较为多见，作为一种癌前病变，导致胆管肿瘤的发病率增高。

三、肥胖症与肿瘤

体重指数（body mass index，BMI）在25～30 kg/m^2 为超重，＞30 kg/m^2 为肥胖症。世界卫生组织（WHO）2005年报告全球约有4亿人患有肥胖症，截至2022年，全球范围内，有超10亿人患肥胖症，其中儿童青少年达1.59亿，成人高达8.79亿。肥胖症与糖尿病、原发性高血压、心脑血管疾病关系密切，已经成为影响人类健康的全球化问题。研究认为肥胖增加患乳腺癌、子宫内膜癌、食管癌、结肠癌、肾癌、前列腺癌的风险，这可能与脂肪组织影响体内类固醇激素、胰岛素代谢，释放生长因子和炎症因子等因素有关。也有研究认为是由于脂肪组织能够储存二噁英（dioxin）、有机氯杀虫剂等多种脂溶性致癌物，逐渐积累的致癌物在脂肪水解或脂肪细胞凋亡时，从脂肪组织中释放出来，达到足以致癌的浓度，导致细胞出现恶变。体重明显下降，脂肪水解过多将使释放到外周的致癌物质浓度更高。虽然目前已有不少流行病学和实验数据证明肥胖症与多种肿瘤密切关系，但具体的致癌机制还不清楚。

四、种族和地理因素

某些肿瘤在不同种族或地区中发生率有相当大的差别，如欧美国家的乳腺癌年死亡率是日本的4～5倍，而日本胃癌年死亡率比美国高7倍。在我国广东、四川、香港和新加坡等地的广东人中，鼻咽癌相当常见而且发病年龄较轻。这说明肿瘤与种族有一定的关系。但是也有移民材料说明移居美国的华侨和日侨中，胃癌的发生率在第三代已有明显下降。因此，地理和生活习惯可能也起到一定作用。

总之，机体从各个方面影响肿瘤的生成，肿瘤的发生是各种因素综合作用的结果。

第五节 肿瘤形成的其他因素

一、炎症因素

尽管Hudolf Virchow于1863年就发现粒细胞在肿瘤组织中浸润，然而，直到近十年来才陆续有明确的证据证实了炎症为肿瘤发生的一个重要因素，而化学和物理因素以及自身免疫和不知原因的炎症反应，特别是由于感染引起的慢性炎症可明显地增加恶性肿瘤的发生的机会。根据有关统计，高达20%的肿瘤与慢性感染相关，如：人乳头瘤病毒（HPV）感染与阴茎癌，外阴癌和宫颈癌，EB病毒感染与鼻咽癌等等。炎症的促进肿瘤作用可以主要归纳为：一是炎症反应影响宿主对肿瘤的免疫反应；二是炎症微环境可增加基因突变，诱导DNA损伤和基因组不稳定性，以及通过免疫介导来促进肿瘤的发生；三是炎症可影响表观遗传机制。

二、行为及生活方式

吸烟与多种癌症的发病有关，其中与肺癌的关系最为密切。吸烟年龄愈早，吸烟量愈大，发生肺癌的危险性也愈大。吸烟除导致肺癌外，还可引起口腔、咽、喉、食管、胰腺、膀胱等多种癌症。饮酒与口腔癌、咽癌、喉癌、直肠癌有关。长期饮酒可导致肝硬化继而可能与肝癌有联系。腌制食品、咸菜等是胃癌的危险因素。黄曲霉污染米、麦、玉米、花生、大豆等产生黄曲霉毒素，有致癌作用；烟熏、炙烤食品如熏肠、炎腿等可含有致癌物质苯并芘。食品粗糙、长期缺铁、营养不足时发生食管癌和胃癌的危险性增加。饮食中晒浓度低，血硒水平低易发生恶性肿瘤。

三、社会心理因素

独特的感情生活史可导致癌症的发生。家庭的不幸事件，工作学习过度紧张，不协调的人际关系，儿时的父母早亡、离异，成年后的再遭挫折、丧偶、事业失败，悲衰和持续紧张压力引致绝望等，都是导致癌症的重要社会心理因素。个体的性格特征与恶性肿瘤也有一定关系：①多愁善感、精神抑郁；②易躁易怒、忍耐性差，沉默寡言、对事物态度冷淡；③性格孤僻，脾气古怪；长期处于孤独、矛盾、失望、压抑状态，是促进恶性肿瘤生长的重要因素。有人将此种性格称之为“癌症性格”。

四、药物因素

长期服用某种药可诱发恶性肿瘤，目前已证实可诱发恶性肿瘤的药物有多种。如雌激素的长期使用可致阴道宫颈癌，砷剂可致皮肤癌，放射性核素、药物碘、磷过多地接触或接受可引起急性髓细胞性白血病，长期服用非那西汀会诱发肾盂癌；氯霉素会导致再生障碍性贫血，亦是白血病的前期病变，环磷酰胺虽可治疗癌症，但亦可诱发白血病、乳腺癌、膀胱癌。

第三章　肿瘤形成的相关机制

肿瘤是机体在各种因素作用下，局部组织的细胞在基因水平上失去了对其生长的正常调控，导致细胞的异常增生而形成的新生物。肿瘤是基因疾病，其生物学基础是基因的异常。致瘤因素使体细胞基因突变，导致正常基因失常，基因表达紊乱，从而影响细胞的生物学活性与遗传特性，形成了与正常细胞在形态、代谢与功能上均有所不同的肿瘤细胞。肿瘤的发生是多基因、多步骤突变的结果。不同的基因的突变与不同强度的突变形成了不同的肿瘤。人类对肿瘤发病机制的认识经历了一个漫长的过程，从过去单一的物理致癌、化学致癌、病毒致癌、突变致癌学说上升到多步骤、多因素综合致癌理论，肿瘤的形成是一个复杂的过程，其形成过程复杂，具体形成机制尚不完全清楚，目前主要有以下几个方面的研究。

第一节　DNA 损伤导致肿瘤发生的相关机制

DNA 是人生命活动中最重要的遗传物质，保持完整的和稳定的分子结构对于细胞的存活和正常生理活动的发挥有着重要意义。然而 DNA 时刻面临来自于生物体外源性因素，包括物理因素和化学因素和内源性因素即本身的因素，在细胞内外各种因素的作用下可不断出现损伤。尽管如此，细胞仍能保持正常地生长、分裂和繁殖，很明显基因组的稳定性和完整性处于连续不断的、有效的监控之下。生物体基因组完整性的维持依赖于体内相互独立但又密切联系的两套系统：DNA 修复和凋亡。细胞通过周期阻滞修复 DNA 或者细胞自杀对 DNA 损伤产生反应。细胞对 DNA 损伤异常反应将导致肿瘤的发生。根据对基因敲除小鼠和具有遗传突变患者的研究报道表明那些影响细胞对 DNA 损伤反应（损伤识别、信号传播或效应阶段）的缺失能够导致癌症的发生。DNA 损伤效应组分缺失促进细胞转化和诱发癌症主要有 3 个方面的原因：DNA 修复不良；细胞周期检查点消失；细胞凋亡减少。所有这些缺失均可导致潜在致癌突变的积聚，从而导致肿瘤。

第二节　线粒体 DNA 突变导致肿瘤发生的相关机制

线粒体 DNA（mitochondrial deoxyribonucleic acid，mtDNA）作为核外重要遗传物质，不受组蛋白保护，修复系统功能不完善，比核 DNA 更受诱变因素的损伤。而因线粒体的基因结构特点全部是外显子，没有内含子，故 mtDNA 较细胞核 DNA 更易发生突变，其突变率高于核 DNA 的 10～20 倍。根据有关研究发现 mtDNA 突变的丰度高于 p53 基因的 200 倍。虽然线粒体有极大的氧分子代谢能力，mtDNA 的缺失和变异可能损害氧的利用，导致细胞的氧化和减少代谢能量的产生。氧化磷酸化的减弱已经证明与线粒体代谢阻碍密切相关，大量的线粒体氧化产物的积聚与线粒体的呼吸酶减少有密切关系。线粒体在受损的过程中可能通过控制活性氧（reactive oxygen species，ROS）而发挥重要的作用。根据有关体外实验表明，mtDNA 突变可削弱正常呼吸功能，释放高水平的 ROS，可能是 ROS 产生的重要来源。高水平的 ROS 是有毒性的，可以激活细胞凋亡以及对核基因组（如癌基因和抑癌基因）的损伤，ROS 中度增高时是细胞分裂的激动剂，可促进核 DNA（nuclear deoxyribonucleic acid，nDNA）的突变和细胞分裂，使肿瘤细胞获得选择性增生的优势，ROS 促分裂的功能已经在体外被细胞培养实验所证实。ROS 的增加还可引起羟基游离产物羟基脱氧鸟苷的大量贮积，导致线粒体 DNA 的缺失和突变，而 mtDNA 的突变可能引起转录异常 RNAs，引起线粒体呼吸链电子泄漏和 ROS 的漏失，使内源性 ROS 增加。随着生命进程中 mtDNA 突变的积聚，在某些线粒体基因组中，突变的 mtDNA 成为主导作用时，可引起氧化磷酸化功能缺失，尤其是需要较高能量供应的组织易受累如脑和骨骼细胞，随着年龄而积聚，引起与代谢相关的遗传病和衰老，并可引起早期癌症发生。mtDNA 诱发细胞突变的另一个可能途径是通过 mtDNA 分子及其片段在核基因组中整合来实现的。客观上存在 mtDNA 及其片段向核内转移并整合的前提条件，如细胞内受损伤线粒体在短期内大量崩解，游离 mtDNA 及其片段产生过多；细胞内核酸降解酶活性下降，不能有效的清除游离于胞质中的 mtDNA 分子；线粒体 RNA 在胞质中转录成 mtDNA；细胞核膜上存在核孔；核内存在 DNA 连接酶等。因此，mtDNA 一旦获得游离于线粒体外的机会，它可能会向致瘤病毒那样，通过核膜随机整合到 nDNA 中。mtDNA 在核内整合可能会激活原癌基因或抑制抑癌基因，使细胞增殖分化失控，导致癌变。

第三节 miRNA 通过细胞周期调控肿瘤形成的机制

微小核糖核酸（micro ribonucloic acid，miRNA）是一种小的重要的非编码 RNA，广泛存在于正常的和病理的细胞进程和组织中，通过恰当的调节信号影响干细胞的发展、细胞分化、细胞周期调节、细胞凋亡和转化。细胞生长是通过细胞周期来实现的，外部环境如细胞因子与细胞表面的受体结合通过引发级联式反应促进细胞生长；另一方面，细胞内癌基因的激活也促进细胞生长，这 2 个方面的因素最终都要通过影响细胞周期而起作用。①miRNA 干预细胞周期蛋白（cyclin）过量表达与肿瘤形成，细胞周期的程序控制主要通过各种 cyclin 和细胞周期蛋白依赖性激酶（cyclin-dependent kinase，CDK）有序地磷酸化和去磷酸化，从而控制 cyclin-CDK 复合物的活性来实现的。②miRNA 干预 CDK 的过量表达与肿瘤形成。CDK 也能与细胞周期蛋白依赖性激酶抑制因子（cyclin dependent protein kinase inhibitor，CDI）结合，而抑制细胞周期。此外，CDK 自身的磷酸化状态与其活性也密切相关。目前认为 miRNA 调节 CDK2、CDK4 和 CDK6，与肿瘤有密切关系。③miRNA 干预 CDI 表达不足、突变与肿瘤形成：CDI 是 CDK 的抑制物，通过与 CDK 非共价结合而抑制 CDK 活性，是与 cyclin-CDK 作用相对抗的重要机制之一，参与细胞周期检查机制。细胞检查机制的失控是导致肿瘤发生的另一关键环节。④miRNA 通过 pRb/E2F 信号通路和 PI3K 信号通路控制肿瘤的形成。

第四节 氧化应激导致肿瘤发生和发展的机制

英国 Harmna 教授在其于 1956 年初次提出的自由基衰老学说中指出，活性自由基打击生物体内大分子物质如蛋白质、脂类、核苷酸等，从而引起组织损伤甚至细胞坏死是引起机体衰老的根本原因之一，这也是肿瘤及其他一系列疾病发生的重大起因。在一般生理条件下，细胞内有高效的氧化-还原体系来调节高活性物质的浓度，以此防止氧化水平过高所能够引起的氧化损伤，而在病理条件下，这个氧化-还原体系的均衡就会被打破，其后果就是使高活性物质的产生速率超出了机体抗氧化调节能力的范围，最后就导致了对机体的氧化应激损伤。根据有关研究表明，几乎所有肿瘤细胞均有一共性，即细胞内氧化-还原体系失衡，高水平高时长的氧化应激水平一方面通过致细胞内氧化-还原系统失衡直接导致组织损伤，另一方面也可导致氨基酸残基氧化修饰，从而致使 DNA 发生突变、酯类及蛋白质空间结构改变，其最后结果是一系列病理性改变。体内 ROS 通过氧化作用一方面诱导 nDNA 单双链的结构断裂或者 DNA 链之间交联，或引起嘌呤、嘧啶及脱氧核糖改变而引发 nDNA 突变，其结果将介导原癌基因的激活或抑癌基因的失活，基因的改变将导致细胞异常增生而形成肿瘤活性氧自由基导致肿瘤产生过程，具有一定的效应-剂量反应关系。急性、高浓度的 ROS 通过氧化应激作用导致蛋白质、脂质甚至 DNA 结构改变而引起细胞凋亡坏死；相对中等浓度的 ROS 暂时性甚至是永久性地导致细胞在其分裂周期中停滞于某一时期，从而通过一系列生理反应过程而最终引导细胞产生分化；慢性、低水平的 ROS

可促进细胞有丝分裂引起细胞增殖，并且其新生细胞中的基因组不稳定性增加，可诱导肿瘤发生发展。

第五节 Notch信号通路异常导致肿瘤发生的机制

Notch信号在肿瘤的发生和演进过程中有重要作用，紊乱的Notch信号不仅能够直接引起肿瘤的发生，而且它可通过与其他多条信号通路的交互作用，以间接的方式最终诱导肿瘤的形成，在很多组织肿瘤的发生过程中均出现了Notch信号通路的异常。Notch信号的激活可通过促进细胞增殖和抑制细胞凋亡，而诱导细胞发生致瘤性转化，通过维持细胞大小促进细胞的葡萄糖摄取和新陈代谢激活PI3K/AKt。Notch信号诱导细胞发生致瘤性转化的能力还与Ras信号激活有关，过度激活的Ras信号能够增加Notch1、Notch4蛋白的表达，更为重要的是Ras信号诱导的肿瘤生成需要Notch信号的存在。因此，Notch信号通路可以作为Ras通路的下游靶标，并在肿瘤形成中作为Ras通路的激活子，从而与Ras通路形成一种正反馈回路，Notch信号诱导肿瘤发生和演进的另一种机制涉及转化生长因子β（TGF-β）信号通路。在肿瘤发生早期，TGF-β是肿瘤抑制因子，它能抑制大多数上皮细胞的增殖；而活化的Notch通过抑制源于Smad3的转录辅激活因子P300，可抑TGF-β的肿瘤抑制作用。因此，Notch信号激活的细胞能对抗TGF-β的生长抑制作用，促进其致瘤性转化，在随后的肿瘤生长阶段，TGF-β则通过Notch信号传导引起上皮-间质转化，促进肿瘤细胞的侵袭和扩散。

第四章　肿瘤形成的演变过程

肿瘤的形成是一部漫长的进化史，主要经过以下几方面的原因演变而形成：人类基因组中原癌基因的代代相传；表观遗传记忆改变使病毒等外来基因融入人体基因组；线粒体 DNA 整合；驱动基因突变；蛋白质空间结构改变；肿瘤细胞传染。

一、原癌基因相传

人类基因组大约有 20 000 个基因中包含着可能成为肿瘤驱动基因的原癌基因，它们维持着正常细胞的生长和增殖。这些原癌基因代代相传，但本身并不形成肿瘤，原癌基因激活后成为癌基因，而癌基因靶向的干细胞对称分裂增加，从而诱导肿瘤形成。

二、外来基因融入

表观遗传信息通过 DNA 甲基化等代代相传，这种表观遗传记忆改变者不能识别“外来基因”，使病毒等外来基因融入人体基因组并多代相传。人类基因组中的肿瘤基因突变并非均匀分布，相反不同人类基因组区域的肿瘤体细胞突变差异甚至达到数倍。Polak P 等应用表观遗传学重组解释了肿瘤基因组中大约 86%的突变率，肿瘤起源细胞的表观遗传特征可能是体细胞突变密度的最佳预测者，而它在基因组中突变分布可以精确决定肿瘤起源细胞的类型。

三、线粒体 DNA 整合

mtDNA 和 nDNA 可以在细胞内游走，mtDNA 一旦获得游离于线粒体外的机会，它可能会像致瘤病毒那样，通过核膜随机整合到 nDNA 中。如果整合刚好发生在肿瘤相关基因上，可能会导致肿瘤发生。肿瘤形成需要从宿主中获取 mtDNA，提示肿瘤微环境中宿主细胞 mtDNA 水平转移至肿瘤细胞，这对于重建肿瘤细胞的呼吸链功能和启动肿瘤形成不可或缺。而最后，肿瘤细胞还能从正常细胞获取 mtDNA。

四、驱动基因突变

正常组织的肿瘤易感细胞已有癌基因突变，但只有一小区域的细胞克隆可能启动肿瘤，即“区域癌化”。这些突变基因在胚胎期通过细胞对称分裂而传递至子细胞，可能诱发肿瘤形成。人类基因组中大约有 200 个基因可作为肿瘤驱动基因，而其中的 3 个驱动基因激活就可能形成肿瘤，肿瘤演化的三部曲为突破、扩张和浸润，一个典型的肿瘤包含 2～8 个驱动基因突变，可分为 12 类信号通路，调节 3 个核心的细胞过程：细胞命运、细胞存活和基因组稳定。

五、蛋白质空间结构改变

如果没有驱动基因激活，而蛋白质空间结构改变或失衡也可能引起肿瘤。基因编码蛋白的三维空间结构对肿瘤发生的影响也很重要，一个正确形成的蛋白质像一页折叠的纸，如果最初遥远的蛋白质与肿瘤关键蛋白相邻，原本不重要而忽视的突变会变成重要的肿瘤驱动基因。接头蛋白 Grb2 和 Plcy1 竞争性地与成纤维生长因子受体 2 结合，从而决定了肿瘤是否启动。如果 Plcy1 与成纤维生长因子受体 2 结合，就能激活 Akt 信号通路，促进肿瘤形成。从而提示细胞内蛋白质失衡可引发癌症。

六、肿瘤细胞传染

肿瘤细胞可以修饰正常的表皮细胞而影响细胞骨架的建立，并通过分泌可溶性 E-钙黏素或外泌体而使正常细胞转化为肿瘤细胞，提示肿瘤细胞具有传染性。另外，大约只需要 5%的肿瘤细胞伸出线缆就可以将周围正常细胞和肿瘤细胞卷绕形成瘤体。肿瘤细胞的传染性使肿瘤细胞最终存活并形成肿瘤体。

肿瘤的发生似乎并非偶然结果，有其必然的原因，如上面所说的逐步演变形成。

第五章　微生物感染对于肿瘤发生和发展的相关作用

微生物群与宿主构成了一个复杂的“超级有机体”，在这种共生关系中，微生物为宿主各方面的生活提供了许多帮助。然而，当宿主控制菌群稳态的调控机制受到破坏，或者微生物群的组成通过环境因素（如感染、饮食或生活方式）的改变而发生变化时，就可能会打破这种共生关系从而促进疾病发生，越来越多的证据显示菌群在癌症发生过程中起到了关键作用。例如，黏膜处的微生物可参与呼吸和消化道恶性肿瘤的肿瘤微环境，而肿瘤内的微生物能通过多种途径影响肿瘤的发生和发展。肠道微生物群的功能包括帮助排出食物中的毒素，减轻炎症反应，保持宿主细胞生长与增殖的平衡，这均与肿瘤的发生发展存在一定关系。微生物和微生物群对于肿瘤发生的作用，无论对宿主的癌变风险是正性作用还是负性作用，主要可以分为：改变宿主细胞增殖与死亡的平衡；对宿主自身代谢产物，摄入的食物和药物代谢等的影响。

第一节　微生物群改变宿主细胞增殖和死亡的平衡

人体的体表及与外界相通的腔道寄居着一定种类和数量的微生物，在一定条件下，微生物与宿主、微生物与微生物之间相互制约，相互依赖，长期适应，处于微生态平衡。正常定植于人体各部位的细菌群称为正常菌群，包括3种状况：①常居菌；②过路菌，暂时寄居于常居菌存在的部位；③条件致病菌或机会致病菌，在一定条件下使免疫功能低下宿主、老人、新生儿及慢性消耗性疾病和危重患者等发生感染。正常菌群对构成生态平衡起重要作用，包括生物拮抗，促进机体免疫，与衰老有关，合成维生素和细菌素。由于宿主、外环境的影响，导致机体某一部位的正常菌群中各种细菌出现数量和质量变化，原来在数量和毒力上处于劣势的细菌或耐药菌株居于优势地位，在临床上发生菌群失调症。宿主一旦感染新的微生物，就会打破原来微生物的平衡，新的微生物会入侵宿主细胞释放子代病毒颗粒，影响宿主的正常代谢。

一、杀细胞作用

有些杀伤性强的病毒，它们在宿主细胞内进行复制增殖的过程中，阻断了细胞原本的蛋白合成和DNA复制，使得细胞新陈代谢紊乱；同时，病毒的大量复制也可以导致细胞内的众多细胞器损伤。随后又在短时间之内大量释放这些增殖的子代病毒，造成细胞的裂解死亡。

二、稳定状态感染

有些比较“温和”的病毒，它在入侵细胞之后，虽然也进行复制，但是却不会引起细胞的立即裂解和死亡，这个过程十分缓慢，也并不会阻碍细胞的代谢。然而它们致命的地方并不在于直接攻击，它们的感染可以使得宿主细胞发生融合及产生表面抗原，这些稳定感染的细胞由于带有病毒的抗原，不久便会被机体免疫细胞给发现，最终难逃死亡的命运。

三、细胞凋亡

所谓细胞凋亡是一种由基因控制的细胞程序性死亡，比如说从蝌蚪发育成青蛙的过程中尾巴的消失就是细胞程序性死亡的结果，所以这是一种正常的现象。但是有些病毒可以通过受体蛋白的信号转导或者直接操控凋亡基因，启动细胞凋亡，从而促进细胞中的病毒释放。

四、基因的整合

对于逆转录病毒而言，它们会将自己逆转录并最终合成的双链DNA整合到靶细胞基因组里；对于某些DNA病毒而言，它们在进行复制的时候，偶尔也会把自己的DNA片段整合到靶细胞DNA里面。但无论哪种，都会使得细胞原本的基因表达功能受损，使得增殖加快，甚至形成肿瘤。当然，其实这些损伤方式也并不是某个病毒只对应其中某一种，通常情况下病毒损伤细胞并致病是一个综合的结果。

通过以上四种途径，改变宿主细胞增殖与死亡的平衡，打破宿主细胞原本平衡。

第二节　微生物群对宿主摄入物、代谢产物和药物等的影响

虽然宿主和微生物的代谢可以串联发生，但宿主依靠其微生物组来扩大消化酶和代谢酶的聚集。如局部微生群的改变，就有可能改变宿主消化酶和代谢酶的功能，从而导致宿主摄入物、代谢产物和药物的累积，影响宿主的功能，从而致病，长时间的累积，就有可能引起肿瘤。如肠道微生物群产生了极其多样的代谢物库，从到达结肠部的外源未消化饮食成分的发酵物，到微生物和宿主产生的内源性化合物。构成宿主与微生物黏膜界面的单层上皮细胞，使微生物代谢产物能够进入宿主细胞并与宿主细胞相互作用，从而影响免疫反应和疾病风险。微生物产生的代谢物及其细胞和分子组分正日益被认为是人类生理的重要组成部分，对免疫功能及功能紊乱有着深远的影响。微生物代谢产物是通过微生物、微生物和宿主及微生物相互作用产生的。

第三节　特定致病菌与肿瘤的发生和发展

19世纪以来，科学家们建立了科赫法则（Koch’s postulates），而科赫法则的建立，则为病原菌的发展和鉴定提供了金标准。科赫法则包括以下内容：在每一病例中都出现相同的微生物，且在健康者体内不存在；从宿主分离出这样的微生物并在培养基中得到纯培养（pure cultivation）；用这种微生物的纯培养接种健康而敏感的宿主，同样的疾病会重复发生；从试验发病的宿主中能再度分离培养出这种微生物。

基于此，世界上许多科学家已经通过实验数据证实一些人体共生微生物，通常包括如致病细菌、病毒、支原体、寄生虫等，是人体一些癌症的发生和发展的直接致病因素。比较常见的如幽门螺杆菌导致胃癌的发生与发展，EB病毒导致鼻咽癌的发生与发展，乙型、丙型肝炎病毒导致肝癌的发生与发展等。

根据现有的研究发现，在致癌机制方面，病毒的致癌机制较为简单，相对而言细菌的致癌作用则复杂得多。一个比较典型的例子为幽门螺杆菌导致胃癌的发生、发展。根据文献报道，Barry Marshall教授以自己作为实验对象亲自试验，自己亲自喝下幽门螺杆菌菌液，用这种方式证实了幽门螺杆菌的感染确实是导致胃炎和胃溃疡的原因，随后也证实，由于幽门螺杆菌感染导致的胃部炎症也确实与胃癌的发生密切相关。因为此项研究的发现，Barry Marshall教授于2005年获得了诺贝尔生理与医学奖。随后，随着相关实验研究的不断深入以及研究手段的进步，更多的实验研究显示，在人体菌群中有关致病菌与宿主之间的相互作用异常复杂，可能远远超过我们之前的想象，而癌症的发生与发展也不单单只是某一种微生物感染的结果，而是与人体微生态系统的整体性失去平衡密切相关，它是一个多因素、多层次的逐步渐进发展的过程，其影响因素主要有感染菌株的特异性、宿主自身的遗传特性、宿主自身微生态系统特征、宿主所处的环境因子等。幽门螺杆菌是一个非常好的例子，根据有关文献报道，研究者发现，并不是所有菌株都会导致宿主患胃炎，而是只有那些携带细胞毒素相关基因A（cytotoxin-associated gene A，CagA）的菌株才会导致宿主患胃炎，经过长期的发展，进一步发展成为胃癌。与此同时也有研究显示，幽门螺杆菌同时在维持胃部正常pH也发挥着重要作用，同时也具有抑制胃酸反流

的作用，从而帮助宿主降低患食管癌的风险。因此，我们在研究人体微生态系统与癌症的关系时，需要把人体共生菌群这一整体作为研究对象，对其进行系统深入、全面的功能研究，才能从机制上明白其在癌症发生、发展过程的相关作用。

第四节　肠道微生态失衡与肿瘤的发生和发展

根据文献报道，有关微生物组学研究，已经揭示肠道菌群微生态失衡的现象与多种癌症的发生会存在密切相关性，而在与癌症相关的微生态失衡中具有一些共同特征，如微生物菌群种类多样性相应的减少和微生物菌群群落稳定性相应的下降。

在各种癌症中，目前研究最为深入的是肠道菌群与结直肠癌（colorectal cancer，CRC）的关系，目前已知的是环境因素很大程度影响结直癌的发生、发展，在外界环境持续的刺激人体表面下，机体的黏膜屏障可能会遭受如长期微生物感染、外伤、饮食结构因素、微生物种系突变等因素的破坏。一般情况下，这些遭受破坏的黏膜屏障在宿主自身的收复功能下，可被迅速修复，使组织恢复稳态。然而少数情况下，可能由于外界因素的强大，或许是宿主自身修复功能的有限，宿主受损的黏膜屏障无法修复，以及打破宿主内微生物系统稳态，屏障持续破坏，导致动态失衡，加上宿主自身免疫力的降低，从而引起肿瘤的形成。根据文献报道：Uronis 等通过动物实验发现，化学诱癌剂联合基因缺陷造模可导致普通小鼠发生结肠癌变，但在菌群缺失的无菌条件下则不发生癌变，表明肠道菌群是小鼠的结肠癌发生必不可少的条件，这项研究还发现，其主要与 TLR/MyD88 信号通路的激活相关。

根据现有的研究，已经证实一部分细菌种类与结直肠癌高风险呈正相关，这只是初步的证实，但没有明确具体的跟结直肠癌相关的菌群被确认。可能是一些环境因素，如衰老、抗生素服用、吸烟、微生物感染、激素、饮食结构等引起肠道菌群系统生态失衡，从而增加患癌概率。当然，可能是不同细菌群落影响或调节宿主代谢，从而影响肿瘤的发生。在国内的相关研究中，赵立平团队研究发现，通过对结直肠癌患者与健康成人之间肠道菌群比较，两者肠道菌群具有显著性差异，结直肠癌患者肠道内主要菌群为一些条件性致病菌，如更多的肠球菌、埃希氏杆菌、克雷伯菌、链球菌等，而与此同时有益的丁酸盐等其他细菌则显著减少。Flemer 等 2016 年发表在 Gut 上的观察性研究分析了 59 位结直肠癌患者、21 位肠息肉的患者、56 位健康人对照的大便和黏膜样品，研究发现结肠癌患者可以依不同丰度分为四组“丰度相似簇”，类似有的研究提出的“肠型”的概念。其中，拟杆菌群 1 和厚壁菌群 1 的丰度在结直肠癌患者黏膜减少，而拟杆菌群 2、厚壁菌族 2、病原集群和普氏菌集群的丰度则在结直肠癌患者黏膜中增加。肠癌相关的 GAGS 不同程度地与宿主免疫炎症相关基因的表达相关。结直肠癌患者中黏膜定植微生物群的改变，并不限于直肠癌相关性细菌族差异不同程度地与肠黏膜基因表达图谱相关。类似，Nakatsu 等发表在 Natuer Cammunications 杂志的研究以 16S rRNA 基因测序方法鉴别了正常黏膜组织、大肠腺瘤黏膜以及大肠癌黏膜组织的肠道微生态，通过配对样本和微生物的关系进一步分析，发现在大肠肿瘤进展的不同阶段，人体内肠道黏膜的菌群组成不同，肠道黏膜病变部位与病变邻近部位的菌群组成也有所不同。值得注意的是，相对于不同患者个体癌变黏膜的菌群结构，研究者们发现来自同一患者的肿瘤部位和非肿瘤部位的菌群结构更为相似，说明菌群结构在人群中具有显著的个体差异，同时也为以菌群为靶点的个体化精准医疗提供了理论依据。

研究者还发现，肠道黏膜中发现的一些与结肠直肠癌的发生相关的细菌，可能是来源于宿主的口腔菌群，如梭杆菌属和脆弱拟杆菌，以及其他在特定肠癌患者中富集的细菌，如孪生球菌属、消化链球菌等的识别，扩大了参与结直肠癌发生、发展的细菌谱。这些来源于口腔菌群的有害细菌可能具有潜在的致癌作用，其可能的作用机制涉及人体不同器官共生菌群之间的相互影响和流通。人体菌群作为一个系统性的“器官”，对于人体整体健康和不同部位疾病的影响，也将是今后研究的热点。

肠道菌群对肝癌的发生发展也有着十分显著的作用。受解剖结构影响，肝脏是肠道微生态的首个下游器官，肠道菌群及其代谢产物通过门静脉系统对肝脏产生重要影响。王红阳研究团队发现，在肝癌以及肝硬化患者的血清中有不同程度的脂多糖（lipopolysaccharide，LPS）升高，提示肠道菌群失衡往往与肝癌、肝硬化相伴随；而进一步的研究同样证实，在化学致癌物诱导的大鼠肝癌发生、发展过程中，伴随着持续性的肠道微生态失衡、菌群结构改变、肠道黏膜受到破坏以及肠道通透性增加；与此同时，服用低剂量抗生素或肠黏膜损伤时的肠道微生态紊乱则进一步加快肝癌的发生。一项机制研究进一步发现，肠道微生态失衡促进肝癌发生、发展主要是与不断加重的慢性炎症以及鞭毛蛋白、肽聚糖、脂多糖、TLR4 信号调控网络的激活（促进肿瘤细胞增殖并抑制其凋亡）有关，而给予益生菌则能够减轻这些效应。近年来，科学家们进一步发现，以往认识的肥胖或高脂饮食对肝癌的促进作用其实是由肥胖引起的肠道微生态失衡所起的作用，肠道菌群失衡后能更有效地促进机体吸收与储存能量物质，并产生更多的脱氧胆酸，通过活化 TLR4 信号通路以及增加衰老相关分泌因子或蛋白的表达来促进肝癌的发生与发展，这一观念正被越来越多的科学家所接受。

其他一些存在着微生物的器官中，其微生态的变化也同样与癌症的发生息息相关，如肺、皮肤、口腔和女性外生殖道等。在动物实验中也同样发现无菌大量患癌的概率更低，这可能与 LPS 水平以及慢性呼吸道感染有关。

第六章 微生物感染导致肿瘤发生的相关机制

第一节 微生物群与宿主免疫系统破坏

人体当中存在许多微生物群，人体中不同的部位的微生物群组不同，不同微生物群会诱导宿主产生不同的免疫反应。以人体肠道黏膜内的黏膜免疫系统为例来介绍，人体肠道黏膜内的黏膜免疫系统是人体最大的免疫系统，肠道菌群能够诱导黏膜免疫反应，使其对外来侵害及时做出反应。正常的肠道黏膜保持着对外来物质进行免疫应答的能力，这一应答网格是由宿主细胞间的信号传递所调控的，而同时，肠道菌群也与宿主的免疫系统进行信号交换。正常的肠道菌群能够调节一系列广泛的、功能各不相同的免疫相关基因的激活或关闭，诱导 T 细胞和 B 细胞的活化，从而帮助宿主抵御外来病原菌的侵害。在健康人的肠道内，共生菌群和宿主的免疫系统呈现良好的相互作用关系。在癌症发生、发展过程中，全身性的、慢性的炎症被证明具有促进癌症发生的作用，但在肿瘤微环境下发生的特定的炎症反应又具有抑制肿瘤发展的作用。研究者们认为。完整、平衡的肠道菌群能够保持肠道内健康的免疫应答，并使宿主免于疾病。而另一方面，包括宿主基因型、生活方式、服用药物等在内的许多因素都有可能影响肠道菌群的平衡，进而影响免疫调节机制和炎症、疾病的发生。炎症体质与肠道微生态失衡以及细菌异位可以相互促进并加重机体的炎症反应，促进肿瘤的发生。

第二节 信号通路的改变促进炎症通路参与肿瘤的发生和发展

微生物菌群调节着多种模式识别受体，从而引起一系列信号通路改变，继而促进肿瘤发生。如在肠道菌群中，其中 Toll 样受体（Toll-like receptor，TLRs）的激活是促进多种炎症反应以及肿瘤发生的基石，比如研究较多的是 TLR4，它能够促进肠道、肝脏、胰腺和皮肤肿瘤的发生；而 TLR2 可促进胃癌的发生。TLR 能够调节其下游的信号分子如 NFkB、STAT3、MYD88，从而促进肿瘤发生或使肿瘤细胞具有更强大的生存能力。另一类研究得较多的是核苷酸寡聚化结构样受体家族，NOD2 缺陷或突变将导致肠道微生态失衡，并更容易发生肠道肿瘤。研究还发现，细菌可以产生多种基因毒性物质，导致细胞 DNA 损伤，从而使细胞基因组发生失衡，促进肿瘤的发生，如细胞致死膨胀毒素、细胞毒性坏死因子 1、脆杆菌毒素以及聚酮肽基因毒素等。

为验证炎症与肿瘤生成之间的相关性，研究者们将一种被证明具有致炎作用的脆弱拟杆菌接种于无菌 IL-10 基因敲除小鼠，导致了小鼠结肠肿瘤，其症状类似于化学物质氧化偶氮甲烷（Azomethane oxide，AOM）直接诱导的结肠肿瘤发生状况。

第三节 微生物破坏 DNA 与细胞信号通路

DNA 损伤是癌症发生的最主要原因。已有研究表明，包括大肠埃希菌在内的一些肠杆菌科细菌能够产生基因毒素，通过形成加合物或引起 DNA 双链断裂来造成损伤，干扰正常的 DNA 修复过程，引入点突变，插入、缺失或染色体重排。还有一些变形菌也可以产生细胞致死膨胀毒素，造成类似的 DNA 损伤。此外，一些细菌代谢产物也会间接导致 DNA 损伤，例如粪肠球菌是一类典型的肠道共生菌，会产生大量胞外过氧离子，聚集于肠黏膜内壁，氧离子快速降解产生过氧化氢，通过激发 DNA -蛋白质异常结合、DNA 链断裂、点突变等方式对人体细胞 DNA 造成损伤；产肠毒素的脆弱似杆菌所产生的毒素具有上调细菌多胺分解代谢途径的作用，提高活性氧浓度，增加 DNA 损伤以致癌症的发生风险。而与上述产肠毒素的细菌作用相反，另外一些肠道细菌则被证明与氧化还原信号因子相关的肠黏膜损伤修复有关，具有维护肠道健康的作用。这些细菌所产生和分泌的甲酰肽能够帮助活化肠上皮细胞甲酰多肽受体，激活氧化还原信号通路，帮助黏膜上皮修复损伤。

一些肠道细菌对细胞信号通路的调节也与结直肠癌发生相关。Armaghany 等研究发现，APC 肿瘤抑制基因在结直肠癌患者中发生突变的概率较高。很多家族性及散发性的结直肠癌由纯合的功能失去的 APC 突变引起，并导致核 B -连环蛋白积累，Wnt 信号异常，并改变下游靶基因（如促进细胞增殖的 c-MYC）的表达。在一些动物实验中，有的研究者发现诱导的结直肠癌中存在 Wnt 通路被打乱的现象，而 Wnt 信号通路的失调可能与一些条件致病菌的活动有关。比如，F. mucleatum 编码并表达 FadA 蛋白，可作为黏附素与上皮细胞表面上的凝集素和 E -钙黏蛋白结合，激活 B -连环蛋白信号传导，增加肿瘤发生风险。细菌对细胞信号通路的调节也可能影响细胞毒力因子，比如幽门螺杆菌细胞毒素相关基因（CagA）是重要的毒力因子。未磷酸化和磷酸化的 CagA 与细胞信号蛋白进行广泛的、不同的相互作用，其中许多作用与调节细胞增殖通路有关。

第四节　微生物的慢性感染和隐性感染

感染是微生物致病的主要途径之一。其中致癌的感染主要表现为慢性感染和隐性感染，具体机制也有所不同。首先，感染病原可以通过干扰免疫系统而间接增加肿瘤易感性。最为突出的例子就是 HIV。该病毒通过破坏人的免疫系统而使多种其他直接致癌的病毒得以逃逸免疫攻击，如 KSHV、EBV、HBV 等，这些病毒的感染因为不再受免疫系统的限制而最终导致癌症。此外疟原虫也可以抑制免疫系统而帮助 EBV 的感染，增加患 Burkitt's 淋巴瘤的可能性。

其次，感染原可以引发炎症，直接破坏组织。通过该机制致癌的病原包括 HBV、HCV、Hp 和寄生虫。这些病原感染并破坏组织，导致没有受累的正常细胞不断增生来替代被破坏的组织。而持续感染也会造成慢性炎症，炎症细胞的浸润在杀死病原的同时也会释放致突变的化合物，如氧自由基等。因此，替代遭破坏组织的细胞处于一个可能发生 DNA 损伤的环境中增生，也就不可避免地增加了致癌突变的发生。除了产生自由基，巨噬细胞还可以释放能进入受损细胞并激活 NF-κB 的物质，后者可以刺激细胞增生并抵抗凋亡。总而言之，慢性感染的组织一直处在一个促进持续细胞增生和积累突变的环境中，而这两者都是肿瘤发生的必要条件。

第三种机制为感染原直接刺激被感染细胞的增生，主要见于病毒及部分细菌。例如，某些菌株的幽门螺杆菌可以将 CagA 蛋白质注入胃黏膜的上皮细胞。后者可以激活刺激细胞增生的信号通路，因此可产生 CagA 的 Hp 菌株比不能产生该蛋白质的菌株更容易引发癌症。

最后一种感染原致癌的机制为隐性感染，通常为病毒所利用。隐性感染指的是病毒以惰性方式藏匿于感染细胞中，不产生或释放病毒颗粒。其中 DNA 和 RNA 病毒所采取的方式不尽相同。DNA 病毒进入细胞后以其 DNA 为模板进行转录和翻译，这些病毒蛋白参与建立和维持隐性感染的状态。细胞和病毒 DNA 同时复制、细胞分裂。此时病毒 DNA 可能继续保持为独立的复制分子，或者病毒 DNA 可以整合到宿主染色体 DNA 中，成为细胞遗传物质的部分。无论以何种方式复制，病毒在潜伏期都没有新的病毒颗粒产生。RNA 病毒由于自身遗传物质的独特性，决定其不能直接插入宿主染色体。然而，RNA 病毒含有一种逆转录酶和整合酶，分别可以以病毒 RNA 为模板合成 DNA 并将其整合人宿主的染色体 DNA，随后与其一起复制。

第五节 DNA 肿瘤病毒致癌机制

DNA 肿瘤病毒包括多瘤病毒、乳头状瘤病毒、腺病毒、疱疹病毒等多种病毒，它们的基因组结构和生物学特性不同，在致病机制方面也有差异。近年来，DNA 肿瘤病毒致病机制的研究进展较快，取得不少分子研究成果。对 DNA 肿瘤病毒的研究，尤其是对多瘤病毒的研究，揭示了 DNA 病毒致癌的机制。DNA 病毒蛋白可通过激活原瘤基因表达、调节细胞周期蛋白、抑制细胞凋亡等方式导致细胞增殖异常，以选择具有生长优势的细胞进行克隆扩增，促进肿瘤形成。DNA 病毒感染细胞后出现两种后果：①如果病毒 DNA 未能被整合到宿主的基因组中，病毒的复制不会受到干扰，大量的病毒复制最终使细胞死亡；②要引起细胞的转化，病毒基因必需整合到宿主的 DNA 中并且作为细胞的基因加以表达。多瘤病毒的 T 基因编码的蛋白质 T 抗原具有酪氨酸激酶活性，能像生长因子受体那样刺激细胞 DNA 合成，并使细胞持续增生，而后形成肿瘤。

一、DNA 肿瘤病毒转化基因产物的直接致癌机制

DNA 肿瘤病毒的致癌作用通过其基因组内的转化基因实现，与 RNA 肿瘤病毒不同，这种转化基因并非来源于细胞 DNA。DNA 肿瘤病毒具有双链 DNA 结构，一般认为可通过酶的作用直接整合到细胞基因组中，但引起细胞转化的真正机制未明。近年来研究证明，DNA 肿瘤病毒整合后发挥致癌作用的序列即为其转化基因，后者编码转化蛋白，直接使细胞发生癌变。目前的已知的转化蛋白有：SV40 病毒大 T 抗原、多瘤病毒小 T 和中 T 抗原、腺病毒 EIA 和 EIB 蛋白、人乳头状瘤病毒 E5、E6、E7 蛋白，以及 EB 病毒 EBNA1、EBNA2、EBNA5，核抗原及 LMP1 蛋白等。已知 DNA 肿瘤病毒转化基因有以下共同特点：①DNA 肿瘤病毒基因组有早期复制和晚期复制两个区域，前者与病毒转化有关，后者参与病毒的复制；②DNA 肿瘤病毒的转化基因均为核癌基因，编码产物都是核致癌蛋白；③DNA 肿瘤病毒编码的致癌蛋白有相似的氨基酸序列。

细胞永生化是肿瘤恶化的必要步骤，端粒酶的激活及端粒长度的维持则是细胞走向永生化的必经途径。端粒是位于染色体 3'末端的一种核蛋白复合物，由富含 G 的 DNA 重复序列及端粒结合蛋白组成，广泛存在于真核生物细胞中，能够保护染色体末端免于被化学修饰或被核酶降解，防止染色体在复制过程中丢失或形成不稳定结构。体外培养细胞端粒长度随着细胞逐代相传而缩短，每复制一代便有 50～200 nt 的端粒 DNA 丢失，端粒丢失到一定程度便失去对染色体的保护作用，细胞随之发生衰老和死亡。端粒酶是由一段 RNA（hTER）和一个催化亚基（hTERT）组成的核糖核蛋白酶，识别并结合于富含 G 的端粒末端，以自身 RNA 为模板逆转录合成端粒 DNA，因此，在细胞永生化中起重要作用。病毒 DNA 的整合可促进 hTERT 的转录。KSHV 编码的 LANA1 结合到转录因子 SPl 谷氨酰胺富集区及丝/苏氨基酸富集区，形成 LANA1-SPl-GC 复合物，增强 hTERT 基因的转录。Horikawa 等证实，在 HuH4 细胞、HepG2 细胞中 HBV 增强子整合到 hTERT 基因启动子上游顺式激活 hTERT 转录；Ferber 等通过对肝细胞癌 hTERT 基因进行分析，发现 HBV DNA、HPV DNA 整合在 hTERT 基因上游或插入基因中促进 hTERT 基因的转录；HPV E6 蛋白以其 PDZ 结合基序结合含 PDZ 结构域的蛋白质，促进转染细胞增殖，影响细胞的分层、分化，使培养的 NHK 细胞基底层增厚，各细胞层中细胞核增多，促进细胞恶性转化。

二、DNA 肿瘤病毒转化基因编码产物间接致癌机制

正常真核细胞基因组内有一类防止细胞癌变的抗癌基因，对细胞增殖起负调节作用。这类基因功能失活，或基因缺失、突变，可使细胞发生转化而形成肿瘤。已经知道的抑癌基因已经有 10 多个（Rb、p53、WT1、NF1、NF2、DCC、APC、MSH2、MLH1、BRCA1、BRCA2、CIP/WAF1 和 MTS1）等。这类抑癌基因编码产物为核抑癌蛋白，具有抑制肿瘤细胞生长的作用。发现较早和研究较深入的为

Rb 和 p53 抑癌基因，相应编码产物为 p105RB 和 p53 抑癌蛋白。DNA 肿瘤病毒转化基因编码的 SV40 大 T 抗原、腺病毒 EIA 蛋白、多瘤病毒 E7 蛋白、EB 病毒 EBNA5 和 LMP1 蛋白等均可与 p105RB 或 p53 抗癌蛋白结合形成稳定复合物，使后者失去活性，失去对细胞增殖的抑制作用，导致细胞永生化和恶变。DNA 肿瘤病毒中有些病毒的编码产物与某些抑制生长、促进分化的细胞蛋白结合，使后者失活而发挥致癌作用，如多瘤病毒和乳头状瘤病毒。根据有关报道，HBsAg 可能是一种转化蛋白，可与 p53 抑癌蛋白结合，而引起细胞转化。HBv 基因编码的 X 蛋白（HBx）可通过多种途径促进细胞增殖，HBx 结合 p53 蛋白，抑制其对肿瘤抑制因子 PTEN 的转录激活作用，使 IP3/DAG 信号转导途径增强，促进细胞增殖，抑制细胞凋亡；HBx 还可激活 c-myc 基因表达，促进肝细胞增殖，加速肝癌发生；此外 MHB 磷酸化 PKC，启动 Raf-1/ERK2 信号传导途径，激活 NF-1eB、AP-1，促使肝细胞增殖。

三、DNA 肿瘤病毒转化基因编码产物反式激活机制

流行病学和免疫病理学研究发现，人类原发性肝癌与 HBV 感染有密切关系。在肝癌细胞中有 HBvDNA 序列，呈现随机的整合。这种整合能否直接激活细胞癌基因，目前尚有不同的意见。近年来，许多学者注意到 HBv 编码的 HBxAg 的致癌作用。

HBxAg 是由 HBv 基因组中最小读码框 X 基因编码的蛋白（又称 X 抗原）、X 蛋白，以单体或多聚体形式存于细胞质和细胞核中，有丝氨酸和苏氨酸蛋白激酶活性。X 蛋白与 HBv 复制关系密切，可能是病毒早期感染及复制的指标之一。HBv 的 X 基因变异或其 X 蛋白表达异常，可能使肝细胞增殖失控而致癌。实验发现，应用 HBv 的 DNA 转染细胞，未能使其转化或者发生生长特性的改变，但将克隆化 X 基因置于外源性启动子下，则可使 NIH/3T3 细胞高度增生和转化，接种于裸鼠能够长成肿瘤。X 蛋白的致癌机制复杂，近年特别重视其反式激活作用，涉及多个方面，包括：①反式激活 HBv 增强子、X 基因和核心基因的启动子，增强病毒的增殖；②反式激活细胞癌基因 c-myc、c-fos 和 MHC-1 类基因，使之表达增强，刺激肝细胞增生；③通过与转录因子结合而改变其功能，导致某些生长因子基因或癌基因的过度表达；④与转录抑制因子或与抑癌基因产物结合使肝细胞失控。有人认为 HBv 的 X 基因与宿主肝细胞 DNA 整合，以及整合后的反式激活作用可能是导致肝癌的关键。应该指出，肝癌的发病机制十分复杂，除 HBv 感染外，应该还要考虑化学因素（黄曲霉素）和环境因素在肝癌发病中的作用。

近年来的研究发现，EB 病毒基因组编码的核抗原 EBNA2 也是反式激活蛋白，可反式激活病毒的 LP 基因，以及细胞基因（如 B 淋巴细胞 CD21、CD23 基因和 cfgr 细胞癌基因等）继而引起细胞分化抑制和出现恶性表现。

第六节 RNA 肿瘤病毒致癌机制

一、内源性 RNA 肿瘤病毒

内源性 RNA 肿瘤病毒指 RNA 肿瘤病毒感染机体后，其遗传信息整合在宿主细胞染色体中，作为正常细胞的一部分通过性细胞由亲代垂直传代给子代，其特点是：①病毒 DNA 与细胞 DNA 共价结合，可在宿主性细胞和体细胞中存在；②内源性病毒基因组通过遗传由亲代传给子代；③整合的内源性病毒基因组受到宿主调节因素的控制；④内源性病毒可因其基因组自发改变或受到外界其他因素激活而增殖。该类病毒基因组内有 gag、pol、env 等复制基因，编码相应产物而形成病毒颗粒，故为无缺陷性逆转录病毒。现在已经证明，在鸡、小鼠、猫等动物细胞内都有内源性病毒核苷酸序列，正常情况下由于受到宿主细胞节制性控制而处于静止状态，不表达和复制颗粒，通常不会危害机体。但在射线照射或化学物质的作用下，可使有内源性 RNA 肿瘤病毒的近交系小鼠或鸡产生肿瘤病毒和诱发肿瘤。内源性病毒的致癌机制尚未明确，可能与 DNA 损伤或癌基因激活有关，有待深入研究。

二、外源性 RNA 肿瘤病毒

外源性 RNA 肿瘤病毒是从外界水平感染机体，可按其生物学特性、发展过程、基因组结构不同和致癌作用的差异，可分为：①转导性 RNA 肿瘤病毒，迄今已发现 40 多种病毒瘤基因，很多病毒瘤基因与细胞瘤基因序列同源；②顺式激活 RNA 肿瘤病毒，许多逆转录病毒虽不携带病毒瘤基因，但也能诱发恶性肿瘤，因其致癌潜伏期较长，故称慢性致癌性逆转录病毒，此种病毒致癌机制是通过将病毒序列顺式插入细胞瘤基因的近旁，以病毒启动子和增强子的作用而激活后者；③反式激活 RNA 肿瘤病毒，反式激活逆转录病毒本身无病毒瘤基因，通过其编码的转录调节蛋白而激活同基因组的细胞基因和病毒基因而致癌。

（一）转导性 RNA 肿瘤病毒的致癌机制

RNA 肿瘤病毒基因组内有癌基因者称为转导性 RNA 肿瘤病毒。该组病毒编码不同的转化蛋白，作用在细胞的不同部位，使细胞发生转化。已知的病毒基因达 40 多种，常见的有 v-src（SRV）、v-mys（ASV）、v-jun（ASV）等。一般情况下多数转导性 RNA 肿瘤病毒带有一种 v-onc，但少数可带有两种 v-onc，在同一个病毒内 2 种 v-onc 的任一单个均有转化作用，两者合并则转化作用更强。转导性 RNA 肿瘤病毒常有结构基因的缺陷，在缺陷部位为 v-onc 所替代。有一些病毒癌基因，如 v-src、v-ras 等可以单独编码相应的转化蛋白，并不包含来自病毒复制基因的编码产物。另外有一些病毒癌基因的编码产物常形成融合蛋白，后者常由病毒癌基因与 gag 基因产物相结合形成，也可与 env 基因产物形成融合蛋白，均可诱发肿瘤。上述编码蛋白作用在细胞的不同部位而导致细胞转化。

1. 作用于细胞膜　细胞膜含各种受体，后者为一种膜蛋白，各种配体与其相应受体结合后，催化细胞内蛋白酸化，使蛋白功能发生改变。癌基因蛋白质 $P28^{v\text{-}sis}$，有 258 个配体；可与细胞膜上 PDGF 受体相结合，产生 PDGF 相同的效应，在信号传导途径中，膜上的受体激活，启动有丝分裂信号，激活细胞膜与受体相连的酪氨酸蛋白激酶，刺激细胞生长和增殖。有一些肿瘤细胞本身产生大量 $P28^{v\text{-}sis}$ 通过与本身细胞膜的 PDGF 受体结合，刺激 sis 癌基因更多表达，即为自分泌生长因子。如此无限循环，使 $P28^{v\text{-}sis}$ 蛋白表达增强，导致细胞转化。

2. 通过跨膜信号传递　跨膜信号传递系统由膜受体、细胞内信号传递系统和效应器 3 部分组成，膜受体可以接受细胞外不同的信号，并启动细胞内传递系统，导致一系列有序的反应，产生各种生理和病理效应。细胞膜内存在一些能够与 GTP 和 GDP 结合的蛋白，称为膜相关 G 蛋白。后者结合细胞外受体，也能够将信号传递给 Ca^{2+} 通道或肌醇磷脂等其他信号系统。G 蛋白为鸟苷酸结合蛋白，具有 GTP 酶活性，能够调节细胞外信号的传入，是细胞内信号传递系统的重要分子，起着调节第二信使系统的作用。病毒癌基因中的 ras 家族的编码产物为 $P21^{v\text{-}ras}$，定位于细胞膜内侧面。$P21^{v\text{-}ras}$ 与 G 蛋白有同源区，是 G 蛋白的同源蛋白，也有传导信号的功能。$P21^{v\text{-}ras}$ 与本身也具有 GTP 酶活性，可使 GTP 降解为 GDP，成为非活性形式。v-ras 癌基因的点突变，使 GTP 酶活性降低，同时也影响 GAP 激活 GTP 酶活性，使 $P21^{v\text{-}ras}$ 一直处于与 GTP 结合状态，持续传入细胞生长信号，致使细胞大量增殖，导致恶性转化恶变。

3. 作用于细胞质　细胞质内含丝氨酸/苏氨酸蛋白激酶和蛋白激酶 C 等，当被激活后，可影响广泛的代谢过程，参与第二信号 c-AMP 和磷脂酰肌醇信号系统，起关键作用，以调节细胞的生长和增殖。

4. 作用于细胞核　细胞的生物学行为受到基因表达方式的控制，而基因表达的调控在细胞核内。核癌基因编码蛋白可与细胞 DNA 结合，具有调节的功能，参与 DNA 复制及基因表达程序性调控。已发现的核癌基因有 myc 簇、fos、jun、myb 等，其编码产物均在核内，具有不同的转录因子作用。后者对调节基因的生物学功能和细胞生长、分化、和增殖起重要作用，并参与细胞的癌变过程。

（二）顺式激活 RNA 肿瘤病毒致癌机制

当前病毒 DNA 整合在宿主 DNA 链上细胞癌基因邻近时，这段特异性核苷酸序列可激活毗邻的癌基因，启动癌基因的转录，这种方式称为顺式激活作用。后者通过病毒基因组 LTR 区域中的启动子或增强子完成的。许多慢性 RNA 肿瘤病毒（如 ALT、MMTV、FeLV 和大多数 MuLV）不携带 v-onc，但也能诱发动物恶性肿瘤，其致癌作用都与顺式激活机制有关。文献报道小鼠乳腺肿瘤病毒（MMTV）的致癌作用也与顺式激活有关。MMTV 常见的整合部位在瘤细胞 DNA 的细胞癌基因 int-1 和 int-2 近旁，int 基因的转录加强和过度表达可产生细胞恶性表型。同时也发现前病毒 DNA 插入细胞基因组远离 conc 部位也可使细胞发生转化，表明前病毒 DNA 插入激活可能是多部位的。由于前病毒 DNA 整合入宿主细胞 DNA 的位置是随机的，故插入顺式激活致癌率较低，潜伏期也较长。

（三）反式激活 RNA 肿瘤病毒的致癌机制

一种基因编码产物能识别同一个 DNA 链上某一个特异基因，使之开放和表达，称为反式激活。反式激活 RNA 肿瘤病毒本身的基因组中不含有 v-onc，而是通过其编码产物激活同基因组的细胞基因和/或病毒基因而致癌，这种编码产物称为反式激活蛋白。人类 T 细胞白血病病毒Ⅰ型是反式激活 RNA 肿瘤的典型代表，其编码产物 $P40^{txx}$ 即反式激活蛋白分布在核内，可激活 HTLV-Ⅰ型病毒 LTR 中的自动子、增强子或其他细胞基因，而与成人 T 细胞白血病的发生密切有关。

HTLV-Ⅰ的 $P40^{txx}$ 蛋白的作用涉及多个方面：反式激活细胞 IL-2 基因和 IL-2 受体基因，感染细胞以自分泌 IL-2 方式导致 T 淋巴细胞不断增殖；激活转化生长因子 β1 基因，其表达增多可抑制细胞和体液免疫，有利于白血病的形成和扩散；$P40^{txx}$ 蛋白反式激活 c-fos 基因，继而促进其他与 T 淋巴细胞增殖有关的基因的表达；$P40^{txx}$ 蛋白还可抑制负责 DNA 修复的人 βDNA 多聚酶的转染，导致 DNA 损伤等。成人细胞白血病的发病机制复杂，有多种因素参与，但 $P40^{txx}$ 蛋白反式作用在其中占有重要地位。

HTLV-Ⅰ的 rex 基因编码的 $P27^{rex}$ 蛋白分布于细胞核内，为转录后调节因子，其功能是减少病毒 mRNA 的剪切，降低拼接的 pX mRNA 水平，增加未拼接病毒 mRNA 水平，导致 tax 基因表达下降，引起 gag、pol、env 和 pX 等基因转录降低。$P27^{rex}$ 蛋白在 RNA 加工水平显示阴性的反复调节过程，以致 HTLV-Ⅰ感染成为慢性状态。

（四）RNA 肿瘤病毒的间接致癌机制

RNA 肿瘤病毒除有特异性、顺式激活和反式激活的致癌作用外，还有一种通过机体免疫功能缺陷而致癌的间接作用机制，其代表是引起艾滋病的人类免疫缺陷病毒。艾滋病患者常伴发 Kaposi 肉瘤、B 细胞淋巴瘤和口、肛门附近的皮肤黏膜的鳞状细胞癌。有关文献报道在淋巴瘤细胞中有 HIV 表达，其意义尚难估计，但目前一般认为 HIV 并不直接参与肿瘤的发生。HIV 的作用机制主要是攻击、破坏靶细胞，引起 T4 细胞消耗，导致细胞免疫和体液免疫功能严重障碍，在此基础上可能合并其他肿瘤病毒（如巨细胞病毒等）感染，以及有助于不同细胞因子的作用，进而发生恶性肿瘤。

（五）RNA 肿瘤病毒瘤基因与多步癌变

正常细胞转变成恶性肿瘤细胞至少被两种功能不同的瘤基因操纵，此种瘤基因共同操纵细胞转化的论点从基因水平上为癌变的多步或多阶段理论提供了有力证据，表明正常细胞转化成恶性瘤细胞的过程是分步进行的，而每一步都有不同的瘤基因活化，最终细胞恶性表型的形成则是多个活化瘤基因共同表达的结果。Land 等证明逆转录病毒 MC_{29} 株的瘤基因 V-myc 转染第二代大鼠胚胎纤维母细胞未观察到形态上有改变的转化细胞，但用 V-myc 与活化的 Ras 共转染（cotransfection）胚胎纤维母细胞 8 天后，发现迅速长出许多增殖旺盛的转化灶，其细胞转化率高达 80%，并有膨胀性生长，侵犯周围未转染细胞的特性。当把 myc-ras 共转染的转化细胞注入裸鼠后，2 周内则长出直径 1 cm 的肿瘤，3 周后瘤体直径达 2 cm。之后又证明 PyMT/myc、PyLT/ras、N-ras/myc 和 ras/Ela 等瘤基因的共同操纵都有与 ras/V-myc 相同的转化能力。新近认为 MC_{29} 逆病毒株瘤基因 V-myc 能协助 Ras 基因转化正常细胞，促进细胞瘤性表型的形成，如无限增殖、对血清依赖性减低等。Murray 等发现人急性早幼粒细胞白血病 HL60 株中存在 N-ras 和 V-myc 两种基因，认为此病形成过程至少与两个主要步骤相关：第一步涉及 N-ras 对正常细胞的转化，第二步与 V-myc 扩增与表达增强有关，即通过 Myc 的扩增和表达增强维持细胞的转化表型而使细胞恶变。

第二篇　细菌感染与肿瘤

第一章　幽门螺杆菌感染与肿瘤

幽门螺杆菌（helicobacter pylori，Hp）是螺杆菌属的代表菌种，1982年由巴里·马歇尔（Barry J. Marshall）和罗宾·沃伦（J. Robin Warren）二人在一次偶然的机会下分离培养出来。最初当该菌被分离培养出来时，称之为未鉴定的弯曲样杆菌（unidentified curved bacillus），由于该菌在光学显微镜下的形态及DNA的鸟嘌呤和胞嘧啶含量与弯曲杆菌相似，一度称之为弯曲菌样微生物（campylobacter like microorganism，CLO），并曾定名为幽门弯曲杆菌（campylobacter pylori）。但由于其外文命名中的pyloridis一词在语法上不正确，1987年正式定名为幽门弯曲杆菌（campylobacter pylori，CP），并归入弯曲菌属。然而该菌的超微结构和脂肪酸组成与弯曲杆菌属有很大不同。确定细菌属别基本上依据基因组分析，rRNA序列研究清楚地表明该菌不属于弯曲杆菌属。Goodwin建议更名为幽门螺杆菌，他的这一建议很快得到了国际医学界的广泛认可和接受。1989年幽门弯曲菌正式易名为幽门螺杆菌。该菌可引起慢性胃炎，还与消化性溃疡和胃癌发生密切相关，属于一级致癌因子。

第一节　幽门螺杆菌生物学形状

Hp形态呈弯曲状或呈螺旋状，长度为2.5～4.0 μm，宽带为0.5～1.0 μm，一端有2～6根带鞘鞭毛，运动活跃，革兰氏染色呈阴性。常常定植在胃黏膜上皮细胞表面，抗生素治疗或胃黏膜发生病理性改变时候，Hp可变为圆球形。

Hp属于微需氧细菌，能在含5% O_2、10% CO_2和85% N_2环境中生长良好。营养要求高，在液体培养时则需要加入10%小牛血清，固体培养需要加入10%脱纤维羊血方能生长良好。该菌生长较为缓慢，在原代培养基中加入两性霉素B、万古霉素通常需要培养3～5天以上可见针尖状半透明小菌落。该菌含尿素酶，可以分解尿素产氨，对酸耐受。此外，Hp鉴定主要依据为尿素酶、氧化酶和过氧化氢酶，三者均为阳性。另外，该菌最佳保存方法为液氮或−70 ℃，传统方法不宜保存。

第二节　幽门螺杆菌致肿瘤的发病机制

Hp引起慢性胃炎和消化性溃疡发病机制目前有两种假说：一种是“胃泌素联系学说”，即Hp分解尿素产氨，其造成局部环境改变阻断了胃窦G细胞释放胃泌素的反馈性抑制，增强胃泌素释放，从而刺激胃蛋白酶分泌，损伤胃黏膜。第二种学说是“漏屋学说”，即幽门螺杆菌主要的毒力因子VacA及其尿素酶可加重胃黏膜上皮细胞空泡样变，并且其产生的IL-8及由其引起的炎症反应可破坏胃黏膜，产生溃疡。

Hp感染是慢性非萎缩性胃炎→萎缩性胃炎→肠上皮化生→异型增生→胃癌的始动因素，目前Hp的致癌机制尚不明确，可能与其粘附定植、免疫逃逸和细胞损伤有关。

一、幽门螺杆菌的粘附定植

Hp通过一系列外膜蛋白，如SabA、BabA、OipA、HopQ等与宿主细胞表面受体相互作用，牢固粘附于胃黏膜上皮细胞，长期持续的感染是胃癌发生的基础。BabA是最早发现的幽门螺杆菌粘附分子，可以与ABO/LewisB抗原相结合。Bugaytsova等发现BabA介导的粘附具有酸依赖性，随着pH改变，这种结合是可逆的，这种可逆性的酸应答可以使 Hp 更加紧密地粘附于胃上皮细胞，同时也可以使其有效地逃避胃酸的杀菌作用。同时，BabA 能够使 CagA 向胃上皮细胞内转位，诱导严重的炎症反应。感染 BabA、vacA-s1、CagA 三重阳性的菌株与感染 vacA-s1、CagA 二重阳性的菌株相比较，肠上皮化生的发病风险明显增加。HopQ 是与 BabA 同源的粘附分子，其宿主细胞表面受体是癌胚抗原相关的细胞粘附分子家族。HopQ 能够与 CEACAMs 氨基末端 IgV 样结构相结合。Belogolova 等在研究中发现，HopQ 在 CagA 转位过程中发挥重要作用，HopQ 基因敲除能够减少 T4SS 依赖性信号激活，如 NF-κB、促分裂原活化蛋白激酶、白细胞介素-8 产生等，这提示 CagA 转位可能不仅由 T4SS 介导，外膜蛋白也起到重要作用。近年来发现，幽门螺杆菌能够抑制 H-K-ATP 酶活性，从而影响 NF-κB 依赖性及 IL-8 非依赖性途径，减少胃内酸分泌，从而进一步增加细菌在胃内定植强度，诱发上皮细胞癌变。

二、幽门螺杆菌的宿主免疫逃逸

Hp 能够长期定植于胃内，不被宿主先天及获得性免疫反应清除，其关键策略是免疫逃逸，而毒力因子是免疫逃逸的重要结构基础。TLRs 受体是胃上皮细胞及免疫细胞识别 Hp 病原体相关分子模式（pathogen associated molecular patterns，PAMPs）的重要蛋白，调节菌体表面分子如脂多糖、鞭毛蛋白的结构与表达是幽门螺杆菌逃避 TLRs 识别的关键。LPS 具有较低的生物学活性及免疫原性，不能被 TLR4 识别，能够下调 TLR4 受体表达，造成炎症因子释放减少，从而逃避免疫监视。另外，LPS 的 O 抗原具有分子模拟机制，能够模拟人体 Lewis 抗原，与血型抗原相似，被 TLR4 认定为自身抗原，有效地逃避了 TRL4 的免疫识别。鞭毛蛋白在 Hp 免疫逃逸中也起到重要作用，鞭毛蛋白 D1 结构域氮端突变能够避免被 TLR5 识别，从而阻断前炎症相关的转录因子及 NF-κB 激活。幽门螺杆菌毒力因子同样干扰了 T 细胞介导的获得性免疫反应。体外研究证实，CagA PAI 能够通过 Fas 依赖性途径诱导 T 细胞凋亡，从而限制宿主免疫反应，VacA 能够抑制幽门螺杆菌抗原激活的 T 细胞增殖，从而使其逃避宿主适应性免疫反应的清除，建立长期感染。

三、幽门螺杆菌诱导的细胞损伤

Hp 诱导胃黏膜上皮细胞的 DNA 损伤是其致肿瘤发生的重要环节。既往动物实验及细胞实验证实，幽门螺杆菌可以诱发宿主细胞 DNA 双链断裂，导致基因组不稳定以及染色体畸变，从而发生癌变。有学者构建了 Hp 感染 C57BL/6 小鼠模型，发现表皮生长因子受体抑制剂（epidermal growth factor receptor，EGFR）能够减少上皮细胞 DNA 的损伤，在 INS-GAS 小鼠模型中，EGFR 抑制剂能够阻断幽门螺杆菌诱导的 MAPK1/3 及 AP-1 信号通路激活，从而减少异型增生和肿瘤的发生，这意味着上皮细胞 EGFR 抑制剂能够预防 Hp 感染的发生。启动子区 DNA 甲基化能够调节基因的表达，Hp 感染通过诱导表观遗传学改变，参与肿瘤的形成。有学者研究发现，Hp 感染使转录调控因子 FOXD3 发生超甲基化，从而下调了其对抑癌基因的转录调控，破坏了细胞增殖与凋亡的平衡，提示表观遗传学改变对肿瘤发生的影响。Hp 感染能够通过激活 NF-κB 以及上调 DNMT3b 使肿瘤转移抑制因子 Ndrg2 启动子区发生超甲基化，导致 Ndrg2 mRNA 及蛋白表达下调，促进胃癌进展。

第三节 幽门螺杆菌与所致肿瘤的关系

一、幽门螺杆菌感染与胃癌

自 1994 年 WHO 所属的国际癌症研究中心将 Hp 列为Ⅰ类致癌因子以来，Hp 感染对胃癌发生发展的影响得到广泛关注。2020 年 1 月，《新英格兰医学杂志》发表了一篇来自韩国团队关于胃癌家族史与 Hp 治疗的研究，纳入 1 676 例胃癌患者的一级亲属且 Hp 检测阳性，随机分为 Hp 根除治疗组和安慰剂组，通过长达 9 年的随访，结果显示 Hp 治疗组胃癌的发生率（1.2%）显著低于安慰剂组（2.7%），且 Hp 根除成功组胃癌发生率（0.8%）显著低于 Hp 持续感染组（2.9%），该研究为有胃癌家族史的 Hp 阳性患者的根除治疗提供循证学依据。2020 年 2 月，来自美国的一项大样本回顾性队列研究报道 Hp 感染与胃癌发生风险，该研究收集退伍军人健康管理系统中 1994 年 1 月 1 日至 2018 年 12 月 31 日 371 813 名退伍军人关于 Hp 诊治和胃癌发生的信息并进行风险评估，发现成功根除 Hp 可降低胃癌发生风险。2020 年 8 月，中国台湾学者报道了一项长达 14 年的队列研究，研究者在胃癌高发区福建离岛实行大规模根除 Hp 策略并观察该地区胃癌发生率和死亡率的变化，结果显示通过 Hp 的筛查和治疗策略，该岛 Hp 的感染率由 64.2%下降至 15.0%，癌前病变如萎缩性胃炎、肠化以及胃癌的发生率均显著下降，且 Hp 根除无远期不良反应，学者提出随着随访时间的延长，胃癌的死亡率也将实现下降的拐点。2020 年 11 月，来自另一胃癌高发区哥伦比亚长达 20 年的前瞻性队列研究观察到抗 Hp 治疗可减轻胃黏膜的病理学评分，再次证实根除 Hp 的远期获益。基于以上高质量临床研究提供的循证学依据，2020 年 12 月，Gut 杂志发表《筛查与根除幽门螺杆菌预防胃癌：台北全球共识》，该共识与我国 2019 年在上海制定的《中国幽门螺杆菌根除与胃癌防控专家共识》不谋而合，为未来以根除 Hp 为出发点实现胃癌的一级预防指明了方向。

二、幽门螺杆菌感染与胰腺癌

胰腺癌是致死性强的恶性肿瘤之一，预后极差，其发病率呈逐年增长趋势。胰腺癌的发生发展与遗传、吸烟、高脂饮食、慢性胰腺炎、亚硝酸化合物、消化性溃疡等因素密切相关。胰腺癌缺乏高度敏感且特异的检测方法，早期症状不明显，不容易被发现，从而不能被及时诊治。近年来 Hp 感染与胰腺癌发病相关性受到国内外学者广泛关注。有学者采用巢式 PCR 技术去从胰腺癌患者收集的胰液和胰腺活检组织检测 Hp，虽然说明 Hp 感染与胰腺癌有一定的关联，但 Hp 可能并不是通过直接感染作用于胰腺组织而使胰腺发生癌变。有学者用螺杆菌种属特异的 PCR 扩增、测序技术从石蜡包埋的胰腺癌组织中提取 DNA，结果发现 75%的胰腺癌组织有表达，推测 Hp DNA 在胰腺癌的发展中可能起到作用。Takayama 发现 Hp 感染后会引起胰腺细胞血管内皮生长因子和白细胞介素-8 分泌水平升高，核转录因子（NF-κB）、激活子蛋白（AP）-1 和血清应答元件（Serum response element，SRE）的活性增强，用蛋白质印迹法在 Hp 感染的胰腺癌患者的癌细胞中检出 CagA 蛋白，说明 Hp 感染亦有诱导胰腺细胞恶化的潜能，机制可能与 Hp 感染引起胃癌机制类似，据此推测早期筛检 Hp 感染的高危人群，有针对性地治疗或者根除 Hp，对降低胰腺癌的发病率具有重要意义。Hp 感染促进胰腺癌进展的作用机制多考虑为：一方面可能由于 Hp 感染改变了上消化道病理生理学，导致胰腺对致癌物质的易感性增强，Hp 感染可促进胃内致突变的 N-亚硝酸化合物的合成，具有下游致癌作用；另一方面 Hp 感染会影响胃部的激素分泌。胃窦部 Hp 定植，会引起高胃泌素血症，使得胃壁对胃泌素的敏感性增加，促使胃酸分泌过多，刺激胰腺分泌碳酸氢盐和基础胰液增加，从而诱导胰腺上皮细胞增生和导管细胞 DNA 合成增多。Hp 在胃窦部定植能使胃窦 D 细胞减少，引起生长抑素减少，而减少的生长抑素会刺激胰腺增殖。此外，CagA 阳性对胰腺癌的保护机制，可能是 Hp 通过降低食欲刺激，从而减少肥胖率，降低胰腺癌的风险。

三、幽门螺杆菌感染与胃肠道微生态

近年来，肠道微生态在人体健康和疾病中的作用引起人们的广泛关注，被誉为人体“第二基因组”，然而针对 Hp 感染与胃肠道微生态的关系仍不清楚。2020 年 9 月，Gut 杂志发表了一项研究，该研究分别收集 Hp 治疗成功和失败患者的胃黏膜活检样本和粪便样本进行 16S rRNA 基因高通量测序，发现根除成功患者胃内菌群多样性较根除前明显增加，更接近于 Hp 阴性正常人；进一步通过物种差异分析筛选 18 种细菌构建菌群失衡指数，相关性分析显示菌群失衡指数与胃癌前病变呈正相关，且根除 Hp 后菌群失衡指数下降；此外成功根除 Hp 患者肠道内双歧杆菌等有益菌明显增加，提示 Hp 感染诱导的胃内菌群失衡可能参与胃癌的发生，而根除 Hp 不仅可纠正胃内菌群失衡，还对肠道菌群有益。香港学者

发表的一项研究同样发现根除 Hp 后胃内菌群多样性明显增加，还鉴定出除 Hp 以外可能与胃癌前病变如萎缩和肠化密切相关的细菌，尤其是来自口腔的细菌包括消化链球菌、普氏菌属和罗氏菌属等，提出这些细菌可能参与 Hp 根除后胃癌的发生。一直以来，Hp 根除方案中多种抗生素的长期使用诱导的肠道菌群失衡是人们对 Hp 治疗的顾虑之一。2020 年 6 月，Helicobacter 杂志发表了一篇来自日本的含沃诺拉赞三联 Hp 根除方案中添加益生菌对患者肠道菌群影响的随机对照研究，结果显示益生菌 Biofermin-R 可减轻根除方案中抗生素诱导的肠道菌群多样性下降，同时还可改善抗生素相关腹泻等不良反应。我国的一项多中心随机对照研究也证实了益生菌的作用，研究结果发现益生菌组较安慰剂组志贺菌、克雷伯菌和链球菌等致病菌的相对丰度明显减少，提示益生菌可改善 Hp 根除方案中抗生素诱导的肠道菌群失衡。说明在根除方案中添加益生菌或可发挥一定的调节作用，但未来仍需要进一步探索最佳益生菌组合，并进行多中心大样本的随机对照试验验证其疗效。

第四节　幽门螺杆菌致相关肿瘤的危险因素

一、幽门螺杆菌引起胃癌相关危险因素

幽门螺杆菌是微需氧革兰氏阴性螺杆菌，运动力很强，是导致胃肠道疾病发生，引起消化性溃疡、胃癌的主要危险因子。Hp 可穿透胃粘膜上皮细胞的黏液层，在尿素酶作用下，氨在 Hp 周围形成“氨云”中和胃酸，定植于胃黏膜上皮细胞内。在胃溃疡患者中 Hp 检出率为 70%～80%，十二指肠溃疡患者中 Hp 检出率约 90%以上；Hp 除存在于胃黏膜、胃液、呕吐物和粪便外，还存在口腔牙菌斑内，且 Hp 数量和密度高于胃黏膜，躲过抗菌素的追杀，成为引起胃 Hp 反复感染的源头。它是一种世界范围人类感染的病原菌，通过粪-口、口-口和胃-口途径，另外尚有医源性传播，在人群中具有较高的感染率。Hp 在我国普通人群的感染率可达到 50%～80%，并以每年 1%～2%的速度增加。由于部分 Hp 感染者会发展为慢性胃炎、十二指肠肠炎、消化性溃疡、胃癌、黏膜相关性淋巴瘤等疾病，WHO 癌症中心于 1994 年将 Hp 列为第一类致癌因子。在正常人群中开展 Hp 感染筛查并采取相应的治疗措施，对于防治与 Hp 感染有关的疾病具有重要意义。Hp 感染的危险因素很多，与年龄、生活习惯、家庭状况、家庭人口、文化程度、经济状况、居住条件等社会综合因素显著相关。有学者在正常人群中开展 Hp 感染筛查，对 Hp 阳性者和阴性者接受了感染有关危险因素问卷调查发现，Hp 感染主要与有胃溃疡病史、喜爱酸辣饮食、慢性胃炎史、生活无规律、胃镜检查史、吸烟、胃病家族史、口腔溃疡、饮酒等因素密切相关，与年龄、婚姻、文化、人口、收入等有关，说明 Hp 宿主与相伴环境决定了感染因素多样性，表现了 Hp 适应性和各种毒力致病因子与胃肠疾病密切相关性。Hp 感染与性别、职业、族别、住房、居住地、喜爱清淡饮食、喝生水、野外就餐、共用餐具、饮酒等因素无关联。Hp 感染对公众的危害性基本明确，已严重影响正常人群的工作和生活质量，利用现有资源诊断与防治具有重要意义。开展有深度的流行病学研究，对明确 Hp 感染的危险因素，加强重点监测 Hp 感染重点人群、重点疾病、重点传播因素，系统地早发现、早诊断、早治疗 Hp 感染者，建立体检人群 Hp 筛查档案，启动 Hp 相关知识培训与宣传，提高大众健康良好生活行为与生活方式，普及民众对 Hp 感染的危害认识，全面预防和控制 Hp 在普通人群中发生与流行，降低疾病发生的风险。

二、幽门螺杆菌引起胰腺癌相关危险因素

目前，幽门螺杆菌与胰腺癌的发病存在相关性，但结论尚存争议。幽门螺杆菌感染与胰腺癌的发生关系密切，尤其在欧洲及东亚地区人群中相关性更加显著，而在北美洲人群中无显著相关性，CagA 阳性菌株与胰腺癌的发病并无确切关系，这提示幽门螺杆菌可能是胰腺癌发生的危险因素，这种相关性可能存在人种及地区差异。而一项欧洲人群的对照研究中并未发现幽门螺杆菌血清学阳性或 CagA 血清学阳性与胰腺癌发病风险存在显著相关性。有学者对 56 例胰腺癌患者及 60 例健康人进行了血清学检测，

发现胰腺癌患者幽门螺杆菌感染率及 CagA 阳性率显著高于对照组，推测幽门螺杆菌是胰腺癌发病的高危因素，根除幽门螺杆菌治疗可预防胰腺癌的发生。

第五节　幽门螺杆菌致相关肿瘤的演变过程

一、胃癌的演变过程

萎缩性胃炎是指胃黏膜固有腺体在慢性炎症的刺激下减少的一种病变，而这种正常腺体的丢失是癌前病变进程中第一个具有特征性的组织学改变，特别是在胃癌高发的人群和区域更是如此。萎缩性胃炎可由不同的致病因素导致，但幽门螺杆菌感染是其中的首要原因。病理表现为长期慢性炎症作用下的多灶性胃黏膜萎缩，胃窦和胃体均可见，病变随着时间的迁移逐渐加重，随着腺体的破坏，可同时出现固有层的纤维化。黏膜萎缩的同时往往伴有肠上皮化生或假幽门腺化生，而萎缩性胃炎和肠上皮化生的患者正是肠型胃癌的高危人群，部分病例最终发展为上皮内瘤变和浸润癌，这类患者大多在儿童时期即存在幽门螺杆菌感染，固有层浅层出现显著的炎症反应，并累及黏液颈区的上皮，之后在胃窦胃体交界处出现灶性萎缩和肠上皮化生，这种变化在青春期和青年时期就表现得比较明显，化生的腺体以及其邻近的黏膜上皮表现出显著的增生反应，继而萎缩的病灶逐渐扩大，向远端和近端扩展，并相互融合，到50～60 岁时，除了胃大弯近端少部分黏膜外，大部分区域的黏膜均被肠化生上皮替代。由于萎缩性胃炎广泛地萎缩和化生可显著增加胃癌发生的危险性，因此在活检标本中判定病变的严重程度十分重要。与萎缩几乎同时存在的肠上皮化生可以说是癌前病变进程中更接近肿瘤性病变的病理改变。肠上皮化生可分为完全性和不完全性肠上皮化生两种类型，不完全性肠上皮化生的存在往往提示广泛性肠上皮化生和萎缩的存在，而肠上皮化生、萎缩的范围和程度与癌变的风险也具有明确的正相关关系，甚至有观点认为萎缩和化生的范围和程度是胃癌发生过程中更为重要的决定因素。在胃癌最常见的部位，即胃窦-胃体交界处，最初是完全性肠上皮化生最容易见到的部位，之后可进展为不完全性肠上皮化生，进而发展为异型增生甚至癌变。幽门螺杆菌被认为是引起萎缩性胃炎乃至肠上皮化生的主要原因，虽然幽门螺杆菌在萎缩性胃炎到胃癌的病程进展中的具体机制尚不十分清楚，但有理由相信幽门螺杆菌感染在其中发挥关键作用。目前认为幽门螺杆菌感染定植于胃黏膜后并不分泌致癌物质，而是分泌毒素和炎性介质引起炎症反应，同时增加胃黏膜上皮细胞的增殖和凋亡能力，DNA 合成能力旺盛，更易受致癌物质的损伤，稳定性随之增加。幽门螺杆菌对胃黏膜上皮细胞的影响主要发生在病变的早期阶段。研究证实，随着黏膜萎缩、肠上皮化生及上皮内瘤变的逐渐出现，幽门螺杆菌感染者上皮细胞增殖和凋亡的增加程度远高于未感染幽门螺杆菌患者，提示幽门螺杆菌感染介导黏膜发生变化主要发生在胃癌的起始阶段。

二、胰腺癌的演变过程

自从研究者描述了胃黏膜幽门螺杆菌感染以后，幽门螺杆菌感染越来越受到人们重视，除了与胃肠疾病密切相关外，还可能是许多胃肠外疾病发生发展的危险因素。胰腺与胃十二指肠相毗邻，生理和病理上可相互影响，而幽门螺杆菌感染可导致上消化道生理学改变，那么该菌就有可能通过引起外分泌腺胰腺的生理学变化，进而引起外分泌腺胰腺疾病的发生，甚至胰腺癌的发生。幽门螺杆菌可通过胃 D 细胞抑制生长激素释放抑制因子和合成和释放，当其合成和释放减少时，会引起 G 细胞密度和合成以及胃泌素释放的明显增加，通过促胰液素分泌激活而产生类似 CCK 的高胃泌素血症作用和十二指肠酸负荷增加可引起促胰液素释放从而激活胰腺分泌。因此，胰腺与幽门螺杆菌这种联系可能在理论上解析幽门螺杆菌感染和胰腺癌发生的相关性，即幽门螺杆菌在胃窦部定植，D 细胞数量减少和功能减低，胃酸过多，进而引起胃泌素增加，而生长抑素分泌减少；持续的胃泌素增加能刺激胰腺组织的增生，同时胃内细菌过度生长，细菌催化使亚硝酸盐形成亚硝胺，降低了胃内维生素 C 抑作用，亚硝胺经循环传递并激活胰腺上皮致癌因子，导致癌症发生。

第六节　幽门螺杆菌致相关肿瘤的临床表现

一、胃癌的临床表现

胃癌可分为早期胃癌和进展期胃癌。早期胃癌多无临床症状，仅有一些非特异性的消化道症状，仅仅依靠临床症状诊断早期胃癌是非常困难的。进展期胃癌最先出现上腹痛，并伴有厌食、纳差和体重减轻。腹痛开始仅仅上腹饱胀不适，餐后加重，继之隐痛不适，可呈节律性溃疡样疼痛，但是不能被进食或服用制酸剂缓解。患者常有早饱感伴无力症状。早饱感为患者虽感饥饿，稍稍进食即感饱胀不适。胃癌发生并发症或转移时，可出现一些症状，如出现吞咽困难是由于贲门胃癌累及食管下段；并发幽门梗阻时可伴有恶心呕吐；胃癌出血时可出现呕血或黑便伴贫血；胃癌转移至肺可引起咳嗽、咯血；累及肝脏可引起右腹痛、黄疸等；累及胸膜可出现胸腔积液伴呼吸困难。因此，胃癌的早期诊断非常重要，临床上我们可以借助医疗设备进行检查。

二、胰腺癌的临床表现

胰腺癌是目前预后最差的恶性肿瘤之一，其起病隐匿、症状极不典型，早期诊断极为困难。在全球范围内，胰腺癌造成的负担也在不断增加，每年约有 43.2 万多人死亡，在所有致死的恶性肿瘤中排名第七。胰腺癌患者早期通常表现为上腹不适、消化不良、恶心、食欲下降等不典型的症状，易造成误诊和漏诊。待病情进展，出现明显症状时多属中晚期。

第七节　幽门螺杆菌与相关肿瘤实验室指标改变和检查

一、Hp 实验室指标改变和检查

幽门螺杆菌感染检测包括经内镜检测和不经内镜检测两种方法。非侵入性幽门螺杆菌实验室诊断试验包括血清学试验、尿素呼气试验（urea bredth test，UBT）和粪便抗原试验。尿素呼气试验包括^{14}C和^{13}C尿素呼气试验，是非侵入性幽门螺杆菌最常用试验，具有相对高的准确性，且不受幽门螺杆菌在胃内性灶分布影响。

（一）抗体的检测

1. 血清抗体的检测　消化道黏膜感染 Hp 导致机体局部或系统的免疫应答，包括血清中特异性 IgG 和 IgA 水平的增加和胃液中 IgA 和 IgM 分泌的增加，使检测血清中 Hp 抗体为诊断标记物的方法得以发展。目前，以酶标记免疫吸附分析法应用最为广泛。有学者针对 11 个商品 ELISA 试剂盒的研究发现，平均敏感性为 85%，特异性为 79%。乳胶凝集试验也有较高的敏感性和特异性（分别为 97%和 85%），可同时检测抗 Hp IgG、IgA、IgM 抗体。另外胶体金试纸条也已问世。免疫印迹检测 Hp 特异性标记物已有商品化试剂盒出售。然而血清抗体检测不足之处，在于不能说明 Hp 感染是否正在进行，清除 Hp 感染后血清抗体水平下降很慢，在清除 Hp 后 6～12 个月抗体水平可望下降 50%，但大多数患者在治疗和清除 Hp 感染 1 年后血清抗体还呈阳性。因此，对确定 Hp 是否根除不是一种合适的方法，仅可作为筛查试验。此方法不适用 10 岁以下儿童。联合检测血清 IgG、IgA 抗体，可使准确性提高近 10%。

2. 唾液中抗体的检测　主要检测唾液中 Hp 的 IgA 和 IgG 抗体，除常用的 ELISA 方法外，有报道认为以免疫印迹法检测唾液 IgG 特异性更高。早先认为唾液中 IgA 抗体较 IgG 高，近年来发现，唾液 IgG 抗体的检测有较高准确性，可作为血清 IgA 抗体检测的补充方法，尤其适用于儿童流行病学调查。

3. 尿液中抗体的检测　尿液中 Hp 抗体的检测同样无法区分既往感染和现行感染，但由于其特异性较血清学检测高，敏感性相当，取材简便，有可能比血清学更适用于流行病学调查的检测。

（二）尿素呼气试验

UBT 是诊断 Hp 感染及确定根治效果的 C 金标准，可以诊断 Hp 的活动性感染，分为^{13}C 和^{14}C 检测。其原理与其他以尿素酶为基础的检测方法相似。以^{13}C 或^{14}C 尿素形式作为底物被摄入，Hp 尿素酶水解摄入成为标记的碳酸氢盐，后者以标记的 CO_2形式被呼出，并被收集。核素^{14}C 用闪烁计数仪检测，而^{13}C 主要用质谱分析法检测。由于一些口咽部微生物也可分解尿素，因而，呼吸试验的早期会出现标记的 CO_2峰值。这样，呼气收集的时间、服用尿素的形式（液体或片剂形式）、胃排空时间和其他因素将影响试验的准确性。膜包被的^{13}C 尿素片剂较其液体尿素具有简单、准确的特点，避免了服用前漱口除菌步骤。UBT 敏感性和特异性高达 95%～100%，除胃酸分泌过少的患者外，很少产生假阳性结果。UBT 的患者至少近 2 周未服用任何抗酸药物。UBT 在 Hp 感染治疗后的无症状期是检测方法金标准，但近来有专家推荐在 Hp 根除性治疗至少 4 周后使用 UBT 结果较为可靠。此方法的缺点是^{13}C 和^{14}C 标记的尿素价格昂贵、试验费时、需要特殊仪器、对于^{14}C 标记的 UBT、放射活性物质需要特殊处理及妥善保存、对儿童及有精神症状的患者很难操作等。针对以上不足，近来临床上已将 UBiTIR300 红外线光度计取代传统的质谱仪作为^{13}C UBT 的检测装置，其敏感性和特异性分别为 97.7%和 98.0%，并具有相对廉价，操作简单等优点，可望在临床上推广。

（三）ELISA 法检测粪中 Hp 抗原

由于 Hp 感染是通过口口和粪口传播，故从粪便和唾液中检测 Hp 可行。幽门螺杆菌抗原（helicobacterpylori stool antigens，HpSA）也是一种感染活动性的检测方法。最先出现的 HpSA 试剂盒是利用纯化的兔抗 Hp 多克隆抗体吸附于孔板上，加入稀释的标本后，以过氧化物酶标记的多克隆抗体作夹心抗体，其敏感性较低，准确性不令人满意。后来以 FemtoLab Hp 为代表的单克隆抗体夹心 ELISA 试剂盒问世，其敏感性为 98%～100%，特异性为 76%，对根除治疗早期诊断优于前者。由于一些 Hp 阳性的患者 HpSA 吸光度（A）值低于 0.1，甚至低于 0.05，可能造成结果的误判。为此，FemtoLab 改用 2 倍放大的双抗夹心酶联免疫检测技术检测粪抗原。这种信号放大能够减少分光光度计测定值与 Hp 阳性患者 cut off 值的差异不显著，从而减少偏差。以 ELISA 法为基础的胶体金试剂盒现已问世，其准确性与 ELISA 法相当。

（四）聚合酶链反应

聚合酶链反应（PCR）因其有较高的敏感性和特异性而被用于体内 Hp 感染的检测，由于检测对象 Ph 基因，现行感染的诊断方法。标本主要为唾液、牙菌斑和粪便，因胃液取材不便未被广泛应用。半巢式 PCR 检测唾液和牙菌斑中细菌 DNA，有很高的特异性（唾液为 99.1%，牙菌斑为 98.2%），但敏感性化为 22.2%和 25.75%。由于牙菌斑是 Hp 的贮存槽，但与胃部感染无必然联系。因此，人们的注意力又转向粪便检测。用 PCR 法检测粪便中 Hp DNA 的阳性预测值和阴性预测值分别为 80%和 100%，可望被用于诊断 Hp 感染的无创性基因型分析。PCR 的检测方法很多，包括逆转录聚合酶链反应法、巢式反应法、半巢式反应法，其特异性和敏感性各有不同。有大量的技术因素可导致扩增反应失败，如批量试剂的多变性（尤其引物和 Taq 多聚酶）；从标本中提取 DNA 使用的试剂，如去污剂等抑制扩增反应使用的酶；粪便中含有能降解 DNA 物质；一些复杂多糖能抑制 PCR 反应；从核酸中提取 DNA 困难等。不仅选择不同的目的基因敏感性有偏差，同样的基因用不同的引物也会使结果偏差。近来有人用 QIAamp 试剂盒抽提 DNA 之后，用含有埋入 DNA 琼脂糖块作为 PCR 放大的模板，成功地消除了抑制物。

二、胃癌实验室指标改变与检查

（一）胃癌肿瘤标志物检测

传统消化道肿瘤标志物包括癌胚抗原、糖类抗原 CA19-9、糖类抗原 CA724，单独一个在胃癌早期诊断的应用敏感性和特异性十分有限，为了提高早期胃癌的诊断效能，常进行多个标志物联合检测，结合抗 Hp 抗体进行预测，有研究报道在预测胃癌风险建模分析时，受试者工作特征（receiver operating characteristic，ROC）曲线为 0.803。传统应用的肿瘤标志物虽然在临床上应用了很长时间，但是例如在Ⅰ期胃癌中，这些传统标志物的阳性率低于 20%，在Ⅲ～Ⅳ期胃癌中阳性率更是低于 40%，因此不推荐将单个肿瘤标志物应用于无症状人群的肿瘤筛查常规手段，必须要结合患者临床高危因素及影像学检查资料。但对手术前或者药物初治胃癌患者，如果以上标志物高出正常上限 3～5 倍以上，尤其二项以上标志物均异常升高的情况下，此三项指标在疗效判断方面均为方便、灵敏的检测指标。

（二）早期胃癌的胃镜特征

胃癌是临床常见癌症，其具有较高的发病率和病死率，属恶性肿瘤类型，威胁现代人类生命的疾病安全。在众多的恶性肿瘤发病率中，胃癌排行第四，而胃癌的病死率则占据第 2 名，这也说明了胃癌的高发病率和高病死率。针对胃癌患者，借助早期诊断，再辅以适宜的治疗方案，可以达到改善预后，并促进患者生存时间延长。胃镜则是用于胃癌诊断的重要方式，且胃镜诊断具有极高的符合率，能够为患者的后续治疗方案确定、根治术的选择等提供参考，可有效增加患者的生存率。胃癌疾病的早期症状包括上腹部疼痛、消瘦和呕吐等，这些临床表现与胃溃疡等疾病的症状十分相似，这样就造成早期胃癌容易出现误漏诊的情况。而早期胃癌误诊、漏诊，则会使得患者错过最佳治疗时间，对患者的预后和生存质量造成最为直接的影响。借助电子胃镜，可展开对胃癌的诊断，实现对疾病的筛查，且胃镜的准确性相对较好，通过胃镜临床表现可以实现对分型、病变位置确认等，再借助胃镜的病理样本采集，实现病理分析，可有效提高诊断准确率，为患者的根治术提供帮助。此外，胃镜诊断早期胃癌，不会对患者造成严重损伤，且胃镜的费用相对低廉，患者具有良好的接受度。再行胃镜检查中，由专业的临床医师执行，注意对胃部的详细观察，确认胃部的每个区域均观察到位，避免遗漏，进而确保筛查效果。胃镜诊断早期胃癌的临床表现及病例特点，常常包含隆起型、浅表型、凹陷型几种表现。而病理分型中，主要以管状腺癌者最多，病理诊断与胃镜诊断符合符合率高。因此，借助胃镜诊断早期胃癌的效果理想，可以根据胃镜下的临床表现、肉眼分型、病理分型等，展开对胃癌的诊断，并保障胃癌诊断的准确性，效果较为理想。

（三）胃癌的影像学特征

近年来随着人民生活和饮食习惯的改变，消化道肿瘤的发生率逐渐升高，其中胃癌的发病率仅次于肺癌，居第二位，早期确诊并进行及时有效的治疗会极大地提高患者的存活率，但是传统检查方法均有一定的局限性、创伤性。随着影像学诊断技术的不断发展，胃肠道超声检查得到了很大程度的普及，目前可采取胃充盈超声诊断和超声双重造影的无创影像学检查方法进行胃癌诊断。正常的胃壁可分为黏膜层、黏膜下层、肌层和浆膜层等四层结构，其中黏膜层和黏膜下层呈带状高增强，肌层低增强，浆膜层呈线状高增强，使用超声双重造影进行疾病诊断时，可根据与正常胃壁结构进行比对判断肿瘤的血供和浸润的深度。如果患者胃内病灶在增强早期出现快速整体或不均匀的高增强即为高灌注，这个部位的胃壁增强顺序会发生紊乱，层次消失不清晰，结构也不连续，在增强晚期快速轮廓呈低增强。这就表示该处胃壁出现恶性病变，主要与肿瘤新生血管平滑肌运动增快，血流阻力降低，流速较快有一定的关系。通过肿瘤部位微血管的血流灌注分布范围，可将肿瘤和非肿瘤组织进行有效的区分，病灶在增强早期和晚期均出现明显的低增强表示为低灌注。胃壁连续性和完整性较高、表面层次清晰则为良性病变。全面评估并帮助进行胃癌分期，从而协助临床诊治及手术方式的选择。同时根据超声图像对胃溃疡及溃疡性胃癌进行鉴别。

三、胰腺癌实验室指标改变与检查

（一）肿瘤标志物

迄今仍无一种血清标志物能早期诊断胰腺癌，多种组合可能提高诊断率。①糖类抗原 19-9（CA19-9）是目前用来诊断胰腺癌的各项肿瘤标志物中敏感性（86%）和特异性（87%）最高的一项指标，但当胰腺癌<1 cm时常为阴性，在其他消化系统肿瘤如胃癌、胆管癌、大肠癌和良性疾病如胆管炎时也可升高。它在监测术后复发和对辅助治疗反应性测定上是一项十分有用的指标。②癌胚抗原（CEA）胰腺癌时可能阳性。③胰腺胚胎抗原（POA）是正常胎儿胰腺组织及胰腺癌细胞的抗原，肿瘤复发POA可上升。④CA50诊断胰腺癌的特异性与敏感性与CA19-9类似，阳性还可见于胆囊癌、肝癌、卵巢癌、乳腺癌等。⑤CA242唾液酸化的鞘糖酯抗原，是胰腺癌和结肠癌的标志物。⑥胰液、大便中K-RAS基因突变检查为诊断提供了新的前景。

（二）影像学检查

1. X线钡餐造影　低张十二指肠造影显示肿瘤压迫的间接征象：十二指肠曲增宽、降部内侧呈“反3”征象。

2. 超声　作为初筛检查，可显示直径2 cm的肿瘤病灶、胰管扩张、狭窄或中断。

3. CT　是诊断胰腺癌的首选方法，可发现最小直径为1 cm的病灶，特别是高分辨薄层螺旋状CT能获得不同时相的影像，从而清晰地观察到胰腺癌的部位，判断是否侵袭周围组织，以及四周血管受累情况，进行较精确的TNM分期，对于疑似不可切除的准确性和预测可切除的准确性较高。

4. MRI　对胰腺癌的诊断与CT相当，而MRCP是非侵入性了解胆管和胰管情况的好方法。

5. PET　可以发现胰腺病灶，对腹腔和远处转移有明显的优势。

6. 选择性腹腔血管造影　显示胰内及胰周血管的状况，判断有无肿瘤侵犯。

在影像学检查方法中，超声、CT、MRI、MRCP等方法的应用非常常见，因为这些检查方法的简易操作性和无创性而在临床中得到广泛的应用，但这些检查的敏感性与肿瘤的大小呈正相关。据报道，检测>1.5 cm的胰腺病变时，CT的敏感性可达100%。尽管随着医学技术的发展，MRI等影像学检查方法的敏感性和特异性有显著提高，但这些方法检测早期肿块或癌前病变的能力仍十分有限。因此，提高对胰腺癌首发报警症状的认识，识别并控制相关危险因素，对胰腺癌高危人群筛查和预防甚至早期诊断率的提高均有重要的指导意义。

（三）内镜检查

1. ERCP造影　可显示胰管梗阻、狭窄、截然中断，主胰管和胆总管同时截断后呈双管征（double-duct sign）。ERCP诊断胰腺癌的敏感性为95%，特异性为85%，但并非每个患者都需要做ERCP，病史典型，CT明确诊断者并不需要。早期胰腺癌首先破坏胰管分支，因此仔细辨别胰管分支的残缺或局限性扩张，是诊断早期胰腺癌的关键。

2. 超声内镜（EUS）　EUS诊断的敏感性和特异性均优于CT，可发现<2 cm肿瘤。目前认为对于CT扫描发现可能切除的病灶后应再行EUS检查，因为后者对有无淋巴结转移和有无门脉血管浸润的敏感性和特异性均高，对TNM分期的准确性明显高于CT。国外有报道EUS结合K-RAS基因检查可提高敏感性，与ERCP配合能够显示<1 cm的肿瘤。

3. 腹腔镜　直视下可发现癌肿病灶、腹膜和腹腔脏器转移灶。

第八节　幽门螺杆菌与相关肿瘤的预防

一、幽门螺杆菌的预防

（一）注意个人卫生

幽门螺杆菌传播途径为消化道传播，即粪-口途径传播，主要是由于饭前便后不洗手导致。因此，饭前便后勤洗手、注意个人卫生比较重要。

（二）避免密切接触

幽门螺杆菌可通过亲密接触，如接吻或口对口喂食传染，因此需要尽量使用公筷，使用独自碗筷，以降低意外感染幽门螺杆菌的可能性。避免接触患者胃内容物，胃内容物中也易传播幽门螺杆菌，应尽量避免接触。

（三）疫苗

疫苗防治幽门螺杆菌已成为当前研究的热点领域之一，尽管大部分现有载体介导的Hp疫苗可诱导宿主产生一定的保护性免疫应答，可以预防幽门螺杆菌的感染，有效性和安全性得到试验验证，但疫苗的保护力相对较低，距离人们的预期还有一定差距。重组St疫苗的表达产物与天然蛋白存在差异，表达水平较低；重组乳球菌疫苗易于培养，转化效率高，重复性好，但长期低剂量口服该疫苗有可能诱导免疫耐受；转基因植物疫苗的质量控制和认证较难，普遍不被公众认可和接受，有待于进一步研发。

二、胃癌的预防

（一）宣传胃癌危害与预防相关知识

推动胃癌的有效预防主要内容包括：我国胃癌高发，且预后差，多数为晚期，要早发现，早治疗；早期胃癌检查主要是通过内镜检查发现，原因是早期胃癌无症状，缺乏特异性；早期根除幽门螺杆菌可降低胃癌发生率；改变不良生活习惯，如增加蔬菜水果的摄入，少食高盐饮食；胃癌发生具有家族史。

（二）幽门螺杆菌治疗

随着医疗水平的不断提高和对幽门螺杆菌的研究深入，目前幽门螺杆菌的临床治疗方法较多，主要有三联疗法、四联疗法、序贯疗法以及中药治疗等，均对Hp的根除有一定疗效，但都有其各自的优势及特点。

1. 三联疗法　三联疗法即PPI＋克拉霉素＋阿莫西林/甲硝唑，研究表明，埃索美拉唑为主的三联疗法相比奥美拉唑为主的三联疗法，治疗幽门螺杆菌阳性消化性溃疡取得满意疗效，降低复发率，减少炎性反应，提高免疫功能，值得临床推广应用。研究表明，患儿溃疡症状，进而缩短疗程，安全性强，无严重化不良反应。该方案因其根除率高、不良反应少曾被推荐为一线治疗方案，然而随着Hp对克拉霉素及甲硝唑耐药率的增加，该方案目前已不再作为大多数地区的一线治疗方案甚至已被淘汰。

2. 四联疗法　即PPI＋铋剂＋两种抗生素，研究表明四联疗法对提升Hp阳性PU患者幽门螺杆菌的根除率有着显著疗效，并能有效的降低复发风险，具有积极的临床意义及应用价值，适宜广泛推广。前期研究显示四联疗法根除率也很难达到90％的理想范围，大量的抗生素的使用导致的肠道菌群失调、胃肠道反应等现象也越来越突出。

3. 序贯疗法　序贯治疗可有效降低耐药性问题，一定程度上根除幽门螺杆菌，文献报道选用兰索拉唑、克拉霉素、呋喃唑酮以及阿莫西林进行序贯治疗可有效提高幽门螺杆菌的根除率，未发现不良反应。研究显示，序贯疗法相比常规三联疗法能根除幽门螺杆菌，降低感染率，有效缓解胃肠道的不适症状，促进康复概率，缩短疗程。

4. 益生菌　益生菌是一类对宿主健康有益的活的微生物群的总称，益生菌种类繁多，我国采用较多的益生菌主要有双歧杆菌、乳杆菌、肠球菌、酪酸梭菌、地衣芽孢杆菌、布拉酵母等，关于益生菌很少单独使用，联合三联疗法或四联疗法，起到锦上添花的作用。在Hp应用治疗过程中，益生菌的使用能够有效起到根除Hp的作用，有效维持肠道菌群平衡，并可显著提高患者的机体免疫力，适宜进一步研究和推广。

5. 中医疗法　中药进行体外抑菌实验结果表明抑制Hp的中药中包含多种清热解毒药、清热燥湿药等，其中前者最多。根据临床实际情况，四诊合参，辨证论治选择适宜的中药组方或单味中药，选择中药煎煮剂可能会取得更好的疗效。其中黄连抑菌作用最强，其次是大黄、黄芩、大青叶。研究发现养胃清幽汤、黄连温胆汤、半夏泻心汤、灭幽汤等有较好的抗Hp作用疗效明显优于单用西药。中医药治疗幽门螺杆菌感染时具有耐药性低、副作用小的优点，亦可以辅助西药等提高疗效，缩短疗程，在临床上逐渐被重视。

三、胰腺癌的预防

如果想要针对胰腺癌进行有效的预防，相对来说会比较困难。一般情况下，可以通过避免胰腺癌诱因的发生，来对胰腺癌进行预防。比如在日常生活当中，需要戒烟、戒酒；要注意避免在工作中，接触到有毒的物质；要注意避免高胆固醇以及高脂肪食物的摄入；在精神上，要注意保持乐观的生活态度，做好日常的自我调节；要注意保证充足的睡眠等，注意保持机体的免疫力，要保证自身正常的免疫监视，以利于及时地发现癌细胞。还有就是针对本身患有糖尿病以及慢性胰腺炎的患者，这种类型的患者可能以后发生胰腺癌的概率会比普通人群高一些。因此，这些患者必须要定期地进行体检。通过定期的体检，可以早期发现问题，尽早进行治疗。这样，通过这些方式就能够有效的预防胰腺癌的发生。

第二章　口腔微生物与肿瘤

第一节　口腔和食管微生物菌群特征

口腔是人体微生物种类最复杂，数目最多的部位之一。当微生物群落与宿主处于平衡稳态时，在外源性致病菌的入侵时起到生理性屏障作用；关系失衡时可诱发多种感染性疾病。更为重要的是，口腔微生物与全身系统性疾病关系密切。而食管因其在解剖结构上便与口腔相连续，所以在微生物组成方面很大程度上受到了口腔微生物的影响。食管与消化道其他部位不同的是，它并不能存储食物，而是食物从口腔到胃的一个通道，这也就导致其细菌在数量和种类上要远远低于肠道-食管和胃的内容物每克含 10^1 个细菌，而到结肠及肠道远端每克含 10^{12} 个细菌。随着检测技术手段的发展，有学者通过对正常食管进行 16S rDNA 鉴定，鉴别出 6 门共 95 种细菌-厚壁菌门（69.6%），拟杆菌门（20.2%），放线菌门（4.3%），变形菌门（2.2%），梭杆菌门（2.2%）以及 TM7 门（1.4%）。虽然口腔与食管中的细菌种类基本一致，多为链球菌、普氏菌、韦荣氏球菌，但由于该研究是对正常个体的食管分别进行鉴定且每个个体的鉴定结果基本一致，说明食管中的菌群并不仅仅是口咽部细菌的定植，还是一个具有稳定特点的生物群落。食管的细菌多样性降低与食管鳞状异常增生有关。食管内微生物种类更少的个体更容易发生食管鳞状上皮异常增生。但是食管细菌多样性的作用，还需要大样本的前瞻性研究证实。不仅仅是食管中微生物被证明与癌的发生发展有关，口腔的细菌多样性降低也与食管鳞状细胞癌有关。有学者研究发现食管鳞状细胞癌受试者唾液的细菌多样性与对照组相比总体呈下降趋势，说明在食管癌发生及发展过程中，食管中细菌多样性受到口腔菌群影响，而菌群多样性下降的原因以及在恶性肿瘤发展中如何作用仍需进一步探讨。

第二节　口腔微生物致相关肿瘤的发病机制

一、口腔微生物致口腔癌发病机制

口腔微生物对口腔肿瘤可能的致病机制有 3 种：一是微生物成分或代谢产物直接作用，比如微生物释放的毒性物质、蛋白酶和磷脂酶 A 等酶类及硫化氢和脂肪酸等代谢产物均能直接诱导抑癌基因突变和癌基因表达，也可以改变细胞信号通路而影响其凋亡。如牙龈卟啉单胞菌可通过 JAK/Stat 信号通路防止细胞程序化坏死。二是间接作用，口腔微生物感染引起的慢性炎症可引起肿瘤这一说法已经被证实。微生物引起的慢性炎症一方面刺激宿主产生活性氮、活性氧和基质金属蛋白酶等，这些物质可进一步损伤宿主核酸，另一方面，慢性炎症产生的趋化因子和细胞因子或抑制相关的信号途径可以抑制细胞的凋亡、促进细胞增殖及血管形成，为肿瘤形成提供有利环境，有利于细胞变异、增生及肿瘤形成。三是乙醛的产生，某些口腔微生物具有氧化乙醇产生乙醛的能力。众所周知，乙醛具有较强的毒性和致癌性。引起乙醛产生的口腔微生物主要有唾液链球菌、轻型链球菌和中间链球菌和奈瑟菌属等。

二、口腔微生物致食管癌发病机制

目前，对于微生物与食管癌机制的研究较少，但学者们发现，食管癌的发生往往伴随着革兰氏阴性菌的增多，其产物脂多糖及内毒素等可能参与了宿主的固有免疫过程。脂多糖作为一种免疫活性成分，激活核转录因子 NF-κB 经典炎症信号通路，引起炎症因子白细胞介素（interleukin，IL）-1β、IL-6、IL-8、TNF-α 表达增加；它还可激活诱导型一氧化氮合成酶（inducible nitric oxide synthase，iNOS）和环氧酶（cyclooxygenase，COX），降低食管下括约肌蠕动频率，增加食管癌患病风险。其中，诱导 iNOS 和 COX-2 表达的通路可能从触发 TLRs。TLRs 是一种跨膜非催化性蛋白质，可以识别来源于微生物的具有保守结构的分子。TLR1、TLR2、TLR3、TLR4、TLR5、TLR6、TLR7、TLR9 均可在食管上皮细胞中表达，这可能与食管癌的生长转移有关。由于目前相关作用机制的研究并不多，对于口腔相关微生物对食管癌的研究也仅停留在相关性研究方面。因此，要想进一步通过监测口腔细菌来预防和治疗食管癌，并通过相关机制来寻找治疗靶点，还需要更进一步地研究。

三、口腔菌群影响消化道其他肿瘤发病机制

（一）牙龈卟啉单胞菌影响胰腺癌的可能机制

牙龈卟啉单胞菌是引起慢性牙周炎的主要致病菌。首次报道牙周病与胰腺癌间关系的研究是 2003 年美国第一次全国健康和营养检查调查（national health and nutrition examination surveys Ⅰ，NHANESⅠ）流行病学随访研究，包括 49 例胰腺癌。随后 NHANES Ⅲ以及一项前瞻性研究均表明牙周致病源牙龈卟啉单胞菌与胰腺癌有一定联系。NHANES Ⅲ流行病学研究表明，牙龈卟啉单胞菌的血清抗体 IgG 与消化道肿瘤具有相关性。消化道肿瘤与牙龈卟啉单胞菌相关且独立于牙周病。牙龈卟啉单胞菌有望成为消化道肿瘤的微生物标志物。在动物模型中，无论是体内或体外实验，牙龈卟啉单胞菌都显示出能够逃避宿主免疫激活的能力。牙龈卟啉单胞菌能够通过配体与 Toll 样受体 2、4 结合，活化 NF-κB 通路，诱导肿瘤坏死因子、IL-1α、IL-6、IL-8 等细胞因子的表达，形成炎症微环境，从而促进肿瘤发生和发展。

（二）具核梭杆菌影响结直肠癌的可能机制

具核梭杆菌是革兰氏阴性专性厌氧菌，已有多个研究在结直肠癌组织中分离出具核梭杆菌。具核梭杆菌在结直肠癌组织中呈现富集现象。有学者发现具核梭杆菌丰度高的患者患结直肠癌的风险高，说明具核梭杆菌是结直肠癌发生的潜在生物标志物。有学者发现，在结直肠癌患者中，其结肠黏膜的生物膜成分与其牙周生物膜成分具有一致性。然而，结直肠癌患者粪便中并未检测到具核梭杆菌，其仅在癌症及癌旁组织中富集。因此，具核梭杆菌可能并非经消化道由口腔向结直肠移动。其移动的具体机制暂不明确，其机制可能是具核梭杆菌可直接作用于宿主细胞，通过 FadA 黏附到正常细胞以及癌性上皮细胞的 E-钙黏蛋白上，激活 β-catenin 调控的转录通路，导致癌症标记基因表达增多从而促进癌症的发生。也可介导非侵入性细菌（如链球菌属和弯曲杆菌属等）进入细胞，导致局部微环境炎症的发生，间接促进肿瘤的发生与发展。

第三节　口腔微生物致相关肿瘤的危险因素

口腔颌面部解剖结构复杂，虽然手术等治疗方法能够有效延长口腔癌患者生存期，但是复发转移率高，使口腔癌患者的预后往往较差。此外，口腔癌的发生和治疗还可导致患者言语、咀嚼等的功能障碍，以及容貌变化，严重影响患者的日常生活。研究发现，口腔癌的发生涉及饮食、遗传、生活方式等多方面因素，通过研究口腔癌发生的危险因素，能够为临床中口腔癌的早期诊断和预防提供一定参考，具有十分重要的临床意义。该研究对口腔癌患者的基础资料和饮食习惯进行了分析，发现吸烟、口腔疾病史、不良修复体、常食烫热食物、经常饮酒为口腔癌发生的独立危险因素，常食蔬菜水果、常食海鲜为口腔癌发生的保护性因素。

一、吸烟

吸烟可明显增加口腔癌的发生风险，且随着吸烟量的增加，口腔癌的发生风险明显上升，这可能是

由于吸烟可明显提高机体自由基水平，促使 DNA 损伤和脂质过氧化反应增强，进而使口腔黏膜细胞功能受损。此外，烟草中亚硝胺、多环芳烃等属于致癌物质，可对口腔黏膜细胞产生持续刺激，使致癌风险增加，口腔癌发生率提高。因此，临床中应加大对居民的健康教育，使其明确吸烟对口腔疾病的影响，减少吸烟频率，同时吸烟后应及时进行口腔清洁，以减少烟草对口腔的持续性刺激。

二、慢性溃疡、白斑

慢性溃疡、白斑等口腔疾病与口腔癌的发生发展密切相关，可能是由于长期口腔病变可导致患者口腔黏膜发生病理性改变、口腔颌面部血供障碍，增加了对致癌物的敏感性，进而提高了口腔的癌变风险。因此，在临床中应关注口腔疾病患者注意口腔卫生，积极预防和治疗口腔疾病，以减少癌变的发生。

三、不良修复体

不良修复体可对口腔黏膜产生长期的机械和化学刺激，导致疼痛、慢性溃疡等口腔疾病的反复发生，引起口腔黏膜保护功能和唾液清洁功能下降，促进病原菌的定植，进而增加了口腔癌的发生风险。因此，临床中应及时对患者进行口腔修复相关知识的健康教育，使其明确不良修复体对口腔的危害，及时去正规医院口腔科进行相关治疗，以减少不良修复体的发生率。

四、饮食习惯

饮食习惯与口腔癌的发生密切相关。烫热食物可造成口腔黏膜损伤，使口腔黏膜脱落，并在热刺激下快速增生和增厚，癌变风险提高。饮酒为口腔癌发生的危险因素，可能是由于饮酒可对机体免疫力产生抑制效果，酒中不仅含有致癌物，还能使机体产生可致癌的物质，同时乙醇还能够降低口腔黏膜对致癌物的敏感性，增加口腔癌的发生风险。经常食用蔬菜水果能使口腔癌的发生风险下降 30%，可能是由于在蔬菜水果中类黄酮、维生素等抗氧化物质含量较高，能够产生良好的抗肿瘤效果等因素相关。鱼、虾等海鲜产品可明显降低口腔癌的发生风险，经常食用海鲜产品为口腔癌发生的保护性因素，这可能是由于海鲜类产品具有低脂高蛋白的特点，同时内含丰富的氨基酸、脂肪酸、微量元素等活性物质，抗肿瘤效果好等因素相关。

第四节　口腔肿瘤的相关微生物菌群改变

一、肿瘤组织表面的微生物群落

鳞状细胞癌组织表面的韦荣菌属、梭杆菌属、卟啉单胞菌属、放线菌属、梭菌属、嗜血菌属、肠杆菌属、链球菌属的菌量明显增加。研究发现在健康口腔黏膜表面占主导地位的菌群是需氧菌，口腔鳞状细胞癌患者肿瘤表面的生物膜有更多厌氧菌，而且微生物的种类和数量增多。这可能是由于肿瘤影响宿主免疫反应，改变了细菌的定植环境，促进了微生物的生长。同时肿瘤坏死组织为微生物的生长代谢提供了大量的营养物质，其内的溃烂和潜行腔隙中，氧化还原电位降低，利于厌氧菌定植生长。黏膜分泌功能降低和病灶表面不光滑，影响了唾液的清洁作用，这些因素为厌氧菌的定植和生长创造了有利条件。有学者通过 16S DNA 的方法发现相对于健康黏膜表面，口腔肿瘤表面链球菌属和罗氏菌属明显减少，但梭杆菌属明显增多，梭杆菌属数量虽有增多，但没有统计学差异。而另一项研究揭示相比正常黏膜，口腔癌病损表面梭杆菌属数量有显著性增多。链球菌属为早期定植的细菌，梭杆菌属是形成桥连接，发挥共聚作用的重要成分。结果一方面表示，链球菌属和梭菌属的改变，反应了肿瘤表面物质发生改变，不再适合链球菌属的粘附。另一方面，链球菌属能够减弱具核梭杆菌对口腔上皮细胞的促炎作用，因此菌群的改变增强了肿瘤周围的促炎环境。

二、肿瘤组织内的微生物

有学者使用16S rRNA和克隆测序技术研究肿瘤组织内微生物多样性，结果发现毗邻颗粒链菌、牙龈卟啉单胞菌、鞘氨醇单胞菌属，轻型链球菌、口腔链球菌在肿瘤组织中相对较多，而非肿瘤组织中相对较丰富的是舟形梭杆菌、罗尔斯顿菌。有研究使用16S rRNA、变性梯度凝胶电泳和克隆测序技术分析临床鳞状细胞癌样本中细菌的多样性，结果显示口炎消化链球菌、唾液链球菌、格氏链球菌、溶血孪生球菌、麻疹孪生球菌、约翰森菌、副血链球菌Ⅰ型等口腔肿瘤高度相关。其结果与Hooper等得出的组织内菌群结构改变的趋势是相同的。这些研究发现肿瘤组织中大多数细菌是耐酸的解糖细菌，这可能与肿瘤组织呈酸性、氧含量低的微环境有关，肿瘤组织中大多数微生物可以在酸性环境的龋损中检测出。值得注意的是链球菌属与胃、食道、咽部肿瘤关系密切，其在口腔鳞状细胞癌中的定植也被一些实验证实，这也就提示了它在口腔癌发展中的重要性。

三、肿瘤患者唾液中的微生物群落

口腔肿瘤患者与非肿瘤患者唾液中微生物构成存在差异。有学者通过16S rRNA、变性梯度凝胶电泳和克隆测序技术，发现口腔鳞状细胞癌患者唾液中最主要的是链球菌属、孪生球菌属、罗氏菌属、消化链球菌属、乳杆菌属和卟啉单胞菌属，而非肿瘤患者唾液中占主导的是普氏菌属、奈瑟菌属、纤毛菌属、二氧化碳噬纤维菌属、放线杆菌属和假丁酸弧菌属。这种菌群结构的改变，可能是由于口腔微环境的改变，干扰了正常菌群，为条件致病菌的植入提供了条件。另一项研究通过对45名口腔癌患者与229名健康患者唾液中常见的40种细菌的比较发现，牙龈二氧化碳噬纤维菌、产黑色素普雷沃菌、轻型链球菌在口腔癌患者唾液中的含量明显增加。通过进一步分析发现，如果将以上三种细菌作为口腔癌的诊断标记物，其敏感性和特异性分别为80%和82%。病损表面链球菌属较正常黏膜表面明显减少，提示口腔菌群的改变发生在癌症初期，并伴随肿瘤的发展，可以指示癌症的进程。虽然这项成果应用到临床还需要进一步验证，但是将唾液中的细菌作为标记物，进行口腔肿瘤的早期诊断，具有临床应用价值。

第五节 口腔肿瘤的临床表现

口腔癌是全球范围内较为常见的恶性肿瘤之一，在口腔颌面部及头颈部较为常见。目前其发病率仍呈现上升趋势，临床上发展到晚期的患者还很多见，是一个全球性的医疗问题，全世界每年大约超过40万人被诊断为口腔癌。在口腔颌面部领域，其中有超过90%以上是鳞状细胞来源的口腔鳞状细胞癌。口腔鳞状细胞癌多见于40～60岁年龄段人群，占所有男性恶性肿瘤的4%，占所有女性恶性肿瘤的2%，部位以舌、颊、唇、牙龈、软硬腭、上颌窦为常见。口腔癌是一种由多种致病因素相互作用导致的多阶段疾病，其发病率与患者性别、种族、生活习惯、地理位置等因素息息相关，肿瘤恶性特征可因发生的部位不同而不同。临床上检测延迟，昂贵的治疗费用，没有特定的生物标志物是导致口腔鳞状细胞癌预后不良和死亡率高的主要原因。虽然近年来其治疗效果有较大提升，但口腔癌的发病率仍然很高，而且很容易出现远处转移，比如肺转移、淋巴结转移、血运转移等，远期治疗效果不容乐观。同时，其治疗大多会给患者带来容貌畸形、吞咽困难、张口受限、语音不清、咀嚼效率低等多方面影响，使患者生命质量严重下降，严重者危及生命。晚期口腔癌患者5年生存率不足50%，但早期患者5年生存率可达85.4%，然而早期口腔鳞状细胞癌不易引起重视，不易诊断，往往任其发展，再就诊时可能已经发生颈部淋巴结的转移，使治疗难度加大。但是口腔鳞状细胞癌是一种可以预防的疾病，控制危险因素、及早采取预防措施对控制口腔鳞状细胞癌的恶性发展意义重大。

第六节 口腔肿瘤相关实验室指标改变和检查

肿瘤标志物是一类与肿瘤相关的指标，根据其所在部位可分为细胞肿瘤标志物和体液肿瘤标志物。

细胞肿瘤标志物是指存在于细胞中的物质，如激素受体、生长因子受体等。体液肿瘤标志物，是指病理情况下在血液或其他体液中异常增加的物质，这些物质可由癌细胞分泌或脱落，或是宿主对肿瘤反应而产生并进入体液的物质。它有助于肿瘤的辅助诊断、治疗监测、疗效分析及预后判断，因此，肿瘤标志物常常作为预后随访指标，以补充肿瘤分期系统，为临床治疗方案提供依据，改善患者生存预后。

一、细胞角蛋白19片段抗原

细胞角蛋白19片段抗原（cytokeratin 19 fragment，Cyfra21－1）是细胞角蛋白19的可溶性片段，细胞角蛋白是细胞骨架的主要组成成分，CK19片段广泛分布于正常组织表面，当细胞发生癌变时，激活的蛋白酶加速了细胞的降解，使大量细胞角蛋白片段释放入血，从而引起血清中的Cyfra21－1浓度升高。此外，肿瘤在头颈部的不同位置可能会影响Cyfra21－1的表达。有研究人员通过对比头颈部鳞癌治疗前后Cyfra21－1血清水平，认为Cyfra21－1可作为头颈部鳞状细胞癌评估预后的工具。饶丽华等认为Cyfra21－1与喉癌的淋巴结转移及术后复发转移有正相关性，术前Cyfra21－1的升高提示患者术后更容易出现复发或转移，提示预后差。有学者研究发现，鼻咽癌组的Cyfra21－1水平在放疗后明显下降，提示Cyfra21－1在鼻咽癌的疾病进展、治疗反应及预后方面有重要意义。也有部分研究在头颈部鳞状细胞癌术后对患者随访过程中发现Cyfra21－1水平与肿瘤复发存在着关联。有学者对新诊断为口咽鳞状细胞癌的50名患者血清Cyfra21－1水平进行研究时发现，20名患者在随访中出现了肿瘤复发或远处转移，其中45％患者的血清Cyfra21－1水平出现了明显的升高，而另外30名肿瘤完全切除的患者一年后Cyfra21－1仍然低于临界值，表明Cyfra21－1某种程度上可能提示肿瘤的复发。郝瑞等的研究提示Cyfra21－1可作为预测口腔鳞状细胞癌患者预后的指标。但是Cyfra21－1的预后价值也是具有争议性的，有学者认为Cyfra21－1与CRP、SCCAg相比是三者中与口腔鳞状细胞癌临床病理关系相关最小的肿瘤标志物，且与总体生存率及无瘤生存率都没有关联性，因此其预后价值也有待研究。

二、鳞状细胞癌相关抗原

鳞状细胞癌相关抗原（squamous cell carcinoma antigen，SCCAg）是宫颈鳞状细胞癌转移灶中分离出的鳞状细胞癌相关抗原TA－4的亚单位。SCCAg在正常的鳞状上皮细胞中抑制细胞凋亡，参与鳞状上皮层分化，在肿瘤细胞中参与肿瘤的生长，有助于所有鳞状上皮细胞来源癌的诊断和监测，目前临床上常用于肺癌、食管癌、膀胱癌及宫颈癌等。这些结果促进对头颈部鳞状细胞癌的肿瘤标志物的潜在作用的挖掘，更进一步地探索了可靠的肿瘤标志物来评估头颈部鳞状细胞癌的预后。既往研究已将SCCAg与肿瘤侵袭性、肿瘤复发与转移和预后不良联系在一起，认为SCCAg升高是头颈部肿瘤预后不良的重要独立预测因素。有实验通过检测SCCAg在治疗前后的血清水平变化证明SCCAg预测预后的价值。韩森等研究结果提示SCCAg在喉癌患者中随着肿瘤的恶性程度升高而升高。饶丽华等认为SCCAg与患者年龄、原发灶及淋巴结转移均无关，但是与术后复发或转移相关，SCCAg升高预示患者出现术后复发及转移的可能性更大，提示预后较差。huang等认为血清SCCAg水平对评价治疗疗效及预测早期复发有重要意义。但是有些研究认为SCCAg与头颈部鳞状细胞癌的预后没有明确的关系。有文献报道SCCAg升高与TNM分期有相关性，然而不能作为头颈部鳞状细胞癌患者预测指标。

三、组织多肽特异性抗原

组织多肽特异性抗原（tissue polypeptide specific antigen，TPS）是分子量为47 kD的蛋白质(CK18)，与上皮细胞角蛋白8、18、19具有同源性。低分子量细胞角蛋白8、18、19在上皮细胞中含量最高，在大多数类型的癌组织中均有表达。在增殖细胞核分裂期分泌活跃，与细胞增生和转移密切相关，特异性差，敏感性好，可用于已知恶性肿瘤的检测。现有部分研究提示TPS有判断预后的可能，张岱等研究提示TPS的升高对判断肿瘤复发有一定的作用。有报道认为TPS是预测疾病进展和预后不良的最敏感的因子，TPS升高带来的是较差的预后。此外，TPS可作为口腔鳞状细胞癌判断复发及转移的指标。

四、循环肿瘤细胞

循环肿瘤细胞（circulating tumor cells，CTCs）是指自发或因诊疗操作过程中从原发肿瘤或转移灶释放进入外周血循环的肿瘤细胞，大多数CTCs会被吞噬灭亡，只有少数离开循环变成远处转移，是罕见的在血液中可识别的上皮细胞，被认为起源于原发肿瘤，并在进化过程中可能获得遗传异质性和其他特定的特性，转移至远处器官，以寻求更好的生物条件以提高生存能力。然而目前CTCs检测作为一种新型的非侵入性诊断工具，其在早期发现恶性肿瘤患者术后复发与远处转移及评估预后方面的应用价值仍然有待研究。已有部分研究发现CTCs在头颈部鳞状细胞癌中有预后作用。有学者研究提示CTCs是头颈部鳞状细胞癌患者潜在的预后不良危险因素，也有报道认为CTCs对头颈部鳞状细胞癌患者的进展有预测价值。

五、正电子发射断层显像

肿瘤组织与人体正常组织相比较，肿瘤细胞的生长更快、血流量增加，对葡萄糖、脂肪、氨基酸代谢增加、核酸合成增加、特异性受体密度或浓度增加等。正电子发射断层显像（positron emission tomography，PET）/CT能转化为图像的形式更加直观地反应这种差异性的代谢变化。^{18}F-FDG是最常用的显像剂，其诊断阳性率通常在20%～40%，也有阳性率高达73%的报道。因此，对于头颈部临床上高度怀疑癌而未查见明确原发病灶的病例，PET/CT有助于原发病灶的早期检出、定位和治疗方案的选择。原发肿瘤位置、大小和性质以及对周围结构浸润程度的确定，对治疗方案的制订至关重要。临床上多采用CT和MRI辅助诊断，近年来大量的临床实验采用FDG-PET研究其对头颈部原发肿瘤诊断的价值，文献报道FDG-PET的诊断灵敏度为88%～100%与CT、MRI成像方法的灵敏度相当。PET/CT将PET的功能图像和CT的解剖结构成功地进行配准融合，使得PET能够更准确评价器官和探测邻近组织结构被侵犯状态，降低了假阳性率和假阴性率，提高了诊断水平。

第七节 口腔肿瘤的预防

如何做到口腔肿瘤的早期发现、早期治疗、早期预防尤其重要，以减少患者的痛苦。有效的早期诊断是阻断癌前病变，预防癌变发生的必要条件。研究表明，30%的口腔癌与吸烟有关，35%与饮食有关，3%与饮酒有关，只有17%与难以控制的因素有关，例如地理因素（3%）、环境污染（2%）、职业因素（4%）、生殖因素（7%）和医疗因素（1%），另有15%确切原因不明。由此可见，大量的致癌因素可通过宣传、教育予以控制，例如戒烟、调整饮食结构等。癌症的预防可分为3级：Ⅰ级预防为病因学预防，是降低发病率的最根本措施；Ⅱ级预防主要是贯彻三早，即："早发现、早诊断、早治疗"，以提高治愈率；Ⅲ级预防系指以处理和治疗患者为主，其目标是根治肿瘤，延长寿命，减轻病痛以及防止复发等。

第三章　肠道微生物菌群与肿瘤

肠道是微生物生长繁殖的主要场所，正常肠道菌群多达100万亿。研究表明，肠道基因组在调节人体代谢及免疫内稳态方面发挥重要作用，并直接影响人类健康。肠道微生物组与人体健康密切相关。肠道微生物菌群不仅与免疫系统的形成有关，还与免疫系统之间的相互作用有关。在正常稳态条件下，肠道共生菌被Toll样受体（Toll-like receptor，TLR）识别，在维持肠道上皮细胞内稳态方面发挥至关重要的作用。机体的健康与疾病状态是病原菌和肠道菌群相互作用的结果。微生物菌群与免疫的关系是动态平衡的，微生物菌群一旦失衡或失调将会引起一系列的免疫性疾病、炎症性疾病及癌症的发生。

第一节　肠道微生物菌群特征

一、肠道微生物菌群多样性

人类的身体是数以万亿计微生物的宿主，这些微生物在许多生命过程中起着关键作用，包括新陈代谢、维持肠道内稳态和免疫系统的开发等。人肠道中的微生物主要是专性厌氧菌，肠道细菌总数约为10^{14}个，包含15 000～36 000个细菌属。研究发现，人体肠道中的优势菌群主要有拟杆菌门和厚壁菌门，这两种细菌占总细菌量的70%以上，其他主要的细菌有变形菌门、梭菌门、放线菌门、疣微菌门及蓝藻细菌。有研究报道，中国居民肠道中主要菌群是考拉杆菌属。人体胃和小肠的特殊环境pH极低，大多数微生物无法存活，因此在胃和小肠中的微生物数量较低，而小肠回肠末端、大肠结肠和直肠部分则栖息着数量巨大的微生物，每克结肠内容物中微生物的数量能达到10^{11}～10^{12}个。有学者研究发现人类肠道中存在着极其复杂的菌群生态系统，这些存在于肠道中的不同菌群维持肠道生态系统的方式是非常特别的，主要是通过菌群的竞争关系，这对于维持人类健康十分必要。

二、肠道菌群的影响因素

每一不同等级的共存者可与其他动物的个体成为同等地位，则该集群称为超个体或超个体的个体。人体作为一个超个体，生理健康不仅会受外界环境、自身基因型影响，更重要的是受到机体肠道中微生物的影响。肠道微生物菌群与宿主相互适应过程中，在肠道微生物、宿主和肠道微环境之间达到一种平衡，保持这种平衡状态在人体的各种新陈代谢过程中发挥着至关重要的作用，但是外界很多因素，如环境因素、人体免疫力改变或者抗生素等各种药物的使用等，都会破坏肠道菌群，最终导致疾病的发生。

（一）年龄因素

随着年龄变化，胃肠道功能会发生巨大变化，因此势必会影响肠道微生物的群落特征。有研究发现，婴儿在分娩前肠道是无菌的，肠道微生物几乎为零。当分娩时，新生儿经过产道的挤压，从无菌环境接触外界，尤其在获得亲吻拥抱等一系列与外部环境的接触后，外界微生物菌群及母亲体内的菌群会在新生儿体内定殖。研究还发现，婴儿肠道菌群群落结构与成年人差异极大，肠道微生物的丰度和多样性均低于成年人。1～2周婴儿肠道菌群主要是革兰氏阴性条件致病菌肠杆菌科，直到1～2岁时其肠道菌群群落结构逐渐“成人化”。研究表明，肠道微生物的变化随着年龄增长呈现一定规律，如双歧杆菌、乳杆菌及拟杆菌的数量会相对减少，而厌氧菌的数量会增加。有研究报道我国四川地区不同生理年龄期志愿者肠道菌群，发现肠道中短链脂肪酸及总胆汁酸代谢水平与人类生理年龄紧密相关，肠道菌群构成在不同生命时期存在差异，主要差异性菌种有铜绿假单胞菌、霉浆菌、缓症链球菌、大肠埃希菌、假小链双歧杆菌等。对于双歧杆菌，婴儿肠道中高于青年和中年；对于乳杆菌、奇异菌、拟杆菌和梭菌，青年肠道中数量略高于中年，显著高于婴儿；对于脱硫弧菌和普拉梭菌，中年肠道中数量略高于青年，显著高于婴儿，表明处于不同生理年龄时期的健康人其肠道菌群存在差异。

（二）饮食因素

研究发现，饮食结构不同对人肠道菌群结构有显著影响。饮食结构以碳水化合物为主的人群，其肠道内普氏菌属细菌的含量较多，而以高蛋白、高脂肪食物为主的人群，其肠道内的细菌则主要是拟杆菌属。另有研究证实，婴儿肠道微生物也会因喂养方式不同而存在显著差异，纯母乳喂养的婴儿肠道内最主要的细菌是双歧杆菌属，且数量要远远高于奶粉喂养。目前，多项研究表明，服用益生菌对改善肠道功能具有显著作用，其机制是益生菌可以与肠道中致病菌竞争性地争夺肠道中的有机质及黏附位点，从而降低肠道 pH，调节肠道菌群。

（三）生活方式

日本 Yuzurihara 长寿村的老人和东京市老人的肠道微生物群落结构存在显著差异，长寿村老人肠道内拟杆菌的含量明显偏低，Yuzurihara 地区老人的膳食纤维摄入量显著高于东京老人，主要饮食上的差异是东京老人喝咖啡和绿茶，而长寿村老人只喝绿茶。研究发现，非洲、南美洲人群的生活方式的巨大差异，其肠道细菌的多样性及群落结构也有显著差异。Mah 等采用纯培养的方法对生活在泰国南部农村和新加坡城市的儿童肠道微生物构成进行了研究，结果发现农村儿童体内乳酸菌、大肠埃希菌及葡萄球菌的含量要高于城市儿童。

三、肠道微生物菌群功能调节

人体肠道中的微生物在人体健康方面扮演着十分重要的角色，发挥着营养代谢、免疫调节及保护作用。肠道微生物的一系列作用主要是通过产生短链脂肪酸及维生素 K 等物质实现的，这些营养物质人体自身无法编码生成，只有通过肠道微生物才可以获取。研究发现，肠道微生物菌群会激活人体免疫系统，主要原因可能是肠道微生物菌群对于人体肠道上皮细胞的分化具有促进作用，另一方面，肠道微生物菌群还可以调节人体能量存储与代谢。一般而言，肠道微生物菌群的功能主要有以下几方面。

（一）营养代谢作用

在人体营养代谢过程中，当人体的一些必需营养物质无法通过生化途径代谢产生，也无法自身合成时，肠道微生物则发挥重要作用，因为肠道微生物的高丰度和多样性决定了其可以实现这一功能。肠道微生物菌群与宿主协同作用，产生一些次级代谢产物。将正常小鼠肠道菌群移植到无菌小鼠体内后，发现无菌小鼠身体的脂肪增加 60%，这可能是由正常的肠道菌群参与了小鼠体内能量的合成过程。

（二）免疫调节作用

美国密歇根大学研究组发现肠道微生物 P. mirabilis 能够促进肠道 NLRP3 的激活以及 IL-1β 的分泌，最终实现人体的免疫调节作用。无菌小鼠无论在形态上还是在免疫系统肠系淋巴结的数量上，都显著低于普通模式饲养的动物，且分泌的抗体数量也明显偏低。

（三）保护作用

肠道微生物执行的最主要功能是保护作用。研究发现，肠道中存在定殖抗力，肠道微生物通过定殖抗力，可以竞争性结合肠道中的黏附位点和营养物质从而使外源性病原菌和致病菌无法在肠道中定植，此外，肠道微生物还可以产生乳酸和细菌素抑制病原菌的产生。肠道微生物构成了人体的一道重要防线，可以有效防止外源微生物侵入，对宿主的组织进行有效保护，人体肠道细胞可以产生抗生物肽（抗生物肽或抗菌肽是先天免疫反应进化过程中相对保守的成分，所有生物类别都有抗生物肽），其能破坏包括肠道共生菌和外源性病原菌的细胞膜结构。

第二节 肠道微生物致肿瘤的发病机制

一、微生物感染与炎性肿瘤

肿瘤的发生是细胞内部与外部之间多重相互作用的结果，而炎症则能够通过诱导基因组突变、异常性组织修复和增生反应等过程来引发肿瘤。其中，感染因素逐渐被认为是诱发炎性肿瘤的主要致癌因素。在很多病例中，宿主对病原菌感染所产生的炎症反应将微生物与癌症的发生联系起来。大量研究表明，某些细菌可通过引发慢性感染或产生细胞毒素，造成DNA损伤，进而干扰细胞周期，改变细胞生长速度，导致细胞生长失控。免疫系统是抵御肿瘤发生的重要防线，而某些细菌感染能够逃离免疫系统，或通过刺激免疫反应造成氧自由基、一氧化氮、4-羟基壬烯醛、基质金属蛋白酶等毒力因子释放的致癌诱变效应，促进肿瘤的发生。此外，在某些病例里，癌症的发生发展与“无菌”性炎症相关，虽然这类炎症与感染性病因无直接关系，并被认为由不受控制的慢性炎症刺激和组织损伤所引发，进而导致慢性炎性环境发生恶性转化。然而，即使在这些情况下，共生菌群或者病原菌仍被认为在癌症的发生发展中发挥着重要调节作用。

二、微生物对前致癌物质的激活作用

大多数已知的化学致癌物质需要经过一系列代谢反应，与细胞内大分子相互作用，才能对人体产生致癌作用。除了需要异生代谢酶的活化，某些细菌也参与了这一激活反应，如尽管乙醇被认为是上消化道肿瘤的重要危险因素，但被证实并不具有致癌作用。动物实验证明其一级代谢产物乙醛能产生DNA交联、染色体畸变、细胞异常增生等强烈致畸致癌效应，而乙醛主要经人体口腔上皮内的乙醇脱氢酶（Alcohol dehydrogenase，ADH）催化产生。大量研究证据表明，口腔微生物菌群，如链球菌等革兰氏阳性菌及酵母菌在转化乙醇的过程中也发挥了重要作用。Muto等研究发现，作为人体共生菌群的奈瑟菌具有高水平的ADH活性，并可将乙醇转化生成大量的乙醛。此外，微生物的致癌机制还可能涉及亚硝化作用。某些细菌，如脆弱拟杆菌可增加异环式芳香胺的诱变，大肠埃希菌可催化亚硝酸盐的前体、胺类、酰胺类等生成强致癌物质—亚硝基化合物。

三、微生物对人体细胞信号转导的干扰作用

微生物本身及其代谢产物，包括内毒素、胶原酶、蛋白酶、纤维蛋白溶酶、硫化氢、氨气和脂肪酸等，对宿主细胞均有毒性作用，可以直接诱发细胞癌变，或者间接改变细胞的信号转导通路，促进肿瘤的发生。有学者发现，作为有丝分裂原的多杀巴斯德菌毒素和大肠埃希菌细胞毒性坏死因子能够激活RHO家族的信号转导，导致环氧化酶-2的激活，抑制细胞凋亡，参与肿瘤发展的多个阶段。某些细菌还可通过激活有丝分裂原活化激酶MAPK通路和细胞周期蛋白D1诱导细胞增殖和DNA复制，增加基因突变，提高肿瘤的转移率和发病率；同时，病原菌感染引起的胞内累积效应，可以通过调节Bcl-2家族蛋白的表达或灭活视网膜母细胞瘤蛋白pRb来抑制细胞凋亡，促进癌细胞的转化。近年来研究证实了人体结直肠癌中具核梭杆菌的高检出率，发现具核梭杆菌可结合上皮细胞中的钙黏蛋白，并激活β链蛋白转导信号，促进上皮细胞的增殖，征募肿瘤浸润性髓样细胞，进而加速结直肠癌的生长。

第三节 结直肠癌发生的相关危险因素

一、遗传因素

结直肠癌（colorectal cancer，CRC）为消化系统常见的恶性肿瘤之一，在我国发病率仅次于胃癌和

食管癌，居第三位。CRC多数呈散发性，但10%～15%患者有明显的遗传背景，其中主要包括家族性腺瘤性息肉病（familial adenomatous polyposis，FAP）、遗传性非息肉病性大肠癌（hereditary nonpolyposis colorectal cancer，HNPCC）、波伊茨-耶格综合征（Peutz-Jeghers syndrome，PJS）和少年息肉病等。与CRC患者有血缘关系或有共同生活经历的家族成员发生CRC的风险较健康人高2～3倍，一级亲属有CRC病史者其发病率高于健康人，在一级亲属中CRC患者比无CRC家族史的健康人高1.68倍，遗传因素约占CRC病例的20%。相比于饮食、行为生活方式等其他因素，一级亲属CRC家族史与CRC发病的风险更高。进一步研究发现CRC的发生5%～6%与基因种系突变有关。CRC的发生涉及多种基因水平的异常，是一个渐进性的、多步骤的基因改变过程。因此，开展CRC的防治，筛查易患基因，有针对性地进行靶向治疗应为CRC治疗的一个方向。

二、行为与环境因素

CRC的发生具有一定的遗传背景，但CRC发病率也随时间和生活方式的变化而变化。全球范围内CRC发病率的异质性提示其病因涉及环境暴露，特别是生活方式和饮食。饱和脂肪酸是中国人CRC发病的危险因素。体重指数越高患CRC的概率越高。此外，通过对CRC饮食习惯的分析，CRC观察组每周食用红肉的平均频率高于对照组，而鱼的消耗量显著低于对照组；另一方面，CRC观察组蔬菜和水果的平均消耗量低于对照组；CRC患者吸烟比例为32%，正常对照组吸烟比例为13%，经常食用腌制食品者CRC发病风险增加，缺乏运动、肥胖和一些饮食因素（红肉、加工肉类、乙醇）与CRC呈正相关。正确的生活方式和良好的饮食习惯可以减少大肠癌的发病率和死亡率，而高纤维素对CRC有保护作用。经常摄入蔬菜、水果、杂粮、食用胡萝卜素等植物性食品则与CRC呈负相关。CRC发病率在世界不同地区差异很大，北美洲、大洋洲最高，欧洲次之，亚洲地区稍低，发达地区CRC的高于欠发达地区。高发病率国家与低发病率国家的发病率相差达25倍。因此，CRC的发生是多因素的，不仅与遗传有关，而且与生活及饮食习惯及地区环境有关，这也为我们进行行为和环境干预CRC的发生提供了理论依据。

三、心理因素

疾病的发生除了与自身的遗传、环境有关外，不良的心境对CRC的发生也具有一定的影响。长期存在焦虑、抑郁、悲伤等不良情绪的A型性格人群及长期存在精神刺激的人群，其CRC的发病风险显著高于其他人群。C型行为中焦虑、抑郁、愤怒、理智控制、经历过多的负性生活事件与CRC的发生有联系。遭受精神刺激的人群与CRC的发生相关，在男性结肠癌患者中这一特点更为显著，可能与男性所承受的生活、社会、心理压力较大有关。长期受到压抑导致的慢性愤怒与紧张激活下丘脑-垂体-肾上腺轴（hypothalamic-pituitary-adrenal，HPA），引起糖皮质激素的合成和释放量增加，而GC作为一种免疫抑制剂抑制了NK细胞的活性，降低了人体对突变的肿瘤细胞的杀伤能力和免疫监视能力。因此，加强心理干预对CRC的防治具有重要意义。

四、慢性炎症

慢性炎症是癌症的特征之一，肠癌患者患结肠炎的发病率比未患结肠炎的高8～10倍。许多肿瘤在漫长的炎症之后出现，或者在其整个发展过程中表现出慢性炎症的特征。炎症性肠病（inflammatory bowel disease，IBD）以慢性、反复发作的炎症为特征，长期持续存在易于癌变，并且随着病程的延长癌变率逐渐升高。病程为10年、20年和30年的IBD的癌变率是呈倍数升高的，分别为2%、8%和18%，病程大于40年的癌变发生率高达60%，其中溃疡性结肠炎病程超过10年的患者更易演变，且癌变的恶性程度高，易于转移，预后较差。CRC通常是由编码Wnt信号通路的基因突变引起的。如果没有炎症，编码Wnt信号通路的基因就不会发生突变，因此，炎症为CRC的危险因素。抗炎药，特别是非甾体抗炎药治疗，可以预防或延缓遗传性CRC发生。

五、代谢相关疾病

代谢相关疾病是指伴有胰岛素抵抗的一类疾病的总称，主要包括糖尿病、肥胖、脂肪肝等，其共同特征为血脂代谢异常。脂类是一大类不同脂肪酸组成的代谢物。脂质代谢的改变目前被认为是许多恶性肿瘤的一个标志性特征。有学者研究发现高脂高糖饲料或高脂低糖饲料小鼠血清中含有过量的脂肪因子和细胞因子，可促进 HCT116 细胞的增殖、迁移和侵袭，提示高脂饮食诱导的脂肪因子和细胞因子可能在体内外促进 CRC 的进展。目前已证实糖尿病、肥胖、脂肪肝等代谢系统疾病与 CRC 发生相关。CRC 患者血清、肿瘤组织和脂肪组织中脂肪酸、极性脂类、氧化脂类和三酰基甘油的含量和组成不同于一般健康者。研究显示，在人的结直肠癌组织中脂滴堆积显著升高；但甘油三酯（triglyceride，TG）与结肠癌发病之间的机制尚不完全明确。有研究认为，脂质代谢紊乱可以促进炎症反应，进而引起 CRC，还可促进 CRC 的侵袭与转移。这些代谢变化在整个肿瘤中并不一致，因为肿瘤细胞的亚群可能依赖于不同的途径来适应局部肿瘤微环境中的营养有效性。由于多种脂质在癌细胞代谢中发挥重要作用，一些脂质代谢途径也可能成为抗 CRC 治疗的特异性靶点。

第四节　肠道微生物与结直肠癌的关系

肠道菌群失调，病原微生物会通过激活识别受体、吸附、分泌肠毒素或侵入等方式引起肠道炎症反应，进一步诱导肠上皮细胞癌相关基因的突变，从而肠上皮细胞的过度增殖，发展为肠息肉，甚至癌变。肠道微生物诱发癌相关基因突变的原因比较复杂，有报道认为肠道菌群或菌群中的某种细菌是诱发上皮细胞癌变以及促进肠道肿瘤发生发展的关键因素。有学者提出了肠道微生物导致肠道肿瘤发生的 3 种模型：模型 1 提出单一特定的某种微生物导致肠道肿瘤发生，如胃癌发生与幽门螺杆菌感染相关；模型 2 提出肠道菌群失调导致结肠癌发生，如 IBD，是患者由于自身的遗传易感性，在一定环境中针对自身肠道菌群的异常免疫反应引起肠道微环境改变，继而引发菌群失调加重了肠道炎症反应，发生炎症性 CRC；模型 3 提出单一特定的细菌过度生长引起其他菌群的紊乱，最终引发肠上皮细胞癌变。CRC 与肠道菌群的关系被认为是第三种模型，但是具体是哪种特定细菌的过度生长引发了菌群紊乱以及肿瘤发生，尚缺乏动物模型以及临床数据的支持，因此，研究与 CRC 发生相关的靶菌是探索肠道菌群与结直肠发生发展的关键。

高通量测序为研究 CRC 患者菌群结构提供了很好的方法。近些年来，大量的 CRC 患者肠道菌群的测序数据为寻找靶菌提供了线索，也为 CRC 患者肠道菌群多样性的研究提供了支持。有学者应用 16S rRNA 焦磷酸测序的方法对中国人群中 CRC 患者及健康人的粪便菌群进行了比较分析，结果发现 CRC 患者的菌群组成变化显著，与健康对照组相比，CRC 患者肠道微生物中的致病菌含量高，特别是肠球菌、志贺菌、克雷伯菌、链球菌以及消化链球菌。同时，两项研究均发现产丁酸菌在患者粪便中严重缺失，而丁酸为肠上皮细胞提供能量，对于缓解肠道炎症有重要意义。

第五节　结直肠癌的临床表现

大肠癌已成为影响我国居民健康水平的第四大恶性肿瘤，目前其发病率及死亡率总体呈现上升趋势。由于其早期症状不典型，多数患者就诊时病情已到中晚期。大肠癌的发病与年龄、性别存在相关性，男女比例约为 1.19：1。统计资料显示，大肠癌诊断年龄界限为 40 岁，40 岁以上的人群是罹患大肠癌的高危人群，但近年发病年龄也逐渐呈现出年轻态。有研究发现大于 60 岁的患者大肠癌发病率高于小于 40 岁、40～60 岁组的患者组，提示 60 岁以上人群应高度警惕大肠癌的可能。不同的地区和国家结肠癌的好发部位有较大差异，国外研究认为，美国大肠癌主要累及结肠，尤其以乙状结肠多见，而我国资料显示，直肠是大肠癌最易累及的肠段。便血、腹痛是大肠癌最常见的症状。其中便血最常见于直肠癌患者，而腹痛、腹部包块等多见于结肠癌患者。对于肉眼可见的便血，根据直肠指诊和结肠镜检查，易区分肿瘤来源于直肠或结肠，血与粪便混合易被临床医师忽略，而大量鲜血或血多于混杂的粪便时，多提示肿瘤来源于高位结肠。大肠癌最常见的病理类型是腺癌，同时以 40 岁以上年龄段的患者居多。癌症学研究认为，随着年龄的增长和病程的迁移，肿瘤的分化程度越来越高。大于 60 岁以上的患者高分化腺癌较其他年龄段多见。有报道指出，CEA 与大肠癌的病理分期有关，CEA 与 CA19－9 的诊断肿瘤和判断其良恶程度的关键因素之一。但是有研究发现 CEA 较 CA19－9 的诊断意义更高，但 CEA 与 CA19－9 联合检测有助于提高大肠癌的诊断率，对于制定疗程和判断预后十分有益。

第六节　结直肠癌相关实验室指标改变和检查

一、癌胚抗原

癌胚抗原为肿瘤胚胎性抗原的一种，是一个广泛应用于大肠癌临床诊断和病情监测的标志物，也可出现于胃癌及其他上皮源性癌肿患者血清中。以放射免疫分析方法（正常界 5 μg/L）检测胃癌和大肠癌患者血清 CEA，阳性率分别为 21％～61％及 40％～70％；某些良性胃肠道病变 CEA 阳性率也可达 24％，故其诊断价值不高。有报道血清 CEA 值升高与胃癌和大肠癌病期及转移相关，一组 CEA 阳性病例中，Ⅲ、Ⅳ期胃癌可占 82.4％（16/19），Dukes C、D 期大肠癌可占 74.4％（64/84），有肝转移的胃癌 CEA 阳性率可达 100％，升高水平也显著。胃癌和大肠癌术后复发时 CEA 阳性率分别达 30％和 78.2％。Maehaer 和 Tammda 等报道胃癌术后 CEA 监测结果与胃癌的组织分化程度相关：当分化型胃癌复发时。CEA 值升高者达 82.4％，而未分化型胃癌 CEA 升高者仅为 2.9％。可见，CEA 作为血清学早期诊断和筛检作用较小，其主要用于胃肠癌治疗前后动态观察，以判定疗效、监测肿瘤复发和转移。

二、糖类抗原 19－9

糖类抗原 19－9（carbohydrate antigen 19－9，CA19－9）是最常用的一种肿瘤相关糖类抗原，又称胃肠道癌相关抗原。CA19－9 是用结肠癌细胞系 SW1116 为免疫原制备的单抗 CA19－9 所识别的抗原。其结构为唾液酸化的 Lvewis^{a} 血型抗原，为神经节苷脂或糖蛋白。免疫组织化学显示 CA19－9 单抗与胰腺癌、胃癌阳性反应高于结肠癌。但在肿瘤相应的正常组织中也有不同程度的表达，因此，CA19－9 不是肿瘤特异性抗原。目前 CA19－9 被认为是监测胰腺癌与胃癌的有用标志物。

三、糖类抗原 50

1983 年 Lindholm 等以人结肠癌细胞系 Colo205 为免疫原制备了单抗 C50，其相应抗原为糖类抗原 50（carbohydrate antigen 50，CA50）。CA50 可以是神经节苷脂或涎酸化糖蛋白，是一种广谱肿瘤标志物。胃癌和结肠癌患者其 CA50（固相免疫放射分析法），正常界值小于 17 kU/L，检测敏感性分别为 52％和 40％，特异性为 81％和 97％。CA50 阳性也多出现于进展期胃癌和结肠癌。复发性结肠癌患者 CA50 值也升高。有学者认为血清 CA19－9 与 CA50 有很好的相关性，其区别有限，可任选一个作为胃肠肿瘤的实验室常规检查。

四、糖类抗原 242

糖类抗原 242（carbohydrate antigen 242，CA242）是由 Lindholm 等于 1985 年用人结肠癌细胞系 Colo205 免疫小鼠所得单抗 C242 而新发现的一个肿瘤相关抗原。目前已建立了检测血清中 CA242 的固相双抗夹心时间分辨荧光免疫分析法，从而大大提高了检测方法的灵敏度，正常界值＜20 kU/L。CA242 对胰腺癌的敏感性近似或是略低于 CA19－9，而特异性则高于 CA19－9，表明其是胰腺癌的相关相原。CA242 对结肠癌和胃癌的敏感性分别为 55％和 47％，特异性分别为 90％和 93％，尤其检测早期结肠癌CA242阳性率达47%，优于CEA（32%）；而对进展期结肠癌阳性率为51%，则低于CEA（71%）。可见，CA242在诊断早期大肠癌尤其在与正常及良性病变区别方面的敏感性优于CEA。

五、大便隐血试验

大便隐血试验仍是大肠癌普查初筛中最简便的方法。据推测，每年进行一次大便隐血试验可使大肠癌死亡率下降近1/3。化学潜血试验已为人们所熟知，其中应用最广泛的为隐血试纸法，但由于其特异性差，易受食物或某些药物干扰，敏感性低，因而目前已建立了更敏感和特异的免疫隐血方法。以含金黄色葡萄球菌A蛋白（staphylococcus proteinA，SPA）为载体包被人血红蛋白抗体制备的免疫隐血法，不仅敏感性高，而且不需预先纯化抗体，制备简单，结果判断迅速，值得临床推广应用。

六、肠镜检查

肠镜作为目前结直肠肿瘤最主要的检查方法，同时可以对全结直肠病变组织进行病理活检。它既可用于疾病的诊断也可根据肿瘤距肛缘的距离来对肿瘤的位置进行一个初步的定位，但由于肠腔内除回盲瓣外没有其他明显的解剖学标志，且存在结肠系膜较长，活动度较大，镜检中过度充气和牵拉，检查者经验等因素，都会影响肿物位置的判定，故其在结直肠肿瘤定位的准确率方面一直饱受争议。一些研究表明，肠镜检查不能准确确定结直肠肿瘤的具体位置，不应单独用于术前肿瘤的定位，尤其是行腹腔镜结直肠肿瘤切除术时，肠镜定位肿瘤与术中直视下定位肿瘤差异达6.38%～21.03%。Yap等报道，因为术前不正确地定位，4.07%的患者需要改变手术方案，并可能对患者产生不利影响。Borda等研究证实，肠镜对于肿瘤定位准确率为91.14%。相关文献表明肿瘤的位置、肠道梗阻与否、肠镜前肠道准备情况等同样都是影响肠镜定位准确性的因素。

第七节　结直肠癌的预防

年龄因素在大肠癌的预防和控制中的作用是不容忽视的。从45岁以后开始急剧上升，到80岁之后开始下降。大肠癌的发生除了环境、饮食等因素影响外，还与遗传因素有关。大约5%的大肠癌属于遗传性大肠癌。直系亲属中有患大肠癌的，特别是连续两代以上都有的，以及患病年龄在50岁以下者，其后代患大肠癌的风险概率比普通人群高约20倍。因此，以下预防措施对于肠道肿瘤的预防非常必要。

一、一级预防

健康生活方式能够减少我国各种主要癌症的证据是充分的，是预防和控制癌症的主要策略。

（一）饮食调整

高脂饮食能够促进大肠息肉的发病，是大肠息肉发病的独立危险因素。据调查，如今日本人饮食中脂肪量仅占总热量的12%，结直肠癌发病率正在逐渐降低。因为脂肪饮食会提升肠道内胆汁酸的浓度，高浓度的胆汁酸具有促癌作用。较多的肉类在油煎或焙烤过程中可产生致癌的杂环胺，可能导致大肠癌的发生。应以鱼、禽、瘦肉、低脂奶制品代替动物油过多的肉食，以煮、蒸食物代替油炸食品。高纤维素饮食，研究发现摄入较多的新鲜蔬菜，新鲜水果，与结、直肠癌的发病危险性呈显著负相关，发现膳食纤维起着重要的保护性作用。膳食纤维能增加粪便体积、稀释致癌物，又可使肠道通过时间缩短，减少结肠黏膜与粪便致癌物的接触，从而减少患结肠癌的风险。适量补充维生素D和钙，可与肠道内的脂肪酸结合，形成不溶性化合物而排出体外；一些经由酵母菌加工而生产的乳制品，如酸奶、优酪乳等，除了可以促进胃肠道蠕动外，同时也可以调节肠道中菌群的平衡，有助于预防大肠癌。还有葱蒜类对肿瘤的生长抑制作用，已受到广泛的重视。

（二）保持良好的生活习惯

便秘是中老年人值得高度重视的问题，因为粪便在肠腔内停留时间过长，会使大便内毒性产物与肠黏膜接触时间延长，刺激肠壁发生癌变。改善危险因素的主要方法在于增加运动，平时多饮水，改变饮食结构，饮食不宜过分精细。适当进食一些粗粮可促进排便，减少肠道内致癌物质的停留，就能改善便秘，减轻体质量，从而降低大肠癌的发生率。运动与大肠癌的发生密切相关。运动可缩短粪便在肠道中的通过时间，从而减少了致癌物与肠黏膜接触的机会，增加运动使大肠癌发生的相对危险度明显降低。

二、二级预防

针对有家族大肠癌史者、腺癌性息肉、40 岁以上中老年、出现原因不明的大便异常者，应进行大便潜血、脱落细胞和肠镜检查。及时发现癌前病变和早期大肠癌，并予以治疗。粪便作为人体的排泄物，直接反映了一个人的身体健康状况。不尽如人意的粪便往往提示不良饮食、情绪不佳或者负面健康信息。大便习惯与性状改变，也是大肠癌的标志性症状，包括大便形状变细、大便次数增多、排便困难、大便带有黏液、大便带血、排便不尽感等。肿瘤出血症状与痔疮出血相似，不少患者常把肿瘤引起的便血误以为痔疮，反复用药后症状没有好转，再进行深入的检查才发现病灶，因而延误了最佳的发现与治疗时机。日常最好服用无毒抗肿瘤药（如人参皂苷 Rh2），争取早预防保健康。近年来大量研究及 Meta 分析认为，幽门螺杆菌（Hp）感染增加了大肠癌的危险性。Hp 感染诱导大肠黏膜细胞异常增殖及细胞凋亡，改变患者体内肠道菌群类型及组成，激活细胞内的致癌因子，使大肠癌的发生率大大增加。

三、三级预防

对肿瘤患者积极治疗，以提高患者生活质量，延长生存期。主要是以根治性手术为主的综合治疗包括根治性手术、化疗、放疗、分子靶向治疗及中医中药、免疫治疗等。做到早发现，早治疗，以提高大肠癌的生存率。

（一）传统中医理论认为安内攘外，既病防传

尽管大肠癌的治疗手段有较大提高，但引起患者死亡的主要原因是大肠癌的侵袭转移，以肝、肺两脏最多见。应养血柔肝，行气化瘀；培土生金燥湿化痰；颐养后天，瘥后防复。

（二）根治性手术治疗

根据癌所在部位不同，根据患者不同的疾病情况和身体素质，会有各自适合的手术方式，可分为直肠癌的保肛术、经腹会阴联合切除术、直肠癌前切除术，以及经肛门内镜下局部切除等。

（三）放疗

能够直接杀死癌细胞，缩小瘤体，给直肠癌手术治疗提供了条件。

（四）化疗

临床上大肠癌患者在手术后仍是有可能会发生大肠癌症状复发和转移的情况的，在手术前，先进行肿瘤肠腔内化疗或直肠癌术前灌肠给药，可阻止癌细胞扩散，杀伤和消灭癌细胞。主要用于直肠癌患者手术前后的辅助治疗。一般术后 1 年内要完成 6 个疗程的化疗。

（五）生物免疫学治疗

早期发现疾病也是预防大肠癌的措施，对治疗益处很大。大肠癌生物免疫治疗采用自体细胞体外培养，通过增加病体免疫力细胞和肿瘤杀伤细胞来治疗肿瘤。这种疗法针对早期肿瘤患者完全可以通过细胞调节治愈病体；对术后患者可提高免疫力，清除残余癌细胞，实现长期带瘤生存；对晚期肿瘤患者可明显改善生活质量，延长生存时间。

大肠癌预防就是要通过媒体加强筛查知识的宣传，提高公众的知识文化水平；医师需与患者多沟通，让其了解筛查的意义，并给予合理的建议，从而提高筛查的依从性等措施入手，以便保证身体的长久健康。对于一些慢性疾病，比如结肠炎、大肠腺瘤等要加以重视，积极治疗这些疾病可以有效预防大肠癌。

第四章　支原体感染与肿瘤

第一节　支原体生物学特征

支原体属于原核生物界柔膜体纲中支原体目、支原体科、支原体属，是目前能在无活性细胞培养基中生长繁殖的最小原核微生物，广泛存在于自然界，如动物、植物、土壤和水等均有支原体存在。支原体无细胞壁，具有形态多样，可通过直径为 0.22 μm 滤膜。大多数支原体为非致病性菌或条件致病菌，常寄居在腔道黏膜表面。致病支原体表面往往具有特殊尖端结构，该结构由支原体粘附蛋白组成，如生殖支原体、猪鼻支原体、肺炎支原体和穿透支原体等均具有此结构，支原体利用此结构可以侵入组织和细胞内，逃避宿主免疫系统及抗生素攻击，从而引起慢性感染。近年来研究发现，支原体感染后其细胞膜蛋白能促进肿瘤细胞的转移。如大肠癌、胃癌等组织中能分离出支原体。由此看来，支原体感染与肿瘤的发生存在某种紧密的联系。

第二节　支原体致肿瘤可能的发病机制

一、支原体感染可引起细胞恶性转化

早在 1965 年，Fogh 等研究发现，人羊膜细胞的慢性支原体感染（通常需时数月），可导致特殊的染色体改变，包括细胞染色体数目的减少。同年 Paton 等报道人类二倍体细胞系 WI-38 感染口腔支原体后，出现染色体异常，并导致生长速度下降，感染的第四代细胞出现多倍体核、核断裂的概率明显高于对照组，感染时间越长，这些变化越明显。1966 等 Macpherson 等报道发酵、口腔、人型支原体感染可增加仓鼠成纤维细胞系 BHK21 在软琼脂上形成克隆集落的能力，并伴有细胞形态学的改变，包括诱导产生染色体畸变。Kotani 证实非凡螺原体可使小鼠 NIH-3T3 细胞和猴肾 CV-1 细胞恶性转化，这种转化细胞种植到裸鼠体内可形成肿瘤。人子宫平滑肌肉瘤细胞系 SK-UT-1B 污染莱氏无胆甾原体后培养 30～90 天，细胞染色体随污染时间的延长逐渐改变：在 30 天以内，染色体数目变化不明显，畸变数无增加，有双着丝粒的染色体数目趋于增加；在 60 天以内，染色体数为 46 的细胞数趋于减少，染色体数目变化幅度趋于增大，染色体畸变数目显著增加，畸变主要为双着丝粒和染色单体断裂。

二、支原体感染后细胞癌基因的表达

文献报道发酵支原体和穿透支原体感染 C3H 细胞后 7 周、11 周和 18 周后，提取总 RNA，采用探针对 C-myc、N-myc、src、N-ras、H-ras、p53 mRNA 做 Northern 杂交，检测 C3H 细胞癌基因表达水平，显示细胞形态学改变和不受控制地生长，在这些细胞中 N-myc、src、N-ras、p53 mRNA 无显著表达，但 H-ras 和 C-myc 的 mRNA 有显著增高。若在 11 周之前，除去培养基中的支原体，则 H-ras 和 C-myc 的 mRNA 表达迅速下降，细胞恶性特征亦逆在 18 周后，即使除去感染的支原体，C3H 细胞的染色体改变不能被逆转，H-ras 和 C-myc 的 mRNA 高水平表达，细胞呈无限制生长，并可以在动物体内致瘤。与之相比，穿透支原体持续感染 7 周和 11 周时，C3H 细胞也高度表达 H-ras 的 mRNA 而没有 C-myc 的高度表达。18 周后细胞出现永久转化，高度表达 H-ras 和 C-myc 的 mRNA 并可成瘤。

第三节　支原体感染与所致肿瘤的关系

一、支原体感染与胃癌关系

文献报道胃癌组织猪鼻支原体感染率为 54.1%，与胃良性疾病组织感染率的差异有显著意义。说明猪鼻支原体在胃癌组织中的感染具有一定程度的普遍性和肿瘤特异性，提示猪鼻支原体的感染与胃癌存在某种相关性。但是支原体仅仅是简单地寄生于肿瘤组织还是参与了肿瘤的形成和进展，目前相关领域的文献比较少。有报道认为支原体感染能够促进胚胎细胞恶性转化，促进肿瘤细胞浸润转移的能力。有文献报道支原体感染后共有 409 个基因的表达发生明显改变，以下调为主。发生表达改变的基因涉及细胞生物学行为的多个方面，这说明猪鼻支原体的感染能够明显影响胃癌细胞的生物学行为。重点分析表达水平改变明显以及涉及胃癌细胞恶性行为的基因后发现，部分凋亡相关基因、细胞黏附基因的表达在猪鼻支原体感染后明显受到抑制。这一结果提示猪鼻支原体的感染有可能影响胃癌细胞的恶性生物学行为。

二、支原体感染与宫颈癌关系

任慕兰等在妇科感染性疾病患者的生殖道的宫颈分泌物中，率先分离培养获得了 1 株穿透支原体，首次证实国内妇科患者中存在穿透支原体感染。宫颈癌是妇女常见的恶性肿瘤，影响宫颈癌发生、发展的因素相当复杂。有报道称在宫颈上皮内瘤变（cervical intraepithelial neoplasia，CIN）、宫颈癌患者的组织和血液中均可分离到穿透支原体，穿透支原体的分离率与对照组比较，有显著差异，提示宫颈癌患者的组织和血液中穿透支原体分离率均高于对照组。而宫颈浸润癌组穿透支原体阳性检出率高于宫颈 CIN 组，宫颈上皮内瘤样病变是与宫颈癌密切相关的一组癌前病变，以上比较提示穿透支原体阳性检出率与宫颈癌的发生有一定关系。电镜下可发现穿透支原体 PCR 阳性的血液中棒槌状典型支原体形态将细胞包围，宫颈鳞状上皮细胞癌组织见吞噬细胞大量炎症颗粒，肿瘤组织细胞核膜溶解。以上说明穿通支原体不但能感染鼠胚 C3H 细胞，且能进入各种人体上皮细胞，穿透支原体在穿入 HeLa 和 HEp-2 细胞后，分别在 2 小时和 48～96 小时之内即可迅速增殖。首先表现在引起宿主磷酸酯酶的激活，导致细胞膜肌醇二磷酸分解，释放甘油二酯，最终表现细胞骨架的改变，胞内容物的释放，干扰细胞内信号转导功能，并通过激活细胞内重要的核转录因子 NF-κB 和 AP-1，进而调节与细胞增殖、转化、凋亡、免疫反应相关基因的表达相吻合。

第四节　支原体所致相关肿瘤的危险因素

大量研究发现，胃癌患者和宫颈癌患者等组织中可检测到支原体的存在，说明支原体和肿瘤有某种程度的关联性。因此，分析支原体感染的危险因素是预防支原体所致肿瘤的关键所在。宫颈炎是妇产科较为常见的一种疾病，长期久治不愈可发生癌变的风险，并且发病因素较多，临床上治疗方式也是多样。支原体感染是临床上引发宫颈炎较为常见的一种病原体，会广泛引起妇女患各种妇科疾病甚至肿瘤。为此临床上也做了大量研究，研究引发妇女感染支原体的原因。有研究发现发生支原体感染的原因可能与患者在平时的性生活、宫颈糜烂等因素有关。在宫颈炎患者中有将近 1/3 是由于支原体感染所致，提示支原体感染应受到人们的重视。研究发现宫颈炎支原体感染与年龄、宫颈糜烂、文化程度、性生活、流产、分娩以及既往生殖道感染史有关。表明这些因素均是引发患者患宫颈炎的危险因素，可以对这些危险因素进行防范，避免发生支原体感染型宫颈炎。

第五节 支原体所致相关肿瘤的临床表现

一、宫颈癌临床表现

宫颈癌在女性肿瘤中的发病率居全球第二位，是女性癌症患者死亡的主要原因之一。既往研究中通常将腺鳞癌和腺癌合并在一起。在过去的几十年里，研究报道宫颈鳞状细胞癌在所有宫颈癌中的发病率有所下降，约为75%，与之相对宫颈腺癌的发病率呈上升趋势，目前数据显示宫颈腺癌在宫颈癌所有病理类型中所占的比例为20%～25%，在年轻女性患者中其发病率表现出升高趋势。有学者认为出现这种发病率变化的原因可能为宫颈涂片检查作为一种有效的筛查手段，降低了侵袭性宫颈鳞状细胞癌的发病率，导致宫颈腺癌的发病率表现出相对性增加。由于宫颈腺癌的病变部位通常在宫颈管内而不是宫颈表面，宫颈涂片检查在宫颈腺癌及其癌前病变的检测和筛查方面的有效性有限。而宫颈腺癌的发病率在年轻女性中表现出升高趋势，原因可能是性生活习惯的改变。宫颈腺癌的临床表现往往与宫颈鳞状细胞癌相似，临床表现主要包括阴道流血、阴道排液或阴道分泌物异常，同时也可合并其他非特异性的肿瘤晚期表现。最常见的临床症状是不规则阴道出血，而接触性出血可能为伴随症状或者是唯一的临床表现。重视宫颈腺癌的早期筛查，若出现接触性出血或不规则阴道出血症状，应警惕宫颈病变。宫颈腺癌肉眼观与鳞状细胞癌无明显区别。宫颈外观可无异常表现，也可呈糜烂型、外生菜花型或溃疡型。无异常表现的患者可能为肿瘤早期，也可能是由于肿瘤呈内生型生长侵犯宫颈管。若妇科检查宫颈外观无异常，不能除外宫颈病变可能，应该警惕是否为宫颈腺癌侵犯宫颈管呈内生性生长。

二、胃癌临床表现

详见第二篇第一章第六节。

第六节 支原体与相关肿瘤实验室指标改变和检查

一、支原体的实验室检查

（一）培养法

支原体是一类大小和结构介于细菌和病毒之间、能在无生命培养基中生长和繁殖的最小原核微生物。支原体对营养要求较高，生长缓慢。较一般细菌难培养。培养基中除了基础培养物质外，尚需提供10%～20%动物血清和10%新鲜酵母浸液。血清提供胆固醇、脂肪酸和蛋白质，酵母浸液提供核苷前体、维生素及刺激生长的某些成分。支原体生长需要葡萄糖、精氨酸或尿素。多数支原体的pH适应范围较广，在pH7.0～8.0的条件下能生长良好。一般支原体在需氧和无氧条件下均可生长，但是多数支原体在有氧时生长良好，在含5%～10% CO_2环境、60%～80%湿度及36 ℃～37 ℃条件下支原体生长良好。在琼脂含量较少的固体培养基上，孵育3～5天后出现菌落。有些支原体需要更长的时间才能长成菌落，整个培养过程应注意保湿。菌落的直径为50～200 μm，在低倍镜下典型的支原体菌落呈油煎蛋样形态。

（二）支原体的基因诊断

随着分子生物学技术在支原体研究领域的应用，人们已逐渐建立各种支原体的基因文库，从基因水平诊断支原体感染成为可能，目前用于支原体基因水平检测的方法有核酸杂交技术和基因扩增技术。

1. 核酸杂交技术　基本核酸探针的快速诊断方法于20世纪80年代早期出现，其原理是将已知核苷酸片段用放射核素或其他方法标志，加入已变性的被检样品中，在一定条件下即可与该样本中有同源序列的DNA区段形成杂交双链，从而达到鉴定样本中DNA的目的。其优点是不依赖于病原体的生长繁殖，而且其特异性使其实验结果很少受到非特异性因素的干扰。这无疑给难培养支原体的快速诊断开辟了新的途径。根据核酸探针中核苷酸成分的不同，可将其分为DNA探针或RNA探针，一般大多选用DNA探针。由于DNA探针直接检测支原体DNA片段，客观上不像检测抗体和抗原那样受宿主及抗原变异的影响，比免疫血清学方法更可靠、稳定。

2. 基因扩增技术　是一种模拟体内DNA的体外扩增法。通过试管反应使极其微量的基因组DNA或RNA样本中的特定基因片段，短短几个小时内扩增上万倍。20世纪90年代，PCR技术开始应用于支原体领域，大量的实验表明PCR技术可检测极微量的支原体DNA，其方法快速、简便、特异且敏感。特别是对于难以培养的支原体，PCR技术是唯一可行的方法，同时PCR对支原体感染的早期诊断有极其重要的意义。在整个PCR反应体系中，引物的选择决定PCR产物是否特异及反应能否成功的关键环节。最常用于支原体诊断的有普通PCR、套式PCR、多重PCR等。

(1) 普通PCR：是最常用于扩增支原体的功能基因及高端保守的16S rRNA基因，但出于PCR自身的特点及基因突变或支原体种属鉴定的需要等原因，单一的PCR很难满足诊断的需要。很多情况下还需要结合其他方法加以补充。

(2) 套式PCR：是在PCR扩增技术问世2年后，有学者发现部分起始模板量较低的PCR实验不容易成功。因此有人在第一对引物扩增区内另行设计第二对引物并进行扩增。结果发现不仅提高了反应的灵敏度，特异性也随之增强。这种应用外套和内套引物分别作二轮PCR扩增的方法称套式PCR，又称巢式PCR。

(3) 多重PCR：又称多重引物PCR，其反应原理、反应试剂盒操作过程和普通PCR相同。由于能在同一反应管内同时检测多种病原体，大大节约了时间，为临床提供更多更准确的诊断信息。

二、宫颈癌实验室指标改变及检查

有文献报道宫颈癌在临床分期与病理分期之间，25%的早期患者存在误差，而晚期则为65%～90%。最大的问题在于对肿瘤大小以及宫旁情况的判断。术前准确判断是否存在宫旁浸润能够影响临床医师对患者治疗方案的决策。若检查方法对宫旁浸润的阴性预测值高，则此检查方法对于应选择手术治疗的患者价值高。MRI被认为是应用于宫颈癌分期准确性最高的无创影像学检查方法。既往报道的MRI诊断宫颈癌宫旁情况的准确度在79%～100%。影响准确性的可能因素包括肿瘤病灶的微小浸润只能通过显微镜识别而产生假阴性结果，以及可能为表现为宫旁纤维基质环完整性破坏的宫旁炎症而产生的假阳性结果。阴道受侵情况可影响患者的FIGO分期，从而影响患者治疗方案的选择。在MRI上阴道受侵的表现为阴道壁被肿瘤高强度信号取代。既往文献报道的准确度在83%～100%之间。有学者指出，由于大的外生型肿瘤会引起穹隆膨胀，可能会影响MRI对阴道受侵的判断。淋巴结转移情况并不影响FIGO临床分期，但研究证明，是否存在淋巴结转移是影响宫颈癌预后的重要因素。有学者提出，术前MRI检查诊断宫颈癌淋巴结转移情况的准确度为75%～85%。MRI对淋巴结转移情况的判断的局限可能是因为MRI可以识别直径>10 mm的淋巴结但不能识别微小转移。

三、胃癌实验室指标改变及检查

详见第二篇第一章第七节。

第七节　支原体与相关肿瘤的预防

对于生殖道支原体的感染的预防主要靠切断传播途径，具体是加强性道德教育，杜绝性乱行为，自觉使用安全套等。对于传染源的管理非常重要，虽然国外有人研制相关支原体疫苗，但是近期进展不大。对于预防支原体感染，有赖于支原体的早期准确地诊断，及时识别病例，加以早期治疗和管理，以期获得预防对策和措施，防止相关肿瘤的发生。

第三篇　病毒感染与肿瘤

第一章　鼠乳腺瘤病毒感染与肿瘤

鼠乳腺瘤病毒（MMTV）分布较为广泛，可在许多近交系小鼠品系中诱发乳腺癌。早在1930年，生物学家约翰·比特尼就曾研究过一个家族内有乳腺癌的老鼠品系。这项研究一开始认为乳腺癌是有遗传原因的，但是后来发现，如果让小老鼠在出生后离开母亲转而由其他母鼠哺育，则这些小老鼠日后就不会发生乳腺癌。比特尼很快意识到这个问题的答案在有乳腺癌倾向的老鼠乳汁中，一定是乳汁引起的肿瘤。在随后的研究中，人们终于找到了一种致病病毒，称鼠乳腺瘤病毒。这一发现让另外一个问题提出来了，那人乳腺肿瘤与鼠乳腺瘤病毒是否相关，随后科学家一直在做这方面的研究。自到1971首次研究发现与人类乳腺癌有关联后，研究人员主要从基因水平、免疫学反应、流行病学等方面进行研究以验证MMTV作为与乳腺癌相关的人类病原体的假设，很多研究结果支持MMTV与人类乳腺癌存在相关，特别是在基因方面，如发现了许多MMTV整合到人DNA的位点，乳腺癌组织存在MMTV样病毒的序列等，但仍未获得具有较强说服力的直接证据。因此，还需不断研究才能提供更实质证据验证MMTV在乳腺癌存在与否及其潜在的作用，直到20世纪90年代通过PCR检测MMTV env基因序列明确人乳腺癌组织中存在MMTV样DNA，进一步证实了人乳腺肿瘤与鼠乳腺瘤病毒相关。

第一节　鼠乳腺瘤病毒与乳腺肿瘤相关性研究概况

MMTV分布较为广泛，可在许多近交系小鼠品系中诱发乳腺癌。近年来研究发现，在人乳腺癌组织中存在MMTV相似基因序列，并提出MMTV可以诱发人乳腺癌的假说。如果MMTV可诱发人乳腺癌，就可利用MMTV抗体治疗某些乳腺癌。MMTV诱发小鼠乳腺癌的发生相关机制以及该病毒能否引发人乳腺癌、MMTV通过何种途径进入人体，都是目前研究的热点。一些研究小组则没有能在乳腺肿瘤的样本中找到MMTV序列。比如，2004年，英国GKT医学院由约翰·卡森领导的一个小组就没有在伦敦患者的乳腺癌样本中发现env基因序列。诺贝尔奖得主、美国麻省怀特海德生物医学研究所的罗伯特·温伯格指出，没有人仅凭癌细胞上的一个基因片段就把MMTV认为是引起细胞癌变的病毒。他认为分子技术才诞生几十年，要获得MMTV基因序列以及致癌的确凿证据还需要时间。

1995年，纽约西奈山医学院的比琪兹·颇戈和同事利用PCR技术做了一项研究。PCR是一种用来检测微量特异DNA序列的一项技术，他们检查了组织样本中称env的一个MMTV基因组成序列。结果发现，乳腺癌样本中38%的序列和它配对，但是在正常的乳腺组织中或其他肿瘤中没有这样匹配的DNA片段。接下来的几年，还有一些研究小组报道类似的研究成果。2000年，纽约医学院的波利·艾特坎不仅在人类的乳腺癌组织中找到了MMTV序列，还发现一些样本中存在着不止一个品系的MMTV，说明目前该病毒感染的复杂性。2003年，时在瑞典隆德大学就职的卡罗琳·福特在42%澳洲妇女的乳腺癌样本中检测到MMTV序列，同时发现，正常的乳腺组织中只有1.8%（2/111）的MMTV序列。福特小组也发现，2/3的男性乳腺癌组织中可检测到MMTV。

因此，对MMTV序列的研究结果与病毒解释乳腺癌发生率存在地区差异的想法刚好吻合。在西方国家，大约有10%的女性患乳腺癌，同时在美国、澳大利亚和意大利的1/3乳腺肿瘤中发现有MMTV序列。而在越南，只有1%的妇女患乳腺癌。2003年，当福特在研究中查看越南妇女的样本时，她发现，只有0.8%的肿瘤样本中有MMTV序列，而正常乳腺组织样本中没有MMTV序列。

国内很多学者对小鼠乳腺癌中基因序列的表达进行了研究。与已报道的各国阳性率相比较总体上存在显著差异（$P<0.001$）。MMTV 基因序列在中国乳腺癌组织中有表达，提示 HMTV 在乳腺癌组织中的存在。美国、意大利、阿根廷、澳大利亚、奥地利、突尼斯、越南和中国，此 8 个国家的序列阳性率存在差异，与乳腺癌流行病学具有一致性，存在地域差异，此差异可能与各地区小鼠的种群不同有关；人乳腺肿瘤病毒可能仅是乳腺癌肿瘤发生的促发因素，尚未发现其与乳腺癌部分预后因素间存在关系。荷瘤鼠是研究肿瘤的发生发展、转移和临床前药物筛选的重要模式生物。目前，人 Basal-like 乳腺癌尚未报道有理想的小鼠模型。TA1 和 TA2 小鼠是天津医科大学于 20 世纪 50 年代培育的近交系小鼠，均源自昆明鼠，已经 160 代传代，基因表型稳定，TA2 经产雌鼠具有较高的自发乳腺癌发病率。天津医科大学通过研究发现 TA2 小鼠自发乳腺癌组织形态、免疫表型和转移均与人 Basal-like 乳腺癌相似，因此是研究人 Basal-like 乳腺癌的良好动物模型。进一步研究发现 MMTV 与 TA2 自发乳腺癌发生相关，可能提示部分人 Basal-like 乳腺癌发生发展的分子机制。观察与 MMTV 相似的基因序列在 131 例中国女性乳腺癌中的表达，取 131 例中国女性乳腺癌组织标本，提取组织 DNA，进行巢式 PCR，检测癌组织中与 MMTV 相似的基因序列的表达情况，结合病理结果进行分析，并将所得结果与已知各国的阳性率相比较。131 例标本中 22 例表达阳性，阳性率为 16.8%。阳性表达率与病理分型分期不相关。已报道的美国（38.5%）、意大利（37.7%）、阿根廷（31%）、澳大利亚（42.2%）、越南（0.8%）和奥地利（0%）人群阳性率与中国（16.8%）的阳性率相比较总体上差异存在统计学意义。与 MMTV 相似的基因序列在中国乳腺癌组织中有表达，提示 MMTV 的人类同源病毒在癌组织中的存在可能，美国、意大利、阿根廷、澳大利亚、越南、奥地利和中国人群中已报道的序列阳性率总体上存在差异，与乳腺癌的流行病学存在部分一致性，符合地域差异特点。

第二节　鼠乳腺瘤病毒的生物学性状

一、病毒形态与结构

鼠乳腺瘤病毒颗粒很小、结构简单、寄生性严格，以复制进行繁殖，能增殖、遗传和演化，因而具有生命最基本的特征。与其他病毒一样形体极其微小，一般都能通过细菌滤器，必须在电子显微镜下才能观察；没有细胞构造，其主要成分仅为核酸和蛋白质 2 种；既无产能酶系，也无蛋白质和核酸合成酶系，只能利用宿主活细胞内现成代谢系统合成自身的核酸和蛋白质成分；以核酸和蛋白质等“元件”的装配实现其大量繁殖。MMTV 病毒粒子是一种 B 型粒子，含有基因组 RNA 二聚体，被 NC 蛋白以螺旋核蛋白（RNP）的形式包裹。基因组物质周围是一个明显的 20 面体衣壳，由 CA 蛋白形成。衣壳被基质蛋白 MA 结合到包膜上。最后，病毒包膜上有几个拥有属性，由一个跨膜蛋白和一个表面蛋白质组成。

二、病毒的基因与蛋白

MMTV 基因组从 5’端至 3’端主要包括以下编码基因。①结构核心蛋白基因：负责编码病毒的前体蛋白，通过剪切形成病毒的主要结构骨架蛋白；②多聚酶基因：负责编码依赖 RNA 的 DNA 多聚酶，即逆转录酶；③被膜基因：负责编码病毒颗粒的被膜表面糖蛋白 gp52 和 gp36。以上 3 个基因片段携带病毒复制所必需的全部遗传信息。其中，被膜基因编码的包膜蛋白 env 是由多聚蛋白前体酶解后形成的细胞表面部分和跨膜区两个亚基组成，这 2 个亚基是病毒通过转铁蛋白受体（TfR1）进入靶细胞所必需的。蛋白 env 还可引起包括腺泡去极化和上皮间充质转化等细胞转化的多个形态变化，该活性依赖于 env 区域的功能性免疫受体酪氨酸活化基因序列的存在。该基因序列经酪氨酸激酶 syc 和 src 磷酸化后可作为含有 SH 信号蛋白的停泊位点，诱导下游的信号传导在 MMTV 的 5’端和 3’端存在长末端重复序列，该序列有 3 个主要基因片段，即激素反应元件、转录增强因子家族元件和开放阅读片段。其中激素反应元件作为 MMTV 的启动子可与孕激素、糖皮质激素、雄激素等激素受体结合，促进 MMTV 靶基因的表达；开放阅读片段可编码超抗原，引起机体的免疫反应。其中编码超抗原C端的基因序列高度可变，从而产生对T细胞有不同感染能力的超抗原；某些MMTV变异体的基因组中还可有附加基因，可能是宿主细胞的DNA通过重组附加到病毒基因组上的，使病毒具有诱发恶性肿瘤的能力。

Hizi A和Henderson LE用反相高压液相色谱法纯化了小鼠乳腺肿瘤病毒C3H株的结构蛋白p10gag、p21gag、p8gag、p3gag、p27gag和p14gag。测定每种蛋白质的N端和C端氨基酸序列和氨基酸组成，并与MMTV gag基因的前病毒DNA序列编码的氨基酸进行比较。结果表明，每个纯化的蛋白质是衍生自gag基因的预测初级翻译产物（Pr77gag）的蛋白水解切割产物，并且它们在Pr77gak中的顺序是p10—pp21—p8—p3—n—p27—p14（其中n表示在纯化的蛋白质中未鉴定的17个预测残基）。纯化的p10gag缺乏引发剂蛋氨酸，并且具有与gag基因第二密码子预测的N-末端甘氨酸残基以酰胺键连接的肉豆蔻醇基团。切割产物在Pr77gag序列中是连续的，p14gag的C端残基由gag基因的最后一个密码子编码。与其他逆转录病毒类似，p14gag是病毒核衣壳蛋白，p10gag是基质蛋白，p27gag是成熟MMTV的衣壳蛋白。MMTV Pr77gag中的蛋白酶裂解位点与D型逆转录病毒gag前体中的裂解位点非常相似。

MMTV的包膜蛋白是由亚基因组24S mRNA合成的，作为75 000道尔顿的糖基化前体多蛋白，其最终被加工成成熟的糖蛋白gp52和gp36。在核心糖基化抑制剂衣霉素存在下，该env前体的体内合成产生约61 000道尔顿的前体（P61env）。然而，以MMTV 24S mRNA为模板，通过无细胞翻译获得67 000道尔顿蛋白（P67env），发现谷氨酸而不是甲硫氨酸是gp52的氨基末端残基，表明裂解部分来源于P67env的NH2末端。通过46个残基测定了内源和外源C3H MMTV gp52的NH2末端氨基酸序列，发现它们是相同的。然而，来自异源细胞中生长的MMTV的氨基酸组成和类型特异性gp52放射免疫测定表明两种病毒的gp52的一级结构存在差异。克隆的MMTV DNA片段的核酸序列与gp52的NH2末端序列结合允许env基因在MMTV基因组中定位。编码gp52的NH2末端的核苷酸从单个EcoRI切割位点的3’侧约0.8千碱基开始。env基因在这一点上的定位与所提出的基因顺序（geneorder）一致，并且也允许糖蛋白前体具有足够的编码潜力，而不会延伸到长末端重复序列中。

三、病毒的分型与变异

小鼠乳腺肿瘤病毒属于Retro病毒科oncorna病毒亚科的病毒，能产生激素依赖性乳腺瘤。自比特纳（J. Bittner）于1936年在易发乳腺癌的小鼠C3H系的母乳中发现有引起乳腺癌的乳因子后，相继找到了数种MMTV。除小鼠外还报道有与乳腺癌有关的其他类似病毒质粒，但未见到这些病毒能致癌的报道，也没有看到通过适当的细胞培养MMTV能致癌的报道，有关其生活环境更有许多不明之点。首先MMTV-S是比特纳自C3H系小鼠中发现的乳因子，通常仅通过母乳感染，致癌率很高；其次MMTV-L作为原病毒而能遗传，但致癌率低；最后MMTV-P是在GR系小鼠中发现的病毒，极易发生激素依赖性乳腺瘤以至致癌。它不仅能通过母乳感染，而且能够遗传。所有的乳腺瘤现知在其发生过程中都与寄生的遗传抗性和激素等有关。MMTV的完整病毒质粒称为B质粒，而在细胞质中未成熟或不完全的质粒称为A质粒。

四、病毒的理化特性

在离体条件下，能以无生命的生物大分子状态存在，并长期保持其侵染活力；对一般抗生素不敏感，但对干扰素敏感。

五、病毒的抗原与抗体

研究表明，免疫原性乳腺癌组织含有与MMTV的某些组分抗原相似的组分，并且在分子量和电荷密度方面类似于RⅢ-MMTV的糖蛋白M. W. 55 000（gp55）。这项研究测量了乳腺癌患者对RⅢ-MMTV、纯化的RⅢ-gp55、C3H-MumTV、自体和同源乳腺癌组织、A-mumTV的gp50以及

Rauscher 白血病病毒和 Mason-Pfizer 猴病毒制剂的体外细胞过敏反应。数据表明，对 C3H-MuMTV 和 RⅢ的反应性与对 gp55 的反应性呈线性相关。对 gp55 的反应与含有 gp55 样蛋白组分（S-p50）的乳腺癌组织之间存在优先关系。抗 gp55 抗血清降低白细胞对 RⅢ-gp55，C3H-MuMTV 和乳腺癌组织的反应性的能力也提示了 gp55 样蛋白作为乳腺癌患者在白细胞中相应的抗原的关键作用。在预后良好的免疫原性病变病例中，RⅢ-gp55 的体外细胞过敏被优先发现。我们需要进一步研究 gp55 在早期乳腺癌的免疫诊断、监测具预后意义的细胞过敏，以及诱导这些过敏方面可能具有价值的可能性。

第三节　鼠乳腺瘤病毒致乳腺癌的发病机制

MMTV 本身并不具有致癌基因，但是它可以嵌入已知的原癌基因从而导致增量调节和肿瘤的发生。且 MMTV 在乳腺癌中表达受到激素水平过高的影响，雌孕激素均可激活病毒转录。在雌孕激素与靶细胞的作用过程中，ER 和 PR 都有着重要的作用。

外源性 MMTV 经母鼠乳汁传递给子鼠，在胃肠道通过 TfR-1 感染 Peget’S 淋巴结内的 B 细胞，在 B 细胞内 MMTV 开放阅读片段编码的超抗原作用于 T 细胞，大量表达受体 VB 链的 T 细胞被激活，活化的 T 细胞增生并产生大量的细胞因子，这些细胞因子反过来又作用于 B 细胞，从而产生大量的 B 细胞和 T 细胞，MMTV 和小鼠免疫系统的相互作用增加了 MMTV 的感染概率。MMTV 在特定的机制调控下，特异地作用于乳腺上皮细胞，并整合到 Wnt、Notch、FGF 等促细胞增殖基因的特定位点，随细胞的分裂而传代。在小鼠成熟前，体内的 MMTV 处于休眠状态，并不能导致靶基因的过表达；小鼠在青春期和妊娠期间，高浓度的雌孕激素激活乳腺上皮细胞中的 MMTV，大量增殖的 MMTV 进而诱导靶基因的过表达，从而诱发乳腺癌。

MMTV 是如何进入 B 细胞目前还存在争议。大多数研究认为，MMTV 是通过 B 细胞表面的 TfR-1 进入细胞的，但 MMTV 感染前，静止的 B 细胞表面并不表达 TfR-1，而表达 TfR-1 的肠隐窝上皮细胞却不受 MMTV 的感染，这表明小鼠体内可能存在其他的 MMTV 受体。有研究发现 Toll 样受体中的 Toll-2 受体和 Toll-d 受体也可作为 MMTV 进入 B 细胞的受体，但尚需进一步证实。MMTV 特异性作用于乳腺上皮细胞机制尚不清楚，可能是雌孕激素作用和乳腺上皮细胞内特殊的转录因子作用的结合，使得 MMTV 能够特异性作用于乳腺上皮细胞，诱发乳腺癌。

四川大学罗婷通过结合乳腺癌组织学分级及腋窝淋巴结转移结果，观察 MMTV 基因序列在 83 例乳腺浸润性导管癌样本中的表达情况。取 83 例乳腺浸润性导管癌组织标本，提取组织 DNA，进行巢式 PCR，检测癌组织中 MMTV 基因序列的表达情况，将所得结果与已知各国的阳性率相比较，并结合乳腺癌组织学分级及腋窝淋巴结转移结果进行分析，发现 83 例癌组织标本中 12 例表达阳性，阳性率为 14.5%。阳性率表达情况与癌组织学分级及腋窝淋巴结转移结果不相关。乳腺癌中 MMTV 序列表达率与 CerbB-2、p53、ER 及 PR 有着密切的关系。通过观察乳腺癌中 MMTV 序列表达率与 CerbB-2、p53、ER 及 PR 的关系，运用巢式 PCR 检测 83 例乳腺浸润性导管癌组织标本中 MMTV 基因序列的表达情况，同时用免疫组织化学染色法（SP 法）对比 83 例乳腺癌中的 CerbB-2、p53、ER 和 PR 的表达情况进行检测，发现 83 例癌组织标本中 12 例表达阳性，阳性率为 14.5%；CerbB-2 的阳性表达率为 32.5%（27/83），p53 为 53%（44/83），ER 为 57.8%（48/83），PR 为 54.2%（45/83）。除 p53 外，其余指标的表达阳性率均与 MMTV 基因序列检出率不相关。从以上数据可以看出病毒与 p53 突变可能协同作用或相互作用导致乳腺癌的发生，MMTV 基因序列表达与 CerbB-2、ER 和 PR 的表达情况不相关，提示 MMTV 导致乳腺癌发生的机制可能独立于这三个指标，单独或协同其他因子发挥作用。

第四节　乳腺癌的相关危险因素

乳腺癌的病因尚未完全清楚，研究发现具有乳腺癌高危因素的女性易患乳腺癌。所谓高危因素是指与乳腺癌发病有关的各种危险因素，而大多数乳腺癌患者都具有的危险因素就称为乳腺癌的高危因素。乳腺癌的发生与人群的社会文化背景，生理、生育情况，遗传、生物学情况，心理精神状况，日常生活及工作情况相互关联，是多种因素相互作用的结果。

一、年龄因素

据中国肿瘤登记年报：女性乳腺癌发病率分年龄段，0～24 岁年龄段处较低水平，25 岁后逐渐上升，50～54 岁达到高峰，55 岁以后逐渐下降。乳腺癌的高发年龄段是 40～50 岁之间，但这并不代表其他年龄段的女性不会患乳腺癌，而是指处于这个年龄段的女性患乳腺癌的风险要较其他年龄段的女性高。

二、遗传因素

1988 年有报道称，美国患有软组织恶性肿瘤的年轻人，而他们的孩子有的即患乳腺癌，这是乳腺癌综合征。研究证明了女性乳腺中有部分患者是由遗传基因的传递所致，即发病年龄越小，遗传倾向越大。随着遗传性乳腺癌发病机制的深入研究，遗传因素与乳腺癌发病的关系将越来越明晰。遗传性乳腺癌的特点有发病年龄轻、易双侧发病和在绝经前患乳腺癌患者，其亲属亦易在绝经前发病的特点。

已知遗传性乳腺癌占所有乳腺癌的 5%～10%，若直系亲属中母亲、姐姐或者女儿是患者，本人患病的概率会增加 3～5 倍。乳腺癌家族史是乳腺癌发生的危险因素，所谓家族史是指一级亲属（母亲，女儿，姐妹）中有乳腺癌患者。近年发现乳腺腺体致密也成为乳腺癌的危险因素。这是从一出生就带有的基因，大家熟知的安吉丽娜·朱莉切除乳腺就是因为有乳腺癌的家族遗传史。所以有乳腺癌家族史的女性，无论是否已经绝经，都要特别警惕自己发病的身体状况，做好自查工作，留意身体发出的信号。美国科学家做了大量研究，现已知的有 BRCA-1、BRCA-2，还有 p53、PTEN 等，与这些基因突变相关的乳腺癌称为遗传性乳腺癌，占全部乳腺癌的 5%～10%。

三、基因突变

癌基因可有既协同又有区别的两个阶段，启动阶段和促发阶段。目前对癌基因及其产物与乳腺癌发生和发展的关系，大家都认为有数种癌基因参与乳腺癌的形成，正常细胞第 1 次引入癌基因不一定发生肿瘤，可能涉及多次才发生癌，癌基因不仅在启动阶段参与细胞突变，而且在乳腺癌形成后仍起作用，在正常乳腺上皮细胞—增生—癌变过程中，可能有不同基因参与。放射线照射可引起基因损伤，使染色体突变，导致乳腺癌发生。内分泌激素对乳腺上皮细胞有刺激增生作用，动物实验表明雌激素主要作用于癌形成的促发阶段，而正常女性内分泌激素处于动态平衡状态，故乳腺癌的发生与内分泌紊乱有直接关系。雌激素、黄体酮、催乳素、雄激素和甲状腺激素等，与乳腺癌的发生发展均有关系。乳腺中的雌激素水平比血液中雌激素水平高若干倍。乳腺中的胆固醇及其氧化产物，即胆固醇环氧化物可诱发乳腺上皮细胞增生，且胆固醇环氧化物本身便是一种致突变、致癌、有细胞毒性的化合物。外源性激素，如口服避孕药，治疗用雌激素、雄激素等，都可引起体内上述内分泌激素平衡失调，产生相应的效应。饮食成分和某些代谢产物如脂肪与乳腺癌的关系：由动、植物油引起的高脂血症的小鼠乳腺肿瘤发生率增加。在致癌剂对小鼠的致癌作用的始动阶段，增加脂肪量不起作用，但在促发作用阶段，脂肪喂量增加，肿瘤增长迅速加快。

四、月经情况

初潮年龄提前 4～5 岁的女性，月经初潮早（<12 岁），绝经迟（>55 岁）；未婚，未育，晚育，未哺乳；患此病的概率会相对增加一倍。这是因为行经时间长的情况下，乳腺暴露在雌激素下时间长，发病率会相对较高。

五、生产年龄

生产年龄过小或者过大，都会增加乳腺癌发生的风险。有研究表明，每多生3个孩子会使该病的发病率下降30%～40%。

六、患有乳腺良性疾病

患有乳腺良性疾病的女性，尤其是腺纤维瘤和囊性增生性疾病的患者，乳腺癌的发病率要比正常妇女高3～4倍，乳腺有不典型增生的女性乳腺癌发病的危险性提高4倍，其中年龄小于35岁的女性的危险度则更高。

七、接触电离辐射

如果在10～30岁之间多次暴露在电离辐射下，患乳腺癌的风险与身体接受的辐射次数及剂量呈正相关。

八、生活方式和饮食习惯

不健康的生活方式和饮食习惯容易导致乳腺癌的发生。要避免使自己长期处于精神抑郁和过度紧张的状态下。无论是高热量食物的摄入还是长期熬夜、还是失眠、精神紧张焦虑，都会增加乳腺癌的发病率。精神心理因素，生活节奏过快、工作压力大、遭受精神创伤和长期精神压抑等增加乳腺癌的患病风险。所以保持乐观积极的心态对于预防此病极为重要。乳房较大者睡觉戴文胸使得佩戴时间过长，影响了乳房的血液循环和淋巴液、组织液正常流通，体内有害物质不能得到及时清除，从而导致癌变的发生。高脂类饮食肯定会增加乳腺癌的发生，腌制食物与肿瘤的发生也呈正相关，常吃腌制品可明显增加乳腺癌的发病风险，与其含有致癌物质如亚硝酸盐有关。

九、机体免疫功能下降

机体免疫力下降，不能及时清除致癌物质和致癌物诱发的突变细胞，是乳腺癌发生的宿主方面的重要因素之一，随着年龄的增加，机体的免疫功能尤其是细胞免疫功能下降，这是大多数肿瘤包括乳腺癌易发生于中老年的原因之一。

十、神经功能状况

乳腺癌患者不少在发病前有过精神创伤，表明高级神经系统过度紧张，可能为致癌剂的诱发突变提供有利条件。

十一、鼠乳腺瘤病毒

MMTV感染人类细胞，将其基因信息随机整合到被感染细胞的基因组中，这是逆转录病毒生命周期的关键步骤，并通过产生可感染的后代来传播。在人乳腺癌标本和从人乳腺癌转移灶的病毒颗粒的完整MMTV样病毒基因组已经被测序，与小鼠乳腺肿瘤的MMTV有94.8%～98%的同源性。MMTV样病毒序列插入乳腺细胞DNA不同位点，可激活癌基因或使抑癌基因、修复基因失活，会改变信号通路，促进肿瘤发生。

第五节　乳腺癌的演变过程

早期乳腺癌可以在乳腺上摸到肿块，大多不伴有疼痛。有些患者同时有乳腺胀痛，甚至双侧乳腺胀痛，与月经周期无关，是由于内分泌紊乱引起的，与摸到的肿块无关。也有一些早期乳腺癌查体摸不到肿块，通过影像学检查（乳腺超声、X线摄影、磁共振）发现。有些早期乳腺癌首发症状为乳头溢液，单孔血性溢液较多。“酒窝征”可在早期乳腺癌中出现，所谓“酒窝征”就是乳腺皮肤出现一个小凹陷，像小酒窝一样，产生的原因是连接乳腺皮肤和深层胸肌筋膜的Cooper韧带受到乳腺癌的侵犯而缩短并失去弹性，牵拉相应部位的皮肤形成酒窝样的皮肤凹陷。乳腺癌若位于或接近乳头部位，可引起乳头回缩。肿瘤距乳头较远，乳腺内的大导管受到侵犯而短缩时，也可引起乳头回缩或抬高。乳腺湿疹样癌，即乳腺Paget’s病，有些也属于早期乳腺癌，表现为乳头皮肤瘙痒、糜烂、破溃、结痂、脱屑、伴灼痛，至乳头回缩。早期乳腺癌一般腋窝摸不到转移的淋巴结。

乳腺癌逐步发展，可侵及淋巴管，向其局部淋巴引流区转移。其中，最常见的淋巴转移部位是同侧腋窝淋巴结。淋巴结常由小逐步增大，淋巴结数目由少逐步增多，起初，肿大的淋巴结可以推动，最后相互融合，固定。肿大的淋巴结如果侵犯、压迫腋静脉常可使同侧上肢水肿；如侵及臂丛神经时引起肩部酸痛。检查腋窝淋巴结时，应使患侧上肢尽量放松，这样才可扪及腋顶。若能触及肿大淋巴结尚需注意淋巴结的数目、大小、质地、活动度及其表面情况，以便和炎症、结核相鉴别。

如果乳房内未及肿块，而以腋窝淋巴结肿大为第一症状而来就诊的比较少，当腋窝淋巴结肿大，病理证实是转移癌时，除仔细检查其淋巴引流区外，尚要排除肺和消化道的肿瘤。若病理提示是转移性腺癌，要注意“隐匿性乳腺癌”可能。此时，多未能发现乳房病灶，钼靶摄片有助于诊断。淋巴结行激素受体测定，若阳性，即使各项检查都未能发现乳房内病灶，仍然要考虑乳腺来源的肿瘤。

乳腺癌可向同侧腋窝淋巴结转移，还可通过前胸壁和内乳淋巴网的相互交通，向对侧腋窝淋巴结转移，发生率约5%。此外，晚期乳腺癌尚可有同侧锁骨上淋巴结转移，甚至对侧锁骨上淋巴结转移。

第六节　乳腺癌的临床表现

一、乳腺肿块

80%的乳腺癌患者以乳腺肿块首诊。患者常无意中发现乳腺肿块，多为单发，质硬，边缘不规则，表面欠光滑。大多数乳腺癌为无痛性肿块，仅少数伴有不同程度的隐痛或刺痛。

二、乳头溢液

非妊娠期从乳头流出血液、浆液、乳汁、脓液，或停止哺乳半年以上仍有乳汁流出者，称为乳头溢液。引起乳头溢液的原因很多，常见的疾病有导管内乳头状瘤、乳腺增生、乳腺导管扩张症和乳腺癌。单侧单孔的血性溢液应进一步检查，若伴有乳腺肿块更应重视。

三、皮肤改变

乳腺癌引起皮肤改变可出现多种体征，最常见的是肿瘤侵犯了连接乳腺皮肤和深层胸肌筋膜的Cooper韧带，使其缩短并失去弹性，牵拉相应部位的皮肤，出现“酒窝征”，即乳腺皮肤出现一个小凹陷，像小酒窝一样。若癌细胞阻塞了淋巴管，则会出现“橘皮样改变”，即乳腺皮肤出现许多小点状凹陷，就像橘子皮一样。乳腺癌晚期，癌细胞沿淋巴管、腺管或纤维组织浸润到皮内并生长，在主癌灶周围的皮肤形成散在分布的质硬结节，即所谓“皮肤卫星结节”。皮肤受侵、溃烂：肿瘤侵犯皮肤时，可呈红色或暗红色样变。当肿瘤继续增大时，局部可缺血、溃烂呈翻花样改变，这时被称为“菜花征”。

炎症样改变：当癌细胞播散到皮下淋巴管网，导致癌性淋巴管炎，表现为整个乳腺皮肤充血、红肿、局部皮温增高，酷似炎症，但疼痛、发热的全身症状不明显，临床称为“炎性乳腺癌”，可称其为“炎症征”。此类型常见于妊娠、哺乳期的乳腺癌。

四、乳头、乳晕异常

肿瘤位于或接近乳头深部，可引起乳头回缩。肿瘤距乳头较远，乳腺内的大导管受到侵犯导致萎缩时，也可引起乳头回缩或抬高。乳头湿疹样癌，即乳腺 Paget’s 病，表现为乳头皮肤瘙痒、糜烂、破溃、结痂、脱屑、伴灼痛，以致乳头回缩。乳头回缩、偏歪，多为肿瘤侵犯乳头下方组织所致。乳头溢液（多为溢血），常为大导管内乳头状癌或肿瘤侵及大导管所致。

五、腋窝淋巴结肿

大医院收治的乳腺癌患者 1/3 以上有腋窝淋巴结转移。初期可出现同侧腋窝淋巴结肿大，肿大的淋巴结质硬、散在、可推动。随着病情发展，淋巴结逐渐融合，并与皮肤和周围组织粘连、固定。晚期可在锁骨上和对侧腋窝摸到转移的淋巴结。同侧腋窝淋巴结肿大可为单个或多个，初期活动，其后可相互融合或与周围组织粘连。随着病情发展，同侧锁骨上淋巴结也会相继肿大。值得注意的是，有极少数乳腺癌患者仅表现为腋窝淋巴结肿大而摸不到乳腺肿块，称之为隐匿性乳腺癌。

第七节　鼠乳腺瘤病毒与乳腺癌实验室指标改变和检查

一、鼠乳腺瘤病毒实验室指标改变和检查

（一）鼠乳腺瘤病毒抗原检测

应用双抗体夹心法测定标本中鼠乳腺瘤病毒（MMTV），适用于血清、血浆、组织匀浆液、细胞培养上清液、尿液等多种标本类型，感染者阳性率较高。

（二）鼠乳腺瘤病毒 DNA 检测

PCR 或巢式 PCR 都是检测病毒 DNA 的存在，20 世纪 90 年代通过 PCR 检测明确人乳腺癌组织中存在 MMTV 样 DNA 序列。不同国家、地区不同检出率，存在明显差异的原因可能与 MMTV-LV 序列检测的技术不同，其敏感性不同、乳腺癌活检标本获取的 DNA 的质量、不同品种小鼠的地域分布特点等有关。Pogo 等研究发现炎症型乳腺癌病例 MMTV-LV 检出率非常高（71%），而非炎症型只有 40%，Melana 等研究发现妊娠期乳腺癌患者 MMTV-LV 序列检出也比散发病例高其原因可能是 MMTV-LV 的长末端重复序列（long terminal repeat，LTR）存在激素反应元件，而妊娠期激素水平较高，MMTV-LV 病毒量也随之增多，更易诱发乳腺癌。

二、乳腺癌的实验室指标改变和检查

乳腺癌实验室检查不仅是早期诊断的有效方法，也是判断治疗效果的重要手段，同时，也是临床上检测患者出现复发转移的常用指标。目前临床上对乳腺癌诊断常用的实验室及其他检查手段有以下几种：

（一）癌胚抗原

早中期乳腺癌患者中有 20%～30%血 CEA 含量升高，而晚期及转移性癌患者中则有 50%～70%出现 CEA 升高。CEA 与治疗反应呈一定正相关，增高时提示病变进展，降低时好转，因此目前常作为预后及随访指标。

（二）降钙素

以往认为降钙素是甲状腺髓样癌所特有，但目前发现其他肿瘤如 40%肺癌、33%结肠癌、46%胰

腺癌、38%～100%乳腺癌的患者有降钙素的上升，但乳腺癌早期只有25%有上升，对早期诊断意义不大。

（三）铁蛋白

乳腺癌患者的铁蛋白（ferritin，Ferr）明显增高，检测血清铁蛋白水平对乳腺癌的诊断、预后观察、临床分期有重要价值。

（四）糖类抗原15-3

糖类抗原15-3（carbohydrate antigen 15-3，CA15-3）是目前公认的对乳腺癌较为特异的肿瘤标志物，在乳腺癌中过度表达，与病理类型无关，与临床分期、肿瘤大小、腋窝淋巴结状况及雌类受体相关。CA15-3对乳腺癌诊断符合率为33%～57%，对早期诊断尚有困难，主要是没有找到特异性物质抗原。CA15-3对乳腺癌术后的复发及转移的监测有一定意义，动态观察其变化，水平升高比临床影像学确定复发和转移早数月甚至数十月。

（五）糖类抗原125

糖类抗原125（carbohydrate antigen 125，CA125）最初认为是卵巢癌特异的，但随着深入的研究发现也是一种广谱的标志物，在乳腺癌等肿瘤患者也会升高。乳腺癌患者中CA125阳性率为31.8%，提示CA125也可作为乳腺癌的一个标志物，但是CA125对乳腺癌早期诊断价值不大。一种肿瘤可能释放几种肿瘤标志物，而一种肿瘤标志物可出现于多种肿瘤，因此，目前单项检测对恶性肿瘤的诊断尚不理想。经临床研究检测显示，对乳腺癌诊断的结果，SF＋CA15-3的阳性率与CA15-3＋CEA比较，没有显著性差异。3项组合时CA15-3＋CEA＋SF阳性率与以上2项组合比较有显著性差异，明显提高乳腺癌诊断阳性率，尤其对乳腺癌的早期诊断有较高价值。若从经济的角度考虑，CA15-3＋SF或CEA＋CA15-3也是较好的组合指标。

（六）乳腺体查

乳腺肿瘤的检查首先会进行体查，检查双侧乳腺。检查最佳时间为月经正常的妇女，月经初潮后第9～11天是乳腺检查的最佳时间，此时雌激素对乳腺的影响最小，乳腺处于相对静止状态，容易发现病变。检查体位为患者取端坐位，两臂自然下垂或置于膝上，充分显露双乳以利于两侧对比。应在明亮光线下检查，以免遗漏轻微的皮肤变化。对于肥大而下垂的乳房，坐位检查不够全面，尤其肿块较小且位于乳房深部时，在坐位检查之后还应卧位检查，肩背部垫一枕头使胸部适当抬起，使乳房处于比较平坦状态，不易遗漏小肿块。乳腺检查内容如下：

1. 视诊　外形，首先应观察乳腺发育情况，两侧乳房是否对称，大小是否相似；皮肤，观察有无发红、水肿、破溃、“橘皮样”变、静脉曲张等；乳头，观察两侧乳头是否在同一水平，乳头是否有回缩、凹陷，乳头、乳晕有无糜烂、脱屑等。

2. 触诊　乳房触诊，检查者采用手指掌面进行触诊，不要用手指挤捏乳房组织，否则会将捏到的乳腺组织误认为肿块。应循序对乳房外上（包括腋尾部）、外下、内下、内上各象限及中央区做全面检查。先查健侧，后查患侧。发现乳房肿块后，应注意肿块大小、硬度，表面是否光滑，边界是否清楚以及活动度。轻轻捻起肿块表面皮肤，了解肿块是否与皮肤粘连。最后轻挤乳头，了解有无溢液，若有溢液，依次挤压乳晕四周，并记录溢液来自哪一乳管；腋窝触诊，腋窝淋巴结分四组，应依次检查。检查者面对患者，以右手扣其左腋窝，左手扣其右腋窝。先让患者上肢外展，以手伸入其腋顶部，手指掌面压向患者的胸壁，然后嘱患者放松上肢，搁置在检查者的前臂上，用轻柔的动作自腋顶部从上而下检查中央组淋巴结，然后将手指掌面转向腋窝前壁，在胸大肌深面检查胸肌组淋巴结。检查肩胛下组淋巴结时宜站在患者背后，触摸背阔肌前内侧。最后检查锁骨下及锁骨上淋巴结。

（七）乳腺影像学检查

乳腺肿瘤还会结合影像学检查，包括乳腺X线摄影（乳腺钼靶照相）、彩超，必要时还可进行乳腺磁共振检查（MRI）。乳腺X线摄影是近年来国际上推荐的乳腺癌筛查中的主要方法，可以发现临床查体摸不到肿块的乳腺癌，通常用于40岁以上的妇女，此年龄段妇女乳腺对射线不敏感，受到的放射性损伤较小，且乳腺密度相对较低，乳腺X线片容易发现异常征象。乳腺彩超对人体没有损伤，对年轻女性、致密型乳腺较为理想。磁共振检查可以发现多灶、多中心的小病灶，也不失为一种早期诊断的影像学检查方法。

（八）乳腺癌的病理学检查

最后确诊还将依据细胞学或病理组织学诊断，在临床检查发现异常的基础上进行活检，可用穿刺的方法，也可用外科手术的方法，一旦发现癌细胞就应马上采取治疗。若患者有乳头溢液，还可开展一些针对乳头溢液的检查方法，如乳管镜、乳导管造影、溢液细胞学涂片查找癌细胞等。

（九）乳腺癌的基因检测

对于乳腺癌患者，常需要检测的基因包括 braf 以及 her-2，对于伴有 braf 基因异常的患者发生乳腺癌的风险远远高于没有 braf 基因异常的患者，而对于 her2 基因高表达的患者可以使用靶向药物治疗，因此基因检测不仅具有预防作用，而且能够预测靶向药物可用性，因此对于有乳腺癌家族史的患者建议常规进行基因检测。

BRCA1 基因是一种抑癌基因，其突变与乳腺癌症密切相关。基于发夹 DNA 模板铜纳米簇（CuNCs）的无标记荧光方法来检测 BRCA1 基因。在没有靶 DNA 的情况下，检测系统显示出强烈的红色发射并产生高发射峰。然而，在 BRCA1 基因存在的情况下，DNA 探针与 BRCA1 基因杂交，并且 DNA 探针的构象改变。结果，产生的 CuNC 的量减少，并且获得了低发射峰。检测系统的荧光强度与 BRCA1 基因的浓度线性相关，范围为 2～600 nm。BRCA1 基因检测的检测限为 2 nm，与其他非扩增传感器报告的检测限相当。基于 DNA 模板的 CuNC 荧光分析为乳腺癌生物标记物的诊断提供了一个有希望的平台。

第八节　鼠乳腺瘤病毒与乳腺癌的预防

一、鼠乳腺瘤病毒感染的预防

MMTV 在小鼠之间主要是通过哺乳传播，在乳汁中检出有高水平 MMTV，小鼠通过乳汁获得外源性 MMTV 后释放病毒感染小鼠。MMTV 可通过乳汁、唾液、粪便等分泌物将病毒传播给人。预防鼠乳腺瘤病毒感染主要是不要与含有 MMTV 的乳汁、唾液、粪便等分泌物接触，如接触后及时做好清洗、消毒。

二、乳腺癌的预防

乳腺癌的病因尚不完全清楚，从流行病学调查分析统计，乳腺癌的预防可以从以下几个方面考虑：建立良好的生活方式，调整好生活节奏，保持心情舒畅；坚持体育锻炼，积极参加社交活动，避免和减少精神、心理紧张因素，保持心态平和；养成良好的饮食习惯，婴幼儿时期，注意营养均衡，提倡母乳喂养；儿童发育期，减少摄入过量的高蛋白和低纤维饮食；青春期不要大量摄入脂肪和动物蛋白，加强身体锻炼；绝经期控制总热量的摄入，避免肥胖。平时养成不过量摄入肉类、煎蛋、黄油、奶酪、甜食等习惯，少食腌、熏、炸、烤食品，增加食用新鲜蔬菜、水果、维生素、胡萝卜素、橄榄油、鱼、豆类制品等；积极治疗乳腺疾病；不乱用外源性雌激素；不长期过量饮酒；美国在乳腺癌高危人群中开展了药物性预防的临床研究，我国起步较晚。具有乳腺癌危险因素的女性应定期到医院体检。建议广大女性了解一些乳腺疾病的科普知识；掌握乳腺自我检查方法，养成定期乳腺自查习惯；积极参加乳腺癌筛查。

第二章　人类嗜T淋巴细胞病毒感染与肿瘤

人类嗜T淋巴细胞病毒（human T-cell lymphotropic virus，HTLV）是属逆转录病毒科的RNA肿瘤病毒亚科，人类嗜T淋巴细胞病毒是在20世纪80年代初期分别从T淋巴细胞白血病和毛细胞白血病患者的外周血淋巴细胞中分离出的人类反转录病毒。1980年，美国学者Poiesz等首次从一名皮肤T细胞淋巴瘤患者的皮肤T细胞中分离出得到HTLV-1病毒，自此之后，共分离出4种HTLV亚型：HTLV1～4。由于HTLV流行具有区域性，据不完全统计数据显示，全世界有500～1 000万人感染HTLV，主要集中在日本南部，非洲撒哈拉地区，加勒比海地区，非洲中西部，美洲中南部，巴布亚新几内亚以及澳大利亚北部。中国属于HTLV低流行区，但在中国福建、广东等沿海地区发现有局部集中的HTLV-1小流行。HTLV基因组稳定，不易发生遗传变异，感染后能在人体内长期存在，潜伏20年以上。2%～4%的HTLV-1感染人群可发展成为成年人T淋巴细胞白血病（adult T-cell leukemia，ATL），1%～2%的感染者发展为人类嗜T淋巴细胞病毒-1相关性脊髓病（HTLV-1 associated myelopathy，HAM）和/或热带痉挛性截瘫（tropical spastic paraplegia，TSP）。除此之外，HTLV还与一些神经系统疾病、葡萄膜炎、慢性炎性关节病、感染性皮炎的发生等具有相关性。人类嗜T淋巴细胞病毒是首个被发现与癌症相关的RNA逆转录病毒。

第一节　人类嗜T淋巴细胞病毒的生物性状

一、病毒形态与结构

HTLV属于典型的C型反转录病毒，在电镜下呈球形，直径为80～130 nm的球形颗粒，包含居中的电子致密的核，并且从细胞表面出芽。病毒包膜表面的刺突为糖蛋白（P120），能与细胞表面的CD4分子结合，与病毒的感染、侵入细胞有关。病毒衣壳含p18、p24两种结构蛋白。病毒核心为RNA及反转录酶。成熟的病毒颗粒是由外膜包裹一个80～100 nm的球形核心构成，内部的两个RNA分子以共价键相连，且含有多个聚合酶分子，如反转录酶、蛋白酶、RNA酶H、整合酶。病毒内部由RNA核蛋白和围绕在核外的20面体蛋白组成，直径为40～60 nm，最外层的包膜结构表面镶嵌有糖蛋白。光镜下正常结构完全破坏，不典型淋巴样细胞弥漫浸润，背景中炎性细胞稀少。不典型淋巴细胞中等大小，具有明显的多形性，核不规则、染色质粗块状，核仁明显，部分病例细胞形态渐变，可见特征性分叶状核的“花细胞”。夹杂转化的母细胞，散在伴扭曲或脑回样核的巨细胞。

二、病毒的基因与蛋白

病毒基因组的两端均为LTF，中间从5’端至3’端依次排列gag、pol、env 3个结构基因和tax、rex 2个调节基因。结构基因的功能与HIV基本一致，tx基因的编码产物是一种反式激活因子，除有激活LTR、增加病毒基因的转录外，尚能激活细胞的L-2基因和IL-2受体基因，使它们异常表达而促进细胞大量增长。rx基因编码的两种蛋白对病毒的结构蛋白和调节蛋白的表达有调节作用。HTLV-Ⅰ与HTLV-Ⅱ基因组的同源性接近50%。

正义RNA前625个碱基具有包装序列的作用，即只有带有包装序列的正义RNA才能被包装到病毒内。GAG是病毒结构蛋白中最多的，经病毒蛋白酶加工后，形成MA（基质）、CA（大衣壳）、NC

(小衣壳)与小尾巴，小尾巴的作用是加速病毒出芽。PRO是病毒蛋白酶，通过GAG与PRO之间的－1移码阅读，产生GAG-PRO复合蛋白。POL是病毒逆转录酶，通过PRO与POL之间的－1移码阅读，产生GAG-PRO-POL复合蛋白。POL经病毒蛋白酶加工后，产生RT（逆转录酶）、IN（整合酶）ENV是病毒棘突蛋白，经Furin加工后形成SU与TM。TAX是病毒转录增强蛋白，作用于病毒LTR，增强转录，与癌变有关。REX是病毒正义RNA转运蛋白，与正义RNA上的RXRE结合，与病毒的组装有关。反向转录产物HBZ与癌变的相关性最大。

HTLV-1型的前病毒基因组全长约9.03 kb，具有逆转录病毒的典型结构，包括LTR区、gag、pol、env和pX基因。其中gag、pol、env基因编码结构蛋白。gag基因先编码多型的核心蛋白前体，经蛋白酶剪切之后形成3种成熟的核心蛋白即基质蛋白p19、衣壳蛋白p24和核衣壳蛋白p15；env基因编码两种特异性包膜蛋白即可识别受体的包膜糖蛋白gp46和介导病毒穿膜的糖蛋白gp21；pol基因编码病毒的逆转录酶、整合酶和核酸酶H。LTR区对于维持病毒的结构稳定和在转录复制中起重要作用，含有RNA转录起始重要启动子和增强子；pX基因为人类逆转录病毒所共有，编码非结构蛋白为Tax、Rex和p21，在调解病毒基因表达以及HTLV-1致病过程中起重要作用。Tax蛋白是一种反式作用因子，募集多种细胞转录因子至LTR区启动病毒基因的转录；Rex蛋白是一种正向转录后调节因子，对HTLV mRNA的剪切和转运起到关键作用。HTLV-1的前病毒基因包括9032个碱基对，具反转录病毒的典型结构，从5’端的开放阅读框架（ORFs）到3’端依次为5’长末端重复序列（long terminal repeat、LTR）、ag（编码核心蛋白）、pol（编码反转录酶）、env（编码外膜蛋白）、PX、3’LTR。LTR区对于维持病毒的结构稳定和转录复制起重要作用。过氧化物酶（peroxidase，PX）区为人类反转录病毒所共有，包括X-Ⅰ、X-Ⅱ、X-Ⅲ、X-Ⅴ，Tax为X-Ⅴ所编码，Rex为X-Ⅲ所编码，它在调节病毒基因的表达以及HTLV-1的致病中起重要作用。最近鉴定了由PX区编码的另外两种新的蛋白Tof和Rof，其功能还不清楚。

三、病毒的分型与变异

1980年以来，美国的Poiesz、Gallo等和日本的Hinuma分别从成人T细胞白血病病人外周血培养的T细胞中分离出HTLV-I，这是人类首次发现并分离的反转录病毒。1982年，Kalyan-araman又从一名变异的毛细胞白血病患者中分离出HTLV-Ⅱ，其血清和前者的血清有交叉反应。根据env核苷酸序列的差异，HTLV-I分为A、B、C3个亚型，A型存在于所有流行区，B型集中在中非，C型集中在巴布亚新几内亚和澳大利亚。A亚型又分4个组：世界组（a）、日本组、北美组、西非/加勒比海组。1994年VIDAL等根据HTLV基因组的长末端重复区（LTR）以及env核苷酸序列进行系统树分析，又将来自日本、中东、美洲、非洲等地区的大致分为C、J、WA、CA和M等5个型。

四、病毒的理化性质

HTLV对外界的抵抗力较强。对低温、干燥、紫外线和一般化学消毒剂均耐受。在4 ℃活性能维持较长时间，在－20 ℃、－70 ℃或更低温，可长期保存，对0.5%过氧乙酸、5%氯酸钠和3%漂白粉敏感，可用它们来消毒。

第二节 人类嗜T淋巴细胞病毒致肿瘤的发病机制

人类嗜T淋巴细胞病毒感染是受感染细胞的直接反应或病毒感染的T细胞介导的一种自身免疫反应。HTLV-Ⅰ是T淋巴细胞白血病或淋巴瘤的病原因子，血液或组织中的肿瘤细胞以$CD4^{+}$、$CD8^{-}$为主，出现HTLV-Ⅰ相关的脊髓病或葡萄膜炎。虽然从T细胞性毛细胞白血病患者中分离到HTLV-Ⅱ，HTLV-Ⅱ也能在体外转化人的正常T细胞，但病毒在体内致病机理尚不明了。

两型HTLV均可通过其表面包膜糖蛋白与易感细胞的CD4分子结合而感染，受染细胞可发生转化而恶变，其机制尚不十分清楚。HTLV-I 和 HTLV-I 所导致的 T 淋巴细胞白血是一多阶段演变过程，在此过程中，病毒首先与 $CD4^+$ 细胞结合并活化受染细胞，细胞膜上表达 IL-2 受体，进而经病毒的反转录酶作用形成病毒 DNA，并整合于宿主细胞染色体形成前病毒。在病毒 tax 基因产物的作用下，$CD4^+$ 细胞 IL-2 及其受体的基因异常表达，使受染细胞大量增殖。带有前病毒的宿主细胞可因病毒 DNA 整合部位的多样性，转化成不同的细胞克隆，并在细胞继续增殖过程中，某一克隆的细胞 DNA 发生突变而演变成白血病细胞，进而形成白血病细胞克隆。由 HTLV 感染 $CD4^+$ 细胞到白血病细胞克隆的形成大约需要一个月时间。

ATL 患者的白血病细胞都是单克隆化的 HTLV-I 感染的细胞后代。由于 HTLV-I 是随机整合入细胞染色体的，同时人的基因组中没有找到与 HTLV-I 同源的癌基因序列，说明 HTLV-I 基因有不同于一般癌基因的作用机制。用反式激活可解释这种作用，病毒的 Tax 和 Rx 蛋白可不受所作用的细胞基因的座位限制而能激活它们并使之表达。

（一）Tax 蛋白的作用

研究证明，在 ATL 中 Tax 在 HTLV-I 介导的细胞转化中起重要作用。Tax 蛋白由 tax 基因编码，tax 基因不是癌基因，但其编码产物 Tax 蛋白具有反式激活宿主细胞相关基因的作用，引起宿主细胞恶性转化，致宿主细胞无限增殖，最终引起 ATL。Tax 蛋白分子量为 42 kDa，属核磷酸蛋白，可与位于病毒 LTRU3 区域的 TRE-1 和 TRE-2 相互作用，在病毒和细胞基因的表达过程中发挥反式激活的效应。Tax 蛋白的作用具有多效性，主要包括：

1. 促进多种细胞基因的转录包括生长因子、细胞因子、生长因子受体、细胞周期和 DNA 修复控制蛋白、核转录因子和其他因子（如细胞黏附分子、胞浆信号转导子、细胞骨架蛋白）。

2. 抑制 S 种细胞基因的转录包括 β-DNA 多聚酶基因（β-polymerase）、lck、bax、p53 和 pl8ink4c。除 Tax 抑制 β-DNA 多聚酶基因表达的机制不明确外，对其余四个基因的抑制作用都是通过这些基因启动子的 E-box 而发挥的。很明显，Tax 抑制转录的 5 个基因中的 4 个（β-polymerase、bax、p53 和 pl8ink4c）具有调节细胞周期和 DNA 修复的作用，因此这是细胞恶性转化中的关键一步。

3. 通过结合至 CDKs/CDKIs，使细胞周期失去控制，导致细胞恶性增殖和转化。Tax 通过诱发突变和直接抑制的方式抑制 p16 和 p53 的活性，增强 cyclinD 的表达，来促进细胞周期。而 Tax 增强 p21 的表达则导致负调节。但 p16、p53 和 cyclinD 引起的细胞周期加速超过了激活 p21 的负性作用。这些作用中，Tax 通过诱发突变引起的 p16 和 p53 的抑制能促进 ATL 由慢性型向急性型/淋巴瘤型转变。而 Tax 通过直接的蛋白-蛋白相互作用抑制 pl6 和 p53 表达可能会促进急性型/淋巴瘤型中的细胞增生。

目前发现 Tax 可通过 4 条不同的信号转导通路发挥其转录激活作用，包括 cAMP 反应元件结合蛋白（CAMP response element binding protein，CREB/ATF）、核因子 κB（NF-κB）、话性蛋白-1（activationprotein-1，AP-1）和血清反应因子（serum response factor，SRF）途径，其中较明确的是 CREB/ATF 和 NF-κB 途径。有研究认为 Tax 激活 NF-κB 的途径对细胞转化起主要作用，另外的研究则认为通过 CREB/ATF 途径的激活作用起着更大的作用。Green 等认为，通过 NF-κB 途径的激活作用启动细胞的转化，而通过 CREB/ATF 途径的激活作用对于保持转化之后的表型是必需的。Tax 是一种主要的病毒核抗原，在其 N 末端的 48 个氨基酸残基上有核定位信号，尽管如此，哺乳动物细胞胞浆内也明显有 Tax 存在。因此 Tax 在胞质内和核内均有作用。

Tax 激活胞浆内的 IKK 和 JKK 信号转导途径。IKK 途径引起 NF-κB（p50 和 p65 异二聚体）向核移动；JKK 通路导致 Ju/Fos 的激活。在核内，Tax 二聚体化与辅因子 CREB、CBP、P/CAF 以及 SRF 相互作用，激活基因的转录。其中 Tax 通过 CREB/ATF 途径介导的转录激活作用过程包括：CREB 二聚体结合于 Tax 响应元件（TRE）上，与 Tax 同二聚体相互作用，此 Tax 同二聚体可以招募糖类结合蛋白/P300 蛋白（carbohydrate-binding protein P300 protein，CBP/P300）和染色质装配因子（chromatin assembly factor，P/CAF）分子。这样形成 CREB/Tax/CBP/（P/CAF）复合体，此复合体可以影响 TATAA 边缘的 TATA 盒结合蛋白（TBP），从而促进 RNA 聚合酶Ⅱ的启动过程。在 Tax 激活核 NF2κB 活性的过程中 Tax 与 MAP3K 在胞浆内的相互作用还未完全清楚。Tax 以两种方式介导 IKB 从 NF-κB 解离：①Tax 与 IκB 直接接触引起 IκB 从 NF-κB 解离；②通过 IKKα/B/yTax 被招募至 IκKB/NF-κB 复合体，在这种方式中，Tax 依赖性 MAP3K 使 IκB 磷酸化，引起 IκB 泛素化，通过蛋白体从 NF-κB 解离。

（二）Rex 蛋白的作用

如前述 Rex 由 rex 基因编码，为磷蛋白，分布在感染细胞核内，可调控 HTLV 的表达，与病毒复制密切有关。但并不直接调节 RNA 的转录，主要是在转录后水平调节病毒的表达。Rex 蛋白作用的序列是特异的，即 mRNA 基环结构上的 Rex 反应元件（RRE）。Rex 一方面促进不完全拼接的 gag/pol 和 env mRNA 的表达，从而促进结构蛋白和酶的积累；另一方面却抑制 tax/rex mRNA 的表达，其重要作用就是使该病毒在体内处于潜伏状态。

gag 基因编码产生多型蛋白前体，而后裂解为 p15、p19 和 p24，相应地组成病毒的基质、衣壳和核衣壳的蛋白成分，pol 基因编码产生病毒的逆转录酶、蛋白水解酶、RNA 酶 H 和核酸内切酶；ennv 基因编码产物为糖化多型蛋白。包括跨膜糖蛋白 gp21e 和外膜蛋白 gp46，与宿主细胞表面的特异性 $CD4^+$ 受体结合并诱导机体产生相应的抗体。px 基因主要编码非结构蛋白 p27rex 和 p21x。诱导细胞产生 IL-2 和 IL-2R，刺激感染细胞 $CD4^+$ T 细胞，使其不断增生和分裂，达到不可控制的程度进而发生白血病。tax 基因以反式作用于病毒 LTR 上的转录起始区，启动病毒复制。GM-esf、C-sis、C-fos 等这些基因均与 T 细胞增殖相关。

HTLV 进入人体后，通过包膜糖蛋白分子与血液及组织中 $CD4^+$ T 细胞上 CD4 分子结合而侵入细胞，其基因组在反转录酶作用下形成前病毒 DNA，并在宿主细胞染色体的许多位点整合，使受染 T 细胞增生转化，最后发展为 T 细胞白血病。HTLV-Ⅰ型病毒诱发成人 T 细胞白血病/淋巴瘤的具体机制尚未完全明确。

近年来认为与 tax 似基因相应编码的 P40Ⅺ和 P37Ⅻ，具有反式作用的激活蛋白。P40Ⅺ作为一种反式作用因子（trans-actingfactor）可活化序列（LTR）中的启动子和增强子及远隔的某些细胞基因等诱导细胞产生 IL-2 和 IL-2R，刺激感染细胞 $CD4^+$ T 细胞，使其不断增生和分裂达到不可控制的程度，进而发生白血病。HTLV-Ⅰ/Ⅱ型病毒感染者血清中可出现针对各种病毒多肽的特异性抗体，这些抗体大部分无保护性。

第三节 T 淋巴细胞白血病的相关危险因素

一、HTLV 感染

HTLV-Ⅰ感染是导致成人型 T 细胞性白血病的是主要致病因素，1980 年美国和日本先后从人类淋巴细胞白血病细胞体中分离出人类 T 淋巴细胞白血病病毒Ⅰ型，并由此发现了日本西南部及加勒比海区是该病的流行区，并有传染性，这在人类白血病病毒病因学的确认中起到了重要作用。HTLV-I 是一种 C 型逆转录酶病毒，它通过 T 细胞生长因子的作用，使人的正常 T 细胞转变为恶性 T 细胞，从而诱发 T 淋巴细胞白血病，但白血病的致病因素是多方面的，至今尚未完全清楚，很可能是诸多因素共同作用所致。

二、电离辐射

电离辐射与白血病关系密切，其作用与辐射量的大小与部位有关。现已知一定剂量的 γ 射线可诱发白血病。如 1945 年日本广岛、长崎原子弹爆炸后，幸存者白血病发病率呈数十倍上升。目前尚无足够证据表明一般 X 线诊断时的放射剂量能引起白血病。

三、遗传因素

现在流行病学研究发现该病有家族性聚集现象，有资料表明白血病患者家庭成员中白血病发病率增高，表明该病与遗传因素有关。

四、化学因素

职业性接触苯、甲苯、氯乙烯等与白血病的发病有一定的关系。化学药物中以抗肿瘤药（主要是烷化剂、丙卡巴肼、亚硝基脲等）引起白血病的报道日渐增多。乙双吗琳亦可诱发白血病，其他如氯霉素、保泰松、磺胺增效剂、安眠镇静药、溶剂、杀虫剂等，均被疑为可能诱发。

四、基因改变

一般认为T淋巴细胞白血病至少是由两种基因突变所致。患者中突变率较高的基因有NOTCH1、PHF6、JAK、RUNX1、ETV6。患者中依次以参与肿瘤抑制、信号转导、转录调节和染色体修饰相关的调节因子基因发生突变为主。

五、其他因素

如慢性细菌性感染、真菌感染、变态反应、外伤、骨折等，但都缺乏确切的证据。

第四节　T淋巴细胞白血病的演变过程

T细胞病毒的初期感染症状比较轻，可能只有咳嗽、打喷嚏，或是像起疹子般的发痒，就像是人体在过敏或接受刺激时，所产生类似发炎的反应，很多患者就服用安布雷拉公司的感冒药。然而安布雷拉公司自己开发出来的感冒药，也无法杀死这种T细胞病毒，在患者去买感冒药的同时，病毒早就在宿主尚未发觉的情形下，开始侵害感染者的细胞组织了。

HTLV-Ⅰ感染后尚需长时间潜伏期才可能最终导致少数人罹患ATL，这本身说明ATL发病的复杂性。HTLV-1感染还能够引起热带强直性痉挛，其为慢性进行性脱髓鞘疾病，可累及脊髓与中枢神经系统白质，并导致肌肉无力与痉挛，多见于下肢。成人T细胞白血病/淋巴瘤可分为若干亚型，最具有侵袭性且最常见的为急性亚型（占55%～65%），其50%以上细胞具有典型形态。患者可出现全身淋巴结肿大、肝脾大、骨髓浸润，以及皮肤损伤。白细胞计数升高，淋巴细胞比例增加，并出现高钙血症。本病具有亲表皮性，伴Pautrier微脓肿形成，故其皮损特征与蕈样肉芽肿病相似。患者中位生存期不足1年。淋巴瘤亚型者（占20%～25%）的特征为淋巴结肿大，但不伴有外周血细胞受累。慢性亚型者白细胞计数，以及淋巴细胞绝对数目增加，但其白细胞中仅有10%～50%具有异常表型。此类患者可能出现轻度淋巴结肿大，或肝脾大，但无中枢神经系统、骨髓或胃肠道受累表现。对于隐匿性亚型者而言，其外周血中恶性细胞至少占5%，淋巴细胞总数正常，无淋巴结大，肝脾大，或骨髓浸润。经数年慢性病程后，慢性与隐匿性亚型患者可能进展为急性亚型。

第五节　T淋巴细胞白血病的临床表现

人类T淋巴细胞病毒感染本病潜伏期不定，长者可于感染HTLV后需数年至数十年才出现临床症状。近来发现与HTLV相关性疾病较多，健康带病毒状态在成人T细胞白血病/淋巴瘤高发区人群中可测出HTLV-Ⅰ抗体，从HTLV-Ⅰ抗体阳性的淋巴细胞培养中分离出HTLV可达95%～98%，因而抗体阳性均为HTLV携带者。每年从这些携带者发展为ALT约$1/10^3$；成人T细胞白血病/淋巴瘤主要由HTLV-Ⅰ所引起。根据临床表现，Shimoyama将其分为4个亚型。

一、隐袭性（smouldering）ATL

其特征为异常 T 细胞占外周血中正常淋巴细胞总数的 5%或稍多些，并伴有皮肤损害，偶可累及肺部。但无高钙血症淋巴结病或内脏损害。血清 LDH 水平可有升高此型进展较慢，常可延续数年。

二、慢性 ATL

其特征为淋巴细胞绝对数增多（4×10^9/L 以上），并伴 T 淋巴细胞增多症（超过 3.5×10^9/L），血清 LDH 升高达正常值 2 倍。且有淋巴结病、肝脾肿大、皮肤及肺部受损等表现。无高钙血症、腹水及胸膜腔积液，或中枢神经系统骨或胃肠道受损的存在。本型患者平均存活时间是 24 个月。

三、淋巴瘤性 ATL

无淋巴细胞增多的淋巴结病。必须有组织病理学证实为淋巴瘤。此型平均存活约 10 个月。

四、急性 ATL

急性 ATL 包括一些留下来的及有白血病或伴血液中有白血病细胞的高度非霍奇金淋巴瘤表现的患者中发生。常见有高钙血症、溶解性骨损伤和内脏损害。可以从隐袭性或慢性期病程中任何阶段转变为急性型。本型预后差，平均存活期只有 6～2 个月。

中枢神经系统损害多见于 40～50 岁 HTLV-Ⅰ感染者，可表现有软脑膜病变症状，如脑膜刺激症状、神智改变等；脊髓病变症状，如下肢无力、趾端麻木或感觉丧失及下肢强直性瘫痪等。并发症有门脉高压症、腹水、胸腔积液等。

第六节　HTLV 和 T 淋巴细胞白血病实验室指标改变和检查

一、HTLV 的实验室指标改变和检查

（一）HTLV 免疫学检测

HTLV 的检测可分为筛查试验和确认试验两大类。酶联免疫吸附试验（ELISA）和明胶凝集试验（gelatin agglutination test，GAT）是目前应用最为广泛的两项筛查方法。GAT 通常以培养的人 T 细胞系中的病毒裂解物作为抗原，而 ELISA 以重组或合成的多肽作为抗原，对血清中的抗体进行检测。这两种方法的敏感度高、检测成本低，适合大规模的献血者筛查。但由于特异性不足，因此，对于初筛反应阳性的样本，均需要用确认试验进行确证。确认试验主要包括蛋白印迹（Western blot，WB）试验、间接免疫荧光试验（indirect immunofluorescence，IFA）、放射免疫沉淀试验（Radioimmunoprecipitation，RIPA）和 PCR 法等，尤以 WB 最为常用。近年来，应用基因重组技术合成了 HTLV-I/II 型的包膜蛋白 rgp46-1 和 rgp46-2 等，并将这些重组蛋白应用到 ELISA 和 WB 中，大大提高了检测的敏感度和特异度。而且，特异性重组蛋白 rgp46-1 和 rgp46-2 的加入可以对 HTLV 的感染进行分型。但是 WB 作为确证试验时，往往出现大量不确定结果，可能的原因有：与其他逆转录病毒或者新病毒有交叉反应；缺陷型 HTLV-I 或 HTLV-II；HTLV-I 在患者体内拷贝数低等，目前尚不能对这些结果做出合理的解释。

ATL 细胞有成熟 T 细胞标志，表现为辅助 T 细胞（Th），其免疫学标志为 $CD5^+$、$CD2^+$、$CD3^+$、$CD4^+$、$CD7^-$、$CD8^-$，还不同程度地表达 T 细胞激活标记（$CD25^+$），绵羊红细胞受体（Es）阳性。血清学诊断是最常用的诊断方法，可用于献血员的大规模筛查。由于 HTLV 在体内很少表达病毒抗原，直接从临床标本中检测抗原受到限制，一般利用血清学方法检测病人体内抗体。常用的血清学检测方法有 ELISA、PA、IFA、WB、RPA 等试验。由于 HTLV-I 和 HTLV-Ⅱ基因组的同源性超过 60%，两型

病毒在抗原性上高度交叉，利用HTLV-I抗原可以检测出90%的HTLV-Ⅱ感染者。ELISA和PA作为筛选献血者的初筛试验，F、WB、RIPA用作阳性结果的确证。目前，国产体外HTLV-I抗体检测试剂已经面世，灵敏度和特异性接近国外同类产品。此外，ATL细胞体外培养可出现HTLV，是C型病毒颗粒。确诊有赖于血清HTLV抗体阳性及整合的HTLV-I病毒基因序列的检出。

抗体检测可用ELISA法、IFA和胶乳凝集法，也可用WB和PCR法等检测抗原或病原体。血液中HTLV-I抗体的存在即可诊断为该病毒感染；而血液中异常淋巴细胞数量的大量增加，同时证实这些淋巴细胞中有HTLV-I DNA，则可支持成人T淋巴细胞白血病的诊断。

（二）HTLV的分离

病毒分离采用PHA处理的患者淋巴细胞，加入含IL-2的营养液培养3～6周，电镜观察病毒颗粒，并检测上清液逆转录酶活性，最后用免疫血清或单克隆抗体鉴定。

（三）HTLV核酸检测

核酸检测在HTLV的检测中具有重要作用，通过对病毒不同基因区域设计不同的引物和探针，检测整合入人类基因组中的HTLV前病毒DNA，可更早期、直接地检测HTLV病毒感染，且具有较高的灵敏度和特异性。目前有很多实验室建立了实时荧光PCR和巢式PCR的检测方法，并有一些研究发现WB不确定甚至是阴性结果中有一定比例的核酸阳性的样本，这些样本的病毒载量相对较低。所以，核酸检测可以作为HTLV确证实验的补充检测手段。此外，HTLV病毒载量可能是疾病发生或进展的重要风险因子，因此国内外许多实验室建立了许多定量检测HTLV前病毒载量的方法，以此预测HTLV相关疾病发生或进展的风险。

二、T细胞白血病患者指标改变与检查

（一）外周血

与其他急性白血病不同，ATL患者一般可无贫血和血小板减少即使有贫血及血小板减少者，程度也较轻，重度贫血和血小板减少者较少见。白细胞数常增高，尤其见于急性型和慢性型病人。淋巴细胞占10%～90%，淋巴细胞增多者亦主要见于急性和慢性型ATL患者。

（二）骨髓象

淋巴细胞可少于30%也可多于60%。见到多形核淋巴细胞是本病特征之一，约占外周血10%以上。细胞化学见PAS阳性，酸性磷酸酶阳性，末端脱氧核核糖核酸转移酶（TdT）阴性，过氧化物酶阴性。

（三）免疫表型

最常见的表型为$CD4^+CD8^-$，但部分患者表现$CD4^+$ $CD8^-$、$CD4^-$ $CD8^+$或$CD4^+CD8^-$等表型ATL细胞常见复合表达为$CD2^+$、$CD3^+$、$CD4^+$、$CD8^-$、$CD25^+$。

（四）细胞遗传学

ATL无单一突出的染色体易位，但有28%累及14号染色体上q32，15%累及q11。7号染色体三倍体、$6q^-$、$13q^-$、$14q^+$、$3p^+$也较为常见。

（五）病毒学检查

用酶标免疫分析法或间接免疫荧光试验可检测抗HTLV-Ⅰ抗体；用RT-PCR方法可检测肿瘤细胞HTLV-Ⅰ病毒RNA表达，尤其HTLV原病毒DNA阳性对本病诊断意义较大；用PCR技术检测HTLV-Ⅰ前病毒负荷有利于早期评估ATL瘤负荷。

（六）生化检查

高钙血症、ALT、AST、LDH、胆红素、碱性磷酸酶升高。

（七）其他辅助检查

胸片可显示双肺有弥漫性浸润，骨骼X射线平片常有溶骨性损害。B超可见浅表淋巴结肿大，腹膜后淋巴结肿大，肝脾大者可提示。淋巴结，皮肤活检病理检查可见ATL细胞浸润。

第七节 人类嗜 T 淋巴细胞病毒与 T 淋巴细胞白血病的预防

一、人类嗜 T 淋巴细胞病毒感染的预防

目前尚无针对 HTLV 感染引起的成人 T 细胞白血病和淋巴瘤的特异性疫苗，因此，切断传播途径是预防感染 HTLV 的主要策略。为防止输血传播，日本于 1986 年起对献血者进行 HTLV-1 抗体筛查，之后，美国、加拿大、法国等都相继规定对献血员作 HTLV 抗体筛查，并取得了显著的成效。据统计，美国经输血传播 HTLV 的风险由筛查之前的 0.025%降低至筛查之后的 0.0016%。因此，加强流行地区献血者筛查，另一方面对全血或浓缩细胞成分进行过滤，是预防 HTLV 经输血传播的有效措施。由于母乳喂养是母婴传播 HTLV-1 的重要途径之一，因此，日本长崎在 1987 年建议 HTLV-1 抗体阳性的母亲采用配方奶粉喂养婴儿，显著降低了 HTLV-1 的传播风险。但在资源匮乏的地区，早期断奶引起婴儿腹泻、死亡率升高的的风险也不可忽视。因此，对于抗体阳性的母亲，可通过将母乳冻融灭活病毒的方法来降低病毒传播的风险。此外，严禁吸毒；不与他人共用注射器；性生活中使用安全套也是预防 HTLV 传播的有效方式。

HTLV 严重地威胁着人类的健康，虽然检测技术在不断的发展，但控制疾病的主要措施还是加强预防，尤其是对高流行区域的血液筛查是保证血液安全与输血安全的有力措施。尽管我国 HTLV 整体流行水平较低，但具体的感染状况需要更新、更全面的流行病学调查资料。2015 年底，国家卫生计生委发文《关于做好人类嗜 T 淋巴细胞病毒监测工作的通知》（国卫办医函〔2015〕1103 号）要求自 2016 年起在我国血站开展 HTLV 的监测工作，为掌握我国 HTLV 的流行情况，并在今后制定血液相关政策提供数据基础。我们相信，随着对 HTLV 研究的不断深入，未来一定会找到有效的预防手段和治疗方法彻底阻断病毒的传播。

二、T 淋巴细胞白血病的预防

T 淋巴细胞白血病属于恶性肿瘤性疾病，病因不清楚，可能和电离辐射，病毒感染，化学物品有关系。因此，要尽可能地避免接触电离辐射，例如 X 射线。另外尽量少接触油漆等。如果机体免疫力强，是有可能抵御各种疾病的。因此，平时不要熬夜，注意进行适当锻炼，规律饮食，保持心情舒畅，增强自身抵抗力来预防各种疾病。

ATL 等 HTLV-I 引起的疾病多是幼儿期感染，成人后发病，因此在幼儿期做好预防工作能够减少 ATL 的发病率。重要的措施为：流行区产妇普查 HTLV-I 抗体，阳性者禁止哺乳；流行区献血员应进行 HTLV-I 抗体筛查，阳性者禁止献血。

第三章　人巨细胞病毒感染与肿瘤

人巨细胞病毒（human cytomegalovirus，HCMV）属β疱疹病毒亚科、巨细胞病毒属成员，为双股线性DNA病毒，又称涎病毒、细胞包涵体病毒、人疱疹病毒5型（HHV-5）。1960年，Weller等鉴于病毒感染细胞后所呈现的细胞明显增大的特征及该病毒在感染中的作用，将该病毒命名为巨细胞病毒。1973年，国际病毒命名委员会（ICNV）疱疹病毒研究组将此病毒正式命名为人类疱疹病毒5型（human herpes virus 5，HHV-5）。人群中HCMV感染很普遍，多发于先天性感染和器官移植等免疫功能低下的人群。HCMV通过显性或隐性感染者的唾液、血液、初乳、尿液、宫颈分泌物和精液等排出体外，直接或间接接触感染他人。此外，HCMV还可通过胎盘、输血和器官移植传播。HCMV能使细胞转化，具有潜在的致癌作用。HCMV隐性感染的概率较高，HCMV DNA很可能整合于宿主细胞DNA，因而被认为在某种程度上与人体恶性肿瘤的发生有关。HCMV刺激细胞DNA与RNA合成，并表达高水平的致癌标志物——鸟氨酸脱羧酶。初步证明人类恶性肿瘤如宫颈癌、脑胶质瘤等均与HCMV有关，还有人从盆腔肿瘤及结肠腺癌中分离出病毒。利用放射性标记的病毒DNA探针进行核酸杂交试验，也发现某些癌组织中含有HCMV特异的DNA序列。人类巨细胞病毒能转化人类及非人类细胞，且转化细胞能诱导裸鼠产生肿瘤。有研究表明HCMV的细胞转化功能主要位于Hind Ⅲ片段上，Hind Ⅲ片段位于EcoRID-R连接处和Hind ⅢE-T连接处之间，长度为2.9 kb，位于HCMV AD169株原型分子的0.125 U和0.14 U之间。目前HCMV与人类肿瘤关系的研究主要集中在宫颈癌变和胶质瘤。

第一节　人巨细胞病毒的生物学性状

一、病毒的形态与结构

HCMV典型病毒颗粒的形态、结构与其他疱疹病毒相似，直径为180～250 nm，有包膜；核衣壳直径约100 nm，由162个壳粒构成，其中150个为六邻体，12个为五邻体，为20面体立体对称。核心为线性双股DNA，由长股（UL）与短股（US）组成，两股UL与两股US以不同的方向排列，倒置亦可使DNA构成4种同分异构体。

病毒颗粒超微结构研究认为CMV的包膜蛋白存在多形性（polymorphism）。研究发现，感染HCMV的细胞可释放出3种类型的病毒颗粒，除典型病毒颗粒外，还有致密颗粒（dense bodies）和包膜颗粒。致密颗粒大量存在于感染细胞质中，既无衣壳也无病毒DNA，其本质是皮层蛋白p65，外周由病毒糖蛋白的包膜所包绕。包膜颗粒数量少，有衣壳，但无电子致密的DNA核心。致密颗粒及包膜颗粒均无感染性。HCMV的核衣壳也有A、B、C 3种类型，反映了病毒颗粒形态发生中的不同阶段。A型核衣壳缺乏DNA；B型核衣壳有病毒DNA在核内，但无包膜；C型核衣壳是完全成熟的核衣壳，用非离子型去垢剂去除病毒包膜可以获得C型核衣壳。

HCMV是人类疱疹病毒组中最大的一种病毒。这种病毒进入细胞内以后会导致细胞增大，所以叫做巨细胞病毒。巨细胞病毒具有典型的疱疹病毒形态，其DNA结构也与单纯疱疹病毒相似，但比单纯疱疹病毒大5%。病毒在细胞培养中增殖缓慢，复制周期长，初次分离培养需30～40天才出现细胞病变，其特点是细胞肿大变圆，核变大，核内出现周围绕有一轮“晕”的大型嗜酸性包涵体，宛如“猫头鹰眼”状。这种细胞具有形态学诊断意义。

二、病毒的基因与蛋白

近年来，国外的病毒学家们对人类巨细胞病毒的分子结构作了很多研究，人类巨细胞病毒基因为线性双股 DNA 分子，全长 240 kb 以上，DNA 分子量为 150×10^6 D，病毒基因组由长单一序列（UL）和短单一序列（US）两部分构成。其分子量分别为 120×10^6 D 和 26×10^6 D。两端均有反向重复序列，分别为 TRL、IRL、IRS 及 TRS。由于 UL 和 US 连接部位重复序列的倒置，而构成 4 种同分异构体。在基因组末端反向重复序列的外侧还有顺向重复序列 α，位于 L-S 的连接部位。α 序列的数目是可变的，一般为 1 个，亦可多至 10 个，不同 CMV 株的 α 序列长度不等，可为 700～900 bp。

CMV 基因组很大，能编码大约 33 种结构蛋白和一些尚不清楚的受染细胞蛋白。其中包膜蛋白至少由 8 种多肽组成，均为糖蛋白，现已知包膜含有至少 10 种病毒糖蛋白。一部分在氨基酸组成和功能上与 HSV-1 的 gB、gH、gL 和 gM 相似，还有一种具有 IgG Fc 受体的功能，其余的 gp47-52、gp48 等也是包膜蛋白。被膜内为核衣壳，由病毒壳体和包裹在内的病毒基因组组成。HCMV 核衣壳中有 5 种多肽，其中 2 种是主要结构蛋白，即衣壳主要蛋白质（MCP）和次要蛋白质（micor capid protein，mcp），其余 3 种衣壳蛋白为辅助蛋白，有 pUL49、pUL85 及 pUL80A，主要参与衣壳的成熟。病毒体的大部分蛋白质（约 20 多种）位于包膜与衣壳间的皮层中，多数为磷酸化蛋白，pp150（ppUL32）、pp65 和 ppUL83 为主要皮层蛋白，可能参与病毒基因表达及宿主细胞代谢的调控，pp71 或 ppUL82 为次要皮层蛋白，可反式激活基因表达。其他的皮层蛋白还有 pp28（ppUL99）、pp130 和 UL47、UL48、UL51、UL52、UL53、UL76、UL77、UL87、UL89、UL93、UL94、UL95、UL99、UL100、UL103 和 UL104 等基因编码的产物。此外，HCMV 颗粒中还存在一些来源于宿主细胞的蛋白质，如 β 微球蛋白，与病毒对细胞的吸附有关。

三、病毒的分型与变异

人类巨细胞病毒属疱疹病毒科（herpesviridae），不同毒株间核苷酸序列具有 80%以上的同源性，有共同抗原，暂定为一个血清型，因此在临床检测上可以不受毒株型别影响。

HCMV 病毒 DNA 携带大约 200 个开放读码框（ORFs）。与其他疱疹病毒的表达特性相似，人类巨细胞病毒前早期（immediate-early，α）、早期（early，β）和晚期（late，γ）蛋白基因连锁调控，呈时序级联地相继表达。前早期抗原（immediate early antigen，IEA）主要包括 IE1（72 000，UL123）和 IE2（18 000～86 000，UL122）蛋白，在感染后 1 小时开始出现在感染细胞核内，这些转录调控蛋白与细胞蛋白相互作用，调节后继病毒基因的表达。早期抗原（early antigen，EA）在感染后 3 小时出现在感染细胞核和胞浆中，为一组合成子代 DNA 和蛋白质所需的酶和调控因子，如病毒 DNA 多聚酶（140 000，UL54）、核 DNA 结合蛋白（140 000，UL57）和一组核磷蛋白（分子量分别为 34 000，43 000、50 000 和 84 000，UL112）。另一种核 DNA 结合磷蛋白（52 000，UL44）在不同启动控制下于感染早期和晚期表达可促进病毒 DNA 多聚酶的活性。晚期抗原（late antigen，LA）在感染后 6～24 小时内表达，为病毒结构蛋白。目前至少已将 IEA、EA 和 LA 中的 pp65 作为临床上检验人类巨细胞病毒存在的主要抗原依据。

四、病毒的理化特性

人类巨细胞病毒对外界抵抗力差，在 20%乙醚中最多存活 2 小时。置于 56 ℃环境中 30 分钟，或紫外线照射 5 分钟、脂溶性溶剂、强酸和反复冻融均能灭活。10%的家用漂白粉可使其感染性明显降低。毒种的保存比较困难，将病毒感染细胞悬液冰冻在无重碳酸盐的稀释液中能较好地保存病毒传染性，－70 ℃可保存数月，在－190 ℃可长期保存，但在 4 ℃只能保存数天，－20 ℃不宜保存。在感染细胞的悬液中加入 10%血清和 10%二甲亚砜，置－70 ℃超低温冰箱或液氮中也可长期保存病毒。机体的细胞免疫功能对巨细胞病毒感染的发生和发展起重要作用，细胞免疫缺陷者，可导致严重的和长期的巨细胞病毒感染，并使机体的细胞免疫进一步受到抑制，如杀伤性 T 细胞活力下降，NK 细胞功能减低等。机体原发感染巨细胞病毒后能产生特异性抗体和杀伤性 T 淋巴细胞，激活 NM 细胞。抗体有限制巨细胞病毒复制能力，对相同毒株再感染有一定抵抗力，但不能抵抗内源性潜伏病毒的活化及巨细胞病毒其他不同毒株的外源性感染。而通过特异性杀伤性 T 淋巴细胞和抗体依赖细胞毒性细胞能发挥最大的抗病毒作用。

第二节 人巨细胞病毒致肿瘤的发病机制

一、为肿瘤细胞的增殖、分化和演进提供能量基础

细胞摄取葡萄糖依靠细胞膜上的葡萄糖转运蛋白（glucose transporters，GLUTs），现已知有 6 种 GLUTs，即 GLUT1、GLUT2、GLUT3、GLUT4、GLUT5 和 GLUT7。正常细胞胞膜上 GLUT1 量最多、分布最广，是转运葡萄糖的主要载体。有研究显示 HCMV 感染的宫颈细胞比未感染的宫颈细胞消耗的葡萄糖量明显增多。HCMV 属于疱疹病毒乙亚科中巨细胞病毒属。HCMV 主要传播途径为尿液和血液，其发病机制为通过产毒性感染在患者机体形成潜伏感染，之后通过 DNA 整合，转化成细胞染色体 DNA，再通过细胞转化和潜伏致癌作用，在患者宫颈部位形成肿瘤。

其机制可能为在 HCMV 感染早期 IE1-72 和 IE2-86 就能激活蛋白激酶 B（protein kinase B，PKB/Akt），进而迅速将 GLUT4 从细胞的囊泡内释放转移到细胞膜上，并避开 ATP -柠檬酸裂解酶的分解，抑制苏氨酸激酶，致使 GLUT4 的量持续保持在较高的水平；此外 GLUT4 不受胰岛素的调节，不会随着血糖的降低而下降，而 GLUT1 的量却下降到原来的 1/3。由于 GLUT4 与葡萄糖的亲和力比 GLUT1 高，转运葡萄糖的能力是 GLUT1 的 3 倍，导致大量的葡萄糖不断地输送进细胞，从而为细胞尤其是肿瘤细胞的增殖、分化、侵袭和迁移提供能量基础。

二、抑制细胞凋亡，促进肿瘤的发生和发展

多种病毒蛋白能参与不同信号通路影响细胞的生长和凋亡。Cobbs 认为 HCMV 感染后 IE、US28 和 Glycoprotein B（gB）等参与的信号通路和调控的细胞因子主要有：血小板衍生生长因子受体（platelet-derived growth factor receptor，PDGFR）、PI3K/Akt、信号转导及转录激活因子 3（signal transduction and activator of transcription 3，STAT3）以及受体酪氨酸激酶（receptor tyrosine kinase，RTK）信号通路等。HCMV 感染持续激活后 IE1 和 gB 可通过影响神经前体细胞（neural progenitor cells，NPCs）激活酪氨酸受体介导的信号通路，增加 EGFR 和 PDGFRα 的含量，gB 能特异性结合 PDGFRα，促进病毒的黏附和侵入，并通过降低抑癌基因 Rb、p53、p16（INK4a）和 PTEN 活性，激活下游的 PI3K/Akt 信号通路，抑制细胞凋亡，促进肿瘤发生和发展。在正常成年 Mut3 小鼠靠近中缝线的第三脑室背侧部位持续注入 EGFR 后，神经前体细胞能产生大量的 PDGFRα 可激活下游信号通路，抑制细胞凋亡，使细胞具有早期胶质瘤的特征，说明 HCMV 感染后上调 EGFR 对人胶质瘤的发生有促进作用。

三、促进肿瘤细胞的侵袭、转移和血管生成

Slinger 等认为在恶性胶质瘤中 HCMV 基因产物能通过调节 US28-STAT3 信号通路使肿瘤细胞具有侵袭性。在胶质瘤细胞株中 HCMV US28 基因产物支配并激活以下细胞因子，包括基质细胞衍生因子-1（stromal-derived factor-1，SDF-1）、CC 族趋化因子-2/单核细胞趋化蛋白-1（monocyte chemotactic protein-1，MCP-1）、CCL5/受激活调节正常 T 细胞表达和分泌因子（regulated upon activation normal T cell expressed and secreted，RANTES）及 CX3CL1 等趋化因子，促进肿瘤的演进和血管生

成。HCMV 感染早期 US28 能联合 IE1 和 IE2 促进肿瘤的发生发展，还能诱导肿瘤细胞向趋化因子如 RANTES 和 MCP-1 等迁移，促进肿瘤的转移。不仅如此，US28 还能调节下游 STAT3，激活 IL-6-STAT3 信号通路，提高肿瘤的侵袭性。US28 的高表达通过上调血管内皮生长因子（vascular endothelial growth factor，VEGF）能促进血管生成和肿瘤细胞转移。在 U373 人神经胶质瘤细胞系中 US28 能刺激 VEGF 的高表达，而以 US28 缺失的变异 HCMV 感染为对照组的 VEGF 表达量没有变化，提示 VEGF 的高表达是 US28 基因产物持续刺激的结果。US28 基因产物还能改变微血管表型或促进血管壁重塑，造成血管损伤，利于肿瘤细胞的黏附和穿透。两者在胶质瘤组织中均有较高的表达，其有可能促进胶质瘤的形成与演进。

四、编码 cmvIL-10 抑制炎症反应

HCMV 编码的 cmvIL-10 可抑制炎症反应，形成免疫逃避机制，HCMV 感染后能编码 UL111A 基因产物，其结构和功能与人类 IL-10 相似，被称为 cmvIL-10。cmvIL-10 能结合 IL-10 的受体进而抑制炎症反应，如抑制 T 细胞合成 IL-2 和 IFN-γ 等炎症因子、抑制 MHC-Ⅱ类分子和 B-7 分子的表达等，还能调节核转录因子-κB（Nuclear factor- κB，NF-κB）的活性抑制炎症反应。NF-κB 相关蛋白有 P65/RelA/NF-κB3、Rel/c-Rel、RelB、P50/NF-κB1 和 P52/NF-κB2，这些蛋白都含有 Rel 特殊结构域和核定位信号功能域，NF-κB 能通过 Rel 二聚体的介导作用进入细胞核与 DNA 特异性结合并进行定位，诱导某些细胞因子进入细胞核调节核转录。抑制蛋白 κB-α（Inhibitory κB-α，IκB-α）能与 Rel 二聚体结合，使 NF-κB 不能进入细胞核与 DNA 结合，阻碍细胞的核转录调节，降低细胞因子的表达，抑制炎症反应。IκB-α 能被 IκB-α 酶磷酸化，磷酸化的 IκB-α 很快被磷酸酶分解。cmvIL-10 能降低 IκB-α 酶的活性，减少胞质 IκB-α 的分解，提高 Rel 与 IκB-α 的结合率，降低 NF-κB 二聚体的活性，阻碍 TNF-α 等细胞因子与核基因特异性结合，减少抑癌基因和 IL-1b 的表达，具有很强的免疫抑制功能和抑制细胞凋亡的作用。此外，cmvIL-10 能转变细胞表面的受体构型，还能抑制树突状细胞的成熟、增殖和迁移，减少细胞因子的合成，降低主要组织相容性复合体的形成，抑制机体的体液免疫和细胞免疫功能，形成免疫逃避。鉴于在肿瘤中 HCMV 感染早期就出现了 cmvIL-10，推测这是 HCMV 与人类长期共同进化的结果。

五、诱导原癌基因的突变

正常细胞感染 HCMV 后，所引起的细胞增殖和凋亡的失衡常常会促进肿瘤发生甚至向恶性转化。C-Jun 为细胞内主要参与调控细胞增殖与分化的一种原癌基因，与肿瘤的发生及进展关系密切。在最近几年的研究中，人们发现 AP-1 的激活能够导致细胞的转化，与肿瘤的发生、发展密切相关。而 AP-1 是由胞核内 C-Jun 基因与 C-Fos 以二聚体方式结合在一起形成的一种转录激活因子，当 AP-1 与特异性的 DNA 序列结合后，能够在转录水平调控其下游的多种基因的表达，进一步地改变该细胞的转化、增生、分化等。在 Boldogh 等的研究中，在体外培养的环境下，通过测定 HCMV 感染的人胚成纤维细胞中的 RNA 水平，发现其原癌基因 C-Jun 的 RNA 水平有着明显升高，与其他相关的基因转录产物的水平有着统计学意义的差别，该结果提示 HCMV 能够诱导原癌基因 C-Jun 的激活。

第三节　人巨细胞病毒致相关肿瘤的危险因素

一、宫颈癌相关危险因素

宫颈癌是女性常见恶性肿瘤之一，其发生与其他多数恶性肿瘤一样，是多种因素长期对宫颈刺激产生的结果，可诱发宫颈癌的因素大致有个人卫生习惯、月经因素、妇科疾病既往史及分娩因素等。到目前为止，宫颈癌的发病因素尚无定论，宫颈癌的发病可能不是单一因素，而是多种因素综合在一起致

病，但多认为与以下因素有关。

（一）早婚、早孕

据统计，绝大多数宫颈癌患者都是已婚妇女，未婚女子患宫颈癌者非常少见，早婚者宫颈的鳞状上皮发育不成熟，对致癌物较敏感，对精液的刺激易于产生变化。初次性交年龄过早，伴有多个性伴侣，性生活过频，性卫生观念差，接触致癌物时间长，发病率也高；而第一次生产过早以及由此带来的宫颈裂伤、宫颈感染也易导致癌发生。其次是月经因素，研究显示，女性初潮年龄和月经周期与宫颈癌有关，初潮年龄小、月经周期长的女性发生宫颈癌的风险要大，另外长期口服避孕药可增加宫颈癌发生的危险性，而绝经后妇女宫颈癌危险性则会降低。

（二）宫颈裂伤和宫颈糜烂

有研究发现宫颈糜烂患者的宫颈癌发病率较常人高7倍。宫颈糜烂以及分娩所形成的宫颈裂伤，特别是裂伤较深，形成较深的陷沟患者，常合并慢性宫颈炎症，刺激宫颈上皮异常增生，易渐渐转变为癌。另外一些妇科疾病可能与宫颈癌的发生有关，如宫颈炎、宫颈糜烂等。而妇科疾病一般是由真菌引起的，发病后真菌还会大量滋生，滋生的细菌可产生致癌性毒素，毒素刺激宫颈部细胞，则可能会导致宫颈癌，事实证明，有宫颈糜烂者其宫颈癌发病率较正常者高5～10倍。

（三）包皮垢

大量临床资料表明，包皮切除者或经常使用避孕套者，其配偶发生宫颈癌的危险性降低，推测其中的原因，可能与男人包皮垢中有致癌物质有关。

（四）性激素因素

到目前为止，有关性激素或其他激素与宫颈癌发生的关系还不明确，特别是雌激素与宫颈癌的关系存在意见分歧，尚有待进一步研究。

（五）病毒因素

研究发现，人巨细胞病毒及疱疹病毒Ⅱ型有协同致癌作用，另外人乳头瘤病毒16及18型等与子宫颈癌发病也有关系。目前已知HPV病毒共有160多个型别，40余种与生殖道感染有关，其中13～15种与宫颈癌发病密切相关。已接近99%的子宫颈癌组织发现有高危HPV感染，其中70%与HPV16和18型相关，高危型HPV产生病毒癌蛋白，其中E6、E7的分别作用于宿主细胞的抑癌基因p53和Rb使之失活或降解，继而通过一系列分子事件导致癌变。缺乏良好的个人卫生习惯，尤其是阴部不洁，会增加感染HPV（人乳头瘤病毒）的风险，而HPV感染与宫颈癌有着十分密切的关系，约有80%的宫颈癌与HPV感染有关，因此良好的个人卫生习惯对女性特别重要。

（六）其他因素

临床病因调查证明宫颈癌的发生和精神创伤、社会经济状况有关，可能是通过对高级神经系统调节的影响，导致某些方面代谢的障碍而致病。另外与个体以及家族遗传因素和性卫生因素有关，例如阴茎癌患者或其前妻患宫颈癌者，其配偶易患宫颈癌。性行为过早、性伴侣过多、流产次数多，以及抽烟、肥胖等，也是宫颈癌的危险因素。

二、大脑胶质瘤相关危险因素

大脑胶质瘤（gliomatosis cerebri，GC）是指起源于神经胶质细胞的肿瘤，约占所有原发性脑或其他中枢神经系统肿瘤的26.5%。大脑胶质瘤目前主要的治疗手段包括手术切除、化学疗法、放射疗法、靶向治疗等，但疗效欠佳，高级别脑胶质瘤5年生存率不到20%。因此，预防大脑胶质瘤成为目前临床工作的重点。

（一）大脑胶质瘤发病相关的基因突变

分子生物学研究表明，不同类别大脑胶质瘤组织的分子遗传学改变也不尽相同。目前认为，异柠檬酸脱氢酶（isocitrate dehydrogenase，IDH）突变、p53基因突变、O6-甲基鸟嘌呤-DNA甲基转移酶（O6-methylguanine-DNA methyltransferase，MGMT）启动子甲基化、染色体1p/19p共缺失、表皮生长因子受体（EGFR）扩增可能与大脑胶质瘤的发病相关。这类分子标记物测定费用昂贵，且目前主要用于大脑胶质瘤患者的疗效及预后判断，若能随技术发展进行常规测序，则对大脑胶质瘤的预防有重要意义。

1. IDH 突变　IDH 是细胞三羧酸循环中的关键限速酶，在细胞的能量代谢和生物合成中扮演重要角色。IDH1、IDH2、IDH3 为人类 IDH 主要类型，其中 IDH1 为脑胶质瘤发病、进展过程中主要的突变形式，目前认为其致癌机制为 IDH1 突变导致羟基戊二酸异常积聚，抑制多种 α-酮戊二酸依赖的双加氧酶活性，从而影响去甲基化酶活性、组蛋白修饰等，进而导致大脑胶质瘤发生。

杨燕武等通过对 315 例脑胶质瘤标本测序，发现 IDH1 基因突变主要集中在Ⅱ级和Ⅳ级继发性胶质母细胞瘤人群中，其突变率分别为 72.63%（69/95）和 72.73%（16/22）。Hartmann 等认为，IDH1 对高病理分级大脑胶质瘤的预后有重要意义，相对于 IDH1 野生型，IDH1 突变型高病理分级大脑胶质瘤患者的生存时间显著延长，IDH1 或许可以成为评估高级别大脑胶质瘤预后的指标，但 IDH1 对低级别大脑胶质瘤的预后意义尚不明确。

2. p53 基因突变　p53 基因是人体的一种肿瘤抑制基因，通过调节大量靶基因的表达从而阻滞细胞周期、促进细胞凋亡、维持基因组稳定、抑制肿瘤血管生成。当 p53 蛋白与其他蛋白质发生相互作用或 p53 基因发生突变，都会影响其功能，对细胞增殖失去控制，最终导致细胞癌变。有研究表明，大脑胶质瘤患者血清 p53 抗体较正常人高，且不同病理分级大脑胶质瘤患者 p53 基因突变率差异有统计学意义，随大脑胶质瘤病理分级级别的增高 p53 基因突变率升高。

刘桂超等发现，放疗期间联合替莫唑胺同期化疗，突变型 p53 低表达的大脑胶质瘤患者无疾病进展生存率高于突变型 p53 高表达者，提示突变型 p53 基因高表达可能能改善大脑胶质瘤疗效及预后。

3. MGMT 启动子甲基化　MGMT 是一种 DNA 修复酶，其启动子区域一般处于非甲基化状态，当 MGMT 启动子甲基化时 MGMT 蛋白合成受到抑制，细胞 DNA 修复障碍，出现 DNA 的异常表达，从而导致多种肿瘤发生。研究发现，大脑胶质瘤标本中 MGMT 启动子甲基化率较高，且随大脑胶质瘤级别的增高 MGMT 启动子甲基化率升高。MGMT 能逆转烷化剂对 DNA 的损伤，但在减轻烷化剂对正常细胞的损伤同时，也削弱了肿瘤细胞对烷化剂的反应。有研究表明，术后进行替莫唑胺化疗联合放疗的大脑胶质瘤患者，MGMT 表达阳性者平均生存率较阴性者低且无疾病进展生存期缩短。

MGMT 基因表达减轻了烷化剂对肿瘤细胞的破坏作用，这可能是部分大脑胶质瘤患者出现烷化剂耐药的原因。MGMT 启动子发生甲基化，一方面虽然抑制了细胞修复烷基化 DNA 的能力，但能更大程度地发挥烷化剂细胞毒作用，延长大脑胶质瘤患者远期生存率。因此，MGMT 的测定可有助于判断大脑胶质瘤患者的预后及制订合理的化疗方案。

4. 染色体 1p/19p 联合缺失　染色体 1p/19q 联合缺失是指人类 1 号染色体短臂和 19 号染色体长臂共同缺失，目前认为，染色体 1p/19q 联合缺失是少突胶质细胞瘤的特征性分子遗传学变化。Zhao 等的一项荟萃分析显示，染色体 1p/19q 联合缺失的少突胶质细胞瘤患者有较长的无疾病进展生存期和较高生存率，这可能与其对大脑胶质瘤细胞增殖有减缓作用有关。

5. EGFR 扩增　EGFR 是一种膜结合的酪氨酸激酶受体，影响细胞的增殖和分化。EGFR 扩增会导致细胞的增殖和分化调控失常，诱发和促进肿瘤生长。有研究显示，EGFR 扩增率随大脑胶质瘤病理级别的升高而升高，Ⅳ级原发性胶质母细胞瘤患者中约为 53.5%。目前 EGFR 扩增是否与胶质母细胞瘤预后有关仍存在分歧。有研究结果显示，EGFR 扩增的胶质母细胞瘤患者中位生存时间长于 EGFR 非扩增者，但也有研究认为这两者并无显著关联。

（二）可增加大脑胶质瘤发病风险的因素

1. 环境因素　有研究显示，当紫外线辐射量达到每年 2 558 J/m^2 时，男性患大脑胶质瘤的风险显著增加，而在女性中此现象却不显著。另一项研究结果显示，暴露于极低频磁场会增加Ⅳ级星形细胞瘤的发生。

手机的使用与大脑胶质瘤之间的关联目前尚无一致结论，但若长时间使用手机（≥10 年），大脑胶质瘤的发病风险会增加，长期在头部同一侧使用手机更容易诱发低级别大脑胶质瘤。因此认为，大脑胶质瘤的发病很可能与长时间在同侧使用手机过程中遭受射频辐射相关。将来有必要进行大样本、高质量的研究探讨手机的使用与大脑胶质瘤发病风险之间的关系。

目前有研究表明，从事某些职业与大脑胶质瘤发病率的增加有关，如农民、军事活动从业者、实验室技术员等，这可能与职业活动中接触达到致病量的化学药品（如杀虫剂，含砷、汞、石油的产品）或物理辐射（如核辐射）等因素有关。画家、金属工业工人、实验室技术人员等职业会接触到氯化剂，与低于中位氯化剂暴露量的人群相比，高于中位氯化剂暴露量的人群患大脑胶质瘤风险增加。因此，做好职业防护是肿瘤预防的一个重要环节。

2. 身高　前瞻性队列研究结果显示，每增加 10 cm 身高，人群患大脑胶质瘤的危险比为 1.22（95%CI 1.16～1.28）；身高与不同大脑胶质瘤亚群的关系存在差异，即身高与少突星形细胞瘤、恶性大脑胶质瘤有显著关联，而与弥漫性星形细胞瘤（WHO Ⅱ级和Ⅲ级）、少突神经胶质瘤无显著关系。Patil 等研究结果表明，胰岛素样生长因子结合蛋白 2 抗体（insalin-like growth factor binding protein 2，IGFBP-2）对大脑胶质瘤细胞的增殖、迁移和侵袭起促进作用；应用人 scFV 体外抑制 IGFBP2 活性可以显著抑制大脑胶质瘤细胞的迁移和侵袭。说明 IGFBP-2 与大脑胶质瘤的疾病进展有关。综合以上研究，认为身高与大脑胶质瘤的发病有关。

3. 女性初潮推后及母乳喂养　美国的一项描述性流行病学研究发现，女性大脑胶质瘤的发病率低于男性。目前有多项研究结果表明，女性使用外源性激素（激素替代疗法和口服避孕药）可以降低胶质瘤的发病率。大脑胶质瘤患者的治疗及术后维持方案是否能纳入外源性激素药物是一种思路，但目前缺乏临床随机对照试验支持。这种由于性别的差异导致大脑胶质瘤发病率的不同，提示激素可能在大脑胶质瘤的发病中起重要作用。

女性在月经初潮及母乳喂养阶段体内激素水平波动较大，国内外多数学者也以此为时间节点研究内源性激素与大脑胶质瘤发病的关系。目前研究表明，月经初潮推后可能是大脑胶质瘤发病的危险因素。加拿大的一项研究发现，相对于较早的初潮年龄（12 岁），13～14 岁初潮的女性患大脑胶质瘤的风险增加了 64%（95%CI 1.01～2.65），初潮年龄大于 14 岁的女性大脑胶质瘤患病率则增加了 66%（95%CI 0.86～3.20）。

中国学者对 27 项独立的研究进行了荟萃分析，结果表明推后的月经初潮年龄与大脑胶质瘤发病率呈正相关。尽管目前普遍认为母乳喂养对婴儿有诸多获益，但一项多国联合的研究表明，母乳喂养会增加新生儿大脑胶质瘤的患病风险。

总之，大脑胶质瘤的发病是环境因素和个人因素综合作用的结果，基因突变、辐射、身高、女性初潮推后、母乳喂养、职业暴露等因素均可能与大脑胶质瘤的发病相关。积极改善环境因素，避免长时间在面部一侧使用手机、调节女性激素水平、做好职业防护等都对大脑胶质瘤的预防有重要意义。一般孕妇感染 CMV 后，通过胎盘将此病毒传播给胎儿，母亲在感染后可产生抗体，以后再次生育胎儿受感染的机会较少或症状较轻，甚至无症状，但不能完全阻止垂直传播的发生。围产期新生儿经产道或母乳感染。密切接触感染，主要通过飞沫或经口感染，经输血、器官移植感染。

第四节　人巨细胞病毒致相关肿瘤的演变过程

人巨细胞病毒能转化人类及非人类细胞，且转化细胞能诱导裸鼠产生肿瘤。有研究表明 HCMV 的细胞转化功能主要位于 HⅠndⅢ片段上，HⅠndⅢ片段位于 EcoR1D-R 连接处和 HⅠndⅢE-T 连接处之间，长度为 2.9 kb，位于 HCMV AD169 株原型分子的 0.125 U 和 0.14 U 之间。目前 HCMV 与人类肿瘤关系的研究主要集中在宫颈癌变和大脑胶质瘤。

一、宫颈癌的演变过程

宫颈癌是妇科最常见的恶性肿瘤之一，是女性患病中排位第三的恶性肿瘤，也是女性生殖道最常见的恶性肿瘤。据报道，在发展中国家女性宫颈癌发病率高于全球平均值，仅次于乳腺癌发病率。由于该病具有多灶性和高复发率而成为严重威胁女性健康的疾病之一。目前研究认为宫颈癌的发生与性生活、宫颈糜烂和病毒或真菌感染有着密切联系。其中造成感染的主要病毒有人类乳头瘤病毒（HPV），单纯疱疹病毒Ⅱ型（HSV-Ⅱ）和人巨细胞病毒（HCMV）。近年来的研究已明确表明，90%以上的宫颈癌及不典型增生者携带高危 HPV DNA 是诱发宫颈癌的首要因素，而 HCMV 病毒感染与宫颈癌及不典型增生有关。

由于生育年龄期是 HPV 病毒感染及复制的活跃期，易发展为宫颈上皮内瘤变（cervical intraepithelial neoplasias，CIN）。宫颈癌的发生、发展有一个较长的病变过程，宫颈病变从 CIN 到宫颈癌浸润是一个量变到质变的发展过程。一般 CINI 级发展为原位癌需 58 个月，CINⅡ级需 38 个月，CINⅢ级需 12 个月。当宫颈癌演变为浸润癌以后发展很快，如不治疗患者在 2～5 年内死亡。一些早期宫颈癌患者往往无明显的症状、体征，一般妇检仅靠肉眼难以对宫颈糜烂、CIN、宫颈癌做出判断，结合脱落细胞检查—阴道镜—病理切片，可以高效筛查 CIN 及宫颈癌。而在宫颈癌前病变阶段发现或确诊，即可进一步监测和治疗，就可以显著降低宫颈癌的发病率。所以早期筛查出 CIN 并进行阻断性治疗对防治宫颈癌意义重大。

宫颈癌是一种比较常见的女性妇科疾病，宫颈癌的形成是长时间的积累的，主要可以分为 3 个病变的时期，分别是自然消退（或逆转）、持续不变（或病变稳定）、进展（或癌变）。宫颈癌前病变Ⅰ、Ⅱ、Ⅲ级进展的风险分别 15%、30%和 45%。宫颈癌前病变Ⅰ、Ⅱ、Ⅲ级进展为宫颈癌的危险分别是正常的 4 倍、14.5 倍和 46.5 倍。

因此，对宫颈癌前病变Ⅱ级以上应予重视，且与转归的有关因素中高危 HPV 感染是宫颈癌发生的主要因素，高危 HPV 感染持续感染者的子宫颈病变进展的风险度为低危的 6.46 倍。发生宫颈癌的相对危险度为正常女性的 250 倍。宫颈癌前病变Ⅰ级且 HPV 感染阴性患者癌变的机会小于 1%，2/3 病例可自然消退。

据观察宫颈癌前病变到癌的自然演变过程一般需 10 年左右，它不一定循序进展，时间也可能缩短。但随着年龄增长，宫颈癌前病变逆转率逐渐下降，尤其是 HPV 阳性者，故应即查即治。目前宫颈癌前病变Ⅰ级且 HPV 感染阴性者可以观察 6～12 个月复查 1 次 TCT（膜式液基超薄细胞学检测），也可以物理治疗；宫颈癌前病变Ⅰ级有 HPV 阳性者及宫颈癌前病变Ⅱ级行 leep 刀环切术；宫颈癌前病变Ⅲ级住院冷到锥切，锥切标本送病理，根据病理诊断行下一步治疗。

二、脑胶质瘤的演变过程

脑胶质瘤病是最常见的原发性颅内肿瘤，约占脑肿瘤的 80%，具有侵袭性并且缺乏有效的治疗措施，而对于高级别脑胶质瘤患者的平均生存期一般只有 12～15 个月，虽然手术及术后给予辅助治疗，但总体疗效仍很差。HCMV 属于疱疹病毒 β 亚科，在人群中广泛传播，病毒感染无季节性区别，全年皆可发生。我国是世界上 HCMV 感染率最高的国家之一，在普通人群中感染率 80%以上，怀孕妇女原发或继发的 HCMV 感染可造成胎儿畸形、智力低下或发育迟缓等，严重者甚至可引起巨细胞包涵体病。近年来，关于 HCMV 感染和脑胶质瘤的研究越来越多。

GC 的病因未明，其发病机制主要有 3 种假说：①神经胶质系统先天性发育不良，导致胶质细胞间变为瘤细胞并呈弥漫性浸润性生长；②肿瘤起源于多个瘤细胞分化中心并呈弥漫性浸润生长；③肿瘤细胞呈灶内增殖扩散或区域性转移扩散。关于瘤细胞起源，亦众说纷纭，2007 年 WHO 对中枢神经系统肿瘤分类时，将 GC 归为神经上皮组织起源肿瘤中的星形胶质细胞肿瘤。

依大体形态将 GC 分为Ⅰ型和Ⅱ型，Ⅰ型主要表现为弥漫性浸润性生长，一般无明显肿块、结节、囊变等；Ⅱ型较为少见，可能由Ⅰ型发展而来，表现为在Ⅰ型基础上出现肿块、结节、囊变等明显密度变化区，具有高级别胶质瘤特点。肿瘤浸润区一般表现为：脑组织轻微肿胀，灰质和白质及浸润区和非浸润区分界不清，主要累及脑白质，保留组织结构大体轮廓；镜下可见各类分化程度不同的瘤细胞沿神经束及血管周围浸润性生长，呈椭圆形或梭形，多数体积小，胞质少，核形态多样但少见分裂相。多数瘤细胞起源于星形胶质细胞，因此其超微结构类似于星形胶质细胞的超微结构；主要表现为核内染色质均匀分布，胞浆及胞突内含有多少不等的中间丝，缺少细胞连接，胞外无胶原及高电子密度的基质。

第五节　人巨细胞病毒致相关肿瘤的临床表现

一、宫颈癌的临床表现

早期宫颈癌常无明显症状和体征，宫颈可光滑或难与宫颈柱状上皮异位区别。颈管型患者因宫颈外观正常易漏诊或误诊。随病变发展，可出现不同临床表现。

（一）症状

1. 阴道流血　早期多为接触性出血；中晚期为不规则阴道流血。出血量根据病灶大小、侵及间质内血管情况而不同，若侵袭大血管可引起大出血。年轻患者也可表现为经期延长、经量增多；老年患者常为绝经后不规则阴道流血。一般外生型较早出现阴道出血症状，出血量多；内生型较晚出现该症状。

2. 阴道排液　多数患者有阴道排液，液体为白色或血性，可稀薄如水样或米泔状，或有腥臭。晚期患者因癌组织坏死伴感染，可有大量米汤样或脓性恶臭白带。

3. 晚期症状　根据癌灶累及范围出现不同的继发性症状。如尿频、尿急、便秘、下肢肿痛等；癌肿压迫或累及输尿管时，可引起输尿管梗阻、肾盂积水及尿毒症；晚期可有贫血、恶病质等全身衰竭症状。

（二）体征

原位癌及微小浸润癌可无明显肉眼病灶，宫颈光滑或仅为柱状上皮异位。随病情发展可出现不同体征。外生型宫颈癌可见息肉状、菜花状赘生物，常伴感染，肿瘤质脆易出血；内生型宫颈癌表现为宫颈肥大、质硬、宫颈管膨大；晚期癌组织坏死脱落，形成溃疡或空洞伴恶臭。阴道壁受累时，可见赘生物生长于阴道壁或阴道壁变硬；宫旁组织受累时，双合诊、三合诊检查可扪及宫颈旁组织增厚、结节状、质硬或形成冰冻状盆腔。

（三）病理类型

1. 鳞癌　按照组织学分化分为Ⅲ级。Ⅰ级为高分化鳞癌，Ⅱ级为中分化鳞癌（非角化性大细胞型），Ⅲ级为低分化鳞癌（小细胞型），多为未分化小细胞。

2. 腺癌　占宫颈癌 15%～20%。主要组织学类型有 2 种。①黏液腺癌：最常见，来源于宫颈管柱状黏液细胞，镜下见腺体结构，腺上皮细胞增生呈多层，异型性增生明显，见核分裂象，癌细胞呈乳突状突入腺腔。可分为高、中、低分化腺癌。②恶性腺瘤：又称微偏腺癌，属高分化宫颈管黏膜腺癌。癌性腺体多，大小不一，形态多变，呈点状突起伸入人宫颈间质深层，腺上皮细胞无异型性，常有淋巴结转移。

3. 腺鳞癌　占宫颈癌的 3%～5%。是由储备细胞同时向腺细胞和鳞状细胞分化发展而形成。癌组织中含有腺癌和鳞癌两种成分。

（四）转移途径

1. 直接蔓延　宫颈癌直接蔓延最常见，癌组织局部浸润，向邻近器官及组织扩散。常向下累及阴道壁，极少向上由宫颈管累及官腔；癌灶向两侧扩散可累及宫颈旁、阴道旁组织直至骨盆壁；癌灶压迫或侵及输尿管时，可引起输尿管阻塞及肾积水。晚期可向前、后蔓延侵及膀胱或直肠，形成膀胱阴道瘘或直肠阴道瘘。

2. 淋巴转移　癌灶局部浸润后侵入淋巴管形成瘤栓，随淋巴液引流进入局部淋巴结，在淋巴管内扩散。淋巴转移一级组包括宫旁、宫颈旁、闭孔、髂内、髂外、髂总、骶前淋巴结；二级组包括腹股沟深、浅淋巴结及腹主动脉旁淋巴结。

3. 血行转移　宫颈癌血行转移较少见，晚期可转移至肺、肝或骨骼等。

二、大脑胶质瘤临床表现

胶质瘤属于常见的颅内肿瘤，在儿童恶性肿瘤中排第二位。大脑胶质瘤病例中 90%出现颅内压增高的症状，临床表现主要为头痛、恶心、呕吐及视力障碍等。其他还可有癫痫、眩晕、外展神经麻痹及行为和性格改变等等。胶质瘤从新生儿至 85 岁老人均可发病，中年人居多，多数患者起病缓慢、隐匿，临床表现复杂多样，患病早期缺乏特征性表现；临床症状以不同程度精神和性格改变为主（78%），还可出现偏瘫（59%）、共济失调（50%）、癫痫（50%）、脑干受累（50%）、视盘水肿（47%）、头痛（41%）等；此外还有新生儿颅内出血、类似于蛛网膜下腔出血、合并内生软骨瘤病及钙化上皮瘤的报道。

大脑胶质瘤的症状在临床上千差万别。大脑胶质瘤症状主要与大脑胶质瘤发生的部位、大小和时间的长短有密切的关系，比如大脑胶质瘤体积大，占位效应明显，就会出现剧烈的疼痛、呕吐以及偏瘫；如果长在基底节区，患者会出现偏瘫、偏感及偏盲；如果长在额叶，也就是大脑的前部，会出现癫痫发作，患者表现为突然的意识丧失，肢体抽搐等；如果长在小脑，患者会出现平衡障碍，表现为走路不稳，如酒醉貌；而长在视交叉区域，则会出现视物重影以及视觉缺损等临床表现。所以，脑胶质的症状轻微的可以是没有症状，而严重的则头痛、呕吐，甚至偏瘫、抽搐等。

大脑胶质瘤的症状进展与肿瘤的部位、恶性程度、生长速度及患者年龄有关。大脑胶质瘤的临床表现主要有以下几方面：

（一）头痛

头痛常是早期症状之一，初期常为间歇性、搏动性钝痛及胀痛，以后随着肿瘤增大，头痛加剧，时间延长，可以变成持续性。头痛可以是局限性或全头痛，常发生于清晨或起床后空腹时，白天逐渐缓解，严重时可伴有恶心、呕吐，呕吐后头痛可减轻。任何引起颅内压增高的因素，如咳嗽、喷嚏、大便等均可使头痛加重。当肿瘤囊性变、肿瘤内出血或蛛网膜下腔出血时，可使头痛加剧，当患者头痛突然加剧、坐卧不安、大声呼痛或两手抱头，甚至叩击头部，伴有喷射性呕吐，继之昏迷，这是急性颅内压增高危象的先兆信号，必须采取紧急处理措施。

（二）呕吐

呕吐也经常是胶质瘤的首发症状，多发生在清晨空腹时，呕吐前可有或无恶心，且常伴有剧烈的头痛、头晕。有时呈喷射性，多因颅内压增高刺激呕吐中枢引起。小儿颅后窝肿瘤出现呕吐较早且频繁，常为唯一的早期症状，易误诊为胃肠道疾病，故小儿出现频繁呕吐时，应做详细的神经系统检查，以防漏诊。

（三）视盘水肿

视盘水肿是颅内压增高的重要客观体征，幕上肿瘤一般肿瘤侧较重，幕下肿瘤两侧大致相同。额叶底部肿瘤直接压迫同侧视神经引起原发性萎缩，对侧因颅压增高引起视盘水肿。视盘水肿可在较长时间不影响视力，随着视盘水肿的加重，出现生理盲点扩大和视野向心性缩小及视乳头继发性萎缩。一旦出现阵发性黑蒙，视力将迅速下降，要警惕失明的危险，需及早处理。传统的体格检查同样适用于胶质瘤患者，体格检查时一定要进行眼底检查以确认有无视盘水肿。

（四）癫痫

癫痫发作多由于肿瘤的直接刺激或压迫引起，发生率约 30%。一般生长缓慢的低级别胶质瘤如星形细胞瘤和少突胶质瘤以癫痫为首发或主要症状，生长快的恶性胶质母细胞瘤癫痫发生率低。癫痫发生率与肿瘤部位有关，额叶和颞叶发生率最高，约 80%，其次是额顶叶、顶叶、颞顶叶和颞枕叶。

（五）其他症状

由于肿瘤刺激、压迫或破坏周围脑组织或颅神经引起的神经系统定位症状，如额叶胶质瘤可引起运动区损害、书写及运动语言中枢损害等，顶叶胶质瘤引起皮质感觉障碍、失用症、失读症和计算力障碍等。颞叶胶质瘤可引起耳鸣和幻听、感觉性或命名性失语、眩晕等。

第六节　人巨细胞病毒与相关肿瘤实验室指标改变和检查

一、HCMV 的实验室指标改变

（一）显微镜检查

病毒分离阳性表明有活性人类巨细胞病毒感染。唾液、尿液、子宫颈分泌液等标本离心沉淀，将脱落细胞用姬吉姆萨染色镜检，检查巨大细胞及核内和浆内嗜酸性包涵体，可作初步诊断。

（二）病毒分离培养

诊断人类巨细胞病毒疾病首先需要寻找活动性人类巨细胞病毒感染的实验室证据。病毒分离是诊断活动性人类巨细胞病毒感染的“金标准”，采用小瓶培养技术检测。分离培养可将标本接种于人胚肺纤维母细胞中，由于人类巨细胞病毒生长周期长，细胞病变出现慢，为了快速诊断，可将培养 24 小时的感染细胞固定，用 DNA 探针进行原位杂交，检测人类巨细胞病毒 DNA。

（三）抗原抗体检测

不论是初次感染或复发感染，当病毒血症时，可用葡聚糖液提取外周血单个核细胞，制成涂片，加人类巨细胞病毒单克隆抗体，采用免疫酶或荧光染色，检测细胞内抗原。病毒血症一般在抗原血症出现后的 3～9 天才开始，实验操作时间为 1～6 周，出现细胞病变的平均时间为 2～3 周，达不到早期、快速诊断的目的。用 ELISA 检测 IgM 抗体和 IgG 抗体，适用于早期感染和流行病学调查。IgG 抗体可终身持续存在，IgM 抗体与急性感染有关。抗人类巨细胞病毒 IgM 是原发感染或活动感染的标志。一般在原发感染 2 周左右出现，持续 12～28 周。再发感染时常再现，其水平低于原发感染时。抗人类巨细胞病毒 IgG 在感染后终身存在。观察到该抗体阳转是诊断原发感染的可靠指标。双份血清抗人类巨细胞病毒 IgG 滴度原发感染≥4 倍增高是活动性感染的指标，但难以区分原发和再发感染。注意 6 个月内婴儿需除外胎传特异性 IgG 抗体。严重免疫缺陷者或婴幼儿可出现特异性 IgM 抗体假阴性。体内高水平 IgG 或类风湿因子可致特异性 IgM 抗体假阳性。

（四）分子诊断

定量检测 DNA 载量，高人类巨细胞病毒 DNA 载量提示活动性人类巨细胞病毒感染。应用免疫印迹法和分子杂交技术直接从尿液，各种分泌物中检测人类巨细胞病毒抗原和 DNA 是快速、敏感、准确的方法。分子杂交法或 PCR 法或巢式 PCR 法检测人类巨细胞病毒 DNA 或 mRNA，前 3 项阳性或人类巨细胞病毒 mRNA 检测阳性均表明有活动性感染。

人类巨细胞病毒感染诊断临床应用中需注意以下几方面的问题，对人类巨细胞病毒感染的诊断主要依靠实验室检查结果，因此实验室操作从试剂选用至结果判定，都需保证质量。采用国际上尚未公认的新方法时，应与“金标准”病毒分离等结果对照，考核其可靠性。

新生儿在娩出时，往往会在其体内混入微量母亲血液，脐带血更甚。故从脐带血或初生新生儿血中用 PCR 法查得人类巨细胞病毒 DNA，以示新生儿感染也是不可靠的，应该再次对新生儿复查或作其他病毒学检查核实。对症状性人类巨细胞病毒感染如肺炎、肝炎的诊断，仅仅依赖血清学或尿、血中病毒学检查阳性结果也欠妥当。因为这些检测结果只能表现体内有人类巨细胞病毒存在或复制，却无定位意义。如从病变肺、肝组织中原位检测阳性则就可靠，但是实施困难。因此，应该采取肺炎患儿的下呼吸道分泌物替代或排除能够引起同样病症的其他病因和病原，力求诊断可靠。

二、宫颈癌的实验室指标改变与检查

（一）肿瘤标志物

1. 宫颈癌相关抗原（TA-4）及鳞状细胞癌抗原（SCCA）用放射免疫法测定患者的血清 TA-4 值，

发现61%的患者TA-4阳性，水平在5 μg/L或以上。SCC是TA-4的亚成分，是宫颈鳞癌的特殊标记。早期宫颈癌TA-4无明显上升，SCC可用于预测宫颈癌患者的治疗效果及有无复发。

2. 血清肿瘤相关抗原（CA125） 宫颈癌患者的血清CA125可升高。对患者同时测定SCC及CA125，发现SCC上升者，鳞癌为67%，腺癌为2.5%；CA125上升者，鳞癌为26%，腺癌为75%。因此CA125可作为宫颈癌的诊断指标之一。

3. 尿促性腺素片断（UGF） 早期宫颈癌患者阳性率为26%，晚期阳性率为67%。患者治疗期间测定UGF及SCC可以作为疾病动态观察的指标之一。

4. 癌胚抗原（CEA） 妇科恶性肿瘤患者中60%呈阳性结果（≥5 μg/L），其中宫颈原位癌为38%，宫颈癌浸润癌为57%。CEA值与肿瘤的病期有一定关系，也可据此观察手术及化疗效果。如手术彻底，术后2周内CEA即转为正常，如手术不彻底或有复发，CEA升高或持续高水平；若化疗有效，则CEA迅速下降至正常，反之则无变化或反而升高。

5. 宫颈脱落细胞HPV-DNA检测法 宫颈癌的主要病因为人乳头瘤病毒（HPV）持续感染所致，HPV感染情况很常见，并且多为一过性感染，持续的HPV感染才能引发宫颈病变，对于相关HPV的基因检测，可尽早对宫颈病变进行诊断。宫颈脱落细胞HPV-DNA检测联合细胞学检查，能够有效提高宫颈病变筛查的准确性，可作为初筛的方法。

（二）妇科检查

除按一般妇科检查要求如外阴检查、窥阴器检查及双合诊检查外，还须做三合诊检查。检查时要注意检查盆腔后半部及盆壁情况。此外还可做以下检查：

1. 宫颈刮片细胞学检查 细胞学检查是目前临床应用最广泛的筛查子宫颈癌的主要方法。它是以观察细胞结构和形态变化来诊断临床病症的一门学科。

2. 液基薄层细胞学检测 采用液基薄层细胞检测（thinprep cytologic test，TCT）系统检测宫颈细胞并进行细胞学分类诊断，它是目前国际上最先进的一种宫颈癌细胞学检查技术，与传统的宫颈刮片巴氏涂片检查相比明显提高了标本的满意度及宫颈异常细胞检出率。TCT宫颈防癌细胞学检查对宫颈癌细胞的检出率为100%，同时还能发现部分癌前病变，微生物感染如真菌、滴虫、病毒、衣原体等。所以TCT技术是应用于妇女宫颈癌的筛查的最先进的技术。TCT检查只是宫颈病变检查的第一步，一般说来，宫颈病变的诊断分为TCT、阴道镜和病理学诊断三步。尽管细胞组织是否属于病变只有病理学诊断才真正具有权威性，但TCT检查的第一道关卡仍然显示出了明显的优势。如果TCT显示有问题，那么女性就应该进一步做阴道镜或病理诊断才能准确判断病情。

3. 阴道镜检查 阴道镜是介乎于肉眼和低倍显微镜之间的放大内镜，通过放大直接观察宫颈表面血管上皮的形态结构作出诊断，是一种临床诊断法。当宫颈细胞学涂片检查发现异常时，就需做阴道镜检查以确定病变，必要时取若干块组织送病理检查，为手术治疗提供依据。

三、大脑胶质瘤的实验室指标改变与检查

（一）脑脊液检测

脑脊液蛋白正常或轻度升高，白细胞数正常。

（二）立体定向活检

用专业的活检装置取病变组织，并送去病理检查，可以用于影像表现不典型或者无法进行手术的患者。这个方法可以准确地获取病变组织，是一种较为准确、安全的诊断技术。

（三）影像学检查

影像学检查对GC的诊断有重要价值，CT表现为弥漫性等密度/低密度改变，缺乏特异性；MRI表现为以长T1、长T2为主的弥漫性信号改变，边界不清，增强扫描：Ⅰ型无明显强化，Ⅱ型表现为弥漫性病变区域内可见部分强化。由于MRI的独特优势，目前其已成为GC的首选影像学检查；主要表现为瘤细胞广泛浸润和白质脱髓鞘改变，占位效应不明显，少见结节、囊变等改变；累及两个以上脑

叶，甚至脊髓；胼胝体最常受累，表现为弥漫性肿胀，边界模糊，Essig 等认为此征象对诊断 GC 有重要价值；病变区在 T1 像上为低信号/等信号，在 T2 像及 FLAIR 像上为高信号/混杂高信号，其中 T2 像和 FLAIR 像可以清晰显示病变范围、形态；增强扫描多无强化，偶见部分强化，这表明血脑屏障遭到破坏，肿瘤侵及脑膜及血管，提示该区域恶性变。尽管 MRI 对 GC 的诊断有重要价值，但其显示病变仍小于实际浸润区。磁共振波谱（magnetic resonance spectroscopy，MRS）作为对 GC 的补充性检查，能定量检测肿瘤的能量代谢及生化改变，表现为 NAA 降低，Cho、Cho/Cr 及 Cho/NAA 上升；有学者提出其对肿瘤分级、鉴别诊断、穿刺定位及疗效评估具有极大价值。再结合动态对比增强磁共振成像（dynamic contrast-enhanced magneticresonance imaging，DCE-MRI）可以进一步提高颅内肿瘤的鉴别；DCE-MRI 作为一种无创成像技术，其通过获得容积转运参数（Ktrans）和血管外细胞外间隙容积比（Ve）定量测量肿瘤不成熟微血管的通透性，从而评估肿瘤病理分级。Cai 等研究还发现，PET 与 MRI 相比，能更准确地反映 GC 的浸润范围及恶性程度。

（四）同位素检查

静脉注射同位素后，由于同位素大量积聚于肿瘤部位，用扫描仪就可以描绘出病变的图形，对确定肿瘤的部位有重要价值。

（五）头颅超声波检查

可显示颅脑中线波移位或出现肿瘤波以及侧脑室波的振幅增大、与中线波的距离加大等改变。

（六）脑电图

弥漫性慢波，偶见棘波。

第七节　人巨细胞病毒与相关肿瘤的预防

一、HCMV 的预防

避免暴露是最主要的预防方法。医护保健人员按标准预防措施护理人类巨细胞病毒感染的婴儿，手部卫生是预防的主要措施。使用人类巨细胞病毒抗体阴性血制品或者冰冻去甘油红细胞（去除活粒细胞）或者洗涤红细胞（去除白细胞组分）以减少输血后感染。对于孕妇或有慢性消耗性疾病、免疫力低下的患者要注意保护，使她们远离传染源。注意环境卫生、饮食卫生。进行有意识的身体素质的锻炼。提高机体免疫功能及抗病能力，特别是育龄期妇女，以减少巨细胞病毒对胎儿的严重危害。易感孕妇应避免接触已知排病毒儿童的分泌物，仔细遵守标准预防措施，特别注意接触婴幼儿和免疫抑制者尿和唾液后的手部卫生，是预防孕妇原发感染最有效方法。

人类巨细胞病毒引起细胞内感染后，灭活疫苗无明显预防作用。怀孕早期发现有人类巨细胞病毒原发感染及/或羊水细胞中有人类巨细胞病毒抗原时，应中止妊娠。带病毒母乳的处理：已感染人类巨细胞病毒婴儿可继续母乳喂养，无需处理；早产和低出生体重儿需处理带病毒母乳后喂养。带病毒母乳 −20 ℃冻存 1～3 天以上可明显降低人类巨细胞病毒滴度，再加巴斯德灭菌法（62.5 ℃）可消除病毒感染性。有建议对严重支气管肺发育不良需用激素治疗的人类巨细胞病毒感染早产儿应考虑 GCV 预防。骨髓移植和器官移植患者的预防可采用伐昔洛韦（Valaciclovir）、缬更昔洛韦和更昔洛韦（Gancidovir）。有建议可加静脉用免疫球蛋白或高效价人类巨细胞病毒免疫球蛋白，100～200 mg/kg，于移植前一周和移植后每 1～3 周给予，持续 60～120 天。预防输新鲜血引起的人类巨细胞病毒感染，可用下列方法：①使用冷冻血液或经冲洗的血液；②血液输入前须贮存 48 小时以上；③使用经放射线照射过的血液；④使用血液滤器除去血液中的巨细胞。减毒活疫苗可使被接种者产生抗体。并产生对人类巨细胞病毒的细胞免疫，减少症状性人类巨细胞病毒感染的发生。

由于人类巨细胞病毒感染患者大多处于潜伏感染状态，即使人类巨细胞病毒在体内复制活动，也多为无症状性感染。目前又无有效、安全的抗人类巨细胞病毒药物，故对人类巨细胞病毒感染的治疗，仍限于症状性感染时的对症处理；更昔洛韦因有骨髓抑制等毒副作用，因此只能在症状性感染时谨慎使用。更昔洛韦有防止人类巨细胞病毒扩散作用。如与高滴度抗人类巨细胞病毒免疫球蛋白合用，可降低骨髓移植的人类巨细胞病毒肺炎并发症死亡率，如果耐更昔洛韦的人类巨细胞病毒感染可选用磷甲酸钠，虽能持久地减少人类巨细胞病毒扩散，但效果比前者差。国外研制人类巨细胞病毒活疫苗，能诱导产生抗体，但排除疫苗的致癌潜能，有待解决。

二、宫颈癌的预防

接种 HPV 疫苗可以预防大部分的宫颈癌。经过全球科学家的研究，认为 HPV（人乳头瘤病毒）和宫颈癌的发生有肯定的因果关系，如果感染 HPV 病毒之后不能清除感染，那么发生宫颈癌的概率会很高。但感染 HPV 病毒，并不等于患了宫颈癌，大多数女性在感染了 HPV 后的 6～18 个月内，可以通过自身免疫系统清除 HPV 病毒。不过，少数女性由于无法消灭进入体内的 HPV 病毒，造成 HPV 病毒持续感染，才有可能引起宫颈癌前病变，其中有部分患者会进一步发展成为宫颈癌，这一过程是 5～10 年。

宫颈癌疫苗通过早期介入防治 HPV 感染，可以达到预防宫颈癌目的。疫苗接种后能诱发人体免疫系统产生保护性抗体，这种抗体存在人的体液之中，HPV 病毒在通过黏膜上皮的细微伤口接触基底细胞前，抗体会立即发挥作用与病毒结合，阻止病毒感染细胞。很多人认为打了 HPV 疫苗就不会得宫颈癌了，但 HPV 疫苗并不能 100％预防宫颈癌，即便接种过疫苗，也要定期进行宫颈癌筛查。预防宫颈癌，首先应该规范自身行为，不要过早性生活，固定性伴侣，做好避孕，避免人工流产，性生活尽量使用避孕套，注意性生活卫生，注意个人卫生，勤换内裤，保持私处的干净清爽，积极治疗生殖道炎症，经常锻炼，不吸烟，保证健康均衡的饮食、规律作息。其次定期进行宫颈癌早期筛查、HPV 病毒筛查等。

三、大脑胶质瘤的预防

（一）良好的生活习惯

预防大脑胶质瘤要养成良好的生活习惯，戒烟限酒。烟和酒是极酸的酸性物质，长期吸烟喝酒的人，极易导致酸性体质。加强体育锻炼，增强体质，多在阳光下运动，多出汗可将体内酸性物质随汗液排出体外，避免形成酸性体质。

（二）注意饮食

不要过多地吃咸而辣的食物。不吃过热、过冷、过期及变质的食物；年老体弱或有某种疾病遗传基因者，酌情吃一些防癌食品和含碱量高的碱性食品，保持良好的精神状态。不要食用含有致癌物质的食物。

（三）良好的心态

预防大脑胶质瘤还要有良好的心态应对压力，劳逸结合，不要过度疲劳。可见压力是重要的癌症诱因，中医认为压力导致过劳体虚从而引起免疫功能下降、内分泌失调，体内代谢紊乱，导致体内酸性物质的沉积；压力也可导致精神紧张引起气滞血淤、毒火内陷等。

（四）生活要规律

生活习惯不规律的人，如彻夜唱卡拉 OK、打麻将、夜不归宿等生活无规律，都会加重体质酸化，容易患癌症。应当养成良好的生活习惯，从而保持弱碱性体质，使各种癌症疾病远离自己。不要食用被污染的食物，如被污染的水，农作物，家禽鱼蛋，发霉的食品等，要吃一些绿色有机食品，要防止病从口入。

第四章　人疱疹病毒 8 型感染与肿瘤

人疱疹病毒 8 型（human herpesvirus 8，HHV-8）属 γ 疱疹病毒亚科，于 1994 年由美国哥伦比亚大学 Chang 等首次在艾滋病患者卡波西肉瘤（Kaposi sarcoma，KS）组织中检出，最初被称为卡波西肉瘤相关疱疹病毒，后更名为人疱疹病毒 8 型。

第一节　人疱疹病毒 8 型的生物学性状

一、病毒形态与结构

HHV-8 成熟病毒体直径为 140 nm，电镜下，病毒颗粒呈球形，含有双分子层液相包膜和电子致密中心核。中心核外的外壳为直径 110 nm 的二十面体，由 162 个六边形病毒壳粒组成。与其他疱疹病毒不同，HHV-8 具有 4 种主要的生物学特性：①具有涉及核苷酸代谢、DNA 合成和蛋白质修饰处理的更大范围的酶；②DNA 合成和衣壳形成都是在宿主细胞核内完成，并且病毒衣壳被包裹在核膜内；③处在裂解期的具有感染性的子代病毒产物能杀死宿主细胞；④HHV-8 处于潜伏期状态时，仅有极少量的基因表达；当受到丁酸钠等物质适当刺激时，病毒基因组能从潜伏期进入到裂解期。直至最近，Said 等才成功地在 KS-1 细胞株中建立此模型，并用电镜比较了 HHV-8 与 CMV 的特殊超微结构。Said 发现在 KSHV 感染的病例中，HHV-8 病毒颗粒很脆弱且量很少，CMV 则更难见到；和 CMV 相比，HHV-8 病毒体密度相对较低。完整的 CMV 病毒颗粒大小差异明显，总体上 CMV（150～200 nm）要大于 HHV-8（120～150 nm），且 CMV 病毒包膜的形态要比 HHV-8 更加多样。但两者间也有一些相似的基本结构，包括核酸衣壳和存在中央 DNA 核心缺乏的空心衣壳（即非感染包膜病毒颗粒）。

二、病毒的基因与蛋白

随着对 HHV-8 病毒基因的深入研究，人们对其基因结构特性的认识也进一步加深。病毒基因组为双链 DNA，约为 165 kb，HHV-8 基因组由长的单一区域和两侧端重复区组成，其中长的单一区域约长 140 kb，被分成相对于其他疱疹病毒的保守基因区和含有编码调节因子、细胞因子 DNA 代谢基因的 KSHV 独有基因区。在长的单一区域两则，各含有一个末端重复区，长约 35 kb，其中一段的 801 bp 末端重复顺序中富含 G、C 碱基，在病毒复制周期的细胞中，它们可能连接起来使基因组成环。HHV-8 与松鼠猴疱疹病毒和 EB 病毒核酸序列具有部分同源性。基因组中包含了几个与涉及细胞增生和宿主应答的有关基因，如细胞周期蛋白 D，细胞因子、趋化因子受体，这些可能与病毒的致病作用有关。

HHV-8 基因组编码蛋白分为两组：一组涉及潜伏感染，促进病毒基因组的持续存在；另一组涉及裂解感染，引起宿主细胞破坏和新病毒的释放。潜伏感染相关蛋白包括潜在相关核抗原 1（LANA-1）、病毒细胞周期蛋白、病毒 Fas 相关死亡结构域类似白介素 1β 转换酶抑制蛋白，其中 LANA-1 被认为是 HHV-8 感染的通用性标志。裂解感染相关蛋白包括病毒 c 蛋白偶联受体、病毒巨噬细胞炎症蛋白、病毒白介素- 6 等。上述基因产物的功能与细胞的癌变及细胞凋亡的抑制密切相关，由此提示 HHV-8 可能的致病机制。

三、病毒的分型与变异

HHV-8 基因组最大的序列差异性位于最左端的 ORF-KI，编码由 299 个氨基酸组成的一种高度可变的早期裂解期跨膜糖蛋白。不同 HHV-8 分离株之间有 0.4%～44%的差异性。近年将病毒进一步分为 6 种亚型（A、B、C、D、E 和 Z）及 24 个以上的分支。潜伏期感染 HHV-8 病毒基因组以多拷贝环状附加体 DNA 方式存在于核内，基因产物主要在细胞周期和凋亡方面起作用。而裂解感染期转为线状，基因产物主要负责病毒大量复制和宿主抗病毒反应的抑制。

病毒基因组除编码结构蛋白和代谢相关蛋白外，还能编码多种细胞同系物，包括补体结合蛋白、神经细胞黏附分子样蛋白、巨噬细胞炎症因子、Bcl-2 干扰素调节因子 IL-8 受体、D 型细胞周期素和二氨叶酸还原酶等。1997 年，Engelbrecht 等应用单股构型多态性分析（SSCP），研究 HHV-8dNA 的构型变化，与 KS330Bam 原型序列相比，5 例 KS 病例的 KS330Bam 片段部有点突变地发生。4 处碱基转换为 G→T、A→C 和两个 A→G；两处碱基转换为 C→T。其中 3 处点突变引起氨基酸的改变，突变的意义尚需深入研究。

四、病毒的理化特性

HHV-8 为双链 DNA 病毒，对外界的抵抗力相对较强，在 pH 6～8 的范围内比较稳定，在 pH 5.0 以下或者 pH 9.0 以上容易灭活；耐寒不耐热；脂溶剂对该病毒几乎无作用。强酸、强碱等大部分的消毒剂都可以杀灭存活于体外的 HHV，加热或经福尔马林处理可灭活，所以高温消毒和 2%戊二醛消毒可灭活，但对酒精不敏感，被污染的衣物和物品可用消毒剂浸泡或煮沸消毒。

第二节　人疱疹病毒 8 型致肿瘤的发病机制

基因分析表明 HHV-8 属于 γ-2 疱疹病毒属中的一个新成员，是该属中唯一可感染人类的病毒，如果从艾滋病患者 B 淋巴细胞中检测到 HHV-8，则预示患者可能要发生卡波西肉瘤，HHV-8 感染可发生于所有类型的 KS 患者，该病毒除可以感染 B 淋巴细胞外，还可以感染 KS 肉瘤组织的间质细胞，纺锤体细胞等。

KSHV/HHV-8 感染发展成 KS 需要 21 个月，当前对 KS 中 KSHV/HHV-8 的发病机制的了解并不全面。感染后需要几个月到几年时间出现 KS 病变，肿瘤发展过程受免疫抑制相关的多因素影响。KSHV/HHV-8 能转化某些内皮细胞，将其变为锥形，令人联想到了 KS 病变。这些发现表明，研究这些细胞可以增加我们对 HHV-8 发病机制的了解，某些病毒基因可能具有转化细胞的能力。无法明确 KS 锥形细胞的组织来源，无论是来自血液或淋巴管内皮细胞，无疑是一个混乱的发病机制的认识。然而，最近的研究表明，KSHV/HHV-8 可以激活受感染细胞的转录程序的改变，将血管内皮细胞向淋巴细胞表型转变。因此，KS 细胞病毒感染源可能来自血管系统，但被病毒“重新编程”变成未分化或淋巴细胞状态，或反之亦然。

虽然 KSHV/HHV-8 转化作用还没有被完全证明，它的基因组中确含有促进细胞发生转化的序列。这些病毒的区域包括编码周期素 D 和 Bcl-2 蛋白的序列，它们可以阻止细胞凋亡从而使细胞转化。也有人提出了 c-kit 原癌基因在 KS 肿瘤中具有潜在作用。

重要的是，这些基因的表达产物在细胞转化方面的功能最有可能与 KSHV/HHV-8 病毒产生时的溶解性周期复制相关，当有新的病毒颗粒产生时，该病毒主要潜伏在 KS。在这一点上，在所有 KSHV/HHV-8 感染者中发现的潜伏期相关核抗原（Latency-associated nuclear antigen，LANA）能抑制肿瘤抑制蛋白 p53 和 Rb 并促进细胞增殖。对于这个可能的解释是：潜伏感染允许 KSHV/HHV-8 基因组持续复制，但效率低，低水平的持续溶解复制对持久性感染最终导致的肿瘤是必要的。一些研究者提出了一个假设：KSHV/HHV-8 本身病毒 IL-6 相关蛋白，通过与它本身的细胞表面受体作用，阻断 IFN-α

抑制细胞增殖的活性。IFN-α 通过它的启动子激活这一病毒 IL-6 病毒的产生，最终导致细胞的增殖。病毒编码的细胞因子和趋化因子受体，有助于抵抗宿主的免疫反应。

在这方面，可以观察到对 KSHV/HHV-8 复制的免疫细胞类型特异性影响。炎性细胞因子可以抑制病毒的上皮细胞的溶解复制，有可能因此导致潜伏病毒。与此相反，在 B 细胞中，IFN-γ 可以重新激活 KSHV/HHV-8 进入溶解周期。此外，炎性细胞因子能够诱导血管内皮细胞产生与 KS 肿瘤细胞一致的表型和功能。这样，炎性细胞因子，特别是 IFN-γ，被认为与 KSHV/HHV-8 一起共同促进其致病作用。而且，KSHV/HHV-8 的潜伏蛋白 kaposin B 可以稳定这些细胞因子 mRNA 的表达。

进一步支持 KSHV/HHV-8 在 KS 发病机制中的作用来自一些在转基因小鼠开展的研究。这种转基因小鼠表达具有自发活性的 HHV-8 G 蛋白偶联受体（v-gpcr），该受体类似于细胞趋化因子受体。在 KS 样病变中这种蛋白诱导细胞转化和血管内皮生长因子引起的血管生成。

第三节　卡波西肉瘤的相关危险因素

卡波西肉瘤是一种起源于血管的恶性肿瘤，其病因不清。流行病学提示，KS 可能是被感染因子引起的。许多因子曾被提出，但没有一个被证实。直到 1994 年，Chang 等证实一个从未报道过的病毒 DNA 片段存在于 KS 组织基因组中。这种新发现的病毒被命名为人类疱疹病毒 8 型（HHV-8），且血清流行病学及聚合酶链反应资料也提示 HHV-8 是感染源。

HHV-8 在健康人群中可有不同程度的流行，是一种肿瘤相关病毒，目前被认为是 KS 的致病因子。研究证实，各种类型的 KS 在早期可见的病损区就发现 HHV-8。HHV-8 在卡波肉瘤存在高比例。原位 PCR 证实 HHV-8 位于 KS 的上皮细胞和梭形细胞内。梭形细胞内也发现 HHV8 的 mRNA。现已证实，HHV-8 编码同源的一种白介素- 6（IL-6）和两种巨噬细胞炎症蛋白- 1（macrophage inflammatory protein-1，MIP-1）等。这种 IL-6 类似物为 HHV-8 在卡波西肉瘤发生中的角色假说提供了一种机制模型，涉及有丝分裂的影响，MIP-1 可以增强这种影响。疱疹病毒还可以通过抑制 p53 功能的活性促使染色体不稳定导致肿瘤发生。

除了感染人类疱疹病毒 8 型能增加患卡波西肉瘤的概率，艾滋病患者也是出现卡波西肉瘤的高危人群。艾滋病患者因免疫功能缺陷常继发肿瘤，其中最常见的肿瘤是卡波西肉瘤。这是一种主要累及皮肤的肿瘤，可出现于全身皮肤，四肢多见，呈深紫色斑块，皮损附近淋巴结肿大，皮损可发展为不易愈合的溃疡或霉菌感染。艾滋病是获得性免疫缺陷综合征（Acquired I mmunodeficiency Syndrome，AIDS）的简称，系由 HIV 引起的慢性传染病。主要经性接触、血液及母婴传播。HIV 主要侵犯、破坏 $CD4^+$ T 淋巴细胞，导致机体免疫功能受损乃至缺陷，最终并发各种严重的机会性感染和肿瘤。具有传播迅速、发病缓慢、病死率高的特点。艾滋病有 3 种感染途径，分别是血液感染、性传播感染、母婴传播感染。因为目前全球对临床用血以及血制品和医疗卫生用品有严格的管理，所以血液传播在平时生活中不太容易发生，母婴传播现在的婚检和孕检也都很完善，感染的概率也很小；需要注意的就是保证安全的性行为，坚持正确使用避孕套和避免高危性行为、洁身自好是有效预防艾滋病感染的重要措施。而降低艾滋病的发病率在一定程度上也能减少卡波西肉瘤的发生。

第四节　卡波西肉瘤的演变过程

KSHV/HHV-8 初次感染后，该病毒基因以整合状态存在于淋巴细胞内，基因不表达，表现为潜伏感染，在一定的条件下病毒被激活，但其活化机制还不清楚，KSHV/HHV-8 作为一种新的 DNA 肿瘤病毒，可引起上皮细胞，内皮细胞及淋巴细胞的增生和转化，最终导致肿瘤的形成，此病毒可能通过两种机制发挥致癌作用，第一，病毒原癌基因通过引起宿主细胞 DNA 突变而直接刺激细胞增生，第二，受 KSHV/HHV-8 感染的细胞通过释放生长因子刺激瘤细胞生长，目前已明确 KSHV/HHV-8 感染与

KS的发生密切相关。

KS是内皮细胞增生性恶性肿瘤，组织病理学上可出现新生血管等独特表现，病变可累及皮肤、淋巴结、内脏等，KS可分为4种类型。Ⅰ型：典型散发性KS，又称特发型皮肤多形性色素沉着性肉瘤，以老年男性多见，好发人群为意大利裔及东欧犹太人种，1/3可继发淋巴系统恶性肿瘤，预后大多良好。Ⅱ型：非洲型KS，流行于非洲中部，以儿童和年轻男性为主，多累及内脏淋巴系统及淋巴结，预后差。Ⅲ型：医源性或移植后KS，其发生与移植后长期使用免疫抑制剂有关，临床表现与Ⅱ型接近，发生率不高。Ⅳ型：流行性或AIDS相关性KS，40%的艾滋病患者可合并KS，其中95%是同性恋或异性恋，AIDS相关性：KS是引起12%艾滋病患者死亡的病因。

到目前为止，研究证实，KSHV/HHV-8感染与各型KS的发生均有密切关系，从各型KS患者标本中，KSHV/HHV-8的检出率均超过60%，特别是Ⅳ型，KSHV/HHV-8 DNA的检出率达100%，KSHV/HHV-8感染作为KS的病因已经明确。

第五节　卡波西肉瘤的临床表现

在未患艾滋病的老年人卡波西肉瘤通常发生于足趾及腿部，表现为紫色或暗褐色斑块或结节，呈真菌样生长或浸润软组织及侵犯骨组织，5%～10%会有淋巴结和内脏的播散。而伴有艾滋病的患者卡波西肉瘤可能是首发症状。仅仅表现为隆起的紫色，粉红色或红色的丘疹，或圆形，卵圆形褐色或紫色斑块，往往先出现在躯干上部的皮肤或黏膜。可在皮肤上广泛播散，并伴有内脏损害及淋巴结转移。可能会有广泛出血包括内脏出血。卡波西肉瘤可分5种亚型。

一、经典型卡波西肉瘤

经典型卡波西肉瘤（classic Kaposi sarcoma）早期损害最常见于足趾及跖部，呈淡红色、紫色或蓝黑色斑和斑片，并扩展和融合形成结节或斑块。有橡皮样硬度，看起来像暗紫色血管瘤。患肢可有水肿。以后斑块和结节亦可发生于臂部、手部，甚至扩展至颜面、耳、躯干或口腔。特别是软腭。病程呈缓慢进行性，可致下肢显著增粗。疾病早期，皮损可周期性缓解，结节可自然消退，遗留萎缩性和色素增深的瘢痕。胃肠道为最常见的内脏受累部位。肺、心、肝、结合膜和腹部淋巴结亦可受累。骨骼改变有特征性和诊断性。骨受累表现为骨质疏松、囊肿和骨皮质侵蚀。骨骼损害为疾病广泛播散的指征。本病进展缓慢，内脏及淋巴结罕受侵，预后较好。其特点如下：①多见于50～70岁的老年男性。②皮损常见于下肢远端、手、前臂等处，后期可出现于面部、耳、躯干及口腔，特别是在软腭较多见。③皮肤损害为红色、紫红色、淡蓝色、青红丘疹或斑块，逐渐增大融合成大的斑块、结节，结节质硬如橡皮。可出现明显的局部淋巴水肿。④可累及内脏、骨骼。内脏以胃肠道最常见。此外，心、肺、肝、肾上腺及腹部淋巴结也可累及。骨骼受累表现为骨质疏松、囊肿，甚至侵蚀皮质。骨骼变化富有特征性，有诊断价值。⑤自觉烧灼、瘙痒或疼痛。

二、非洲皮肤卡波西肉瘤

非洲皮肤卡波西肉瘤（African cutaneous Kaposi sarcoma）常见于20～50岁的男性，可见四肢出现结节性、浸润性血管肿块。此型Kaposi肉瘤流行于热带非洲。呈局部侵袭性。常伴发下肢显著水肿，骨受累。

三、非洲淋巴结病型卡波西肉瘤

非洲淋巴结病型卡波西肉瘤（African lymphadenopathic Kaposi sarcoma）发生于10岁以下儿童，淋巴结受累，可有或无皮肤损害。呈侵袭性经过，往往在发病后2年内死亡。出现皮损前淋巴结，特别是颈淋巴结肿大。损害亦见于眼睑和结合膜，呈出血性组织团块并下垂。常伴发泪腺、腮腺和颌下腺肿大，与 Mikulicz 综合征相似。

四、艾滋病相关型卡波西肉瘤

艾滋病相关型卡波西肉瘤（AIDS-associated Kaposi sarcoma）好发于头、颈、躯干和黏膜。皮损开始为 1 个或数个红色到紫红色斑，继而迅速进展为丘疹、结节和斑块。损害较小，分布广泛，进展迅速。暴发性者则可有淋巴结和系统性受累。内脏受累，最常见者为肺（37%），胃肠道（50%），淋巴结（50%）。其特点如下：①主要见于 20～50 岁的青壮年艾滋病患者。②皮损分布广泛，多发生于头、颈、躯干、足底部。③皮肤损害为红色斑疹，周围有苍白晕；以后变成紫色或棕色斑块或结节，苍白晕消失；皮损较小，直径约 1 cm，呈对称分布。④可有口腔黏膜及胃肠道损害。⑤发展迅速，病死率高。

五、免疫抑制相关型卡波西肉瘤

免疫抑制相关型卡波西肉瘤（immunosuppression-associated Kaposi sarcoma）损害类似经典性卡波西肉瘤。发病部位差别较大。内脏受累比率不等。

第六节　人疱疹病毒 8 型与相关肿瘤实验室指标改变和检查

一、HHV－8 的实验室指标改变和检查

HHV-8 主要与幼儿急疹、移植性疾病和神经性疾病等相关，准确的实验室诊断对治疗疾病有着重要意义。HHV-8 的实验室诊断方法主要有培养法、血清免疫法和核酸检测法。

（一）培养法

从患者标本中分离出病毒，无疑是最可靠的病原学诊断方法。但培养法操作复杂，技术要求高，费时费力、阳性率低，且分离培养成功与否影响因素较多，如采集的标本中是否含有活病毒；正确地取材、运输、保存和接种；细菌污染等。既往的 HHV-8 活动性感染病因学诊断方法主要为病毒分离，从活动性感染发热期的患者外周血单核细胞中进行病毒分离，需要 8～10 天，阳性率＞90%，但进入出疹期后，阳性率变为 40%，退疹后几乎检测不到。

目前诊断 HHV-8 的实验室培养检查方法主要为外周血单个核细胞（peripheral blood mononuclear cell，PBMC）病毒培养。该培养需要同脐带血单个核细胞一起培养，人 T 淋巴细胞系 JJhan 和 Molt 细胞经植物血凝素（phytohemagglutinin，PHA）刺激后对各种 HHV-8 分离物易感。在鉴定分离株一般用：①经过负染色后，电镜下可见分布于细胞核及胞浆内大小相近，形态为圆形的典型病毒颗粒。通过毒株培养的病毒检测能区分 HHV-8 的 A/B 变种，但其冗长的过程不适用于临床检测。②经过特异性的 PCR 扩增，可对病毒 DNA 进行鉴定。③HHV-8 的分离株用特异性的 PCR，通过限制性内切图谱分析，可以进一步区分 HHV-8A 和 HHV-8B。HHV-8 的首次分离便是由学者从一个疲劳综合征患者体内的外周血单核细胞中分离出来。

一般来说 HHV-8 的确诊也可采用病毒分离法，将外周血、脐带血淋巴细胞或 T 淋巴细胞株刺激并加入临床标本后，9～14 天出现细胞病变，病毒鉴定方法可用 PCR、分子杂交、限制性内切酶图谱分析等。鉴定分离株的方法一般用下列方法：①HHV-8 感染 $CD4^{+}$ 细胞后，电镜下可见巨大多核合胞体细胞形成，坏死后释放大量成熟病毒颗粒。这是 HHV-8 体外有效感染的形态学标志。②HHV-8 的分离株用特异性的 PCR，通过限制性内切图谱分析，确定是否是 HHV-8 感染。③采用特异性的分子杂交技术，采用设计好的系列疱疹病毒探针如 HSV-1、HSV-2 等，与 HHV-8 DNA 无反应，HHV-8 特异性探针反应则为 HHV-8 感染。值得注意的是在体外培养时，HHV-8 在人 T 淋巴母细胞瘤细胞 UPT1 细胞株传代增殖最敏感，SUPT1 是获得大量病毒用于分子遗传学、分子生物学、动物研究及免疫诊断研究的最佳细胞。从脑组织或脑脊液中分离培养 HHV-8，其阳性率很低，特别是在抗病毒治疗以后，费

时且敏感性差，且采集样本时会增加患者痛苦。近十年来，临床上已经不使用培养法进行 HHV-8 型的诊断，取而代之是血清免疫学和核酸检测方法。

（二）血清免疫法

HHV-8 型感染的血清学方法为病毒特异性抗原检测血清中的特异性抗体。一般来说从血清中检测疱疹病毒抗体，可与其他的病毒感染产生交叉反应，使其诊断的敏感性和特异性大大地降低。由于许多高度保守蛋白的存在，现阶段的血清学检测方法，无法区分 HHV-8A 与 HHV-8B。但通过少数存在的变种特异性蛋白或多肽能区分 A/B 变种。血清免疫法分为以下几种：

1. 免疫荧光测定法　按照抗原抗体反应的结合步骤，免疫荧光法可分为直接免疫荧光法、间接免疫荧光法、补体法。一般来说间接免疫荧光法的灵敏度要高于直接免疫荧光法，故国内一般运用 IFA 检测疱疹病毒。其原理是用含有病毒的细胞，体外培养并诱导出病毒的裂解状态，使病毒在细胞膜表面表达多种病毒抗原，与待测血清发生抗原抗体反应。同时将荧光素标记在相应的抗体上，直接与相应抗原反应。用未知未标记的抗体（待检标本）加到已知抗原标本上，在湿盒中保温，使抗原抗体充分结合，除去未结合的抗体后，再加入荧光标记的抗球蛋白抗体或抗 IgG、IgM 抗体。如果发生了抗原抗体反应，标记的抗球蛋白抗体就会和已结合抗原的抗体进一步结合，从而可鉴定未知抗体。为了减少抗体的非特异性结合在 IFA 过程中，可进行封闭，能更有效地保证了检测的特异性。通常 IFA 的靶细胞：一是表达潜伏期相关核抗原的潜伏期感染细胞，二是经过化学诱导后表达裂解期抗原的细胞。免疫荧光法则取决于采用的是潜伏态 IFA 或裂解态 IFA。裂解态 IFA 法的假阳性高，影响其准确性。目前中国报道的疱疹病毒流行病学研究以裂解态 IFA 法居多。

2. 酶联免疫吸附测定法　特异性 IgG 和 IgM 检测是区分 HHV-6、HHV-7 和 HHV-8 潜伏感染和活动性感染最为常用的指标，其中 ELISA 检测血清抗体比较常用。ELISA 方法的疱疹病毒血清学研究多选择特定抗原或完整病毒作为检测抗原，若采用单一抗原建立 ELISA 法进行流行病学调查，漏检率高，因为病毒存在潜伏态、裂解态，各表达不同抗原，不同抗原在感染人群中表达率、表达水平、抗原性各有差异。感染 HHV-8 病毒的患者血清抗体 ELISA 检测为阳性。

3. 免疫印迹法　免疫印迹法（Western blotting，WB）是将蛋白质转移到膜上，然后利用抗体进行检测的一项技术。对已知表达蛋白，可用相应抗体作为一抗进行检测，对新基因的表达产物，可通过融合部分的抗体检测。WB 方法具有良好的特异性，可用于 ELISA 法初筛阳性后的确证试验。免疫印迹时存在许多技术困难，并且作为大范围筛查工具也是不切实际，但是在疱疹病毒诊断中，它仍然是很有用的血清学方法。

（三）核酸检测法

1. 巢式 PCR　疱疹病毒是典型双链 DNA 病毒，一般核酸检测法均通过检测病毒 DNA 判定病毒在体内的含量，但此法不能区分病毒是否处于潜伏、激活状态。Cuende 等研究发现健康人群中 HHV-6 病毒感染很广泛，病毒 DNA 阳性率达 90%，但都是处于潜伏感染状态，并没有发生激活。由于病毒侵染过程中产生的 mRNA 含量低且由于 RNA 的性质临床上难以提取，普通 RT-PCR 很难达到检测要求，因此有学者运用巢式 RT-PCR 检测人群体内的 HHV-6 的感染状态，结果表明健康人群体内感染的 HHV-6 病毒是处于潜伏状态，这与理论相一致。巢式 PCR 法检测病毒的阳性率，虽未能将潜伏性感染与活动性感染相区分，但辅以逆转录 PCR 法，即可检测出病毒活动性感染的情况。

2. 聚合酶链式反应　聚合酶链式反应-限制性片段长度多态性（PCR-RFLP）是采用 PCR 扩增待检测的目的 DNA 片段，然后目的 DNA 片段用限制性内切酶酶切，限制性内切酶识别并切割特异的序列，进而将酶切后的产物进行电泳，再由限制酶图谱（restriction map）分析此段序列的特异切位点，即由片段的多样性来比对不同来源基因序列的差异性。PCR 酶切技术虽然以其简单易行和同时检测多种疱疹病毒等特点被科研领域广泛应用，但亦免不了酶切及多次凝胶电泳的烦琐，和易污染的缺点，使其在临床常规使用时受到限制。现阶段国内尚不存在能同时检测所有人类疱疹病毒的 PCR-RFLP，考虑到此项技术需检测多个病毒，难度极大，需进一步研究。

3. 基因芯片　基因芯片是分子杂交方法的扩展，与传统的核酸印迹方法如 southern blotting 和 northern blotting 等基本相似。它是将大量已知序列的核酸片段按设计好的排列方式固化于支持物表面，制备成芯片。待检测样品 PCR 扩增后加入荧光标记物进行标记，滴加于芯片上，使检测样品 PCR 产物与芯片充分杂交，洗脱后扫描，用图像显示杂交结果。基因芯片解决了传统核酸印迹杂交技术操作繁杂、自动化程度低、操作序列数量少、检测效率低等不足。通常疱疹病毒基因芯片技术的靶基因是 DNA 多聚酶基因，因为它为各种人疱疹病毒所共有，在进化过程中具有保守性，且该区氨基酸序列具有一定的同源性，为 44.7%～95.0%，被认为是设计引物的较理想基因区。Hudnall 等曾在此基因区设计简并引物，用于扩增 HHV-8 DNA，但需采用套式 PCR 来提高灵敏度。虽然其敏感性略低于荧光定量 PCR，但它能在同一临床标本中同时检测出多种人疱疹病毒，既减少了样本的采集，降低了检测的成本，过程更为快捷直观，其优越性也是荧光定量 PCR 无法比拟的。

4. 荧光定量 PCR　实时荧光定量 PCR 通过序列特异性荧光探针以闭管模式在扩增的同时检测目标基因，从而可以增加特异性和降低交叉污染的可能性。另外，不需要进一步地下游分析，节约了凝胶电泳观察结果的时间。在实时荧光定量 PCR 中，PCR 产物累积的每个循环都被实时监控和分析，分析达到荧光阈值的循环数（Ct 值）就可以直接报告出 DNA 起始拷贝数。通过序列特异性引物和探针，实时荧光 PCR 能够有效地鉴别 HHV-6、HHV-7、HHV-8。与常规的 PCR 方法相比，其优势在于：封闭的反应管分析，无需 PCR 扩增产物的后续处理和由此导致污染而产生的假阳性；对起始模板的精确定量；避免了强致癌物溴化乙锭（ethidium bromide，EB）对人体的危害和环境污染；节省了时间，提高了工作效率；更高的灵敏度和特异性。

二、卡波西肉瘤的实验室指标改变与检查

（一）血常规检查

卡波西肉瘤患者血常规中白细胞分类计数淋巴系统受累时单核细胞增多，其次为嗜酸性粒细胞增多。

（二）组织病理检查

各型卡波西肉瘤组织病理的皮肤组织病理基本相同。真皮可见成团的肿瘤组织，肿瘤中有许多不规则的裂隙，腔内以内皮细胞增生为主，腔外有明显的红细胞，可见数量不等的梭形细胞，细胞核大，不规则，深染，有异型性。一般在卡波西肉瘤的损害中，有两类组织学改变：①血管形成，内皮细胞显著；②梭形细胞形成，含有血管裂隙。早期似肉芽组织，真皮内血管扩张，数量增加，内皮细胞增大并突向管腔，此外尚见一些内皮细胞群集，倾向形成新生血管。常见红细胞呈小灶性外溢和含铁血黄素沉积。有不同程度的血管周围或弥漫性细胞浸润。在斑块和结节损害中，可见血管聚集，内皮细胞周围梭形细胞增生呈条索状，不规则向周围扩展，核细长，大小及染色程度不等，可见少数核分裂象。间质中常含有外溢的红细胞和含铁血黄素沉积，对本病诊断十分重要。也可见内皮细胞聚集呈实体状，其中一些内皮细胞呈梭形。

（三）X 线摄片

骨骼受累时可见骨质疏松、囊肿，甚或侵蚀皮质。

第七节　人疱疹病毒 8 型与相关肿瘤的预防

一、人疱疹病毒 8 型的预防

HHV-8 可通过性交传播，在发达国家发现于同性恋男性，而在发展中国家男性、女性均有发现。由于病毒可在 B 淋巴细胞中复制，故能通过输入污染的血细胞传播，而血浆则无传播病毒的作用。尽管 HHV-8 感染 B 细胞，但患者并无免疫功能障碍。人类疱疹病毒 8 型的预防主要有以下几点：

1. 加强自我保护意识　了解人类疱疹病毒 8 型；不要进行无保护措施的性行为，可使用安全套；不与别人共用针头，使用已消毒注射器；小心使用血制品。

2. 综合预防　普及宣传人类疱疹病毒-8 型的预防知识，了解传播途径和临床表现及预防方法。加强道德教育，禁止滥交，尤其与外籍人员性乱行为，取缔暗娼；提倡使用避孕套和避免肛交。避免与人类疱疹病毒 8 型感染者、艾滋病患者及高危人群发生性接触。禁止与人类疱疹病毒 8 型感染者共用注射器、针头。人类疱疹病毒 8 型感染者或艾滋病感染者应避免妊娠，出生婴儿应避免母乳喂养。

二、卡波西肉瘤的预防

卡波西肉瘤多因人类疱疹病毒 8 型感染引起，因此预防人类疱疹病毒 8 型感染的同时也是在预防卡波西肉瘤的发生。此外，卡波西肉瘤感染易出现在免疫力低下的人群，故而增强机体免疫力也是预防卡波西肉瘤感染的重要途径。增强免疫力主要包括以下几方面：

（一）全面均衡适量营养

健康饮食同时可补充一些维生素类营养物质。如香蕉能够增加白细胞，改善免疫系统的功能，提高人体抵抗疾病的能力，特别对患者、婴幼儿。每天吃 1～2 根香蕉，可以提高身体免疫力。而维生素 A 能促进糖蛋白的合成，细胞膜表面的增强免疫力果蔬蛋白主要是糖蛋白，免疫球蛋白也是糖蛋白。现今都市人不愿意吃猪肝，它含有丰富的维生素，维生素 A 摄入不足，呼吸道上皮细胞缺乏抵抗力，常常容易患病。维生素 C 缺乏时，白细胞内维生素 C 含量减少，白细胞的战斗力减弱，人体易患病。除此之外，微量元素锌、硒、维生素 B_1、维生素 B_2 等多种元素都与人体非特异性免疫功能有关。

（二）适度劳逸，经常锻炼

适度劳逸是健康之母，人体生物钟正常运转是健康保证，而生物钟“错点”便是亚健康的开始。现代人热衷于都市生活忙于事业，身体锻炼的时间越来越少。加强自我运动可以提高人体对疾病的抵抗能力。

（三）培养多种兴趣，保持心理健康

广泛的兴趣爱好，会使人受益无穷，不仅可以修身养性，而且能够辅助治疗一些心理疾病。善待压力，把压力看作是生活不可分割的一部分，学会适度减压，以保证健康、良好的心境。

（四）戒烟限酒

医学证明，吸烟时人体血管容易发生痉挛，局部器官血液供应减少，营养素和氧气供给减少，尤其是呼吸道黏膜得不到氧气和养料供给，抗病能力也就随之下降。少酒有益健康，嗜酒、醉酒、酗酒会削减人体免疫功能，必须严格限制。

（五）适当补锌，增强免疫力

2011 年英国《循证医学数据库》（*The Cochrane Library*）做过“补锌提高免疫力”的相关实验。实验数据得出：在出现感冒症状的第一天就补锌，能够有效抑制病情，减轻症状；感冒 7 天以后，与未曾补锌的患者相比，服用锌的患者好得更快。由此，证明补锌能提高人体免疫力，并缩短感冒病程。所以补锌可多吃含锌丰富的食物，如牡蛎、核桃、蛋黄等。

第五章　腺病毒感染与肿瘤

腺病毒是一种双链线DNA病毒，其基因组约36 kb。线性基因组两端各有一个100～150 bp的反向末端重复序列（inverted terminal repeat，ITR），5′-ITR紧接着病毒包装信号（194～385 bp）。腺病毒是1953年Rowe等在用扁桃体组织块培养物分离“感冒病毒”的过程中，在组织块长出的新组织中发现，还没有接触病例，就逐渐出现细胞病变，引起这种细胞病变的因子就是后来证明的人的1、2、5、6型腺病毒。1954年，Hilleman等从急性呼吸道疾病患者的咽喉洗液中也分离到同样的病毒，此后，相继从人、猴、牛、猪、马、犬、羊、小白鼠和鸡分离出将近80个血清型的腺病毒。1956年，Enders等根据病毒经常存在于腺体，且第一次就是在腺体组织中分离获得的事实，提出了“腺病毒”这一名称，这一建议随后为国际病毒命名委员会所接受。腺病毒在病毒学研究中具有重要意义，它既可引起人类许多急性感染，包括流感样疾病、急性咽炎、婴幼儿致死肺炎、结膜炎、角膜结膜炎、膀胱炎及严重的肠炎等，又有可以引起人类扁桃体、腺样体和其他淋巴组织的隐性持续性感染；腺病毒可使非许可性鼠细胞发生转化，许多型别甚至在新生地鼠和小鼠中有致癌性。此外，它是缺损性DNA病毒——腺病毒伴随病毒（adeno-associated virus，AAV）的辅助病毒，又称腺相关病毒。

第一节　腺病毒的生物学性状

一、病毒的形态与结构

腺病毒为双链DNA（dsDNA）无包膜病毒，呈球形，腺病毒直径为70～90 nm，核衣壳呈20面体立体对称，衣壳由252个壳微粒组成，每个壳粒的直径为7～9 nm。衣壳里是线状双链DNA分子，约含4.7 kb，两端各有长约100 bp的反向重复序列。由于每条DNA链的5’端同相对分子质量为55×10^3道尔顿的蛋白质分子共价结合，可以出现双链DNA的环状结构。衣壳表面有12根“大头针状”的刺突为其结构特点，其中240个壳微粒是六邻体（Hexon），具有组特异性α抗原。每个六邻体是六邻体蛋白的同源三聚体，三聚体的六邻体分子有一个三角形的塔尖和五面体的基底，塔区由4个环构成即loop1、loop2、loop3、loop4，基底包含两个区域P1、P2区。位于20面体顶端的12个壳微粒是五邻体(Penton)。每个五邻体由基底和伸出表面的一根末端有顶球的纤维组成。五邻体位于核衣壳二十面体的顶角，纤突从五邻体基底向外侧探出，纤突末端膨大为球状。核酸为股线状DNA，相对分子质量（20～30）×10^6道尔顿。腺病毒核衣壳即为病毒体。

二、病毒的基因与蛋白

腺病毒的基因组为线性双链DNA，不同血清型的基因组大小有所不同。人腺病毒的相对分子质量，Ad12、Ad18、Ad31为19～22 MD；Ad1、Ad2和Ad5为23～24 MD；猴腺病毒SA为22 MD；禽鸡胚致死孤儿（CELO）病毒较大为30 MD。各亚属的GC含量也不相同。病毒DNA通过CsCl密度梯度离心可以分为轻链（L）或右（r）链和重链（H）或左（l）链。基因组DNA含有两个相同的DNA复制起始点（位于末端重复区）和一个顺式作用的包装序列（位于末端数百个碱基的范围内）。Ad2是第一个被全部测序的腺病毒，共35 937 bp。Ad5和Ad2序列有95%是一致的，其纤维蛋白编码基因不同。腺病毒粒子在感染的细胞核内常呈晶格状排列，每个病毒颗粒包含一个36 kb的线性双链DNA，两端各有一个 100～600 bp 的反向末端重复序列（ITR），ITR 的内侧为病毒包装信号，是病毒包装所需要的顺式作用元件。基因组包含早期表达的与腺病毒复制相关的 E1～E4 基因和晚期表达的与腺病毒颗粒组装相关的 L1～L5 基因。

腺病毒含 13%DNA 和 87%的蛋白质，病毒体相对分子质量约为 175×10^{6}。病毒基因组为线状双链 DNA，含 35～36 kb，腺病毒 12、18、31 型的 DNA 组成中，G+C mol%最低（48%～49%），属于对动物具有高致癌性基因型。腺病毒 1、2、4、5、8 等型的 G+C mol%较高（61%），致癌性反而低或无。这是一种用于人腺病毒分离株的分组的标准，根据其基因同源性将人腺病毒分为 A～F 等 6 组。

腺病毒的基因组以线性的双链 DNA 形式存在，由蛋白Ⅶ和一种称为 mu 的小蛋白紧密地环绕在其周围，起到类组蛋白样的作用。另一种蛋白Ⅴ将这种 DNA-蛋白复合物连接起来，并通过蛋白Ⅵ与病毒衣壳连接在一起。在两条链的 5’端各以共价键结合着一个被称为 DNA 末端蛋白（pTP）复合物（DNA-TPC）的特殊结构，与腺病毒复制密切相关。腺病毒基因组有如下特点：①病毒 DNA 与某些病毒编码的蛋白紧密结合；②存在反向末端重复（HTR）序列；③5’-末端与末端蛋白结合。

早期蛋白：早期基因蛋白主要参与病毒的复制和转录，当病毒 DNA 进入细胞核后，立即开始转录，早期转录包括 EIA、E1B、E2A、E2B、E3 和 E4。每区都有相应的蛋白参与。①E1A 蛋白的功能是相当复杂的，它既有转录的正调节功能，又有负调节功能。而 E1A 产物可以激活病毒其他的启动子，并可与细胞癌基因（如 C-ras）相作用而产生完全的转化表型。缺少 13S mRNA 的突变株将失去其转化能力。②在 E1A 蛋白的激活下，E1B 区转录出一条 mRNA 前体，剪切出 13S 和 22S 两种 mRNA。E1B 区主要编码 3 个多肽：55 kD、19 kD 和 16 kD，前两种产物已知具有重要功能。③DNA 结合蛋白（DNA binding protein，DBP），DBP 是腺病毒 E2A 区编码产物，由 527 个氨基酸组成，相对分子质量 72 kD。DBP 富含二羧基氨基酸，N 端富含脯氨酸。Ad2 和 Ad5 的 DBP 序列十分保守，特别是 C 端。N 端 175 个氨基酸中有 9 个不同，C 端 354 个氨基酸则完全一致。DBP 的功能涉及 DNA 的复制以及病毒的宿主范围。末端蛋白和 DNA 多聚酶：末端蛋白 TP（相对分子质量 55 kD，其前体为 87 kD）和 DNA 多聚酶（相对分子质量 140 kD），都是 E2B 区产物，它们对病毒 DNA 的复制起重要作用。④该区至少转录 6 种 mRNAs，编码的多肽有 14 kD、14.5 kD、11 kD、10 kD 和 16 kD（19kD）。E3 区表达产物可能与调控宿主的免疫功能有关。⑤E4 区位于病毒基因组的右末端，编码至少 6 种多肽，分别称为 E4orf1～E4orf6，相对分子质量 11～35 kD，E4 产物可能对其他基因起调节作用，对腺病毒复制及其抵抗细胞反应具有重要作用。

晚期蛋白：晚期转录始于 DNA 复制开始之后，绝大多数的晚期转录均在 r 链，自左向右。大多数的晚期基因产物为病毒粒子的结构蛋白，多肽 PⅡ为六邻体；PⅢ为五邻体；PⅢa 为五邻体周围的六邻体相关蛋白；PⅣ为纤维蛋白，不同血清型的长度为 10～30 nm；PⅤ为次要核蛋白；PⅥ为六邻体相关蛋白（pⅥ为六邻体相关蛋白的前体），为核心蛋白；PⅧ为六邻体相关蛋白；PⅨ为 9 个六邻体组的特异性蛋白；TP 为 DNA 的末端蛋白，也是病毒 DNA 复制的引物。除了这些结构蛋白外，晚期转录的产物中还有一种低分子 RNA，称为病毒相关 RNA（virus-associated RNA，简称 VA RNA）。

三、病毒的分型和变异

腺病毒在自然界分布广泛，迄今所知至少有 93 个型别，腺病毒科可分为哺乳动物腺病毒属（Mastadenovirus）和禽腺病毒属（Aviadenovirus）两个属。其成员均为脊椎动物腺病毒。

哺乳动物腺病毒属：根据其毒粒结构、生物学、生化和免疫学特性，哺乳动物腺病毒又可分为 A～F 6 个亚属。人腺病毒有 49 个型，以 H1～H49 表示，分属于 6 个亚属中；猴腺病毒有 27 个型，牛腺病毒至少 12 个型，猪 4 个型，马 1 个型，犬 2 个型，羊 5 个型以及小鼠 2 个型。人腺病毒的亚属成员之间有高度的重组率，所以，不能认为是一个稳定的种。

禽腺病毒属：包括鸡（Gallus domesticus）、火鸡（Meleagris galloparo）、鹅（Anser domesticus）、雉（Phasianus）、鸭（Anas domestica）等的腺病毒，有 80 个血清型，其中 35 个血清型是人腺病毒。

腺病毒的分类除根据血清型外，Wadell 等（1980）还提出“基因型”的概念，即根据基因组的限制酶谱进行分类，这在流行病学上有一定意义。迄今发现已有 200 个以上的基因型。某些型的人腺病毒接种新生地鼠可诱生肿瘤，在医学和兽医学上都有重要性。禽腺病毒能使鸡胚死亡或萎缩，也可在鸡胚细胞培养中生长。

腺病毒基因组 DNA 复制过程的差错率较低，因此病毒基因组自身变异速率较低，但是不同来源的毒株感染同一宿主时极易发生病毒基因重组，从而产生新的病毒毒株甚至病毒亚型。

四、病毒的理化特性

腺病毒耐脂溶剂，对多种酶有抵抗力，对酸碱度及温度的耐受范围较宽。腺病毒对理化因素抵抗力较强，室温中可存活 10 天，紫外线照射 30 分钟、56 ℃ 30 分钟可被灭活。腺病毒具有血凝性，能够凝集大鼠或者恒河猴的红细胞。人类腺病毒只能在人源性组织细胞培养中增殖，在受染细胞核中可形成圆形的嗜碱性包涵体。

第二节　腺病毒致肿瘤的发病机制

早在 1962 年就发现 Ad12 可在新生地鼠引起肿瘤，随之又发现 Ad18 也有此性质。迄今已知许多腺病毒血清型在鼠类是致癌的，并可根据其是否有致癌性，将腺病毒分为三类，高度致癌、弱致癌和不致癌的腺病毒。在 1964 年就证明 Ad12 可以转化新生地鼠肾细胞，而且非致癌性腺病毒也可以在试管内转化细胞。目前已知所有的人腺病毒都可在试管内使大白鼠细胞发生转化。

有研究表明，腺病毒转化细胞并不需要其全基因组，转化的基因位于左端 14%以内，有人证明基因组左端 7.8%（2 800 bp）已足够使细胞发生转化。这说明腺病毒的转化基因位于 EI 区。有人用基因组左端 0%～4.5%也可使细胞发生转化，但不是完全的转化细胞表型。整合基因序列分析表明，整合部位并无一定规律。转化细胞中病毒 mRNA 的分析表明，均来自早期 IA，基因组左端 4.5%。附近基因 IB（4.5%～7.8%）存在的话也同样表达。EIA 区主要有 12S 和 13S mRNA，这一区段可能表达 50 多种多肽。EIB 区主要有 21 K 和 55 K 多肽，但还有一些次要多肽。值得一提的是，Ad12 EIA 区（1.0 kb RNA）可以抑制 MHC Ⅰ类抗原的表达，这似乎可以解释 Ad12 转化细胞可以逃避宿主的免疫监视，从而易于形成肿瘤。

采用定位突变技术研究表明，在 Ad5 EIA 蛋白中，有两个结构域与转化有关，两者均在外显子 1 中，两者均涉及与不同的细胞蛋白相结合，两者均可能涉及不同的转化功能，而对 EIA 蛋白诱生增殖细胞核抗原（Proliferating Cell nuclear antigen，PCNA）的活性位点或位于外显子中，也可能它并不依赖于 EIA 蛋白的任何一个局部区段。任何动物对人腺病毒都不敏感，但人腺病毒可在多种人源细胞如原代人胚肾和人传代细胞 Hela、KB 和 FL 等细胞中传代。腺病毒对新生仓鼠的诱瘤能力却各不同，A 组的腺病毒注射后，大多数动物在 4 个月内产生肿瘤；B 组（除 Adll 亚型外）使少部分动物在 4～18 个月内发生肿瘤；C、D 和 E 组腺病毒无产瘤作用，有兴趣的是 D 组的 Ad9 型病毒对新生仓鼠不能诱发肿瘤，但是可在雌性大鼠特异地诱发乳腺腺瘤，并有很高的发生率，体外建立的细胞株被不同腺病毒转化后对动物的致瘤性能是不一致的。

尽管腺病毒分布很广，但腺病毒致人类肿瘤还尚未有成熟研究。人体细胞是一类允许细胞（permissive cell），即这类细胞允许感染入侵的病毒在细胞内复制增殖，最后细胞裂解死亡而释放出大量子代病毒。在体外培养的多种人体肿瘤细胞中均未查出腺病毒颗粒，但在人的 1 号染色体上有 adl2 的整合位点，这意味着人体细胞对于腺病毒也可能是非允许细胞，即这类细胞在病毒感染后，病毒不能在细胞内复制增殖。但可整合在受感染细胞的基因组内。这些细胞被病毒转化，表型发生改变，且可在体外无限期地培养传代。

第三节 腺病毒感染的相关因素

腺病毒多发生于冬春季节，为呼吸道传染病多发季节，年龄 25 岁以下人群易发；感染型别包括 5 型、7 型、11 型和 55 型，以 7 型和 55 型为主，临床症状多表现为上呼道症状、高热，7 型和 55 型感染皆出现重症病例，多由肺炎引起，特别是 55 型感染还造成了 1 例死亡病例。除上述型别外，有文献记载 4 型、14 型和 21 型也是新兵易感染的型号。有研究表明，过去被认为致病性不强的病毒型别，如 14 型，所致严重呼吸道感染的流行已引起高度重视，可导致致命伤害，如 2007 年美国出现的腺病毒 14 型变异株，导致 1 000 多人感染，10 人死亡。经分析总结，呼吸道腺病毒容易造成暴发的原因主要是腺病毒感染不是法定报告传染病，相关疾控机构无法及时早发现早预警，且临床表现与流感、副流感等其他呼吸道病原体非常相似，通过症状很难进行鉴别诊断，须借助实验室诊断才能确定，同时冬季的寒冷环境也为以腺病毒为代表的病原体的传播提供了便利条件。此外目前国内无腺病毒疫苗可用。呼吸道腺病毒传播速度快，特别是 7 型和 55 型易出现重症病例，无疫苗，无特效抗病毒药，提示应特别注重防范。

第四节 腺病毒在人类肿瘤中的作用

早在 100 多年前，人们就开始寻找利用病毒治疗肿瘤的方法，发现了许多病毒具有天然的溶瘤特性，如流感病毒、单纯疱疹病毒、西尼罗河脑炎病毒、新城疫病毒和痘苗病毒等。随着对这些病毒的生物学特性的逐步认识以及分子生物学技术的不断完善，目前已可利用基因工程手段将许多病毒如腺病毒、逆转录病毒、单纯疱疹病毒、痘苗病毒、麻疹病毒、黏液瘤病毒、呼肠病毒和水疱性口炎病毒等改造成溶瘤病毒，使其溶瘤效应更具特异性和选择性。腺病毒虽在体外实验中能致小鼠肾细胞癌，但腺病毒致人类肿瘤还尚未有成熟研究，而由腺病毒改造的溶瘤腺病毒对人类的某些肿瘤存在积极作用。由腺病毒改造而成的各类溶瘤腺病毒或称条件复制型或复制选择性腺病毒具备许多优势，一直是溶瘤病毒领域研究的热点。特别是 2005 年我国食品和药品监督管理局批准了世界上第一个溶瘤腺病毒用于肿瘤患者的治疗，更是掀起了溶瘤腺病毒的研究从实验室向临床转化的浪潮。

据卫生组织统计，目前，全球每年有超过 1 400 万新发癌症病例，预计 2030 年将增至 2 100 万。在癌症发病率不断攀升的情况下，各类新兴肿瘤疗法与药物开发正在改变肿瘤治疗的格局。其中，肿瘤免疫疗法是近年来国际上肿瘤治疗方面进展最快的领域，传统的肿瘤治疗方法可能因组织间微转移与肿瘤干细胞的存在导致肿瘤复发，而免疫疗法则通过增强肿瘤细胞的免疫原性与对免疫细胞杀伤的敏感性。激发并增强机体的抗肿瘤免疫应答从而实现对肿瘤的监控与抑制。

一、溶瘤腺病毒参与肿瘤微环境的改变

因分化方向的不同，肿瘤微环境中活化的免疫细胞部分发挥抑瘤作用，大多数则发挥促瘤作用。营造出抑瘤的肿瘤微环境是将肿瘤免疫治疗推向成功的必经之路，其关键是如何逆转肿瘤微环境中的促瘤分子信号。肿瘤细胞的抗病毒机制往往受损，故病毒能在其中大量地复制，但在正常细胞中少量或无法增殖。溶瘤腺病毒治疗就是利用增殖型溶瘤腺病毒在肿瘤细胞中选择性增殖、裂解从而杀灭肿瘤的一种治疗方法，被裂解死亡的肿瘤细胞具有免疫原性且可释放出肿瘤抗原、ATP 等危险相关分子，募集非特异性免疫细胞，产生急性促炎微环境，进而激活特异性免疫应答，最终介导肿瘤细胞的免疫识别与清除。溶瘤腺病毒作为机体异源性物质本身就是一种免疫佐剂。在感染肿瘤组织后一定程度上能打破肿瘤微环境的免疫抑制状态，产生较为强烈的抗肿瘤免疫反应。

此外，溶瘤腺病毒可作为细胞因子、共刺激分子和免疫检查点抑制剂的载体，通过表达各种免疫相关基因或直接携带细胞因子。活化各类被抑制的免疫效应细胞（如 CTL 细胞），逆转各类免疫抑制细胞如调节性 T 细胞、髓系来源抑制性细胞来发挥正性免疫调节作用，使机体免疫系统朝着抗肿瘤的方向发

展。目前已有许多溶瘤腺病毒作为基因治疗的载体在攻克各类肿瘤的进程中展现了一定的成效。

二、溶瘤腺病毒免疫治疗

溶瘤腺病毒要发挥持续性的抗肿瘤免疫作用离不开与免疫系统的协同互作和高效的杀瘤、抑瘤作用。但单独的溶瘤腺病毒治疗因强免疫原性使其进入机体后会引起过早或过于强烈的免疫应答，这将导致病毒的过早清除与抗病毒免疫而非抗肿瘤免疫的激活。

细胞因子在调节免疫、促进免疫细胞分化发育等方面发挥重要作用，将细胞因子基因插入到病毒基因组，不仅能直接靶向肿瘤组织，且可随着病毒的增殖持续表达。已有大量研究证明，携带细胞因子的溶瘤腺病毒在体内外及免疫方面作用效果明显强于单纯病毒。粒细胞-巨噬细胞集落刺激因子是目前应用最频繁的细胞因子，已被整合入多种溶瘤病毒，在临床前及临床研究中显示了一定程度的治疗效力。He 等构建的溶瘤腺病毒 ZD55-IL-24 在免疫活性小鼠模型中用于靶向治疗胰腺癌，结果表明，在免疫活性 PC 模型中，ZD55-IL-24 治疗组的肿瘤形成率最低，肿瘤生长率也显著低于 ZD55 组；此外，ZD55-IL-24 通过诱导更强的 T 淋巴细胞反应，以及释放更高水平的 IFN-γ 和 IL-6 介导更有效的抗肿瘤免疫作用。其他细胞因子（如 IL-15、TNF、IFN-α）皆已在不同肿瘤模型中呈现出较好的治疗效果。

三、溶瘤腺病毒介导的免疫检查点阻断

免疫检查点抑制剂作为目前最有效的肿瘤免疫治疗药物，主要分为 CTLA-4 单抗与 PD1/D-L1 单抗两种，其通过与肿瘤细胞表面的负性共刺激分子配体结合，阻止它们与 T 细胞表面的抑制性协同刺激分子结合，从而打破 T 细胞的抑制状态。截至 2018 年 3 月，已有 6 种免疫检查点抑制剂通过 FDA 批准成功上市。但由于肿瘤微环境中缺少 T 细胞，使其药效发挥受到限制，而溶瘤腺病毒可以增强 T 细胞的趋化作用，成为攻克这一问题的潜在策略。早在 2011 年，Dias 等构建的溶瘤腺病毒 Ad5/3-Δ24a CTLA4 能表达完整的人 CTLA-4 单克隆抗体，并检测其在晚期实体瘤患者体内外及外周血单核细胞（PBMC）中的作用效果，结果表明，患者的 T 细胞在体内外都可被 Ad5/3-Δ24a CTLA4 产生的 CTLA-4抗体间接激活，且 Ad5/3-Δ24a CTLA4 在肿瘤组织表达的 CTLA-4 抗体水平是复制缺陷型病毒的 81 倍，这是溶瘤腺病毒能产生完整人 CTLA-4 单抗的首次报道。另外，Antoni 领导的团队发现，联合溶瘤病毒与 PD1 单抗治疗晚期黑色素瘤可以大幅度提升癌症反应率，推动溶瘤腺病毒抗肿瘤免疫研究的进展。

四、基于溶瘤腺病毒的肿瘤疫苗

肿瘤疫苗是通过激发机体自身免疫系统产生肿瘤特异性杀伤效应，避免了化疗药物对机体正常组织的毒性作用，以及手术治疗的局部效应和暂时性，同时具有非侵入性治疗、不良反应小、低毒性、长效性等特征。虽然个性化肿瘤疫苗具有其优势，但是目前大多数自源性肿瘤疫苗是来源于患者自身的肿瘤组织或细胞，或者树突状细胞，从而在临床实践上存在局限性。溶瘤病毒的出现，使得类似的问题迎刃而解。肿瘤特异性溶瘤病毒不但可以大规模生产培养，严格质控，同时接受这类溶瘤病毒治疗的患者可产生具有自身肿瘤特异性的抗肿瘤免疫应答，克服了肿瘤抗原及免疫系统的个体差异，从而实现肿瘤的个性化治疗。尽管应用溶瘤病毒抗肿瘤已经有上百年的历史了。而其真正进入临床试验却是在 20 世纪 90 年代以后，得益于分子生物学和免疫学的飞速发展。

溶瘤病毒的一般设计是使病毒特异性地在肿瘤细胞中增殖复制并溶解细胞，从而实现对肿瘤细胞的特异性直接杀伤。理论上，溶瘤病毒具备所有个性化疫苗应当具备的条件：①通过病毒的溶瘤作用，可获得丰富的各种来自于个体自身的肿瘤抗原，并且不受抗原亚细胞定位的局限性，而传统的疫苗则需要细胞膜蛋白作为疫苗；②瘤内注射病毒可产生局部感染反应，募集 T 细胞；③在溶瘤病毒中加载免疫增强因子，可获得高浓度局部免疫因子，增强抗肿瘤免疫反应；④通过对溶瘤病毒进行改造，病毒可选择性在肿瘤中复制，从而特异性溶解肿瘤细胞，直接发挥细胞毒性作用，并不伤害正常组织；⑤溶瘤病毒

可以大规模生产，并且质量可控性和稳定性好。

溶瘤腺病毒的抗肿瘤免疫治疗除要保证其插入的外源基因能有效激发机体的免疫反应外，还必须具有肿瘤靶向性。然而，溶瘤腺病毒本身缺乏肿瘤靶向性，且具有较强的免疫原性，机体预先存在的抗病毒机制以及病毒感染后诱发机体产生的特异性免疫可对溶瘤腺病毒产生显著的排斥反应。因此，近年来围绕如何改造溶瘤腺病毒以增强肿瘤靶向性和降低免疫原性开展了大量的基础研究，主要包括：①增强转录靶向，通过对溶瘤腺病毒中参与细胞周期节点调控的基因进行删除或突变，或通过肿瘤特异性启动子调控溶瘤腺病毒 E1A 的表达，均能实现对溶瘤腺病毒的转录靶向；②提高组织或器官靶向性，许多肿瘤无法直接进行瘤内注射溶瘤腺病毒进行治疗，而通过血管途径容易造成肝脏的富集与病毒的免疫清除。目前，树突状细胞、间充质干细胞、神经干细胞等免疫细胞与干细胞以及脂质体、细胞外囊泡成为了安全有效的病毒载体，通过静脉注射载体细胞能够将病毒运输至肿瘤部位，可提高溶瘤腺病毒的靶向性。肿瘤抗原的暴露与肿瘤微环境的逆转是抗肿瘤免疫治疗的核心，而溶瘤腺病毒能够针对这两大核心问题展开有效的治疗。经改造后的重组溶瘤腺病毒有望克服免疫系统攻击、靶向肿瘤组织、激活免疫细胞，在肿瘤治疗中有极好的应用前景。但机体免疫系统对溶瘤腺病毒的应答具有抗肿瘤与抗病毒双重效应，其具体作用机制也尚未明确，

机体免疫系统在抗肿瘤过程中有着巨大的潜力。但肿瘤微环境的免疫抑制状态可引发一系列的肿瘤免疫逃逸反应，这将使得癌症进一步恶化。溶瘤腺病毒可通过选择性复制及其溶瘤作用杀伤肿瘤细胞，暴露肿瘤相关抗原，活化免疫细胞，逆转肿瘤微环境，最终可引发一系列抗肿瘤免疫反应。溶瘤腺病毒存在靶向性低、免疫原性强等缺陷，其免疫治疗效果不佳，若对其改造则能提高肿瘤靶向性，降低免疫原性，同时携带免疫治疗基因，显著提高抑癌活性。因此，深入探索溶瘤腺病毒免疫学相关机制以及突破肿瘤微环境研究中的技术瓶颈皆是亟待攻克的难题。同时，优化载体提高溶瘤腺病毒远程传递的靶向性以及寻找更具潜能的肿瘤干细胞作为靶点以增加溶瘤腺病毒治疗的有效性，都是溶瘤腺病毒抗肿瘤治疗研究中的重中之重。相信在不久的将来，人类必定能实现将溶瘤腺病毒应用于抗肿瘤免疫的临床治疗。

第五节　腺病毒相关实验室指标改变和检查

一、形态学检查

对难于培养的肠道腺病毒，从粪便标本中粗提后，经电子显微镜或免疫电镜观察。

二、快速诊断法

用多价腺病毒荧光免疫血清对从咽部取出来的脱落细胞涂片进行染色，在荧光显微镜下可见脱落细胞核内有明亮荧光，这说明该病毒为阳性。

三、病毒分离与鉴定

（一）分离培养

标本应尽早从感染部位采集。采集患者咽喉、眼分泌物，粪便和尿液等，加抗生素处理过夜，离心取上清接种敏感细胞（293、Hep-2 或 HeLa 细胞等），37 ℃孵育后可观察到典型 CPE，即细胞变圆、团聚、有拉丝现象，用血凝试验定群，用中和试验定型。最突出的表现是许多病变细胞聚在一起呈葡萄串状。

（二）病毒鉴定

用荧光标记的抗六邻体抗体与分离培养细胞作用来鉴定腺病毒，也可用血凝抑制试验（hemoagglutination inhibitiontest，HIT）或中和试验（neutralization test，NT）检测属和组特异性抗原并鉴定病

毒的血清型。

腺病毒可用 Shell vial 技术进行快速鉴定。病毒标本经抗生素和离心处理，取上清接种于有细胞的 Shell vial 培养瓶，孵育 1～2 天，用特异性六邻体单克隆抗体对其抗原表位进行检测。也可用患者鼻黏膜上皮脱落细胞直接染色检测病毒抗原。

用 DNA 杂交或内切酶酶切等鉴定分离培养的病毒 DNA；PCR 可用于腺病毒感染的诊断，引物设计主要根据腺病毒六邻体、VAⅠ和 VAⅡ编码区序列，能检测所有血清型，而且其敏感性很高，能检测某些病人潜在的腺病毒。用腺病毒 41 型 BgIII-D 片段作探针诊断腺病毒腹泻，其检出率可达 80%。

四、血清学检查

常用血清学方法包括免疫荧光（immunofluorescence，IF）试验、补体结合（complement fixation，CF）试验、酶免疫分析（enzyme immunoassay，EIA）、HI 及 NT 等试验，采取患者急性期和恢复期双份血清进行检测，测补体结合抗体、中和抗体与血凝抑制抗体，若恢复期血清抗体效价比急性期增长 4 倍或以上，即有诊断意义。不同种抗体其感染后效价不同：①补体结合抗体为群特异抗体，在感染后一年效价下降或消失。②血凝抑制抗体为特异型抗体，在感染一周后抗体效价上升。③中和抗体为特异型抗体，持续至少 10 年，效价也不降低。出血性膀胱炎患者单份血清腺病毒 11 型或 21 型的中和抗体效价超过 1∶32 即可确诊。用地高辛标记的核酸探针检测腺病毒阳性率较高。快速检测血清可用 ELISA 法或乳胶凝集试验。

五、抗原检测

常用来直接检测腺病毒在呼吸道和胃肠道的感染，较快速且灵敏度较高。免疫荧光（尤其对呼吸道标本、咽拭子和活组织标本）和酶免疫分析（尤其对于粪便标本）是常用的方法，与细胞培养相比，免疫荧光所测腺病毒的灵敏性能提高 40%～60%，其他直接测定抗原的方法包括免疫层析法和乳胶凝集法。研究证实，与细胞培养检测方法相比，使免疫层析试剂盒所测定的灵敏度可达 90%。

六、分子诊断

取呼吸道标本，利用 PCR 方法扩增腺病毒特异性基因片段从而诊断。

第六节　腺病毒的预防

腺病毒感染可常年流行，冬季和春季因人群聚集活动，容易出现腺病毒感染，在局部地区如在幼儿园、学校和军营新兵中暴发流行。而夏季发生，则常因腺病毒污染游泳池的水，可引起游泳者咽结膜热。腺病毒感染可发生于任何年龄组，但多见于婴儿和学龄儿童，免疫功能低下者和接受器官移植者容易感染，是腺病毒感染的高危人群。大约 50%的感染者无症状，但仍具有传染性。

一般来说，腺病毒主要通过呼吸道飞沫、眼分泌物，经呼吸道或接触传播；肠道感染主要通过消化道传播。只要传染源如患者和隐性感染者存在，病毒就能通过呼吸道和眼结膜分泌物、粪便及尿液排出体外，经空气飞沫、密切接触及粪-口途径传播，也能通过水体传播。

腺病毒通常感染后会经过 5～7 天的潜伏期，其预防措施和其他呼吸道、消化道传染病预防相似，主要是勤洗手，勤消毒，避免接触患者及其呼吸道飞沫。平常多饮水，多吃蔬菜和水果，注意锻炼身体；室内多通风，保持室内环境清洁；冬春流行季节尽量少去人员密集的公共场所，外出时戴口罩，避免接触患者，以防感染。也要让孩子减少揉眼睛和吸手指头的坏习惯，以免让病毒有机可乘。此外加强游泳池和浴池水的消毒，可使水传播性结膜炎暴发的危险性降至最小，在做眼的检查时应严格无菌操作，对所用设备充分灭菌，也可控制流行性结膜炎的发生。

腺病毒的甲醛灭活疫苗已被用于某些人群的预防，而且将来有被用入二倍体细胞培养的减毒活疫苗所替代的可能。但因腺病毒对动物具有致癌作用，人们对全病毒疫苗的作用与安全性存有疑虑。

一旦发生急性发热、咽喉疼痛和结膜炎的症状，要及早到医院看病，早隔离、早治疗。出现 5 人以上集体发病的情况要及时向所在地区防疫部门报告，及时采取有效的防控措施，避免疾病蔓延。在腺病毒流行季节，托幼机构上呼吸道感染患儿应回家隔离休息，以免造成传播流行。患病后尽量在附近医院就诊，避免到患者较集中的大医院观察室输液，以防造成交叉感染。出现严重咳嗽和呼吸困难症状多属严重病例，应及时到医院住院治疗，以免延误病情。即使症状较轻，患者也应居家隔离休息，避免进入公共场所或参与社交活动。患者的洗漱用具等物品要严格与其他家庭成员或同居室人员分开，不能混用，避免交叉污染。患者接触过的物品应擦拭消毒或煮沸消毒后再使用。

目前在治疗上并无有效的抗病毒药物，临床治疗大多采取支持性疗法，鼓励病患多喝水。在发热期间，应多注意病患的活动力和精神状态，另外，为了缓解症状，例如退热药、化痰药和鼻塞药以减轻不适感，结膜炎可使用眼药水，对症治疗只能减少疾病带来的不适。腺病毒感染大部分预后良好，单纯腺病毒感染很少导致人死亡，但是对于年幼体弱者，特别是免疫功能低下者病情较重，艾滋病患者感染腺病毒会导致 50%的死亡。腺病毒 14 型变异株感染者的病死率较高。

第六章　EB 病毒感染与肿瘤

EB 病毒属于 γ-疱疹病毒亚科，淋巴潜隐病毒属，根据 EB 病毒核抗原基因的不同，EB 病毒可以分成 A、B 两型。20 世纪 50 年代末期，儿童淋巴瘤的发现者 Burkitt 根据该病区域分布等特点提出其致病因子可能为病毒的假说。1964 年，Epstein、Barr 和 Achong 通过电子显微镜在首次通过对 Burkitt 非洲儿童淋巴瘤细胞成功体外悬浮培养建株，并在建株细胞涂片中用电镜观察到疱疹病毒颗粒，故称 EB 病毒（Epstein-Barr virus，EBV）又称人类疱疹病毒 4 型（human herpes virus 4，HHV-4）是发现的第一个与人类肿瘤相关的病毒。人类是 EBV 唯一的天然宿主，90%以上的成年人感染了 EBV，初次感染发生在儿童时期往往无特殊症 状，而在青少年或早期成年期 30%～40%的人表现为单核细胞增多症，初次感染之后，大部分人处于终身潜伏感染状态。EBV 与多种人类疾病相关，如致死性 IM/X 性连锁淋巴细胞增生综合征、艾滋病患者口腔黏膜白斑病、Burkitt 淋巴瘤、鼻咽癌及霍奇金病等。

第一节　EB 病毒的生物学性状

一、病毒的形态与结构

EB 病毒属于 γ-疱疹病毒亚科，淋巴潜隐病毒属。EB 病毒的形态与其他疱疹病毒类似，基本呈圆形、直径为 180 nm，其结构由核样物、衣壳和囊膜 3 个组分组成。核样物为直径 45 nm 的致密物，主要含双股线性 DNA，其长度随不同毒株而异，平均长度为 17.5×104 bp，相对分子质量为 108。衣壳为 20 面体立体对称，由 162 个壳微粒组成。囊膜由感染细胞的核膜组成，其上有病毒编码的膜糖蛋白及识别淋巴细胞的 EB 病毒受体，还具有细胞融合等功能。外膜则含有多种糖蛋白，以 gp350 为主。而囊膜与衣壳之间被蛋白被膜分隔。

二、病毒的基因与蛋白

EB 病毒是疱疹病毒科淋巴潜隐病毒属的成员，基因组为 DNA。1983 年 Barr 等完成了对 EB 病毒基因组的序列测定。EBV 基因组是一个 172 kb 大小的线性双股螺旋 DNA 分子，其中 G+C 含量约占 60%。大体结构可分为如下几个部分。①末端重复序列（TR）：位于基因组的两端，由长度为 0.5 kb 的重复片段呈串联直接排列而构成；②内重复序列（IR）：总共有 4 个主要的内重复序列 1～4 IR1～IR4，其中的 IR-1（重复片段长度 3.0 kb）把 EB 病毒整个基因组划分为短单一序列区（US）和长单一序列区（UL）；③DL 和 DR：此为 2 个有高度同源性的区域，由多个富含 G+C，长度分别为 125 bp（DL）和 102 bp（DR）的重复片段加上 2 kb 左右的单一序列组成。在不同的病毒株具有以上重复序列的个数不一。EBV 编码大约 100 个基因，其中重要的有编码壳抗原、早期抗原、EB 病毒核抗原的基因。EB 病毒基因组由约 173 kb 的双链线性分子组成。

病毒基因表达蛋白：①EBV 抗原家族（EBV nuclear antigen，EBNA），包括 EBNA1、EBNA2、EBNA 3A（EBNA3）、EBNA 3B（EBNA4）、EBNA 3C（EBNA6）、EBNA-LP（EBNA5）6 种核蛋白。EBNA 家族定位于宿主细胞核，有共同的启动子和 5’-末端，mRNA 多形性剪切（alternative splice）导致不同的翻译产物。EBNA1 主要与 EBV 复制和附加体稳定有关。EBNA2 和 EBNA3 家族是转录因子，调控多种病毒蛋白和宿主蛋白表达，参与诱导淋巴细胞转化。EBNA-LP 也能促进淋巴细胞转化。②潜伏膜蛋白家族（latent membrane protein，LMP）表达于宿主细胞膜，包括 LMP1、LMP2A、LMP2B 3 种。LMP2A 和 LMP2B 又分别称末端蛋白 1 和末端蛋白 2（terminal protein，TP1/2）。LMP1 和 LMP2A 干预信号转导通路，与诱导 B 细胞转化有关。LMP2A 还抑制 EBV 激活。③EBV 编码小 RNA（EBV-encoding small RNA）包括 EBER1 和 EBER2 两种，由 RNA PolⅢ转录（其他潜伏感染基因均由 RNA PolⅡ转录），缺乏 3’-末端 polyA 尾，能抵抗 RNA 酶，定位于宿主细胞核。④BamHIA片段右向转录产物（BamHI A rightward transcripts，BARTs）指 EBV 基因组 BamHI A 片段中从 150 000 nt 到 161 000 nt 的右向转录产物，又称互补链转录产物（complementary strand transcripts，CSTs）。⑤BHRF1 miRNAs BHRF1 miRNAs 群包括 3 个 miRNA，发现于 EBV 感染的 B 细胞系。

三、病毒的分型和变异

若依据 EBNA2、3A、3B 和 3C 基因多态性，EBV 被分为 1 型和 2 型病毒，或称 A 型和 B 型病毒，在体外 1 型（A 型）病毒转化 B 淋巴细胞的能力强于 2 型（B 型）病毒。依据 LMP1 多个氨基酸位点的多态性，提出将 LMP1 分为 7 个亚型，即中国 1 型（China 1）、中国 2 型（China 2）、中国 3 型（China 3）、地中海型（Med）、阿拉斯加型（Alaskan）、B95. 8 型（B95. 8）和未定型（NC）。依据 EBNA1 蛋白质第 487 位氨基酸的多态性，EBNA1 分为 5 个亚型，即丙氨酸型（P-ala）、苏氨酸型（P-thr）、缬氨酸型（V-val）、亮氨酸型（V-leu）和脯氨酸型（V-pro），P-ala 的序列与 B95. 8 相同，P-thr 只在第 487 位苏氨酸替换丙氨酸，两者称为原型，V-val、V-leu 和 V-pro 除出现第 487 位氨基酸替换外，在编码区内尚有多处氨基酸替换，称为变异型。BZLFI 基因编码 ZEBRA，ZEBRA 可分为 ZP3 型和 ZP95 型，亚洲地区流行 ZP3 型，而欧洲和北非流行 ZP95 型。在 20 世纪 90 年代初，美国 Raab-Traub 教授和我国陈剑经教授曾提出 EBV 亚株与其致病性相关。以 B95. 8 株为参照，已发现 4 种 RFLP，f 型变异、W′I′变异（c 型变异）、C 型病毒及 H1－H2 变异。曾经认为 A/“f”/“c”型变异与鼻咽癌相关，现在认为这些变异均为地域相关的多态性。

四、病毒的理化特性

EBV 病毒对于耐高温的物品，往往可以进行高温消毒。如果对于不耐高温的物品，可以采用紫外线照射，臭氧、含氯消毒剂、84 消毒液、乙醇喷洒来杀灭病菌，从而灭活 EBV 病毒。

五、病毒的抗原与抗体

EB 病毒仅能在 B 淋巴细胞中增殖并长期传代，且能转化 B 淋巴细胞。被病毒感染的细胞会产生 EBV 相关抗原，目前已确定公认的有：EB 病毒核抗原（EBV nuclear antigen，EBNA），早期抗原（EA），膜抗原（Membrane Antigen，MA），衣壳抗原（VCA），淋巴细胞识别膜抗原（lymphacyte detected membrance antigen，LYDMA）。除 LYDMA 外人体感染 EBV 后还能诱生抗 EBNA 抗体，抗 EA 抗体，抗 VCA 抗体及抗 MA 抗体。已证明抗 MA 抗原的抗体能中和 EBV。上述体液免疫系统能阻止外源性病毒感染，却不能消灭病毒的潜伏感染。一般认为细胞免疫（如 T 淋巴细胞的细胞毒反应）对病毒活化的“监视”和清除转化的 B 淋细胞起关键作用，研究这些抗原及其抗体，对阐明 EBV 与鼻咽癌关系及早期诊断均有重要意义。

第二节　EB 病毒致肿瘤的发病机制

EB 病毒编码产物相互作用或者与多种抗细胞凋亡分子和细胞因子通过信号转导，促进病毒感染、增殖和转变。在潜伏感染状态下多数细胞中的病毒基因组处于潜伏状态，此时 EB 病毒可表达 6 种核抗原（EBNA1、EBNA2、EBNA3A、EBNA3B、EBNA3C 和 LP）、3 种潜伏期膜蛋白（LMP1、LMP2A

和 LMP2B）和 2 种小核酸 RNA（EBER1 和 EBER2）。

EBNA1 由 EBNA1 基因编码，是人类第一个检测到的 EBV 蛋白。大量研究显示其在维持 EBV 的潜伏状态及其 DNA 复制中发挥重要作用，此外它还是病毒转化细胞及维持病毒颗粒稳定性所必需的蛋白，是唯一一个在所有 EBV 相关的恶性肿瘤中都能够找到的 EBV 蛋白。EBNA1 可与一些病毒启动子相互作用，进一步对其自身及 EBNA2、EBNA3 进行转录调节。研究表明 EBNA1 是通过自身特定位点的磷酸化来调控其生物学功能，当它不发生磷酸化时，相应蛋白的复制和转录活性便会明显降低。EBNA1 还可使瘤细胞逃避细胞毒性 T 淋巴细胞的识别，从而不被免疫系统杀灭。EBNA1 还可通过特定区域抑制自身 mRNA 的翻译，限制其衍生的抗原多肽与 MHC-Ⅰ结合，从而逃避 CTL 的识别。目前尚未发现针对 EBNA1 的特异性 T 细胞。Wilson 等的实验表明在小鼠模型中可以通过阻断 EBNA1 的表达来抑制 EBV 的复制。EBNA1 见于所有鼻咽癌感染类型的潜伏性感染，说明 EBNA1 是病毒成功建立潜伏性感染的必要条件，它与病毒基因复制和维持病毒颗粒稳定有关。

EBNA2 是一个含 483 个氨基酸残基的非常重要的病毒反式激活因子，它不仅能够与细胞特定序列 DNA 结合蛋白结合进而促进病毒和细胞基因转录的反式激活，还能与 EBNA3C 联合激活 LMP1 启动子。无论对病毒还是宿主细胞的基因而言，EBNA2 都是一种调节 EBV 增长转化的必须蛋白，是非常重要的转录调控因子，但相关转化的具体机制尚不清楚。现已证实 EBNA2 的表达与肿瘤的发生相关且在人体肿瘤发生过程中起着非常重要的作用。

EBNA3A、EBNA3B、EBNA3C 和 EBNA LP、EBNA3A 与 B 细胞的转化有关，EBNA3C 对 EBV 的受体 CD21 具有促进和诱导其表达的作用。p16 作为一种非常重要的抑癌蛋白可以抑制肿瘤细胞增殖，而 EBNA3C 则可拮抗其表达。EBNA LP 是调节 B 细胞永生化非常重要的蛋白，与 EBNA2 协同激活病毒的基因转录。目前研究尚未发现 EBNA3B 是细胞转化所必需的抗原。

潜伏膜蛋白（latent membrane protein，LMP）是由 BNLF1 基因编码的能够调节自身和人类基因表达的跨膜病毒蛋白，是目前公认的 EB 病毒癌蛋白，可使小鼠成纤维细胞发生转化，转化细胞接种于裸鼠可形成肿瘤，现已确认其具有促进细胞癌变和肿瘤转移的作用。

研究发现 LMP1 普遍表达于 EBV 相关的恶性肿瘤中，其作用机制包括上调 B 细胞表面标志及细胞黏附分子如 CD23、CD40 等的表达，诱导核转录因子核因子 κB（NF-κB）信号传导途径活化。LMP1 能参与调节宿主细胞应答并发挥以下生物学功能：①促进细胞的转化和永生化。LMP1 能抑制抑癌蛋白 P16 的表达，从而促进细胞的永生化；此外它还可以促进细胞黏附分子的表达，跨膜激活一些病毒的启动子，达到促进细胞转化的目的。重组 LMP1 缺失以及删除其主要功能区的 EBV 都不能使 B 细胞转化，即使其主要功能区出现基因突变也同样会影响 LMP1 的转化能力。②介导细胞的增殖。LMP1 可以通过介导 NF-κB、AP-1 活化以及模拟 CD40，对 B 细胞进行活化并促进其增殖。③抑制细胞分化和凋亡。LMP1 能通过诱导抗凋亡基因 A20 和 Bcl-2 的表达抑制细胞凋亡。有研究表明 LMP1 能够上调增殖相关基因的表达，下调生长抑制基因的表达。在癌细胞中，LMP1 可以通过核转录因子 p53 上调凋亡抑制基因 survivin 的表达，进而促进细胞的增殖并抑制细胞的分化和凋亡。④促进肿瘤的转移。基质金属蛋白酶 9（matrix metalloproteinase 9，MMP9）具有促进肿瘤细胞的浸润和转移的功能，LMP1 可上调 MMP9 的表达，同时还可以通过上调整合素的表达来进一步促进肿瘤细胞的浸润和转移。⑤逃避宿主免疫反应。LMP1 具有类似于病毒编码的跨膜蛋白 P15E 的跨膜区，抑制 T 细胞增殖、NK 细胞毒性及 IFN-γ 的释放，从而使病毒逃离宿主免疫系统的监视。

LMP2 是一个亲水性膜蛋白，根据开始转录的启动子不同可分别表达 LMP2A 和 LMP2B。研究表明 LMP2A 及 LMP2B 能够促进上皮细胞的扩散，增强其能动性。大量资料显示它们在细胞转化中并不起特别重要的作用，但是最近有研究表明 LMP2A 具有细胞转化的功能，通过调节 B 细胞转化因子 E47 和 PU. 1 的减少来抑制 MHC-Ⅱ的表达，进而摆脱宿主的免疫应答。然而目前对于 LMP2 的生物学功能，大多都是依据相关研究进行的推测。如在正常 B 细胞的发育过程中，LMP2 可能只起调节作用；LMP2B 的主要功能可能是通过调节 LMP2A 来实现的等。最为重要的是，在 EBV 相关的鼻咽癌患者中，LMP2 在肿瘤相关组织中持续表达，并含有多种受人类白细胞抗原（human leucocyte antigen，HLA）限制的细胞毒性 T 淋巴细胞（cytotoxic lymphocyte，CTL）表位。

LMP2A 是有效的病毒抗原，能够被 CTL 识别，所以 LMP2A 是很好的引发 CTL 反应的蛋白，可以刺激机体产生抗体。运用 LMP2A 引发的 CTL 来治疗 EBV 阳性肿瘤已成为国内外学者研究的热点。Liu 等的研究更加证实 LMP2A 作为 EBV 相关肿瘤免疫治疗靶抗原的可行性。这就提供了 EBV 相关肿瘤预防及治疗的空间，有待进一步深入研究。

EBERS 潜伏感染状态下，EBV 表达 2 种小 RNA，即 EBER1 和 EBER2。一般认为它们可能参与 mRNA 切割加工和翻译调节。EBER1 是由 RNA 的聚合酶Ⅲ介导下转录而来的小 RNA，定位于人类受 EBV 感染细胞的细胞核中。并且在受感染的细胞中，EBERS 是含量最丰富的 RNAs。在 EBV 相关的肿瘤细胞中，其普遍表达并持续存在于整个潜伏感染过程。蛋白激酶（PKP）可以限制细胞增殖，而 EBERS 能与 PKP 结合使其活性受抑制乃至失活，导致细胞的增殖活性增强。据实验推测其可能在 RNAs 的处理、稳定性和转运过程中起一定作用，并且在肿瘤细胞发生恶变、凋亡、坏死中发挥着重要的作用。

EB 病毒感染人体后可引起体液免疫和细胞免疫，但是能通过逃避机体的免疫监视而长期存活。其可能的机制有：①EB 病毒基因突变改变了自身抗原性逃避细胞毒 T 细胞的识别和攻击；②EB 病毒编码产生的许多蛋白与机体产生的某些细胞因子和受体蛋白具有同源性和类似功能。比如 BCRF1 与白介素-10（IL-10）、BDLF2 与周期素 B1（Cyclin B1）、BHRF1 与 Bcl-2、BARF1 与细胞内黏附分子-1 都具有高度的同源性，可以使病毒免受 CTL 的识别和攻击；③EBNA1 可阻止溶解酶的降解作用，从而减少其衍生的肽类与细胞表面的 MHC-Ⅰ型抗原结合，阻止 CTL 的活化。

第三节　鼻咽癌的相关危险因素

鼻咽癌（nasopharyngeal carcinoma，NPC）是上皮来源的恶性程度较高的肿瘤，高发于我国华南地区和东南亚一些国家，发病率以广东省最高，其次是广西、湖南、福建、江西等省。发病率男性达 $30/10^5$ 以上，女性超过 $15/10^5$。鼻咽癌可发生于各种年龄，以 30～50 岁人群发病最为集中，男性多于女性，其中最小患者只有 3 岁，发病年龄最大患者高达 90 岁。NPC 的发病有明显的地区聚集性和种族性现象，多见于黄种人，患者主要集中在广东、潮汕和福州方言人群以及这些人群移民到海外者。我国南方（广东、广西、福建和湖南等省）和东南亚一些国家是全世界 NPC 发病率最高的地区，特别是广东中西部的肇庆、佛山和广州地区更高。肇庆四会的男性 NPC 发病率为 $25.12/10^5$，女性为 $12.11/10^5$；居住在广东省中部以及讲广东地方语的男性发病率高达 $30/10^5$～$50/10^5$。NPC 高危人群体质以单纯气虚质为特点，初诊 NPC 患者体质以热和瘀为特点，放射治疗 1 年后则以气虚质为基础的夹热、夹瘀及夹湿为特点，由此可见气虚质是 NPC 的敏感体质且贯穿于 NPC 发生的全过程。

长久以来，鼻咽癌的确切病因尚未完全明确，各种研究推测可能与 EB 病毒感染、遗传、环境、职业等因素相关。有相关资料显示：20 世纪 80 年代以来，许多国家和地区的恶性肿瘤发病率均有增长，但鼻咽癌的发病率相对较平稳，且死亡率稍有下降。国内调查研究显示，鼻咽癌发病相对稳定且死亡有下降趋势，与国际鼻咽癌发病趋势相符，说明了鼻咽癌相关致病因素较强且相对稳定，若能找到与鼻咽癌发病相关确切发病因素，积极筛查提高早期鼻咽癌检出率，就能做到早发现、早诊断、早治疗。因此，明确鼻咽癌的相关致病危险因子非常关键，鼻咽癌的危险因素有如下几个方面。

一、家族发病聚集性

国内外都有相关报道，证明鼻咽癌分布具有一定的种族易感性和家族聚集性，在高、低发地区均发现 NPC 高发家族。NPC 发病在不同种族和民族之间有明显的差异，黄种人发病率远高于其他种族，尤以我国和东南亚一带高发。我国南方高发区的原居民迁居北方地区或移民海外后其 NPC 发病率比当地居民高，而且其后代仍保持有很高的发病倾向。印度原居民移民英格兰和威尔士后 NPC 发病率高于当地居民；而英格兰和威尔士的居民移民印度后 NPC 发病率仍然低于当地居民，提示 NPC 的发生有明显的种族敏感性。在欧美和日本，鼻咽癌发病率<$1/10^5$，但在东南亚部分国家，特别是我国东南部如广东四会市，按世界人口构成标化，男性发病率高达 $29.40/10^5$。这种显著的区域聚集性除了与我国南方人的传统生活习惯存在一定的关系外，南方鼻咽癌的家族遗传史和肿瘤遗传易感性在 NPC 病因学中起关键作用。国内相关研究结果显示，在我国，肿瘤家族史，尤其是鼻咽癌家族史会导致鼻咽癌的发病风险增加。

二、EB 病毒感染

NPC 主要由 EB 病毒感染。1964 年，从非洲儿童恶性淋巴瘤培养成功的一株瘤细胞中，电子显微镜下观察到大量疱疹病毒颗粒，并命名为 EB 病毒。目前认为，鼻咽癌发生与 EB 病毒关系密切。例如，NPC 患者的血清中有对 EB 病毒各种特异性抗原的抗体反应，而且抗体量由 NPC 早期到晚期的发展过程不断增多；NPC 活检组织中有大量的 EB 病毒；EB 病毒能使人体组织和接近于人类的灵长类动物的组织发生恶性改变，有明显的致癌作用。

有研究证明无论低分化还是高分化鼻咽癌细胞均带有 EB 病毒基因及 EBNA-1 和 LMP 蛋白的表达；EB 病毒可在促癌物协调作用下，诱发裸鼠鼻咽癌。鼻咽癌患者血清中有 EB 病毒各种抗原的抗体存在，尤其是 EB 病毒 IgA/VCA 抗体阳性率达 90%。经放疗后 IgA/VCA 抗体水平随病情好转而呈逐渐下降趋势，反之，病情复发或加重者 IgA/VCA 抗体水平居高不下。但是，EB 病毒在人群中的感染非常广泛，而鼻咽癌仅在某些特定地区、特定人群中高发。因此 EB 病毒还不能认为是鼻咽癌的唯一致病因素，而可能是多种综合因素中的一种。有国内学者研究得出结论：以 EB 病毒早期抗原 ZEBRA 为捕捉抗原的间接 ELISA 方法具有较高的特异性和敏感性，可以用于大量人群的 NPC 早期筛查和早期诊断。

三、环境与饮食因素

（一）职业与生活环境因素

职业接触一般包括农药、甲醛、粉尘（棉尘、木尘、铁尘等）、工业热、汽油、硫酸、油漆等，国内外研究结果提示职业接触有害因素可能与鼻咽癌发生有关。国外对接触职业有害因素与鼻腔和鼻咽癌的关系作了较多研究，提示职业有害因素与鼻咽癌有关。Holmstrom M 等报告 3 例具有明显的甲醛接触史的鼻腔恶性黑素瘤患者，提示接触甲醛与鼻腔肿瘤有关；Demers PA 等对 5 个定群研究的资料合并重新分析，结果发现接触木尘的工人鼻咽癌死亡危险性增加；Aughan TL 等采用病例对照研究发现，职业接触甲醛能增加鼻咽癌的危险性，而接触木尘没有增加鼻咽癌的危险性；Mirablli MC 等进行病例对照研究得出职业接触氯酚能增加鼻咽癌的危险性，但需进一步证实。国外学者 Thomas 等研究发现 1 年累积职业暴露甲醛超过 1.10 ppm 人群患鼻咽癌的 OR 值达到 3.0，而甲醛作业同时有吸烟习惯者会增加鼻咽癌发生的危险性，这说明鼻咽癌与吸入的空气质量具有一定的关联性。此外，还有相关文献报道长期暴露于硫酸雾的工人、织布工和编织工、金属冶炼、炼钢（吹风转炉）和精炼炉工、锅炉司炉工、刀锻工、面包师傅、糕饼师傅制造糖果工人、焊工、火焰切割工、金属磨工、磨光工、工具磨削工和机床操作工罹患鼻咽癌的概率高于其他职业者，且接触联苯胺染料的皮革工人、接触石棉的工人、职业性接触氯仿工人患癌风险也小幅度提高。有的如农民等职业，虽然不经常接触职业性污染气体，但由于农业生产过程中使用和接触农药也导致了农民也是鼻咽癌的高发群体之一。美国、马来西亚和我国香港、台湾研究者们均已证实暴露于职业环境气体、烟和化学物质中的人群鼻咽癌发病率高于正常人。

其他一些化学物质像多环芳烃类、亚硝胺类及 Ni 等也与鼻咽癌存在一定相关性。有动物实验显示，Ni 能促进亚硝胺诱发鼻咽癌。邓洪等研究发现，鼻咽癌患者血液和发中 Se、Mo、Zn 含量均比健康人低，Ni、Cr 和 Cd 含量则比健康人高。台湾的 HOCK 等报道了 3 例有长期接触低浓度硫酸气史的鼻咽癌患者，认为长期接触硫酸气可能与鼻咽癌的发生有关。黄志碧等对鼻咽癌危险因素作了初步研究，发现职业接触因素作用明显，在单因素 Logistic 回归分析中 OR＝2.185，95％CI＝1.427～3.345。多因素 Logistic 回归分析中 OR＝1.832，95％CI＝1.082～3.103。这些研究报告均提示接触特定的职业有害因素可能与鼻咽癌发病有关。

鼻咽癌环境因素的研究大多数采用病例对照研究方法，配对或非配对的 Logistic 多元回归统计分析得到的结论较一致：生活居住环境与鼻咽癌有密切关系。国内学者在 1∶2 配对病例对照研究中发现：居室通风、采光良好、住房位置在 2 楼及以上、南北朝向、周围环境好等居住人群能减少鼻咽癌发生的危险性。而室内油烟过多、经常吸烟或被动吸食二手烟等人群则会增加鼻咽癌发生的危险性。吸烟可产生大量的有害气体及颗粒物，主要为挥发性亚硝胺、一氧化碳、氧化氰、烟焦油、烟碱（尼古丁）等，对人体有很强的致癌作用。吸烟越多、吸烟年限愈长，患鼻咽癌的风险就愈大。黄志碧等通过对 12 例病例回顾性追踪发现住房东西朝向、使用煤或柴草做燃料、每天吸烟量多、存在室内烟和油烟污染居住人群会增加鼻咽癌发生的危险性。由此可见，居住环境因素对鼻咽癌患病率存在着较大影响。

（二）生活饮食习惯以及其他因素

在中国由于南北方气候条件存在差异导致南北蔬菜、水果种类及保存方式不同，因而人们饮食习惯均不相同。有学者通过统计南北调查资料显示南方由于比较湿冷，喜进食腌制食物如梅菜、陈皮梅、嘉应子等均与鼻咽癌发病有相关；而在北方天气干燥甚少进食这类食物，所以国内鼻咽癌发病率南方明显高于北方。已有大量资料显示进食新鲜蔬菜如青椒、韭菜、芹菜、白菜、油菜、菜花等，新鲜水果如苹果、橘子、柑、香蕉和葡萄等均为鼻咽癌的保护因素，这与国外研究结果相符。由此可见，进食腌制食品将会提高鼻咽癌的发病率，而多食新鲜水果、蔬菜则会降低鼻咽癌的发病率。通过在南北方同步进行的流行病学调查，我们认为中国南北方在鼻咽癌发病危险因素上确实存在差异，这种差异主要为遗传因素在发病学上所起作用的差异。有理由认为，对南北方人群遗传特征，肿瘤遗传易感性等进一步研究是必要的。而饮食、环境等因素差异，只是由于南北方地理环境、气候、生活习惯不同所形成的差异，很可能南方人某些传统习惯，在南方鼻咽癌的发病上起着一定作用。

经常吸烟、饮酒、食用腌制（如咸鱼和酸菜等）、烟熏、油炸和烘烤等食品均可增加 NPC 发病的危险性。乙醇也可以增加患 NPC 的危险性，饮酒且吸烟则使之产生协同作用。腌制食品内含有大量的亚硝胺盐，而亚硝胺是公认的强致癌物之一。烟熏、油炸和烘烤的食品则含有大量的杂环胺和多环芳烃类致癌物。国内大量病例统计研究表明，以家用柴草为燃料、室内烟尘污染、常食用腌芥菜和鼻部疾病史是鼻咽癌发病的主要危险因素，新鲜蔬菜摄入少和吸烟也与鼻咽癌有明显关系。

（三）文化程度、人均收入等

文化程度和人均收入越高，工作、生活条件也相应改善，卫生和保健意识提高，自觉革除不良的生活和饮食习惯，从整体上降低了患 NPC 的危险性。

NPC 发病的分子生物学机制迄今仍不清楚。由于 NPC 的发生、发展过程颇为复杂，其流行病学调查过程中的影响因素较多，所以，对职业有害因素的接触因子、水平以及剂量-反应关系的研究已逐渐成为国内外学者关注的热点之一。对该问题的阐明将有助于人们更深刻地认识环境与职业污染物如何启动或影响个体的 NPC 发病过程，丰富人们对 NPC 的流行病学特征及其危险因素的认识。

可见，长期职业接触有害物质、EB 病毒感染、NPC 家族史是 NPC 发病的重要危险因素，吸烟、生活工作压力大等会显著增加患 NPC 的风险，而健康行为如长期锻炼、经常食用新鲜水果蔬菜、饮茶会预防 NPC 的发生。目前鼻咽癌危险因素的研究已取得了很大进展。为探索鼻咽癌病因提供了重要线索。进一步探索鼻咽癌的流行病学规律，更好地促进鼻咽癌的早期预防和早期诊断，加快克隆和鉴定鼻咽癌的遗传基因，阐明鼻咽癌的发病机制和分子遗传学机制，是今后的发展方向。

第四节　鼻咽癌的演变过程

95%的成人终生携带 EBV。绝大多数发展中国家人群在 1 岁前已感染 EBV，而发达国家人群初次感染 EBV 常常延迟到青少年和成人。EBV 利用记忆 B 细胞发育机制调节病毒基因表达，逃避免疫监视，形成持续感染。初次感染时，EBV 在口咽上皮细胞或淋巴细胞复制，释放病毒粒子。随后，EBV 感染处女型淋巴细胞或记忆 B 淋巴细胞，部分 B 细胞进入扁桃腺淋巴滤泡，分裂增殖成为生发中心。在生发中心，母细胞分裂成生发中心细胞，部分生发中心细胞发育成记忆 B 细胞，部分分化成浆细胞，浆细胞移行到黏膜组织，EBV 呈现裂解性感染，释放病毒粒子。婴幼儿期初次感染 EBV 无症状，青少年和成人初次感染 EBV 后偶尔出现咽喉疼痛、不适、瘀斑、肝脾淋巴结肿大等，称为传染性单核细胞增多症（infectious mononucleosis，IM）。个别正常人在初次感染 EBV 后发生慢性活动性 EBV 感染（chronic active Epstein-Barr virus infection，CAEBV）。临床特点：①患者无免疫抑制的证据；②持续或反复发作的传染性单核细胞增多症样症状，长达半年以上；③抗 EBV 抗体明显异常增高，如 VCA/IgG>1∶5 120；④ 肝、肺、骨髓等多器官受累。CAEBV 发病机制不详，可能与 EBV 感染 T 细胞和 NK 细胞有关。由于患者明显的家族聚集性，加上 EB 病毒的长期慢性感染，EB 病毒感染主要通过感染人类口腔上皮细胞和 B 细胞，整合到人体细胞的 DNA 中，阻止受感染细胞的凋亡，同时激活其生长，引起鼻咽癌。鼻咽癌患者有可能与基因细胞改变有关。鼻咽癌在临床早期阶段，患者可能不会感觉到任何症状，但随着病情的进一步发展，患者可出现耳鸣、听力下降、鼻塞和鼻涕中带血等。鼻咽癌患者可出现皮肌炎、头颈部的隐性癌等并发症。鼻咽癌会向周围浸润，以三叉神经、外展神经、舌咽神经、舌下神经受累较多，嗅神经、面神经、听神经则甚少受累。鼻咽癌个别病例会向远处转移，常见部位有骨、肺、肝、脑，并出现骨痛、咳嗽、腹痛和头痛等症状。

第五节　鼻咽癌的临床表现

鼻咽癌原发部位深而隐蔽，周围毗邻关系复杂，临床表现各异，向周围扩散可产生多样复杂的症状，与许多疾病的临床症状相似导致不容易早期诊断，合并有其他疾病时更容易误诊。

一、原发鼻咽癌的临床表现

（一）涕血和鼻出血

病灶位于鼻咽顶后壁者，用力向后吸鼻腔或鼻咽部分泌物时，轻者可引起涕血（即后吸鼻时“痰”中带血），重者可致鼻出血。肿瘤表面呈溃疡或菜花型者此症状常见，而黏膜下型者则涕血少见。

（二）耳部症状

肿瘤在咽隐窝或咽鼓管圆枕区，由于肿瘤浸润，压迫咽鼓管咽口，出现分泌性中耳炎的症状和体征：耳鸣和听力下降等，临床上不少鼻咽癌患者即是因耳部症状就诊而被发现的。

（三）鼻部症状

原发癌浸润至后鼻孔区可致机械性堵塞，位于鼻咽顶前壁的肿瘤更易引发鼻塞。初发症状中鼻塞占 15.9%，确诊时则为 48.0%。

（四）头痛

头痛是鼻咽癌常见的症状。临床上多表现为单侧持续性疼痛，部位多在颞、顶部。

（五）眼部症状

鼻咽癌侵犯眼眶或与眼球相关的神经时虽然已属晚期，但仍有部分患者以此症状就诊。鼻咽癌侵犯眼部常引起以下症状和体征：视力障碍（可失明），视野缺损，复视，眼球突出及活动受限，神经麻痹性角膜炎。眼底检查视神经萎缩与水肿均可见到。

（六）脑神经损害症状

鼻咽癌在向周围浸润的过程中以三叉神经、外展神经、舌咽神经、舌下神经受累较多，嗅神经、面神经、听神经则甚少受累。

（七）淋巴结转移

颈部肿大之淋巴结无痛、质硬，早期可活动，晚期与皮肤或深层组织粘连而固定。早期淋巴结转移易误诊为颈淋巴结炎，临床上颈淋巴结肿大以慢性炎症最常见，但转移性恶性肿瘤也是颈部淋巴结肿大常见原因之一。当怀疑转移性恶性肿瘤时，首先应寻找其原发病灶，原发灶多位于头颈部，对任何一个颈上部特别是胸锁乳突肌上 1/3 深部肿块均应怀疑鼻咽癌转移，甚至鼻咽部活检亦是必要的。

（八）远处转移

个别鼻咽癌病例以远处转移为主诉而就诊。

（九）恶病质

鼻咽癌患者可因全身器官功能衰竭死亡，也有因突然大出血而死亡者。

二、鼻咽癌合并皮肌炎的临床表现

皮肌炎是一种严重的结缔组织疾病。以皮肌炎为首发症状时，只注意了这一症状本身，而没有寻找产生这一症状的原因。据报道皮肌炎患者恶性肿瘤发生率是一般人群癌肿发生率的 5～7 倍，在中国南方及东南亚地区主要以合并鼻咽癌为主，大量证据表明皮肌炎的病因可能为肿瘤细胞分泌某种物质引起的皮肤、肌肉的自身免疫反应综合征。恶性肿瘤与皮肌炎的关系尚未明确，但皮肌炎患者的恶性肿瘤发生率至少高于正常人 5 倍。故对皮肌炎患者，须进行仔细的全身检查，以求发现隐藏的恶性肿瘤。

三、隐性鼻咽癌的临床表现

颈部肿大淋巴结经病理切片证实为转移癌，但对各可疑部位多次检查或活检仍未能发现原发癌病灶，称为头颈部的隐性癌（原发灶位于胸、腹或盆腔者不属于此类）。

肿瘤经破裂孔侵犯外展神经，可导致患侧外直肌麻痹而出现复视。肿瘤侵犯至颈静脉裂孔周围，可影响舌咽神经、迷走神经和副神经，出现相应的临床症状。肿瘤影响腭帆张肌而引起咽鼓管开放障碍，或肿瘤侵犯咽鼓管软骨而引起咽鼓管关闭障碍，或鼻咽肿瘤位于咽鼓管咽口周围，易误诊为“分泌性中耳炎”，鼻咽癌因耳鸣、耳闷和听力下降误诊为分泌性中耳炎者报道较多且误诊率较高。

早期鼻咽癌其临床症状无明显特异性，与慢性鼻咽炎临床表现相似，尤其是病灶局限或不明显时，如咽隐窝变浅、鼻咽顶后壁或侧壁局限性增厚或粗糙等，两者不易鉴别。鼻咽癌的预后与早期诊断、早期治疗直接相关。减少误诊就能提高治愈率。

第六节　EB 病毒与相关肿瘤实验室指标改变和检查

一、EB 病毒实验室指标改变

EB 病毒属于 4 型疱疹病毒，类似其他疱疹病毒科的病毒，EBV 感染包括增殖性感染（或称活动性感染）和潜伏感染两种状态，EBV 感染人淋巴细胞和上皮细胞，初次感染后病毒可长期在人上呼吸道上皮细胞或淋巴组织中潜伏，潜伏感染和终生携带是 EBV 感染的重要特征。人群对 EBV 普遍易感，大多数人初次感染发生在儿童或青少年时期并可终生携带，在中国，8 岁以上人群 90%以上血清学阳性。

传染性单核细胞增多症是典型的 EBV 初次感染表现；值得注意的是在免疫抑制（如器官移植）、遗传缺陷（如 X 连锁淋巴组织增生）或潜伏感染的反复激活的情况下，EBV 感染可能导致不良预后，如发展成为慢性活动性 EB 病毒感染（CAEBV）和 EBV 相关的噬血性淋巴组织增生（EBV-HLH）。另外 EBV 还与儿童及成人的淋巴瘤等多种肿瘤发病有关。因而，及时准确的实验室诊断有助于临床对 EBV

感染的时相、机体状况和发生不良转归的风险进行评估，这对于儿童 EBV 感染性疾病的诊断及预后至关重要。

（一）EBV-DNA 测定

EBV-DNA 阳性是 EBV 存在的直接证据。由于潜伏感染的存在，正常人外周血单个核细胞中也常有低载量的 EBV-DNA 检出（通常低于 200 拷贝数/ml）。在活动感染发生时 EBV 在人淋巴细胞中大量增殖（IM 患者一般可达 10^3～10^5 拷贝数/ml）并释放到血浆或淋巴液中。随着感染的控制，EBV 感染进入潜伏状态，血浆或淋巴液中的病毒颗粒迅速消失，而外周血淋巴细胞中的 EBV 仍将以潜伏状态保持较高滴度数月至 1 年。对于复发性感染外周血 EBV-DNA 载量会更高，CAEBV 可达 10^5～10^6 拷贝数/ml甚至更高，EBV-HLH 一般在 10^4～10^6 拷贝数/ml 之间。由于不同感染状态下病毒的状态和分布不同，EBV-DNA 测定结果的解释因标本来源的不同而有不同。

1. 全血　淋巴细胞是 EBV 感染的靶细胞，淋巴细胞中潜伏期 EBV 的存在和活动感染后长达数月的持续阳性使得该检测结果不能反映现症感染，也不适合急性感染如 IM 的诊断。因此外周血单个核细胞 EBV-DNA 定量测定更适合复发感染如 CAEBV、EBV-HLH 或移植相关 EBV 感染的诊断和检测。本方法的一个缺陷在于单个核细胞分离步骤繁琐，自动化程度低，定量结果受单个核细胞的分离效率影响较大。为解决这一问题，有研究者使用吸附法抽提全血 DNA 进行定量，现有大量商品化的抽提系统可供使用，抽提步骤自动化程度大大提高，且定量结果与分离单个核细胞的测定结果具有良好的相关性。

2. 血浆或血清　血浆中的 EBV-DNA 来自活动感染期由感染淋巴细胞中释放的病毒颗粒，感染被控制后血液中游离的病毒颗粒和 EBV-DNA 又被免疫系统迅速廓清。因此血浆或血清中的 EBV-DNA 只有活动期感染时为阳性，恢复期和潜伏感染为阴性，这使得血浆 EBV-DNA 成为一个很好反映活动感染的指标，在 IM、EBV-HLH 和淋巴瘤等急慢性活动感染患者的血浆中均可检出，而潜伏感染者多为阴性。

3. 上呼吸道标本　如唾液、口腔含漱液和咽喉拭子，具有取材方便的优点，但由于 EBV 在绝大多数人咽喉部定植，无论潜伏感染或活动性感染均可检出，常用于流行病学调查和鼻咽癌方面的一些检查，对 IM 和其他儿科相关 EBV 感染的诊断价值有限。

就 EBV-DNA 检测的方法学而言，商品化的 EBV-DNA 测定试剂盒自 20 世纪 90 年代末上市以来，EBV-DNA 的测定经历了从半定量、竞争定量到荧光定量的演化，现一般采用荧光定量 PCR 的方法，分析性能良好，但迄今为止仍无权威的参考物质，市场上多数试剂盒仍使用自制的以质粒为基础的标准品，适宜的第三方质控品也不易得到，这为 EBV-DNA 测定的标准化带来了一定的障碍。

（二）EBV 相关抗体测定

EBV 初次感染时，机体首先产生针对其壳抗原（viral capsid antigen，VCA）的 IgM 抗体（VCA-IgM），然后是壳抗原低亲和力的 IgG 抗体（VCA-IgG），随着抗体亲和力的成熟，感染后期机体将产生高亲和力的 VCA-IgG 和核心抗原抗体（EBNA-IgG）并持续终身。在急性感染中后期还会一过性早期抗原抗体（EA-IgG）出现。而 IgA 型的抗体与 EBV 进入上皮细胞有关，持续高滴度的 IgA 抗体被认为和鼻咽癌有关。

血清中的 EBV 相关抗体主流检测方法为 ELISA、化学发光和免疫荧光法，临床应用非常广泛，但由于针对不同抗原或不同亚类的抗体具有不同的临床意义，相关抗体的组合测定有助于感染类型和时相的判断，检验项目的合理选择和正确解释就显得非常重要。

VCA-IgM 是最常用的 EBV 初次感染的指标，然而部分患者可能因 VCA-IgM 缺失而导致漏诊；低亲和力的 VCA-IgG 在初次感染的早期出现，也可作为初次感染的诊断指标。EBNA-IgG 和高亲和力的 VCA-IgG 都在感染后期才出现并可终生携带，被视为恢复期或既往感染的指标；对于免疫功能正常的个体，EBNA-IgG 与 VCA-IgG 结合可用于初次感染和复发感染以及感染时相的判断。

EA-IgG 产生晚于 VCA-IgG，慢性活动感染时可持续阳性，根据荧光模式差异 EA 可分为弥散型

(D) 和局限型 (R)。结合其他抗体检测结果，EA 抗体通常用于复发感染相关疾病的诊断。

（三）EB 病毒感染的其他检验

除 EBV 核酸和抗体检测外，感染者的细胞免疫功能检测、恶性 EBV 感染性疾病易感基因检测以及 EBV 基因分型也正越来越引起临床的重视。

1. 感染者的细胞免疫功能检测　EBV 感染者的细胞免疫功能通常通过流式细胞术进行测定，淋巴细胞亚群方面 IM 患者主要体现在 CD3 和 CD8 细胞的增高；EBV-HLH 患儿典型特征为 NK 细胞减少；而 CAEBV 患者的典型特征为 2 系以上血细胞计数的减低。抗 EBV 免疫依赖于特异性的细胞免疫，T 细胞向 Thl/Th2 的极化状态很大程度上决定了免疫杀伤和免疫逃避，通过测定细胞因子、极化相关转录因子以及外周血白细胞 CCR3/CCR5 表达水平可反映 T 细胞的极化状态，从而对机体抗病毒免疫功能进行评估。

2. 恶性 EB 病毒相关疾病易感基因检测　X 连锁淋巴组织增生是一种 X 染色体连锁的先天性免疫缺陷病，患者对 EBV 感染高度敏感，发病急，常表现为暴发性 IM、HLH、低丙种球蛋白血症、恶性淋巴瘤等，预后很差，70%以上患儿于 10 岁前死亡，因此早期诊断并及时进行骨髓移植至关重要，相关的遗传学突变包括 X 染色体上的 SH2D1A 和 XIAP 等基因。另外基因 PRFl、UNC13D、STXl1、STX-BP2 也可能与原发性 HLH 有关。

EBV 作为儿童时期感染的一种常见病毒，具有导致严重疾病的潜能，常规的血清学、分子生物学和分子病理学手段已广泛应用于 EBV 感染及 EBV 相关疾病的诊断。EBV 的血清学检查和核酸载量测定是当前 EBV 感染相关疾病实验室检查的最主要手段，VCA-IgM 和低亲和力的 VCA-IgG 对现症 EBV 感染具有重要意义，对于 IM 等急性、亚急性 EBV 感染而言，血清学检查优于在恢复期还保持很高载量的 EBV-DNA。婴幼儿、器官（或骨髓）移植者、HIV 感染者、肿瘤化疗患者等免疫功能不全的受检者，血清学检查可能带来漏诊，对于此类患者还应结合 EBV-DNA 载量进行判断。EBV-DNA 载量的检测对 CAEBV、EBV-HLH 的诊断价值高于 VCA-IgM 血清学检查。

相对于 EBV 的核酸以及血清学检测，对 EBV 感染患儿的免疫学功能评估、易感基因的检测等近年来正成为 EBV 相关疾病实验室诊断研究新的热点。随着方法学的成熟和诊断价值的进一步明确，可望成为 EBV 相关疾病诊断、监控及预后判断新的强有力的工具。

二、鼻咽癌的相关检查

（一）前鼻镜检查

少数鼻咽癌病例可发现新生物侵入后鼻孔，多呈肉芽组织状。

（二）鼻咽镜检查

1. 间接鼻咽镜检查　须反复仔细寻找可疑之处，咽部反射敏感检查不能合作者，可表面麻醉后再检查；如仍不成功，可用软腭拉钩拉开软腭，或用细导尿管插入前鼻孔，其前端由口拉出，后端留于前鼻孔之外，将两端系紧、固定，软腭被拉向前，可充分显露鼻咽部，并可进行活检。

2. 鼻咽纤维镜或电子鼻咽纤维镜检查　一种可弯曲的软性光导纤维镜。从鼻腔导入（表面麻醉后），能全面仔细地观察鼻咽部，可行照相、录像及活检，是检查鼻咽部最有效的现代工具。

（三）病理检查

1. 活检　可采取经鼻腔径路或经口腔径路。活检如为阴性，对仍觉可疑者需反复行之，并密切随诊。

2. 颈淋巴结摘除活检或颈淋巴结细胞学穿刺涂片检查　若颈侧淋巴结肿大，且质硬者，应作颈淋巴结穿刺涂片检查。若鼻咽部无明显可疑病变，须考虑淋巴结摘除活检。

3. 鼻咽脱落细胞学诊断　取材恰当，即时固定，染色和检查，可补充活检之不足。以下情况较适合本检查：治疗过程中定期检查以动态观察疗效；对于隐性癌者，可在多个部位分别取材送检；用于群体性普查。

4. 细针抽吸细胞学（FNA）检查　FNA对转移性鼻咽癌的诊断是非常有价值的，如颈部淋巴结受累，用此方法可以对原发肿瘤进行评估。它具有安全、简便、结果快速、可靠等优点。

（四）CT扫描

CT扫描有较高的分辨率，不仅能显示鼻咽部表层结构的改变，还能显示鼻咽癌向周围结构及咽旁间隙浸润的情况，对颅底骨质及向颅内侵犯情况亦显示较清晰、准确。

（五）磁共振（MRI）检查

MRI检查对软组织的分辨率比CT高。MRI检查可以确定肿瘤的部位、范围及对邻近结构的侵犯情况。对放疗后复发的鼻咽癌，MRI有独到的作用。它可以鉴别放疗后组织纤维化和复发的肿瘤。复发肿瘤呈不规则的块状，可同时伴有邻近骨或/和软组织结构的侵犯以及淋巴结肿大。放疗后的纤维化呈局限性增厚的块状或局限性的不规则的斑片状结构，与邻近组织的分界不清。在T1加权像上，复发的肿瘤和纤维化组织多呈低信号；在T2加权像上，复发肿瘤为高信号，而纤维组织呈低信号。

第七节　EB病毒与鼻咽癌的预防

一、EB病毒的预防

EB病毒血清学已经开始应用于鼻咽癌的早期发现、早期诊断和预后的监测中。曾有国内NPC前瞻性研究结果显示，血清学普查EB病毒IgA/VCA抗体可能在对抗体阳性者的逐年，甚至10年追踪中观察到NPC患者。换言之，即根据血清学指标可以在5～10年前预测NPC的发生，若对IgA/VCA抗体阳性者进行定期追踪检查可以早期发现NPC。这进一步证实了EB病毒在NPC发展中具有十分重要的作用。虽然还不能肯定EB病毒是鼻咽癌的病因，但是EB病毒的研究已成为探讨鼻咽癌病因学的一个重要方面，EB病毒血清学检查在鼻咽癌诊断中越来越得到重视。但无论如何，预防EB病毒感染能很大概率的降低鼻咽肿瘤地发生率。

传染性单核细胞增多症又称“亲吻病”，是由EBV感染引起。它以唾液经口传播为主，随着大家对EBV认识的逐渐提高，很多人认为只要不亲吻孩子，就能减少EBV的感染。所以，要想防止小孩感染EB病毒，最要紧的是要做到：不要随意亲吻孩子。不要让别人随便亲，自己不要嘴对嘴亲。成人口中有几百种细菌，通过亲吻可传染的超过270种，孩子抵抗力低时很容易染病。自己化妆的时候不要亲孩子。化妆品里的有害物质或过敏物质能通过亲吻进入孩子体内。孩子的手脚也不要亲。爱吸手脚指头的幼儿很可能把刚刚被吻过的小手放进口中吸吮，增加病菌感染的机会。

其实仅仅做到上述几点，就能在一定程度上减少儿童EBV的感染。而且不止是孩子会感染EB病毒，抵抗力差一些的成人，也会被感染，所以大人们也不要掉以轻心。不过也不需要太过恐慌，EB病毒还有一个特点，就是一旦感染后治愈，基本可以达到持久免疫的效果。

有研究表明，在我国EBV的原发感染高发年龄在儿童时期，10岁时90%的儿童已经感染了EBV。这一感染高峰人群特点不同于美国，美国“亲吻病”的感染高峰年龄在大学生时期，这可能和大学生谈恋爱有关。90年代的日本，EBV的感染情况及特点与目前我国的情况相似，但是日本实行分餐具进食后，目前10岁儿童的EBV感染率下降到50%。因此，这提示我们要想有效预防EBV感染，除了减少亲吻孩子，还应该做到专用餐具、专用水杯、菜桌上要准备公筷。EB病毒主要通过唾液传播，气溶胶也可以传播EBV。在目前阶段EBV的预防难以做到严防死守，需要经过全民多年的努力，或者有相关疫苗可用时，我国的EBV总体感染率才有可能下降。EBV感染后不能清除，只能终身潜伏。EBV健康携带者咽部会不定时排出病毒。既往感染过EBV的人，可能在某一阶段（免疫力下降）病毒激活，排出病毒。因此传染源多、传播途径简单，导致了我国EBV感染率高。养成良好的卫生习惯，适度活动，注意休息，提高自身免疫力，是预防EB病毒的最好途径。

二、鼻咽癌的预防

鼻咽癌是目前比较常见的一种恶性癌症，发病人群多是老年人，鼻咽癌的病因部分是遗传因素导致的。遗传因素无法控制，但人们可通过做到以下几点来预防降低鼻咽癌的发病率。

（一）避免疾病侵袭

注意气候变化，预防感冒，注意保持鼻及咽喉卫生，不要用力挖鼻和拔鼻毛，这容易导致鼻部炎症发生。每天数次漱口，必要时进行鼻咽腔冲洗，避免病毒感染。

（二）远离有毒气体

尽可能地避免吸入有毒有害的气体，比如蚊香、杀虫剂、煤油灯气、杀虫气雾剂等，并积极戒烟、戒酒，远离烟草。在家庭装修过后，最好是请专业人员来做甲醛清除，避免因长期吸入甲醛等有毒气体而诱发肿瘤。

（三）普查

鼻咽癌高发地区和有鼻咽癌家族史的人，应进行鼻咽癌普查。

（四）及时治疗鼻部疾病

在鼻咽部出现疾病的时候，要积极地进行治疗，以防形成慢性疾病，否则时间长了就可能出现癌变。有鼻咽疾病应及早就医诊治，如发现鼻涕带血或吸鼻后口中吐出带血鼻涕，以及不明原因的颈部淋巴结肿大、中耳积液等应及时做详细的鼻咽部的检查，对鼻咽癌的预防非常重要。

（五）增强抵抗力

要注意生活调理，避免体力上的过劳：如重体力劳动，熬夜，过度的体育锻炼等，均可使机体的内环境失衡，抵抗力下降，促使鼻咽癌产生并扩散。在平时要保持良好的生活规律和作息时间，在工作和学习中要劳逸结合。长时间处于疲惫的状态下，会降低身体的免疫力，就很容易患上各种疾病。日常的饮食要清淡，减少脂肪摄入，避免自己体重超标。

（六）合理饮食

据科学分析，烂咸鱼是一种直接引起癌症的食品，尤其容易导致鼻咽癌。中国南方各地 15～40 岁的人群中，患鼻咽癌者比较多。美国科学促进协会的与会者在一次会议期间明确提出，咸鱼和鼻咽癌有很大关系。香港生物化学家从咸鱼里分离出亚硝胺成分。而据现代科学研究，亚硝胺已被证明是严重的致癌物，烂咸鱼中的致癌物亚硝胺是在用盐腌制晒干的过程以前或这一过程中产生的。合理搭配饮食可以减小罹患癌症的概率。在日常饮食中要多摄入谷物，选择瘦肉，多吃水果和蔬菜。食物要多选吃含抗氧化剂的食物，增加纤维摄取量，减低脂肪进食量，保持理想的体重。少吃或不吃咸鱼、咸菜、熏肉、腊味等含有亚硝胺的食物，不宜辛燥刺激食品、不宜过量饮酒。应避免辛燥热毒刺激之品，饮食宜清淡，应选用容易消化、营养丰富和味道鲜美的食物。

第七章　乙型肝炎病毒感染与肿瘤

乙型肝炎病毒是嗜肝 DNA 病毒科正嗜肝 DNA 病毒属成员的原型病毒。1963 年来自美国费城的 Blumberq 在两名多次接受输血治疗的患者血清中，发现一种异常的抗体，它能与一名澳大利亚土著人的血清中的抗原起沉淀反应。直到 1967 年才明确这种抗原与乙型肝炎有关，1970 年在电子显微镜下观察到 HBV 的形态，1986 年国际病毒命名委员会正式将其列入嗜肝 DNA 病毒科。南非学者 1976 年报道了从一个 HBsAg 阳性原发性肝癌组织建立的细胞系（PLC/PRF/5）500 ng HBsAg，免疫电镜显示大多数为 22 nm 的颗粒，均为圆形，略有亚微结构。其抗原性与免疫性均与血液中的 HBsAg 相同，未见有 Dane 颗粒及管形。从发现乙型肝炎病毒至今已有近 40 余年，而它引起的疾病如肝炎、肝衰竭、肝癌等仍然是观众的健康的主要威胁。长期乙型肝炎病毒的感染，常可引起肝癌、胃癌、胰腺癌等相关肿瘤的发生。

第一节　乙型肝炎病毒的生物学性状

一、病毒形态与结构

在电镜观察下，乙型肝炎病毒感染者血清中可见到 HBV 的 3 种不同形态的颗粒。

（一）大球行颗粒

完整的 HBV 颗粒首先由伦敦 Middlesex 医院的 Dane 在乙型肝炎病毒感染者的血清中发现，故称为 Dane 颗粒。Dane 颗粒呈球形，直径为 42 nm，具有双层衣壳。病毒的外衣壳，相当于一般病毒的包膜。HBV 的表面抗原（HBsAg）即镶嵌于包膜的脂质双层中，病毒外膜蛋白包括 S、前 S1 和前 S2 3 种成分，含有前 S1 的蛋白主要存在于 Dane 颗粒和管形颗粒上，完整的 HBV 颗粒含有 S 蛋白及前 S2 蛋白，而缺陷病毒颗粒则无前 S2 蛋白。HBV 内部为一电子密度较大的核心结构，呈 20 面体立体对称，直径约为 27 nm，其表面即为病毒的内衣壳，内衣壳蛋白也具有抗原性，为乙型肝炎病毒核心抗原（hepatitis B core antigen，HBcAg）。其在酶或去垢剂作用后，暴露出具有不同抗原性的乙型肝炎病毒 e 抗原（hepatitis B e antigen，HBeAg）。HBeAg 在体内可自肝细胞分泌而存在于血清中，而 HBcAg 则仅存在于感染的肝细胞核内，一般很少存在于血清循环中。HBV 核心结构内部含有病毒的 DNA 和 DNA 多聚酶。

（二）小球行颗粒

在 HBV 感染肝细胞后，由经过复制时产生的过剩病毒外衣壳装配而成。小球形颗粒大量存在于血循环中，直径大约 22 nm，成分主要为 HBsAg，可含有少量 PreS1 和 PreS2 抗原，具有抗原性。但其不含 HBV DNA 和 DNA 聚合酶，因而小球形颗粒无感染性。

（三）管形颗粒

直径大约 22 nm，长 40～500 nm，由许多小球形颗粒“串联”而成，它的主要成分和性能与小球形颗粒基本相同。

二、病毒的基因与蛋白

病毒基因：HBV DNA 的相对分子质量为（1.6～2.0）$\times 10^6$ D，为一双链不完全环形 DNA 分子。

HBV DNA 全长 3 200 bp，由长短不一的正负链组成。长链（负链）具有固定长度 3 200 bp，正链（短链）长度可变，为 50%～99%长链的长度。正、负链的 5'-末端位置固定，短链的 3'-末端则可变化。正、负链 5'-末端开始约 250 个核苷酸可相互配对，使 HBV DNA 分子保持环形结构。乙型肝炎病毒基因组长链至少有 4 个 ORF，分别称为 S、C、P 及 X 区，其位置与黏性末端位置相应或相似。4 个 ORF 分别编码 S、C、P 及 X 蛋白，并由负链（长链 DNA）分子负责编码完成。S 区基因有 3 个不同起始密码区，分别为编码长短不同的 S、PreS1 及 PreS2 表面抗原多肽。C 区基因编码病毒的核心抗原 HBcAg 及 e 抗原，后者包含一短链 PreC 区。P 区基因很长并与其他区基因有重叠，负责编码病毒的 DNA 聚合酶。X 区基因则编码约为 154 个氨基酸的 X 蛋白 HBxAg。X 基因是 HBV 4 个开放读码框中最小的一个，其编码的 HBx 蛋白相对分子质量为 17 kD，由 154 个氨基酸组成。

病毒蛋白质：HBV 可以合成 7 种病毒蛋白，分别是外膜蛋白（大、中、主蛋白）、核壳蛋白（前 C 与 C 蛋白）、X 蛋白、P 基因产物（P 蛋白）。①外膜蛋白：S 基因编码的包膜（外壳）蛋白即乙型肝炎表面抗原 HBsAg。包膜区基因全长 1 185 个碱基，含有 3 个起始密码子，编码 3 个不同但又相关的包膜蛋白，分别为 S、PreS1 与 PreS2。主蛋白（即 HBsAg）由 S 基因编码，中蛋白（即 HBsAg＋PreS2）由 S 及 PreS2 基因编码，大蛋白（即 HBsAg＋PreS1＋PreS2）由 S、PreS1 与 PreS2 基因所编码。S、PreS1 与 PreS2 3 种蛋白在不同病毒颗粒表面存在的情况不同。前 S 及 S 蛋白均有免疫原（抗原）性，可在感染过 HBV 患者中分别检出各自相应抗体。②核壳蛋白：HBV 核心区基因编码 2 种蛋白抗原，包括 HBcAg、HBeAg，存在结构性（HBcAg）和分泌性（HBeAg）2 种形式。这两个蛋白抗原大部分氨基酸序列相同，但各有其特异的抗原表位，可分别诱导机体产生抗 HBc 和抗 HBe。③P 蛋白：嗜肝病毒基因组转录的 P 区基因产物为一含多个功能区的碱性蛋白——类 DNA 多聚酶蛋白。参与病毒基因复制的全过程，不同的结构域在基因组复制的不同环节发挥不同的作用。P 蛋白存在数个功能区 除了具有酶活性外，它还对病毒基因 RNA 包装发挥一定作用并有结构蛋白的作用。④X 蛋白：由 HBV X 基因编码，由 145～154 个氨基酸组成的多肽，即 HBxAg，其抗原性较弱，X 蛋白与感染期病毒复制有关，抗 X 蛋白体出现在病毒持续复制和肝细胞炎症崩解的患者血清中，常见于慢性乙型肝炎、肝硬化、肝癌。

三、病毒的分型与变异

（一）病毒分型

HBV 分型有血清型和基因型两种分型方法。血清型是根据 HBsAg 抗原性的差异划分。HBsAg 的抗原性主要取决于抗原决定簇 a，还有两对相互排斥的亚型决定簇 d/y 和 w/r，从而形成了 HBsAg 的 4 个主要亚型：adw、ayw、adr 和 ayr。后来又根据亚型 w 的变化及新发现的 q 决定簇，将 HBsAg 分为 9 个亚型：ayw1、ayw2、ayw3、ayw4、ayr、adw2、adw4、$adrq^+$ 及 $adrq^-$。除 ayr 亚型仅有个别报道外，另外 3 个主要亚型 adr、adw 和 ayw 在世界范围内分布广泛，但存在明显的地区差异。在我国，汉族以 adr 为主，adw 次之，少数民族多为 ayw。亚型的测定对流行病学调查预防研究有一定意义。不同基因型的判断标准为核苷酸全序列差异程度≥8.0%，按照此标准将 HBV 分为 A～H 8 个基因型。HBV 基因型的分布具有人种和地域性的特征，我国以 B 型和 C 型两种基因型为主。

（二）病毒变异

HBV 有反转录的复制过程，由于反转录酶不具备校正功能，不能纠正基因组复制过程中的错误，其基因变异率较一般 DNA 病毒为高。HBV 在宿主体内时，在各种因素的选择压力下可发生突变。突变是 HBV 适应宿主细胞环境和抵抗宿主免疫保护的一种自然选择，可发生于自然感染过程中，也可在乙型肝炎免疫接种、特异性免疫治疗或干扰素治疗的刺激下发生。

在 HBV 的 4 个 ORF 区（S 区、P 区、C 区和 X 区）中均可发生变异，变异呈多样性。突变株可逃避免疫，使自然感染或疫苗诱导产生的抗 HBs 不能中和突变株，导致感染持续存在；突变株在体内复制时，常规检测方法不能检出，可逃避诊断；突变株对药物产生抵抗性，可逃避治疗。HBV 突变可能是病毒传播、致病和导致严重转归的重要因素，同时也增加了乙型肝炎预防、诊断和治疗的复杂性。目前发现的 HBV 基因组变异主要表现在以下几个方面：

1. 前 C/C 区变异　如前 C 区 1 896 位核苷酸发生 G→A 的点突变，使原来编码色氨酸（TGG）的碱基序列变成终止密码，提前终止 HBeAg 的表达，故此时 HBeAg 阴性并不意味着 HBV 的清除或复制水平的减低，而是在临床上表现为 HBeAg 阴性但病情处于活动状态的慢性乙型肝炎。又如前 C 区1 862 位核苷酸发生 G→T 的点突变，使 17 位氨基酸由缬氨酸变为苯丙氨酸，其结果是 HBeAg 前体被信号酶裂解，在肝细胞内过量积聚，成为细胞毒性 T 细胞（CTL）的靶抗原而受过度的免疫攻击，使肝细胞大量坏死，导致重症肝炎。另外 C 区基因启动子 1 762/1 764 核苷酸发生变异，可使 HBeAg 表达受抑制。

2. 前 S/S 区变异　S 区第 145 位氨基酸由甘氨酸变为精氨酸，可以引起 HBsAg "a" 决定簇的抗原性发生改变，从而导致免疫逃逸及疫苗接种失败等现象，或者引起血清中同时出现 HBsAg 和抗 HBs。此外，在编码 "a" 决定簇的基因区前，在 S 基因编码的第 122～124 位氨基酸之间出现插入变异，则可发生 HBsAg 阴性的 HBV 变异株感染。

3. X 区与 P 区变异　HBV 基因组 P 区编码的 DNA 聚合酶含有高度保守的 YMDD 基序，应用核苷类似物拉米夫定抗病毒治疗过程中，可诱发耐药性的产生，常见 YIDD 和 YVDD 突变，导致临床上抗病毒疗效 "反跳"。HBV X 基因不仅是病毒复制的调节蛋白，而且作为一种病毒癌基因，与肝细胞癌的发生密切相关，X 区变异可能促进肝细胞癌的发生。

四、病毒的理化特性

HBV 对外界的抵抗力较强。对低温、干燥、紫外线和一般化学消毒剂均耐受。乙型肝炎病毒的传染性和 HBsAg 的抗原性在对外界抵抗力方面完全一致。二者在 37 ℃活性能维持 7 天，在－20 ℃可保存 20 年，100 ℃加热 10 分钟可使 HBV 失去传染性，但仍可保持表面抗原活性。HBV 对 0.5%过氧乙酸、5%氯酸钠和 3%漂白粉敏感，可用它们来消毒。

五、病毒的抗原组成与抗体

HBV 的抗原复杂，其外壳中有表面抗原，核心成分中有核心抗原和 e 抗原，感染后可引起机体的免疫反应，产生相应的抗体。

（一）乙型肝炎病毒表面抗原和表面抗体

HBsAg 存在于病毒颗粒的外壳以及小球形颗粒和管状颗粒。于感染后 2～12 周，丙氨酸氨基转移酶升高前，即可由血清检测到，一般持续 4～12 周，至恢复期消失，但感染持续者可长期存在。HBsAg 无感染性而有抗原性，能刺激机体产生 HBsAb。在 HBsAg 自血中消失后不久或数星期或数月，可自血中测到抗- HBs，抗- HBs 出现后其滴度逐渐上升，并可持续存在多年。抗- HBs 对同型感染具有保护作用。近期感染者所产生的抗- HBs 属 IgM，而长期存在血中的为抗- HBsIgG。

（二）乙型肝炎病毒前 S 抗原及前 S 抗体

前 S1 及前 S2 蛋白具有与 HBsAg 不同的抗原性。血清中出现前 S1、前 S2 抗原是 HBV 活动性复制的标志。前 S2 蛋白具有较 S 蛋白更强的免疫原性，含有前 S2 蛋白的 HBsAg 诱生的 HBsAb，其滴度明显高于不含前 S2 蛋白的 HBsAg 所诱生者。前 S2 蛋白具有多聚人血清白蛋白受体（polymeried human serum albumin receptor，PHSA-R）的功能，能使 HBV 与多聚合人血清白蛋白结合，以致免疫系统不易识别，且可通过肝细胞膜上的 PHSA-R 而吸附于肝细胞膜上，从而侵入肝细胞。

（三）乙型肝炎病毒核心抗原和核心抗体

HBcAg 主要存在于被感染的肝细胞核内，复制后被释放至胞浆中，由胞浆中形成的 HBsAg 包裹，装配成完整的病毒颗粒后释放入血。血液中一般不能查到游离的 HBcAg。血中的 Dane 颗粒经去垢剂处理后可以检测到其核心部分的 HBcAg 和 DNA 聚合酶。

乙型肝炎病毒核心抗体（hepatitis B virus core antibodies，HBcAb），在 HBsAg 出现后 2～5 周，

临床症状未出现前，即可由血清检测出。早期出现者主要是 HBcAb-IgM，以 19S 五聚体 IgM HBcAb 为主，其滴度迅速上升并保持高滴度，至 HBsAg 消失后，HBcAb-IgM 滴度即迅速降低。HBcAb-IgM 一般在血内维持 6～8 个月，是近期感染的重要标志；但在慢性活动型肝炎患者血中亦可测到，主要是 7～8S 单体 IgM HBcAb。HBcAb-IgG 出现较迟，但可长期存在。HBcAb 对 HBV 感染无保护作用。血清中 HBcAb-IgM 阳性表明体内有 HBV 复制，且有肝细胞损害；若 HBcAb-IgG 阳性且滴度高，伴以 HBsAb 阳性，则为乙型肝炎恢复期；若 HBcAb-IgG 呈低滴度，HBcAb-IgM 阴性，而 HBsAb 阳性，则是既往感染的标志。

HBV DNA 聚合酶存在于 Dane 颗粒核心内，是一种依赖于 DNA 的 DNA 聚合酶，其功能与修补及延伸双链 DNA 的短链有关。患者血清中 HBV DNA 聚合酶活性增高常伴有 HBV 增殖。在急性乙肝的潜伏期内，血清 ALT 升高之前，血清 DNA 聚合酶活力即已升高，因此，DNA 聚合酶活力测定具有早期诊断意义。急性肝炎患者在发病 1 个月后若 HBV DNA 聚合酶活力仍持续升高，是肝炎转为慢性的征兆。

（四）乙型肝炎病毒 e 抗原和 e 抗体

HBeAg 是以隐蔽形式存在 HBV 核心中的一种可溶性蛋白，其编码基因相互重叠，是 HBcAg 的亚成分。在感染 HBV 后，HBeAg 可与 HBsAg 同时或稍后出现于血中，其消失则稍早于 HBsAg。HBsAg 仅存在于 HBsAg 阳性者的血液中，通常伴有肝内 HBV DNA 的复制，血中存在较多 Dane 颗粒和 HBV DNA 聚合酶活性增高，因此，HBeAg 阳性是病毒活动性复制的重要指标，传染性高。急性肝炎患者若 HBeAg 持续阳性 10 周以上，则易于转为持续感染。

乙型肝炎病毒 e 抗体（hepatitis B virus e antibodies，HBeAb）在 HBeAg 消失后很短时间内即在血中出现，其出现表示病毒复制已减少，传染性降低。但 HBeAb 阳性者的血清中仍可查到少数 Dane 颗粒，且在患者肝细胞核内可检出整合的 HBV DNA 片段。HBeAb 在临床恢复后尚可持续存在 1～2 年。

六、致病性与免疫性

乙肝病毒感染平均潜伏期为 70～80 天，最短 28 天，最长达 180 天。临床类型有急性肝炎、慢性肝炎、重型肝炎和淤胆型肝炎。感染 HBV 后转归复杂，可有一过性亚临床感染、急性临床感染和无症状（慢性）携带。急性感染病例多有自限性，大部分可恢复，产生保护性抗 HBs，抗 HBc 转阳。但有 5%～10% HBsAg 可持续阳性并转为无症状携带或慢性肝炎。无症状携带者作为传染源可长期存在，病理组织检查肝细胞均有不同程度的损害，随着携带时间延长，可发展成慢性肝炎，近 1/3 的无症状携带者经病情反复发作，甚至发展为肝硬化或肝癌。转归类型不仅与感染者年龄密切相关，还与机体免疫状态、病毒进入体内的途径和数量有关。感染年龄越小越容易成为 HBV 携带者，但急性临床病例少见；随着年龄增大，感染 HBV 后急性病例增多，但较少发展成为 HBV 携带者。

HBV 的致病机制十分复杂，除了 HBV 时肝细胞直接损害外，主要是通过宿主的免疫应答以及病毒与宿主间的相互作用引起肝细胞的病理改变。

第二节　乙型肝炎病毒致相关肿瘤的发病机制

一、乙型肝炎病毒致肝癌的发病机制

HBV 感染是肝细胞癌（hepato cellular carcinoma，HCC）的重要相关因素，HBsAg 和 HBeAg 均阳性者的 HCC 发生率显著高于 HBeAg 阳性者。单纯乙型肝炎病毒感染人体后，可激发机体产生对乙型肝炎病毒的各种细胞免疫反应和体液免疫反应，并激发自身免疫反应引起免疫调节功能紊乱。乙型肝炎病毒是一种嗜肝病毒，主要存在于肝细胞内并损害肝细胞。HBV 与 HCC 的关系密切，根据目前的研究成果，其发生机制是由于 HBV 在肝细胞内与人体染色体整合，是启动癌变的因素，对于整合后的肝

细胞易于受到一系列的刺激而发生转化。研究显示 ALT 轻度升高与 HCC 的发生有相关性。研究发现全球 5%的人口都属于 HBV 携带者，53%患有 HCC 疾病的人，都是因为乙型肝炎病毒感染患病的。HBV 的 X 基因为肝炎病毒的转录因子，它通过不同的机制，广泛参与到细胞增生、DNA 修复、癌症细胞转移等生理活动中。另外，部分原癌基因比如 N-ras 基因等，以及可能变异的抑癌基因如 p53 等，都有可能提高癌症患病率。在大多数情况下，肝癌出现在 HBV 感染晚期，尤以肝硬化基础上发生多见，且与家系遗传背景之间存在紧密的关联。研究认为 HBV 是影响肝癌发病率的主要因素，HBsAg、HBeAb、HBcAb 阳性人体患病率远超其他人群。乙型肝炎病毒的存在，导致肝脏合成更多的炎症因子，它们会对肝细胞产生作用，合成并释放 IL-6、IL-1 等细胞因子及肿瘤坏死因子及其他相关因子。它们会对肝脏中存储脂肪的细胞造成影响，进而导致各种肝硬化并发症。张原青等多因素分析认为 HBV DNA 清除可显著减少肝癌的发生。高病毒载量是 HCC 的发生和复发的独立危险因素。有学者认为持续的 HBV 感染是导致乙型肝炎病毒相关原发性肝癌患者术后复发的重要因素。抗病毒治疗能整体降低乙型肝炎相关性肝癌的术后复发率，HBV DNA 高复制引起肝细胞 DNA 损害将加速肝细胞突变。快速抑制病毒复制，乙型肝炎病毒水平降低，可减轻肝脏炎症反应，延缓复发时间。研究表明非肝硬化患者 HCC 发生率为 1%～1.5%，肝硬化患者 HCC 年发生率为 3%～5%。有学者认为在众多研究的危险因素中肝炎病毒特别是乙型肝炎病毒感染是造成肝硬化、原发性肝癌出现的关键性因素。肝炎后肝硬化将会更快发生肝纤维化，导致脾脏等相邻器官随之发生纤维化，脾功能下降，内皮素、血小板衍生与转化生长因子释放，从而使肝硬化病情恶化，随着病情恶化，患者机体免疫功能也会出现变化，体内抗肿瘤因子表达受到影响，随之发生肝癌。大量研究事实证实 HBV 感染与肝癌高度相关，有学者认为 HBV DNA 高复制状态属于原发性肝癌出现的直接因素之一，经过研究发现，当抑癌基因 p53 等出现缺失或点突变时，容易形成这种状态。

二、乙型肝炎病毒致胃癌发病机制

（一）免疫系统功能紊乱

与 HIV 相似，HBV 会侵犯人体的免疫细胞，干扰人体免疫系统的功能，导致免疫功能障碍，而免疫系统出现障碍后易引起各种癌症的发生。

（二）幽门螺杆菌和 HBV 相互作用

有相关文献显示 HBV 与鼻咽癌的发病有关，那么极有可能 HBV 和 EBV 的相互作用能促进鼻咽癌的发生和发展，而目前已经有大量的研究表明，Hp 能影响胃癌的发生和发展，所以由此推断，幽门螺杆菌和 HBV 的相互作用也能影响胃癌的发生和发展。

（三）门脉高压性胃病

已知多数的 HBV 感染会引起慢性乙型肝炎从而导致肝硬化，诱发食管-胃底静脉曲张，并出现门脉高压性胃病，而门脉高压性胃病又会造成胃部淤血并引起一系列胃黏膜的损伤，而胃黏膜损伤过度也有导致癌症发生的风险。

目前推测胃间质瘤与 HBV 的相关性可能性为：因胃间质瘤是由胃间叶组织发生、发展，而 CD117 检测被认为是诊断的“金标准”，故和 HBV 诱发胃癌相类似，免疫系统的异常也可能导致胃间质瘤发生。

三、乙型肝炎病毒致胰腺癌发病机制

慢性胰脏炎和糖尿病是与发生胰腺癌的高风险相关的健康状况。因此，通过流行病学和病理学分析，乙型肝炎病毒感染与这些感染有关。在胰腺组织或胰液中检测到 HBV DNA 和 HBsAg，并与慢性胰脏炎的发生有关。乙型肝炎病毒引起的慢性炎症在肝脏肿瘤发生过程中起着重要作用，因此有助于胰腺癌的良好发展。在一些研究中也强调了乙型肝炎表面抗原的存在和糖尿病史对于胰腺癌风险的显著协同作用。乙型肝炎病毒感染和糖尿病之间的流行病学联系，支持在组织学水平的偶尔强表达乙型肝炎病毒表面抗原和乙型肝炎病毒核心抗原胰岛细胞。其他诱导癌细胞生成的机制包括 HBV DNA 在感染细胞中的整合以及随后宿主的前驱免疫反应以清除含有 HBV 的细胞，这种情况在肝癌患者中观察到。此外，有研究已经证实 HBV X 蛋白促进胰腺癌调节 PI3K/AKT 信号通路。最近研究提出了一个统一的模型来解释持续性 HBV 感染患者的胰腺癌发生。这个模型假设乙肝病毒引起的胰腺（以及肝脏）炎症改变了组织的黏弹性特性。僵硬度的增加产生了机械性细胞应激，通过信号途径转化为产生过量的活性氧，从而导致长期的致癌过程。

第三节 乙型肝炎病毒致相关肿瘤的危险因素

一、肝癌的相关危险因素

（一）乙醇

文献报道显示，长时间酗酒和乙型肝炎病毒之间存在协同关系，给肝炎肝硬化创造条件，从而提高肝病发病机会；有饮酒史的患者并发肝癌的可能性较高的原因为酒精肝出现；乙醇属于一类致癌源，与相关因素共同作用会导致肝癌，究其原因不难发现，乙醛发挥了决定性作用。研究表明乙醇可直接提高某些癌基因的突变率，诱发肝癌。曾祥源等研究分析指出，长时间酗酒属于 HCC 出现的高危因素之一，长期饮酒与 HBV 感染具有协同作用，可明显增加 HCC 的发生概率。由于正常肝脏每天仅可以代谢固定的乙醇，如果饮酒过多，摄入量大于该代谢值，那么血液内乙醇代谢产物-乙醛浓度增加与积累，长期酗酒必然会造成血液内乙醛量大幅增加，在其致癌性、致基因突变影响下，会给乙醇相关性癌变创造更有利的条件。另有分析指出，由于男性患者饮酒过度与雄激素给肝功能带来的影响，导致此类病患以男性居多。有学者研究分析指出，乙醇可作为 HBV 诱发和促进肝癌发生的危险因素之一，可提高某些癌基因的表达，从而增加致癌基因的突变率。Lin 等的研究报道中合并有慢性 HBV 感染有大量乙醇摄入的患者的 HCC 发病率明显高于单独慢性 HBV 感染或有大量乙醇摄入的患者。

（二）黄曲霉毒素

黄曲霉毒素属于次生代谢物，存在着生物活性，是通过黄曲霉、特曲霉素等综合形成的产物，毒性猛烈，具有明显的致癌性，1983 年，国际研究所将其确定为 1 类致癌物。黄曲霉毒素超过 1 000 μg/kg 是极毒，致癌性明显，长时间吸收容易产生肝癌，与二甲基硝胺相比，诱发能力是其 75 倍，现阶段已被视作致癌性最强物质之一。由于肝癌高发区域的黄曲霉毒素 B_1 与 HBV 同时存在，有研究表明黄曲霉毒素和 HBV 同时存在时可一起参与到肝癌的发生和发展过程中，对肝癌的产生起到协同作用，二者协同引起肝癌发生的机制可能是两者引起肝脏药物代谢酶如细胞色素 P450 等的基因下调，也可能是 p53 等基因在肝脏反复发作的慢性炎症反应下产生某种诱变物促使黄曲霉毒素 B_1 诱发其基因突变所致，也有可能是 HBX 蛋白抑制肝脏 DNA 损伤的切割的修复能力，从而加速了肝脏细胞发生癌变的过程。虽然有研究表明黄曲霉毒素 B_1/HBV 对肝癌的发生有协同作用，但是二者具体致癌的发生机制不明确，近年有研究发现广西肝癌高发区域中染色体畸变的肝癌患者中均有黄曲霉毒素 B_1、乙型肝炎病毒两种因素双暴露情况，大多数肝癌患者的染色体都发生不同程度比例的扩增、缺失。

（三）糖尿病

肝脏是人体主要代谢器官之一，在糖代谢方面发挥着巨大作用，并且属于胰岛素作用靶器官，所以肝病、糖尿病之间存在着相关性。研究发现，糖尿病与 HCC 存在关联性，提示糖尿病可能属于 HCC 出现的高危因素之一，且相关临床流行病学资料对此观点提供了事实依据。Fu 等对 4 179 例慢性乙肝的队列研究显示，合并糖尿病组比值比为 1.63，说明糖尿病是肝癌发生的独立危险因素。Chen J 等对 21 个队列研究的 Meta 分析，也提示糖尿病合并 HBV 的相对危险度（relative risk，RR）为 1.69。李梦洁等分析发现，糖尿病患者 HCC 发生率较高，在糖尿病持续阶段，出现 HCC 可能性更大。高血糖状态导致糖酵解作用增强，使正常细胞转为肿瘤细胞，糖尿病患者细胞免疫调节紊乱，免疫能力下降，导致转化细胞大量增殖，分化后便会出现肿瘤细胞。相关研究表明糖尿病在 HCC 患者中的比例高于普通人群。通过临床分析发现血糖过高或过低均影响肝细胞的修复，抑制 HBV DNA 的复制，既保护肝组织，又可降低糖尿病患者的血糖水平。糖尿病是非酒精性脂肪肝患者比较普遍的一种疾病，研究表明非酒精性脂肪肝有 5%患者将恶化为肝硬化。研究表明：糖尿病患者往往会出现大量胰岛素样因子，后者属于致癌因子，但二者之间联系无法明确，糖尿病致肝细胞癌的发生，可能的机制是糖尿病造成肝细胞的过度增殖。HBV 感染造成肝功能受损引起糖代谢失调。机体感染 HBV 时会出现免疫反应，伴随相关炎症；经过研究显示，乙型肝炎病毒复制会造成胰岛 β 细胞功能紊乱，所以慢性乙肝患者虽然肝功能没有问题，同样必须按时检测 HBV DNA 载量。同时，胰岛素原及其分裂产物将会加快肝细胞刺激有丝分裂或癌变出现，糖尿病并发症不仅会改变生长因子、肿瘤因子释放，而且会和高血糖一起使肝脏中脂肪代谢发生改变，促进肝硬化发展及肝癌的发生。

（四）脂肪肝

Younossi 等报道 2004—2009 年非酒精性脂肪性肝病（non-alcoholic fatty liver disease，NAFLD）相关肝癌的年发病率以 9%速度增长。2015 年中国癌症统计数据显示 2015 年预期肝癌的发病居男性恶性肿瘤发病的第四位。有资料表明，NAFLD 相关原发性肝癌越来越多，非酒精性脂肪性肝炎（non-alcoholic steatohepatitis，NASH）、NAFLD 与原发性肝癌存在因果关系。随着人民生活水平的提高，NAFLD 发病率每年都会升高，乙型肝炎合并脂肪肝的发病率也在逐年升高，近期的研究显示约 34.6%的非酒精性脂肪性肝病相关肝癌无肝硬化的证据，这意味着与 HBV 感染、酒精性肝病、HCV 感染相比，NAFLD 人群在无肝硬化背景下更容易进展为肝癌。国内外大量的研究表明 HBV 感染与肝癌的发生密切相关，因此合并脂肪肝的乙型肝炎患者，更易发展为肝硬化及肝癌。多数学者研究证实慢性 HBV 感染如果发生肝脏脂肪变性病理改变，会加重病情和肝脏纤维化。合并脂肪肝的乙型肝炎患者，肝脏的正常代谢功能会因为脂肪的沉积受到影响。

（五）家族聚集性及其他

国内学者通过 HCC 危险因素相关研究表明，肝癌家族史属于 HCC 的重要危险因素之一。周汉高等将江苏省启东市 1 020 例肝癌病例确定成调研对象，最终发现家族内有 2 人或更多肝癌者的达到 42%，发病率超过普通群体，从而表明这种病例具有家族聚集性。大部分和家族生活习惯相关。但是，即便处于肝癌高发区，面对同一环境时，只少数会出现肝癌病变，表明 HCC 和遗传易感性之间存在联系。有研究认为 HCC 的发生具有明显聚集性，其患 HCC 的风险比无肝癌史者增加 70 倍，在一级亲属中最明显。孙燕等对肝癌家族史与肝癌关系的研究表明，肝癌的发生受遗传与环境因素的综合影响，肝癌家族史和乙型肝炎病毒表面抗原在肝癌的发生过程中具有协同作用，使发生肝癌的危险度显著提高。

国内外研究流行病学调查及研究显示高龄、男性为肝癌的独立危险因素，认为男性大于 40 岁，女性大于 50 岁为 HCC 高发人群，且男性 HCC 的发生率远高于女性，考虑与性激素、男性吸烟饮酒有关。可见，原发性肝癌的发生可能是多因素共同作用的结果，HBV 感染、乙型肝炎肝硬化、长期大量饮酒、糖尿病、食用被黄曲霉霉素污染的食物、脂肪肝、肝癌家族史、高龄等与肝癌的发生可能相关。但原发性肝癌的具体发生机制还不明确，国内外大量的研究表明，HBV 感染与原发性肝癌密切相关，与血清中 HBV DNA 的复制水平密切相关。

二、胃癌的相关危险因素

（一）人口学因素

胃癌发病的性别、年龄、种族、差异性，胃癌的发病率随着年龄的增加而增加，在美国 2005—2009 年诊断出的胃癌中，20～30 岁这一年龄段的患者仅占 1%，75～84 岁这一年龄段的患者却占 29%。在我国，40 岁以后人群中胃癌的发病率大幅上升。与女性相比，男性患胃癌的风险高 2～3 倍，这可能与雌激素的保护作用有关，有研究表明，更年期推迟或多次妊娠者患胃癌风险降低，而抗雌激素类药物，如三苯氧胺，可以增加胃癌的发病风险，这一保护作用在更年期后减弱，因此老年男女发病率可能差异不大。此外，白人贲门癌的患病风险约为其他人种的2倍，而患非贲门胃癌的风险则减少50%。总体来说，白人的胃癌患病率显著低于其他人种。胃癌种族发病率不同可能与环境因素影响有关，例如日本人移民美国后，其子女胃癌患病率仍然很高，但经过两代之后，其后代患病率与当地美国人相近。

（二）生活饮食因素

1. 吸烟、酗酒、熏制食物　大部分研究表明，吸烟是胃癌发病的危险因素，据估18%的胃癌发病与吸烟有关。Koizumi等发现，相对于从未吸烟者，当前吸烟者发生胃癌的相对危险度为1.84，而既往吸烟者发生胃癌的相对危险度为1.77。胃癌患病风险还与吸烟强度及持续时间有关，在欧洲的一项调查研究中将吸烟者根据吸烟时间长短分为小于30年、30～39年和大于40年，其发生胃癌的危害比分别为：1.31、1.58和2.36。烟草的烟雾和焦油中含有多环芳烃、苯丙芘、亚硝基化合物、环氧化物、尼古丁等多种致癌物质，这些物质随唾液进入胃内直接刺激胃黏膜上皮细胞发挥致癌作用可能与胃癌的发生有关。长期大量饮酒是胃癌发病的危险因素，在一项7 150人的队列研究中，经过30年观察，每天饮酒超过0.5 L的人患胃癌风险增加2.95倍，且与肠型非贲门胃癌的关系更加密切，而少量饮酒（低于60 g/d）与胃癌的发生无明显关联。据报道，胃癌的发生还与酒的种类及酿造工艺有关，例如啤酒和伏特加与胃癌的发生无明显关联。研究表明，乙醛脱氢酶（acetaldehyde dehydrogenase，ALDH）2基因多态性在酒精与胃癌的关系中扮演重要角色，Shin等发现在酗酒者中ALDH2＊1/＊2杂合子基因型胃癌患病风险较ALDH2＊1/＊1纯合子基因型增加4倍，而ALDH2＊2等位基因翻译出的蛋白亚单位不具备乙醛代谢能力，导致饮酒后乙醛在胃肠道和血液中积聚，有学者认为乙醛损伤胃黏膜上皮细胞产生慢性炎症，随后多种细胞因子损伤胃黏膜屏障增加亚硝基化合物的吸收可能与胃癌的发生有关。20世纪60年代，人们发现芬兰和冰岛的胃癌发病率很高，而当地人经常食用熏鱼、熏肉等熏制食品，进一步研究发现熏制食品中的环芳烃化合物有致癌作用，此外在烧烤、熏制过程中，增加了亚硝基化合物的形成，进而增加了胃癌的发病风险。

2. 新鲜蔬菜、水果、膳食纤维的摄入量不足　大量前瞻性研究表明，新鲜蔬菜、水果、膳食纤维的摄入不足增加了胃癌的患病风险。日本的一项研究显示，每周至少1次食用新鲜蔬菜、水果的人群胃癌患病率明显降低。Wiseman发现，每天摄入50 g葱属植物使胃癌的发病风险降低23%。新鲜蔬菜、水果中含有丰富的维生素C、类胡萝卜素、β-胡萝卜素等抗氧化剂，维生素C可以降低肿瘤细胞的核分裂能力，抑制其增殖。胡萝卜素可以使正常细胞避免自由基的损伤。β-胡萝卜素为视黄醇的前体物质，也具有抗癌能力。膳食纤维可以降低体内亚硝酸盐的浓度，从而降低胃癌的患病风险。有研究表明，膳食纤维摄入量不足者每天增加10 g膳食纤维能使胃癌的患病风险降低44%。

3. 高盐饮食、腌制食品　世界癌症研究基金会（World Cancer Research Fund，WCRF）和美国国家癌症研究所（National Cancer Institute，NCI）在2008年的一项报告中指出：食盐和腌制保藏食物的高摄入可能与胃癌的发生有关，大量流行病学和实验研究也支持这一论断。胃癌患病风险在一定范围内随食盐摄入量的增加而增加，Shikata等发现当食盐摄入大于10 g/d时，胃癌的发病率明显增加。此外，习惯于用盐腌制保藏食物的地区胃癌患病率高，而随着冰箱的普及，腌制食物的食用减少，这些地区的胃癌患病率也随之降低。关于高盐饮食增加胃癌发病风险的具体机制，迄今为止没有统一结论。有研究认为，高浓度NaCl导致胃黏膜细胞发生萎缩、肠化，提高了胃癌的患病风险，这在许多动物实验中已被证实，还有学者认为高盐饮食不仅可以破坏胃黏膜屏障、损伤胃黏膜细胞产生炎症反应，促进细胞发生增殖修复，增加基因突变的可能，增强致癌物的致癌作用，且高盐食物中的大量硝酸盐在胃内被还原并与食物中的胺结合后形成亚硝酸胺等N-亚硝基化合物，从而增加了胃癌的患病风险。此外，胃内高盐环境能够诱导幽门螺杆菌毒力因子细胞毒素相关蛋白A的高表达，增强其致胃癌作用。低盐饮食不仅可以降低胃癌发病率，还对其他疾病有预防作用，如高血压、心肌梗死等。世界卫生组织推荐的食盐摄入量每天小于5 g，但不应低于人体所需。

4. 肥胖　近几十年来，虽然胃癌的整体发病率在下降，但贲门癌的发病率却在不断上升，与此同时肥胖人群也在不断增加，二者之间是否存在联系。Hoyo等发现相对于身体质量指数（body mass in-

dex，BMI）小于 25 kg/m^2 的人，BMI 为 30～35 kg/m^2 的人患贲门癌风险高 2～3 倍，而与非贲门胃癌的发生无明显关联。在全球 6 个国家，11 项队列研究中，其中 9 项表明肥胖是贲门癌的危险因素。肥胖导致贲门癌的确切机制不明，可能与胰岛素抵抗、胃食管反流及脂肪因子代谢异常等有关。几乎所有的肥胖患者均有胰岛素抵抗，胰岛素抵抗可产生高胰岛素血症，而高胰岛素血症可以抑制胰岛素样生长因子结合蛋白的合成和激活胰岛素样生长因子的活性，胰岛素样 IGF-I 过度表达可促进细胞分裂，抑制细胞凋亡从而刺激肿瘤细胞形成。腹部脂肪增加导致腹内压增大，食管下括约肌松弛从而提高了胃食管反流的发生概率，后者是食管癌和贲门癌的高危因素。此外，肥胖者代谢活跃，其体内代谢产物脂联素的减少、瘦素的增加能够促进细胞分裂、血管生成、抑制细胞凋亡可能与恶性肿瘤的发生有关。

（三）感染因素

1. 幽门螺杆菌　Hp 是一种选择性定植于胃内的革兰氏阴性微需氧杆菌。Marsha 等在 1984 年首先描述了 Hp 感染和消化性溃疡之间的关系，在此之后，Hp 感染便和胃癌的发生联系在了一起。Correa 最先提出了肠型胃癌的发展模型：浅表性胃炎、萎缩性胃炎、小肠上皮化生、结肠上皮化生、异型增生，最终发展为胃癌，Hp 感染可能是胃癌发生、发展的重要启动因子。Watanabe 等在 1998 年首先报道了单独使用 Hp 长期感染蒙古沙鼠能成功诱导出胃腺癌，并且观察到胃癌是由慢性活动性胃炎、溃疡、肠上皮化生、异型增生等过程衍进而来。据流行病学调查，全球 75%的胃癌与 Hp 感染有关，世界卫生组织将 Hp 列为 1 级致癌物。但 Hp 感染引起胃癌的确切机制尚不完全清楚，目前认为 Hp 的多种毒力因子在胃癌发病过程中起重要作用，例如：CagA 可以导致胃上皮细胞间连接断裂、极性丧失，促进细胞增殖，减少细胞凋亡，导致肿瘤发生。Held 等发现，CagA（＋）Hp 感染者胃癌患病危险为 CagA（－）Hp 感染者的 4 倍。空泡毒素（Vacuolar protein toxin -related human A，VacA）是 Hp 产生的另一毒力因子，VacA 可以使 Hp 成功定置于胃黏膜表面并诱导胃黏膜细胞发生胞浆空泡变性、线粒体膜损伤。几乎所有 Hp 菌株均携带 VacA 基因，研究发现，携带 VacA s1/m1 基因型和 VacA s1/m1/i1 基因型的 Hp 菌株与胃癌的关系更加密切。这些毒力因子与宿主遗传因素、环境因素相互作用共同促进 Hp 的致胃癌作用。虽 Hp 感染与胃癌的发生关系密切，但目前是否需要在大规模人群中根除 Hp 尚存在争议，因为只有 1%的 Hp 感染者最终发展为胃癌，此外也考虑到大量使用抗生素对肠道菌群的影响，以及细菌耐药性的产生。但对于已经发生萎缩、肠化及轻、中度不典型增生的 Hp 感染者，大部分研究主张根除 Hp。有胃癌家族史的 Hp 感染者建议及早根除，胃大部切除术后、内镜黏膜下剥离术（endoscopic submucosal dissection，ESD）术后 Hp 感染者也建议根除，预防异位癌的发生。

2. EB 病毒　EB 病毒与许多恶性肿瘤的发生及自身免疫性疾病密切相关，自从 Burke 等在 1990 年报道了 EBV 与胃癌的相关性之后，国内外学者采用 PCR、DNA 原位杂交、EBV 编码 RNA 原位杂交等技术相继在多种类型的胃癌组织中检测到 EBV。大约 10%的胃癌和 35%的残胃癌组织中存在 EBV，EBV 相关胃癌多发生在胃贲门部和胃体部，男性多于女性。与普通腺癌相比，超过 90%的淋巴上皮瘤样胃癌与 EBV 感染相关。EBV 相关胃癌的发病机制目前尚不十分清楚，有研究显示，只有在癌变细胞内发现 EBV 感染，癌旁及正常细胞均无 EBV，可能与 EBV 感染胃黏膜上皮细胞进而使受感染细胞不断单克隆增生，逃避宿主免疫反应，抑制细胞凋亡等有关。

（四）遗传因素

国内、外病例对照研究显示胃癌具有一定程度的家族聚集性，胃癌患者的一级直系亲属患胃癌风险比对照组增加 1.5～3.5 倍，胃癌的遗传易感性有强、弱之分，前者多见于那些遗传综合征家族，遗传综合征包括：遗传性弥漫性胃癌、FAP、P-J 综合征。遗传性弥漫性胃癌由钙黏蛋白种系基因突变引起，种系基因突变携带者一生有 80%的概率发生胃癌。FAP 是一种常染色体显性遗传疾病，由腺瘤性息肉病大肠埃希菌基因突变导致，FAP 患者在 35～40 岁之间有 100%的结直肠癌患病风险，同时其他恶性肿瘤的患病风险也很高，包括胃癌。P-J 综合征是一种罕见的常染色体显性遗传病，以胃肠道息肉病、口唇、颊黏膜黑色素沉着为特征，与 LKB1 基因胚系突变有关。但这些遗传综合征导致的家族性胃癌仅占 1%～3%，占胃癌 90%以上的散发性胃癌属弱遗传易感性，可能与单核苷酸基因多态性（single nucleotide genetic polymorphisms，SNP）有关，例如：前列腺干细胞抗原基因（prostate stem cell antigen gene，PSCA）多态性、MUC1黏蛋白基因多态性与弥漫性胃癌的发生有关，而PLCE1基因多态性可能与贲门癌的发生有关，细胞因子基因多态性可能与胃癌前炎症反应有关，DNA合成和修复基因的多态性，如亚甲基四氢叶酸还原酶、DNA修复基因、抑癌基因等亦与胃癌遗传易感性有关。但这些基因多态性导致胃癌发病的具体机制仍在进一步研究当中。

（五）社会经济因素

大量流行病学研究表明，在社会经济落后地区胃癌的发病率更高，全球70%的胃癌患者生活在发展中国家，这些地区卫生条件差，Hp感染率高，吸烟、酗酒者多，新鲜蔬菜、水果摄入量低，由于经济条件差，冰箱的普及率低，导致腌制、熏制食品大量食用，增加了胃癌的患病风险。即使在发达国家，胃癌发病率在社会经济地位不同的人群中亦存在差异，在西班牙，最贫穷男性人群中胃癌的患病率升高约2倍。日本的一项调查研究表明，失业者和手工业者患胃癌的风险较职业白领人群高1.68倍。综合世界各地36项研究结果表明，社会经济地位与胃癌的发生率密切相关，社会经济地位低下人群（受教育水平低，职业环境差）胃癌的患病风险升高2.64倍。提高社会经济水平，改善就业环境，可以避免许多胃癌的危险因素，从而更好、更有效的降低胃癌的发病率。

（六）精神因素

正常机体的免疫系统具有监视、抑制和杀灭肿瘤细胞的能力，而在抑郁、焦虑、悲伤等精神压抑状态下，机体产生的T细胞、B细胞、NK细胞等免疫细胞的数量减少，导致机体免疫力降低，直接对胃癌的发生、发展有促进作用。此外，精神压抑与吸烟、酗酒等不良生活方式关系密切，可以间接增加胃癌的发病风险。Lee等发现精神压抑是胃癌发生的独立危险因素。在我国胃癌危险因素的调查研究中亦发现，胃癌患者中长期精神压抑者所占比例明显高于普通人群。虽然精神因素与胃癌的关系密切，但是否对所有胃癌患者进行心理评估及如何评估目前仍在研究当中。

三、胰腺癌的相关危险因素

（一）自身因素

1. 年龄　胰腺癌患者多为中老年人，30岁之前患者较少见，90%的初次诊断年龄在55岁以上，多数为70～80岁。胰腺癌患病高峰年龄因不同地区而异，印度为60岁，美国为70岁。

2. 性别　男性的胰腺癌发病率高于女性，男性与女性之比为5.5∶4.0，在发达国家这种差距更大。研究结果显示，生殖因素与女性胰腺癌无相关性，男性发病率较高的原因认为可能与遗传因素或受不同环境暴露影响有关。

3. 种族　据报道，非洲裔美国人患胰腺癌的风险较白种人高50%～90%，太平洋岛和亚裔美国人的发病率最低。非裔美国人发病率高的原因认为可能与胰腺癌的其他危险因素，如吸烟、饮酒、体质量指数升高和糖尿病有关。亦有研究结果认为，潜在的遗传或基因环境相互作用可能是某些族群间发病率有差异的原因。

4. 血型　流行病学研究结果显示，胰腺癌的发病风险与ABO血型有关系。Wolpin等的研究结果显示，A、AB及B型人中的患病率显著高于O型人。胰腺癌队列研究联盟进行的12项前瞻性队列研究结果与上述研究结果相符，可能机制认为与糖基转移酶特异性的改变和不同ABO血型的宿主炎症状态有关系。

5. 肠道菌群　Memba等的研究结果显示，较低水平的奈瑟菌和链球菌感染、高水平的牙龈卟啉单胞菌及毗邻颗粒链菌感染可增加胰腺癌的患病风险，但尚需进一步的研究结果来证实。

6. 家族史及遗传易感性　家族中有2名或以上的一级亲属被诊断为胰腺癌时可视为具有家族性。有胰腺癌家族史者患胰腺癌的风险是无家族史者的9倍，家族中有3名或以上的一级亲属被诊断为胰腺癌时患病风险可增加32倍。研究结果显示，与无胰腺癌家族史者比较，有胰腺癌家族史者的患病风险增加80%，提示胰腺癌具有较强的遗传易感性。随着一级亲属患者数量的增加，家族性胰腺癌的患病风险亦升高，而 BRCA2 和 PALB 是最常见的基因突变。

7. 糖尿病　糖尿病是公认的胰腺癌危险因素。胰岛素抵抗和高胰岛素血症相互促进，高胰岛素水平影响胰岛细胞的增殖与代谢引起肿瘤发生；高血糖特异性激活多元醇通路，促进恶变发生，高血糖提供肿瘤细胞生长所需的能量，促进肿瘤细胞的生长；胰岛素样生长因子（insulin like growth factor，IGF）结构与胰岛素类似，糖尿病患者 IGF-1 值明显增高，可引起类似高胰岛素血症状态，诱发胰腺癌的发生。Stevens 等的研究结果显示，1 型糖尿病患者患胰腺癌的风险是非 1 型糖尿病患者的 2 倍。另有研究结果显示，2 型糖尿病患者患胰腺癌的风险亦增高。糖尿病是胰腺癌的危险因素，糖尿病亦可能是胰腺癌的早期症状。

（二）环境等外在因素

1. 吸烟　吸烟被认为是胰腺癌相关因素中主要的可改变的危险因素，多项研究结果表明吸烟与胰腺癌有较强的相关性。Bosetti 等的研究结果显示，与非吸烟者比较，吸烟者患胰腺癌的风险显著升高。Iodice 等的研究结果显示，正在吸烟者患胰腺癌的风险较从未吸烟者增加 74%，既往有吸烟史者患胰腺癌的风险增加 20%，戒烟后患胰腺癌的风险至少持续 10 年，且这种风险随着吸烟时间的延长和吸烟数量的增多而增加。

2. 乙醇　Genkinge 等对 2 187 例胰腺癌患者进行的 14 项队列研究汇总分析认为，每天摄入 30 g 乙醇时即可增加患胰腺癌的风险。Wang 等的荟萃分析结果显示，少量和适量饮酒与胰腺癌风险无明显相关性，但乙醇高摄入量的人群患胰腺癌的风险可增加 15%，此风险在男性大量饮酒者及饮高酒精浓度者中更为明显。过量饮酒是慢性胰腺炎的主要发病原因之一，而慢性胰腺炎是胰腺癌的危险因素，提示乙醇亦是胰腺癌的危险因素之一。

3. 慢性胰腺炎　慢性胰腺炎是胰腺的一种进行性炎症，可导致胰腺纤维化、腺泡和胰岛细胞丢失，5%左右的慢性胰腺炎患者可发展为胰腺癌。研究结果显示，慢性胰腺炎患者患胰腺癌的风险较一般人群增加 13 倍，因此慢性胰腺炎患者可考虑列为胰腺癌筛查的潜在人群。

4. 肥胖　据报道，2016 年全球约有 19.7 亿成年人和 3.38 亿儿童和青少年超体质量或肥胖，肥胖在全球范围内的患病率正在升高。2012 年，世界癌症研究基金会的胰腺癌报告中指出，共有 23 项研究评估了胰腺癌与体质量指数升高之间的关系，其中 19 项研究结果提示肥胖患者患胰腺癌的风险增加。研究结果显示，每 5 个体质量单位患胰腺癌的风险增加 10%，男女性别间没有差异。鉴于肥胖与胰腺癌间的相关性，肥胖发病率升高可能是发达国家胰腺癌发病率升高的可能原因。

5. 饮食　食用瘦肉和加工肉类与胰腺癌的发生有关系，过量食用瘦肉和加工肉类可能导致 DNA 损伤，产生 N-亚硝基化合物等致癌物质。已知胰腺癌病因学上少数有依据的饮食因素包括含有果糖的食物和饮料，或含有饱和脂肪酸的食物。

6. 感染　研究结果显示，幽门螺杆菌或丙型肝炎病毒感染可增加胰腺癌的患病风险，但机制尚不清楚。胰腺癌与幽门螺杆菌的潜在相关性引起了对根除幽门螺杆菌可否降低胰腺癌发病率猜测的关。

第四节　乙型肝炎病毒致相关肿瘤的演变过程

一、乙型肝炎病毒致肝癌的演变过程

有研究发现 85%～90%的乙型肝炎病毒整合到宿主细胞，进一步促进疾病发展为 HCC。持续地乙型肝炎病毒复制与病毒序列高频率整合到宿主细胞染色体，整合后的染色体更加不稳定，易发展为单或双链断裂、核苷酸插入、缺失或者重排，进一步增加氧毒性压力损害 DNA，失去 DNA 的修复能力，增加病毒易感性，增加病毒整合到肝细胞染色体的慢性乙肝病毒感染进一步导致感染的肝细胞衰老、端粒酶缩短、染色体不稳定或者染色体重排，而不经历肝硬化而直接发展为 HCC。

二、乙型肝炎病毒致胃癌的演变过程

胃癌的发展多数是在胃炎基础上，加上患者感染幽门螺杆菌，以及其他综合因素最终导致了胃癌的发生。发展演变的过程，一般大致有 4 步：第一步，从单纯的浅表性胃炎转变为萎缩性胃炎；第二步，由慢性萎缩性胃炎长期反复地发作，逐渐转变为肠上皮化生，伴有轻度或者是中度的一些不典型增生现象；第三步，在不典型增生肠上皮化生的基础上，转变为重度的不典型增生；第四步，由重度的不典型增生，最后导致细胞的癌变聚集成块，导致胃癌的发生。由此可见，要想预防胃癌发生，就要从预防胃炎开始，避免幽门螺杆菌的感染，出现胃炎要及时诊断救治，能够阻断胃癌的发展发生。

三、乙型肝炎病毒致胰腺癌的演变过程

Fiorino 等就乙肝病毒引起胰腺癌的机制提出一种新的假设——张力整体模型（tensional integrity model），即乙型肝炎病毒在胰腺复制并引起的炎症反应，调控局部组织微环境内黏弹性质、细胞硬度产生的细胞内外张力变化，干扰本严格调节的反馈通路，并进一步引起细胞内功能和基因表达的缺失，从而介导胰腺肿瘤生成。

第五节　乙型肝炎病毒致相关肿瘤的临床表现

一、肝癌的临床表现

（一）肝区疼痛

绝大多数中晚期肝癌患者以肝区疼痛为首发症状，发生率超 50%。肝区疼痛一般位于右肋部或剑突下，疼痛性质为间歇性或持续性隐痛。钝痛或刺痛，疼痛前一段时间内，患者可感到右上腹不适。疼痛可时轻时重或短期自行缓解。疼痛产生的原因主要是肿瘤迅速增大，压迫肝包膜，产生牵拉痛，也可因肿瘤的坏死物刺激肝包膜所致。少数患者自发地或于肝穿刺后突然出现肝区剧烈疼痛多是由于位于肝脏表面的癌结节破裂出血所致。若同时伴有血压下降、休克的表现，腹腔穿刺有血性液体，则说明癌结节破裂出血严重。遇此情况需紧急抢救。若无上述伴发症状，疼痛较为局限，则表明出血位于肝包膜下。疼痛可因肿瘤生长的部位不同而有所变化，位于左叶的肿瘤，常引起中上腹疼痛；位于右叶的肿瘤，疼痛在右季肋部；肿瘤累及横隔时，疼痛放射至右肩或右背部，易被误认为肩关节炎；肿瘤位于右叶后段时，有时可引起腰痛；肿瘤位于肝实质深部者，一般很少感到疼痛。

（二）消化道症状

据不完全统计，约 37%的肝病患者患病初期都误以为是“胃病”而贻误诊疗。食欲下降、饭后上腹饱胀。嗳气、消化不良、恶心等是肝癌常见的消化道症状，其中以食欲减退和腹胀最为常见。腹泻也是肝癌较为常见的消化道症状，国内外均有报道，发生率较高，易被误认为慢性肠炎。门静脉或肝静脉癌栓所致的门静脉高压及肠功能紊乱可致腹胀、大便次数增多，腹胀亦可因腹水所致。胃肠功能紊乱还可导致消化不良、嗳气、恶心等症状。

（三）发热

相当一部分的肝癌患者会出现出汗、发热。多数发热为中低度发热，少数患者可为高热，在 39 ℃以上，一般不伴有寒战。肝癌的发热多为癌性热，这是因为肿瘤组织坏死后释放致热原进入血液循环所致。肿瘤患者由于抵抗力低下，很容易合并感染，亦可出现发热，与肝癌的癌性发热有时不易区别，需结合血常规并观察抗菌治疗是否有效才能判定。

（四）消瘦乏力

肝癌患者常较其他肿瘤患者更感乏力，此与慢性肝炎患者相似。乏力的原因不明，可能由于消化功能紊乱、营养吸收障碍导致能量不足，或肝细胞受损，肝功能下降，使得代谢障碍、某些毒素不能及时

灭活，或由于肝癌组织坏死释放有毒物质。消瘦也是肝癌患者的常见症状，系由于肝功能受损，消化吸收功能下降所致。随着病情的发展，消瘦程度可加重，严重时出现恶病质。

（五）出血倾向

肝癌患者常有牙龈出血、皮下瘀斑等出血倾向，主要是由于肝功能受损、凝血功能异常所致，它在肝癌合并肝硬化的患者中尤为多见。消化道出血较为常见，主要是由于门静脉高压导致食管-胃底静脉曲张所致。事实上，消化道出血也是导致肝癌患者死亡的最主要原因。

（六）下肢水肿

肝癌伴腹水的患者，常有下肢水肿，轻者发生在踝部，严重者可蔓延至整个下肢。临床上曾见到有的患者下肢高度水肿，水液能从大腿皮肤渗出。造成下肢水肿的主要原因是腹水压迫下肢静脉或癌栓阻塞，使静脉回流受阻。轻度水肿亦可因血浆白蛋白过低所致。

（七）急腹症

癌结节破裂通常引起肝区疼痛，体检时肝区有明显压痛，为肝包膜刺激症状。部分患者癌结节破裂后，表现为急性腹痛，伴有腹膜刺激症状，易被误诊为急性腹膜炎。癌结节破裂引起的腹痛通常伴有血压下降甚至休克的表现，与一般急性腹膜炎不同。

二、胃癌的临床表现

（一）早期胃癌

70%以上无明显症状，随着病情的发展，可逐渐出现非特异性的、类同于胃炎或胃溃疡的症状，包括上腹部饱胀不适或隐痛、泛酸、嗳气、恶心，偶有呕吐、食欲减退、消化不良、大便隐血阳性或黑便、不明原因的乏力，消瘦或进行性贫血等。上述症状常被误诊为胃炎或其他胃良性疾病，从而丧失了早期诊断和治疗的机会。

（二）进展期胃癌

早期胃癌发展至进展期胃癌（即中晚期胃癌）一般需要两年以上的时间。进展期胃癌除了上述症状外，由于病变发展的程度，尚可发生梗阻及上消化道出血等。梗阻好发于膨胀型及浸润型胃癌；上消化道出血的发生率30%，表现为黑便和/或呕血，多为小量出血，当肿瘤侵犯较大血管时，可发生大量呕血或黑便，大出血的发生率为7%～9%，有大出血并不意味着肿瘤已属晚期，而是看肿瘤是否接近大血管。

进展期胃癌常伴有胃酸低下或缺乏，有10%左右的患者出现腹泻，多为稀便伴次数增多，当肿瘤侵及胰腺或后腹壁的腹腔神经丛时，上腹部呈持续性剧痛，并放射至腰部和背部，多数进展期胃癌伴有消瘦、乏力、食欲减退等全身症状，病情严重者常伴贫血、下肢水肿、发热、恶病质等。

进展期胃癌症状见胃区疼痛，常为咬啮性，与进食无明显关系，也有类似消化性溃疡疼痛，进食后可以缓解。上腹部饱胀感、沉重感、厌食、腹痛、恶心、呕吐、腹泻、消瘦、贫血、水肿、发热等。贲门癌主要表现为剑突下不适，疼痛或胸骨后疼痛，伴进食梗阻感或吞咽困难。胃底及贲门下区癌常无明显症状，直至肿瘤巨大而发生坏死溃破引起上消化道出血时才引起注意，或因肿瘤浸润延伸到贲门口引起吞咽困难后始予重视。胃体部癌以膨胀型较多见，疼痛不适出现较晚。胃窦小弯侧以溃疡型癌最多见，故上腹部疼痛的症状出现较早，当肿瘤延及幽门口时，则可引起恶心、呕吐等幽门梗阻症状。癌肿扩散转移可引起腹水、肝大、黄疸及肺、脑、心、前列腺、卵巢、骨髓等的转移而出现相应症状。

三、胰腺癌的临床表现

胰腺癌临床表现取决于癌的部位、病程早晚、有无转移以及邻近器官累及的情况。其临床特点是整个病程短、病情发展快和迅速恶化。最多见的是上腹部饱胀不适、疼痛。虽然有自觉痛，但并不是所有病人都有压痛，如果有压痛则和自觉痛的部位是一致的。

（一）腹痛

疼痛是胰腺癌的主要症状，不管癌位于胰腺头部或体尾部均有疼痛。除中腹或左上腹、右上腹部疼痛外，少数病例主诉为左右下腹、脐周或全腹痛，甚至有睾丸痛，易与其他疾病相混淆。当癌累及内脏包膜、腹膜或腹膜后组织时，在相应部位可有压痛。

（二）黄疸

黄疸是胰腺癌，特别是胰头癌的重要症状。黄疸属于梗阻性，伴有小便深黄及陶土样大便，是由于胆总管下端受侵犯或被压所致。黄疸为进行性，虽可以有轻微波动，但不可能完全消退。黄疸的暂时减轻，在早期与壶腹周围的炎症消退有关，晚期则由于侵入胆总管下端的肿瘤溃烂腐脱，壶腹肿瘤所产生的黄疸比较容易出现波动。胰体尾癌在波及胰头时才出现黄疸。有些胰腺癌患者晚期出现黄疸是由于肝转移所致。约1/4的患者合并顽固性的皮肤瘙痒，往往为进行性。

（三）消化道症状

最多见的为食欲不振，其次有恶心、呕吐，可有腹泻或便秘甚至黑便，腹泻常常为脂肪泻。食欲不振和胆总管下端及胰腺导管被肿瘤阻塞，胆汁和胰液不能进入十二指肠有关。胰腺的梗阻性慢性胰腺炎导致胰腺外分泌功能不良，也必然会影响食欲。少数患者出现梗阻性呕吐。约10%患者有严重便秘。由于胰腺外分泌功能不良而致腹泻，脂肪泻为晚期的表现，但较罕见。胰腺癌也可发生上消化道出血，表现为呕血、黑便。脾静脉或门静脉因肿瘤侵犯而栓塞，继发门静脉高压症，也偶见食管-胃底静脉曲张破裂大出血。

（四）消瘦、乏力

胰腺癌和其他癌不同，常在初期即有消瘦、乏力。

（五）腹部包块

胰腺在腹部深部，于后腹部难摸到，腹部包块系癌肿本身发展的结果，位于病变所在处，如已摸到肿块，多属进行期或晚期。慢性胰腺炎也可摸到包块，与胰腺癌不易鉴别。

（六）症状性糖尿病

少数患者起病的最初表现为糖尿病的症状，即在胰腺癌的主要症状如腹痛、黄疸等出现以前，先患糖尿病，以至伴随的消瘦和体重下降被误为是糖尿病的表现，而不去考虑胰腺癌，也可表现为长期患糖尿病的患者近来病情加重，或原来长期能控制病情的治疗措施变为无效，说明有可能在原有糖尿病的基础上又发生了胰腺癌。

（七）血栓性静脉炎

晚期胰腺癌患者出现游走性血栓性静脉炎或动脉血栓形成。

（八）精神症状

部分胰腺癌患者可表现焦虑、急躁、抑郁、个性改变等精神症状。

（九）腹水

一般出现在胰腺癌的晚期，多为癌的腹膜浸润、扩散所致。腹水可能为血性或浆液性，晚期恶病质的低蛋白血症也可引起腹水。

（十）其他

此外，患者常诉发热、明显乏力。可有高热甚至有寒战等类似胆管炎的症状，故易与胆石症、胆管炎相混淆。当有胆道梗阻合并感染时，亦可有寒战、高热。部分患者尚可有小关节红、肿、痛、热、关节周围皮下脂肪坏死及原因不明的睾丸痛等。锁骨上、腋下或腹股沟淋巴结也可因胰腺癌转移而肿大发硬。

第六节　乙型肝炎病毒与相关肿瘤实验室指标改变和检查

一、乙型肝炎病毒实验室指标改变

（一）乙型肝炎六项

乙型肝炎六项常用检查方法有酶联免疫吸附试验（enzyme linked immunosorbent assay，ELISA）和电化学发光免疫测定（electrochemiluminescence immunoassay，ECLIA）。后者较前者优势在于ECLIA 检测 HBsAb 的线性范围为 2.0～1 000.0 IU/L，此方法灵敏度高，检测范围广，无放射污染，并且操作简单速度快，抗干扰力强，测定结果可靠，不受黄疸（胆红素＜30 mg/dl）、溶血（HB＜1.5 g/dl）、血脂（脂质＜1 500 mg/dl）和生物素等干扰，且可以排除人员操作造成的误差。两者检测项目一致，其六项指标可检查大三阳、小三阳，但检测结果并不能确定病情的严重程度。乙型肝炎六项指标检测意义如下：

1. 乙型肝炎病毒表面抗原为已经感染病毒的标志，并不反映病毒有无复制、复制程度、传染性强弱。

2. 乙型肝炎病毒表面抗体（hepatitis B virus surface antibodies，HBsAb）为中和性抗体标志，是否康复或是否有抵抗力的主要标志。乙肝疫苗接种者，若仅此项阳性，应视为乙肝疫苗接种后正常现象。

3. 乙型肝炎病毒 e 抗原为病毒复制标志。持续阳性 3 个月以上则有慢性化倾向。

4. 乙型肝炎病毒 e 抗体为病毒复制停止标志。病毒复制减少，传染性较弱，但并非完全没有传染性。

5. 乙型肝炎病毒核心抗体为曾经感染过或正在感染者都会出现的标志。核心抗体 IgM 是新近感染或病毒复制标志，核心抗体 IgG 是感染后就会产生的，对于辅助两对半检查有一定意义。

6. 乙型肝炎病毒核心抗体 IgM（HBcAb-IgM）为急性 HBV 感染，或者在慢性乙肝急性发作、慢性乙肝进入活动期，随着病程的延长或者病情的好转，IgM 逐步消失，而由 IgG 取代。

（二）乙型肝炎病毒 DNA

检测乙型肝炎病毒 DNA 是判断乙肝病毒有无复制的“金指标”，主要是用来判断人体内存在乙型肝炎病毒的多少和传染程度。如果检测值大于 1 000 拷贝/ml，说明乙型肝炎病毒 DNA 呈阳性，提示 HBV 复制和有传染性。HBV-DNA 越高表示病毒复制越厉害，传染性强。这对于乙型肝炎治疗过程中的监测，治疗效果的判断，治疗方案的制定都有着重要的意义。乙型肝炎病毒 DNA 是乙型肝炎病毒的核心物质和病毒复制的基础。在病毒 DNA 携带的遗传基因发出的“指示”下，HBV DNA 分别复制出新的病毒外壳和 DNA 核心，随后重新组装，形成大量的新病毒，释放出来继续感染其他肝细胞。中国以及亚太地区乙型肝炎治疗专家均指出：乙型肝炎病毒的持续复制是乙型肝炎致病的根本原因，乙型肝炎治疗的根本目的是抑制病毒复制。

二、相关肿瘤的实验室指标改变与检查

（一）肝癌的实验室指标改变与检查

1. 肝功能检查　血液的生化检验最能直接反映肝脏状况。其中，丙氨酸氨基转移酶（alanine aminotransferase，ALT）、门冬氨酸氨基转移酶（aspartate aminotransferase，AST）和胆红素最能直接反映肝脏状况。ALT 越高，肝脏的炎症越严重；AST 越高，肝细胞损害程度越大。当 AST 升高的幅度超过 ALT 升高的幅度，预示肝脏病变程度严重。长期监测 ALT 对评估病情有重大意义。肝功能异常提示肝脏受到了损伤，应当立即引起重视并及时就医。

2. 肝纤维化 4 项检测　肝纤维化是慢性肝炎向肝硬化发展的必经阶段。此阶段，肝脏最主要的病

理改变是细胞外基质（胶原、非胶原糖蛋白、蛋白多糖）大量形成并沉积在肝脏内。早期沉积只出现在肝细胞间质，但后期纤维增生则向肝实质细胞间隙延伸，并逐渐形成纤维索及纤维间隔，以致最后阶段纤维间隔连接形成纤维包裹，导致典型的肝硬化的病理特征假小叶生成，此时就是肝硬化期。检测指标包括血清Ⅲ型胶原（PCⅢ）、血清Ⅳ型胶原（PCⅣ）、层粘连蛋白（LN）、透明质酸（HA）。经多年临床验证，这四项血清学指标基本能反映肝脏纤维化的情况。如果4项指标中，只有1项指标升高，可能肝脏已经开始出现纤维增生；如2项或3项指标升高，则有明显的纤维增生。当然仅凭血清学纤维化指标检测的结果，还很难判断肝脏纤维增生的程度（即前述肝脏纤维化分期）。当所有纤维化指标均有不同程度的升高，尤其透明质酸成数倍以上升高时，应考虑可能已出现高度纤维化甚至早期肝硬化，当然医生有时还要结合其他资料进行综合分析判断。

3. 血清总胆红素　血清总胆红素（total bilirubin，TBIL）包括直接和间接胆红素，根据两种胆红素升高的程度，可判断患者发生黄疸的原因，医生进而采取不同的治疗方案。

4. 甲胎蛋白　甲胎蛋白（alpha fetoprotein，AFP）是一种酸性糖蛋白，存在胎儿发育的早期肝脏和卵黄囊中，胎儿出生后不久即逐渐消失。正常人含量极低，当含量明显升高时，有助于原发性肝癌的诊断。目前常用于原发性肝癌的普查和早期诊断，也可用于提示肝癌手术切除的疗效（即是否彻底或复发）。正常人血清AFP＜25 ng/ml，一般将原发性肝癌的诊断阈值定为300 ng/ml。肝癌经手术彻底切除或有效化疗后，血清AFP可在1～2个月内迅速降至正常。若出现AFP复升，多提示肝癌复发。

5. α-L-岩藻糖苷酶　α-L-岩藻糖苷酶（α-L-fucosidase，AFU）对肝癌诊断阳性率在80%，特异性在70%，有学者认为AFU可作为HCC切除前评估预后的指标，并且在早期肝癌病例中AFU血清浓度值与肿瘤大小相关。

6. γ-谷氨酰基转肽酶　γ-谷氨酰基转肽酶（Gamma-glutamyl transferase，GGT）诊断HCC的灵敏度和特异度均较高，尤其对小肝癌或AFP表达阴性的患者有明确的鉴别诊断意义。此外，癌胚抗原及糖类抗原、高尔基体糖蛋白73、磷脂酰肌醇蛋白聚糖、血清蛋白凝血酶原均为临床上常用的肿瘤标志物，进行肿瘤标志物联合检测在诊断原发性肝癌中具有重要的临床价值。

7. 肝脏B超　肝癌较小时，一般无任何症状，不容易被发现。肝癌的病理分类有3型。①巨块型：直径一般在5 cm以上，呈圆形、椭圆形或分叶状，超声显示肿物呈不均匀的较强回声，中心回声较低或呈无回声区。②结节型：单发或多发结节，呈圆形或椭圆形，直径2～5 cm，边界清晰、整齐，多数呈强回声，少数呈不均匀的中等回声，或呈不均匀的低回声。③弥漫型：大量小结节呈弥漫性分布，肝脏形态失常，结构紊乱，不易与结节型肝癌或肝硬化相鉴别。

8. CT　CT对肝癌的诊断率比超声高。最小的分辨率为1.5 cm。它的优点是可以直接观察肿瘤的大小、位置、肝静脉门静脉的关系并可以诊断门静脉或肝静脉有没有癌栓的情况。

（二）胃癌的实验室指标改变及检查

1. 胃蛋白酶原（pepsinogen，PG）是胃蛋白酶的前体，根据分布和免疫原性分为胃蛋白酶原Ⅰ（PGⅠ）和胃蛋白酶原Ⅱ（PGⅡ）两种亚群。PGⅠ和PGⅡ是胃黏膜细胞分泌的一种蛋白，大约有1%的胃蛋白酶原进入血液并稳定存在，胃萎缩时会改变胃蛋白酶原的分泌。因此，血清中PGⅠ和PGⅡ水平可以作为胃黏膜萎缩的可靠指标。目前，胃蛋白酶原水平检测已经被认为是“血清学上的胃镜检测”。胃蛋白酶原检测最适合健康体检，常可发现消化性溃疡、萎缩性胃炎乃至胃癌等胃部疾病，对胃病早期诊断的普查以及胃癌的预防干预具有重要意义。

2. 胃泌素　胃泌素是一种重要的胃肠道肽类激素，胃泌素由位于胃窦及十二指肠近端黏膜的G细胞合成及分泌，成熟胃泌素是酰胺化的胃泌素，酰胺化胃泌素包括G17、G34、G14、G6、G52、G71，其中G17是胃窦中胃泌素的主要形式。胃泌素可用于胃癌及癌前疾病的筛查，在胃肠疾病的诊断中具有重要意义。

3. 影像学检查　①X线钡餐检查：优势在于积累的诊断经验丰富。可以完整地显示病胃的全貌，对胃癌病灶进行较为准确的定位，并可以动态观察胃收缩和蠕动等功能改变。早期胃癌的显示受检查者使用的技术和经验的影响明显是其缺点。②CT 检查：优势在于能直接显示肿瘤浸润深度和范围，明确肿瘤病灶与邻近脏器结构的关系，同时可以显示肿大的淋巴结，以及邻近和远隔脏器的转移，是胃癌术前分期的首选检查手段。多种辅助软件的使用，可明显提高诊断和分期准确率。缺点是对炎性淋巴结与转移性淋巴结的鉴别困难。③MI 检查：优势在于组织分辨率高，可直接显示胃黏膜层、黏膜下层、肌层和浆膜层，增强扫描时，肿瘤强化效果较 CT 显著，高分辨 MRI 能清楚显示脂肪间隙。缺点在于检查序列复杂，胃蠕动影响成像质量，诊断经验积累较少。④PET 检查：优势在于能够直接测定组织的代谢功能变化，有助于判断病变良恶性，用于肿瘤定性诊断的特异性较高。缺点是检查费用极其昂贵，难以推广应用，诊断经验积累少。

4. 内镜检查　目前，胃镜检查已成为确诊胃癌的最重要手段，在我国大型综合性医院多已配备电子胃镜，基层卫生单位也多常规开展纤维胃镜检查。电子胃镜最大的特点是在纤维胃镜的头端安装了微型摄像系统，图像能够清晰显示在监视器的屏幕上，分辨率高，便于图像保存和交流。电子胃镜的诞生不仅极大地推动了胃镜检查的广泛开展，而且为开展内镜治疗铺平了道路。胃镜检查的优点在于不仅可以直接观察病变的部位和形态，而且可以取得活检组织，定性诊断准确率极高。目前胃镜观察胃腔内部已无盲区，胃镜联合活检诊断胃癌的敏感性和特异性分别为 93.8%和 99.6%，诊断准确率可达 97.4%。诊断率与活检数目有关，文献报道，7 块活检和 10 块活检的诊断准确率分别为 98%和 99.8%。通常在病灶的边缘和中心区都应进行活检。早期胃癌胃镜诊断准确率差异较大，以日本最高，一般为 90%左右，联合活检则准确率可达 96%以上。应用刚果红-亚甲蓝联合染色法或激光血卟啉衍生物可提高对小胃癌及微小胃癌的肉眼识别率。泌酸区黏膜被刚果红-亚甲蓝染成蓝色或黑色，肠上皮化生及胃炎区被染成红色，但在肿瘤病灶区域，经 2～5 分钟后褪色。

5. 超声内镜　目前，EUS 检查已成为胃癌特别是早期胃癌术前分期的重要手段之一。在 EUS 下，胃癌的浸润深度可由胃壁的正常层次结构破坏程度来判定，EUS 在判断肿瘤浸润深度方面明显优于 CT、MRI 等检查方法，对胃周围淋巴结转移的诊断准确率也很高。胃癌的 EUS 影像特征表现为低回声、不规则的肿块，伴局部或全部胃壁结构模糊、中断、增厚、变薄或缺损。黏膜癌累及黏膜肌层表现为第 1、第 2 层胃壁结构改变，第 3 层结构完整；黏膜下癌表现为前 3 层胃壁改变；固有肌层癌表现为第 3 层断裂，前 4 层结构消失，第 5 层结构清楚完整；肿瘤累及浆膜表现为胃壁 5 层结构尽失，第 5 层不规则、断裂，与周围组织分界不清。胃周淋巴结转移可表现为圆形均匀的低回声结构，边界清楚。

（三）胰腺癌的实验室指标改变与检查

1. 实验室指标改变

（1）肿瘤标志物：检测迄今仍无一种血清标志物能早期诊断胰腺癌，多种组合可能提高诊断率。①糖抗原 19－9（CA19-9）：是目前用来诊断胰腺癌的各项肿瘤标志物中敏感性（86%）和特异性（87%）最高的一项指标，但当胰腺癌小于 1 cm 时常为阴性，在其他消化系统肿瘤如胃癌、胆管癌、大肠癌和良性疾病如胆管炎时也可升高。它在监测术后复发和对辅助治疗反应性测定上是一项十分有用的指标。②癌胚抗原：胰腺癌时可能阳性。③胰癌胚抗原（pancreatic oncofetal antigen，POA）：是正常胎儿胰腺组织及胰腺癌细胞的抗原，肿瘤复发 POA 可上升。④糖抗原 CA50：诊断胰腺癌的特异性与敏感性与 CA19-9 类似，阳性还可见于胆囊癌、肝癌、卵巢癌、乳腺癌等。⑤糖抗原 CA242：唾液酸化的鞘糖脂抗原，是胰腺癌和结肠癌的标志物。

（2）基因检测：胰液、大便中 K-RAS 基因突变检查为诊断提供了新的前景。

（3）血尿及粪检查：早期无异常发现。黄疸时血清结合胆红素明显高于良性梗阻、血清碱性磷酸酶和谷氨酰转肽酶增高。40%患者有血糖升高或糖耐量试验异常。80%患者可有胰腺外分泌功能低下。5%患者早期可有淀粉酶和脂肪酶升高，晚期因胰腺萎缩而降至正常。

（4）病理组织学：十二指肠镜下可直接观察肿瘤在壶腹部有无浸润，通过活检取得病理组织，通过细胞刷得到脱落细胞。腹腔镜直视下可进行活检和收集脱落细胞。CT、EUS 定位和引导下行细针穿刺可得到活体组织。

2. 影像学检查

(1) X线钡餐造影：低张十二指肠造影显示肿瘤压迫的间接征象：十二指肠曲增宽、降部内侧呈"反3"征象。

(2) 超声：作为初筛检查，可显示直径2 cm的肿瘤病灶、胰管扩张、狭窄或中断。

(3) CT：是诊断胰腺癌的首选方法，可发现最小直径为1 cm的病灶，特别是高分辨薄层螺旋状CT能获得不同时相的影像，从而清晰地观察到胰腺癌的部位，判断是否侵袭周围组织，以及四周血管受累情况，进行较精确的TNM分期，对于疑似不可切除的准确性和预测可切除的准确性较高。

(4) MRI：对胰腺癌的诊断与CT相当，而MRCP是非侵入性了解胆管和胰管情况的好方法。

(5) PET：可以发现胰腺病灶，对腹腔和远处转移有明显的优势。

(6) 选择性腹腔血管造影：显示胰内及胰周血管的状况，判断有无肿瘤侵犯。

3. 内镜检查

(1) ERCP造影：可显示胰管梗阻、狭窄、截然中断，主胰管和胆总管同时截断后呈双管征。ERCP诊断胰腺癌的敏感性为95%，特异性为85%，但并非每个病人都需要做ERCP，病史典型，CT明确诊断者并不需要。早期胰腺癌首先破坏胰管分支，因此仔细辨别胰管分支的残缺或局限性扩张，是诊断早期胰腺癌的关键。

(2) 超声内镜：超声内镜诊断的敏感性和特异性均优于CT，可发现小于2 cm肿瘤。目前认为对于CT扫描发现可能切除的病灶后应再行EUS检查，因为后者对有无淋巴结转移和有无门脉血管浸润的敏感性和特异性均高，对TNM分期的准确性明显高于CT。国外有报道EUS结合K-RAS基因检查可提高敏感性，与ERCP配合能够显示小于1 cm的肿瘤。

(3) 腹腔镜：直视下可发现癌肿病灶、腹膜和腹腔脏器转移灶。

第七节 乙型肝炎病毒与相关肿瘤的预防

一、乙型肝炎病毒预防

自1982年乙型肝炎疫苗问世之后，人们可以有效预防乙型肝炎病毒的感染。目前，对新生儿接种乙型肝炎疫苗是降低HBV慢性感染的重要措施之一。然后是婴幼儿成长时期，未满15周岁以及以其他高危人群（包括医务工作者、与血液频繁接触的工作人员、器官移植患者、长期需要输血的患者、免疫力不足的人员、男男同性，静脉注射毒品等），必须在规定时间接受乙型肝炎疫苗。远离乙型肝炎病毒，减少乙型肝炎相关原发性肝癌的发生率。疫苗需要接种3针，接种第1针疫苗后，间隔1个月及6个月注射第2、第3针疫苗。新生儿接种3剂乙型肝炎疫苗后，疫苗的有效性高达95%；乙型肝炎疫苗接种越早越好，最好在出生后24小时内接种第一针。目前虽有乙型肝炎疫苗，研究团队正在研究口服剂型的疫苗，以方便接种者使用除疫苗外，减少不必要的注射和使用血制品也很重要。

二、相关肿瘤的预防

预防HBV相关性HCC最有效的措施：①通过HBV疫苗或乙肝免疫球蛋白HBIG预防HBV感染；②避免高危因素行为，尤其是静脉滥用药及性传播途径；③对于已经存在慢性感染的患者，通过抗病毒治疗进行持续的HBV抑制、减轻肝细胞损伤可能降低HCC发生率；④还需要进一步进行更长随访期的研究，寻找能提高HBV抗原血清转化率、降低HBV DNA至检测水平以下和更长治疗反应的新药；⑤肿瘤易感基因检测：可在肿瘤发生之前获知患肿瘤的风险，从而提前通过采取预防措施，预防肿瘤发生。循环肿瘤细胞（circulating tumor cell，CTC）检测，CTC检测，可实现对血液中肿瘤细胞的动态监测，实现肿瘤的早期筛查和预警。

第八章　丙型肝炎病毒感染与肿瘤

HCV属黄病毒科（Flaviviridae）的肝病毒属（Hepacivirus），单股正链RNA病毒。1974年，Feinstone及Alter等人确认除甲乙型肝炎病毒外，还有一组能够通过血液及血制品传播的非甲非乙型肝炎病毒，当时称为“输血后非甲非乙型肝炎病毒或者肠道外传播的非甲非乙型肝炎病毒”，后命名为丙型肝炎病毒（hepatitis C virus，HCV）。1989年美国科学家Michael Houghton和他的同事们利用分子生物学方法，克隆出了HCV。由于HCV基因组在结构和表型特征上与人黄病毒和瘟病毒相类似，将其归为黄病毒科。40%～60%的慢性肝病都是由HCV感染所致。丙型肝炎病毒感染面广，呈全世界分布，根据丙型肝炎病毒携带状况分析，发展中国家高于发达国家。我国人口丙型肝炎感染率为3.2%，欧美国家感染率为0.5%～2%。丙型肝炎既可有急性输血后肝炎又可以呈慢性无症状携带，还可与其他肝炎病毒混合感染。其重要特征是感染极易慢性化并可发展为肝硬化，与原发性肝细胞癌有密切关系。但近年来，在中国毒株丙型肝炎病毒基因组序列基因克隆与表达、基因诊断与分型、抗体检测诊断及丙型肝炎病毒与肝癌关系等方面的研究取得了一定进展。

第一节　丙型肝炎病毒的生物学性状

一、病毒形态与结构

HCV是一种直径为30～80 nm的球形颗粒（在肝细胞中为36～40 nm，在血液中为36～62 nm），由包膜、衣壳和核心三部分组成，其表面突起。包膜来源于宿主细胞膜，表面有突起，其中镶嵌有病毒包膜蛋白E1和E2，衣壳主要由衣壳蛋白C组成，核心为单正链RNA。HCV在体内的存在形式有4种，即完整HCV颗粒、不完整HCV颗粒、与免疫球蛋白或脂蛋白结合的颗粒和由感染细胞释放含HCV成分的小泡。

二、病毒的基因与蛋白

（一）病毒的基因组

HCV为单股正链RNA病毒，一般认为HCV基因组为一线性单股正链RNA，全长约9419 bp，含有1个单一的长ORF。HCV基因组由5’-末端非翻译区（322 bp）、结构蛋白编码区（包括C、E区）、非结构蛋白编码区（包括NS1～NS5区）（9030 bp）和3’-末端非翻译区（54 bp）共9个基因区组成。5’UTR区在病毒基因组的表达和复制中具有关键作用，其核酸序列可形成4个结构域，可形成内部核糖体进入位点的结构形式启动病毒基因组RNA的翻译。3’UTR区也与病毒复制调控等作用相关，其核酸序列可形成一种稳定的茎-环结构，拥有长度不等的多聚尿苷酸－多聚尿苷酸/胞嘧啶序列。在5’UTR区与3’UTR区之间为HCV的前体多聚蛋白编码区，可编码长度约3000个氨基酸的前体多聚蛋白。

（二）病毒的蛋白

全长为9.6 kb的病毒基因组在细胞质内翻译为单个多肽，随后被切割成为10个病毒蛋白，包括3个结构蛋白和7个非结构蛋白。其中，结构蛋白基因区还可分为核心区和包膜区，分别编码HCV的核心蛋白和包膜糖蛋白E1，E2，以及在核心区由核糖体移码翻译产生的F蛋白。非结构蛋白基因区可编码 P7、NS2、NS3、NS4 和 NS5 等非结构蛋白，这些蛋白可分别作为蛋白酶、核酸解旋酶、RNA 依赖的 RNA 聚合酶等，在 HCV 前体蛋白的翻译后加工、病毒基因组复制等过程中起到重要作用。

HCV 病毒通过与宿主细胞膜上的一个或多个细胞受体结合形成受体复合物，并引发受体介导的内吞作用，病毒包膜与宿主细胞膜融合后将病毒核衣壳送入宿主细胞质，完成脱核衣壳后病毒基因组 RNA 在宿主细胞质中开始翻译，产生病毒前体多聚蛋白，该前体多聚蛋白随后分别被宿主细胞和病毒编码的蛋白水解成各个结构蛋白和非结构蛋白。病毒的复制发生在宿主细胞质中，基因组 RNA 的复制由与宿主细胞膜系统相连病毒复制复合体完成，复制中需要产生全长的负链 RNA 中间体。病毒核心蛋白包裹子代基因组 RNA，子代病毒粒子在由细胞内膜出芽形成的胞质囊泡中进行组装，最后通过胞吐作用分泌至胞外。HCV 特异的感染肝细胞，通过内吞作用进入到细胞。这些非结构蛋白现已大多成为抗病毒治疗直接作用靶点。感染该病毒能够导致慢性肝脏疾病，可从肝脂肪样变、肝纤维化发展为肝硬化，甚至是肝癌。

三、病毒的分型与变异

用于分型的基因区域和方法有多种，但公认的为 1993 年 Simmonds 等建立的进化树（phylogenetic tree）分型法，该法基于 HCV NS5 区基因序列及进化关系将 HCV 分为 6 个基因型（用阿拉伯数字表示），型内再分亚型（以英文小写字母表示），即 1a、1b、1c、2a、2b、2c、3a、3b、4a、5a、6a 等 11 个基因亚型。欧美流行株以 1a、1b、2a、2b 和 3a 较为常见，中国大陆多见 1b 和 2a 两型，且以 1b 型为主，南方城市（南京、南宁、成都）1b 型占 90%以上，北方城市（哈尔滨、沈阳、兰州）2a 型占 46%～70%。每型的生物学特性各异，各型之间是否具有交叉免疫目前尚不明确。

HCV 最大特点为基因组的高度变异性，不同 HCV 分离株的核苷酸及氨基酸同源性有较大的差异，因此对 HCV 进行分型有助于了解各地区 HCV 的流行及进化情况，为 HCV 的诊断、治疗、预防等提供理论基础。HCV 变异性主要表现在基因型、亚型、准种（quasispecies）及株等 4 个层面。HCV 基因分型是根据其核苷酸序列的同源性（homology）以及彼此间的进化关系（phylogenesis）确定的。HCV 基因组中 E1 和 E2 区易发生变异，特别是 E2 区的变异性最大。E2 区内有两个高变区，与 HCV 的免疫逃逸机制有关。由于 E2 区不断变异形成许多核酸序列不同的 HCV 变异株，表现为同一感染者体内同时存在同一基因亚型的不同变异株的 HCV 感染，由此形成 HCV 同一基因亚型内的不同基因异质性群体，称为 HCV 准种。这种基因变异与丙型肝炎易发展成慢性肝炎、HCV 易形成免疫逃逸株以及疫苗研制困难等有密切关系。

四、病毒的理化特性

HCV 对有机溶剂敏感，如 10%氯仿可杀死 HCV；煮沸或紫外线亦可使 HCV 灭活，血清经 60 ℃ 10 小时或 1/1 000 福尔马林 37 ℃6 小时处理后，可使 HCV 传染性丧失；血制品中的 HCV 可用干热法 80 ℃72 小时或加入变性剂使之灭活。需要注意的是，黑猩猩对 HCV 易感，是目前最理想的动物模型，体外病毒培养非常困难，尚无较满意的结果，目前也缺乏对丙型肝炎病毒特异性免疫预防措施。

五、致病性与免疫力

HCV 的传染源主要为急性感染病人和无症状的亚临床患者、慢性患者和病毒携带者。一般患者发病前 12 天，其血液即有感染性，并可带毒 12 年。HCV 主要经血液传播，国外 30%～90%的输血后肝炎为丙型肝炎，我国输血后肝炎中丙型肝炎占 1/3。此外，还可通过其他方式如母婴垂直传播、家庭日常接触和性传播等。

HCV 的致病机制与病毒的直接致病作用和免疫病理损伤有关。HCV 进入人体后在肝细胞中复制增殖，引起肝细胞的直接损伤；特异性的细胞毒 T 淋巴细胞（CTL）可通过两种途径杀伤肝细胞。HCV 感染人后能引起急性肝炎、慢性肝炎或使感染者成为无症状病毒携带者。一般经 6～7 周潜伏期后急性发病，临床表现为全身无力、胃纳差、肝区不适，1/3 病人有黄疸、ALT 升高、抗 HCV 抗体阳性。临床丙型肝炎患者 50%可发展为慢性肝炎，甚至部分患者会导致肝硬化及肝癌。其余约半数患者为自限性，可自动康复。

由于 HCV 基因易于发生变异，从而逃避免疫清除作用，因此 HCV 感染后不能诱导机体产生有效的免疫保护反应。

第二节　丙型肝炎病毒致相关肿瘤的发病机制

HCV 慢性感染最终发展成为原发性肝癌（hepatocellular carcinoma，HCC）的确切机制尚未被彻底阐明，一般认为从 HCV 感染到 HCC 的发生是一非常缓慢的过程，一般需要 25～30 年。HCV 感染者约有 90%形成慢性肝炎，这些慢性肝炎患者中约 15%将发展成肝硬化，而这部分肝硬化患者每年转化为 HCC 的比例为 1%～4%。因此，HCV 导致肝细胞癌变的过程可基本归结为：HCV 感染-慢性炎症-肝纤维化- HCC。

人们最初认为 HCV 的致癌机制主要是其炎症反应所致，其理由是 HCV 感染可导致慢性炎症，肝脏损伤后肝细胞再生活跃，细胞增殖加速使肝细胞增殖周期中的调控基因更容易发生随机改变，从而使肝细胞突变几率增加；同时细胞增殖加速也容易使慢性肝病过程中致病因子所导致的 DNA 突变得以保留并迅速克隆性扩张，最终导致癌变。然而问题在于炎症并不一定导致 HCC，在肝癌形成的过程中炎症单因素致癌作用论本身是存有疑问的，例如自身免疫肝炎患者通常合并严重而持续的炎症改变，但自身免疫性肝炎发展成为肝癌者却极为罕见。另外，HCV 与 HBV 不同，前者是以典型的 RNA 病毒，通过其负链形式在胞质内复制，无 DNA 中间体，不能像 HBV 那样将病毒基因片段整合入被感染的肝细胞，从而直接干扰宿主基因的复制编码过程。因此，大多数学者认为 HCV 主要通过间接方式参与肝细胞的恶性转化。目前已有大量研究证据表明，HCV 的蛋白产物（包括结构蛋白和非结构蛋白）在肝细胞癌变过程中发挥重要作用。其发挥作用的途径包括影响细胞信号传导通路、影响癌基因及抑癌基因的表达、影响细胞周期、影响肝细胞的增生和凋亡等。这些致癌蛋白产物中，最重要的是核心蛋白、NS3 和 NS5A。

HCV 的致癌机制还与其逃避机体免疫系统的监视有关。HCV 的依赖 RNA 的 RNA 骤合酶 rdrp 缺乏核酸校正功能，复制时易出错而导致变异率升高。HCV 在体内发生持续的变异并出现大量准种株，使机体无法产生持续和有效的特异性细胞和体液免疫应答，从而病毒可逃避宿主免疫清除，在体内长期贮存和复制，造成长期持续的慢性感染。其次，HCV 除在肝细胞繁殖外，还可在外周血单核细胞中复制，这是导致 HCV 感染、慢性化和复发的重要根源之一。此外，HCV 感染的病毒载量显著少于 HBV，病毒抗原表达水平不高，机体对 HCV 的免疫应答较弱，特异性免疫应答水平低下，导致机体对 HCV 产生免疫耐受。部分患者的细胞免疫应答能力下降（尤其是 Th1 细胞功能），也是 HCV 在体内持续复制和慢性化的重要原因。在 HCV 慢性感染的基础上，遗传不稳定性和基因突变的发生频率增加，某些肝细胞最终发生完全的恶变，并逃避机体正常的生长调控和免疫监视机制的限制，经克隆增殖而导致 HCC 的发生。

一、丙型肝炎病毒结构蛋白与肝细胞癌

（一）丙型肝炎病毒核心蛋白与肝细胞癌

HCV 核心蛋白的致癌性与以下几个方面有关：①蛋白的分子结构和亚细胞定位；②以某些特定蛋白分子形式移位至细胞核并与包括 p53 在内的细胞周期相关蛋白相互作用而影响细胞周期的能力；③细胞凋亡的调控（包括抑制）；④对肝细胞脂肪变性的影响；⑤原代培养人肝细胞的永生化和转基因小鼠肝脏肿瘤的形成；⑥蛋白变异。

1. HCV 核心蛋白的结构、亚细胞定位与肝细胞癌变　核心蛋白由 C 基因（定位于 HCV 342～914 nt，

长 573 nt）编码，首先合成相对分子质量为 21 kDa（191 aa，1～191 aa）的蛋白前体，然后全长的核心蛋白前体在信号肽酶的介导下在内质网中进行剪切，切割掉 C 端硫水区后加工成为成熟的核心蛋白。据报道，不同分子结构的核心蛋白具有不同的相对分子质量（17～23 kDa）。在 HCV 感染的人肝细胞内核心蛋白的相对分子质量为 20 kDa，与剪切后的成熟核心蛋白分子量一致。成熟的核心蛋白是由 173 a 构成的蛋白，其前体蛋白（1～191 a，C191）的作用在于调节成熟核心蛋白（1～173 a，C173）的亚细胞定位。成熟的核心蛋白在体内通过蛋白激酶 A（protein kinase A，PKA）和蛋白激酶 C 介导的磷酸化来参与基因转录的调控。

现已证实核心蛋白主要位于内质网膜、细胞器（线粒体、高尔基复合体）、胞质及核周空间。在肝细胞癌变过程中，这些蛋白分子活化并移位至细胞核，这种移位可能取决于细胞类型或其表达蛋白的加工方式，因为在感染 HCV 的肝细胞中核内表达核心蛋白的并不常见。有研究报道在 C191 缺失条件下表达的 C173 可移位至细胞核，这种不完整的 C 蛋白可进入细胞核的现象也得到其他学者的证实，但直到核心蛋白 N 端核定位信号（nuclear localization signal，NLS）的发现才使核心蛋白能够进入细胞核得到最终确认。近来还发现了一个新的双向 NLS，其作用机制可能是通过占领输入蛋白-α（importin-α）上的结合位点来实现的。尽管体外实验显示核心蛋白是在转录水平与细胞原癌基因相互作用，但其能够进入感染 HCV 肝细胞的细胞核在临床上同样也已得到证实。一项关于核心蛋白与 p53 的相互作用的实验也证实：不论是体内还是体外实验，两者均共同定位于细胞核内亚核粒状结构和核周区域，提示核心蛋白可通过依赖 p53 的方式影响基因转录。此外，核心蛋白在 N 端尚存在高度保守的非特异性 RNA 结合域（1～75 a）。核心蛋白的上述结构特点如：同时定位于细胞质和细胞核、NLS 的存在及非特异性 RNA 结合域，均提示核心蛋白对肝细胞功能具有不利影响并可能导致肝细胞的癌变。

2. HCV 核心蛋白与细胞周期的调控　核心蛋白可直接或间接与多种核转录因子相互作用。这些核转录因子包括核不均一核糖核蛋白 K（heterogeneous nuclear ribonucleoprotein K，HNRNP K）、亮氨酸拉链转录因子（leucine zipper transcription factor，LZIP）、14-3-3 蛋白、P21/WAFI、RNA 解旋酶 CAP-Rf 和 NF-κB 等。目前，核心蛋白与这些核转录因子在有丝分裂过程中的相互作用以及这种相互作用在致癌作用中的功能尚未被完全阐明。LZIP 可激活 CAMP 效应元件（CAMP response element，CRE）依赖性转录来调控细胞增殖。研究发现核心蛋白可在细胞质内与 LZIP 螯合并将其灭活，从而促进细胞恶性转化。这一发现证明 LZIP 具有抑癌基因的功能，而核心蛋白可将 LZIP 作为靶点发挥促癌作用。还有研究证实核心蛋白是一种新型的 Raf1 激酶活化蛋白，可通过与 14-3-3 蛋白的相互作用来调控肝细胞生长。14-3-3 蛋白家族是包括 Raf1 激酶级联放大效应在内的多个信号传导通路的组成部分，核心蛋白可通过 14-3-3 蛋白影响相应信号传导通路，调控细胞周期，诱导肝细胞发生癌变。核心蛋白还可与细胞质内多种细胞周期调控蛋白结合，如核心蛋白可在载脂蛋白 A2 的协同下与淋巴毒素-β 受体和 TGF-α1 型受体相结合，调控细胞周期，导致癌症发生。核心蛋白还可通过其他机制影响宿主细胞的生长和增殖。研究发现，核心蛋白可通过 ERK、JNK、MAPK 和诱导 MAPK 磷酸化等途径直接激活肝细胞增殖。且其 MAPK/ERK 级联放大效应并不依赖于肝细胞有丝分裂原介导的信号传导，而是由表皮生长因子（EFG）和 TGF-α 参与。核心蛋白还可通过上调细胞周期蛋白 E（cyclin E）在 mRNA 和蛋白水平的表达来促进细胞增殖。此外，剪切后的成熟核心蛋白可移位进入细胞核，入核后核心蛋白与 HNRNP K 结合，作为转录调控器发挥作用。核心蛋白可下调 HNRNP K 对人胸腺嘧啶核苷激酶基因启动子活性的抑制作用。最后，核心蛋白还可通过激活 NF-κB 来上调 TGF-α 的表达，从而促进肝癌细胞的增殖。研究结果显示，通过抑制核心蛋白的表达来调节细胞周期调控基因的表达，可以实现肝细胞水生化表型的逆转。因此，针对核心蛋白基因的反义技术对开发新的 HCC 治疗方法具有重要意义。近来还有研究发现，核心蛋白与 PKR 在表达全长 HCV 复制的细胞中具有相同的亚细胞定位，且核心蛋白能直接作用于 PKR，导致 PKR 自身磷酸化，从而调节细胞增殖，最终导致癌变。

核心蛋白一方面可以反式激活某些病毒或细胞启动子，如原癌基因 c-mye 基因启动子、Sv40 早期启动子、劳氏肉瘤病毒长末端重复启动子等；另一方面也可抑制某些启动子，如 HBV、c-Fos、p53、

IFN-β、β-actin 和Ⅰ型人类免疫缺陷病毒长末端重复启动子。核心蛋白还可以激活 TGF-β 的启动子（376～331 bp）并上调其表达。

核心蛋白与 p53 的相互作用在肝细胞癌变过程中的地位尤其值得关注。几乎所有的人类肿瘤（包括 HCC）都与 p53 的突变有关，这一现象表明了 p53 基因组保持稳定的极端重要性。在肿瘤细胞中，p53 蛋白表达明显增加，而正常细胞中则没有这种现象。尽管绝大多数人类肿瘤可发生 p53 的功能失活，但在 HCC 早期阶段却很少发生 p53 的突变。关于核心蛋白与 p53 通路的大多数研究是基于体外试验进行的，其研究结论也不尽相同。通过各种体外实验模型的研究证明，核心蛋白可抑制 p53 和 p21 基因启动子的转录，但只有 p21 蛋白的表达受到抑制。而根据另外一些学者的研究，在 HepG2 细胞内核心蛋白对 p21 基因的转录激活需要上游 p53 基因保持稳定，而在 Hep3B 细胞中则没有这种要求。而在 NIH 3T3 细胞和原代培养肝细胞中则可观察到核心蛋白对 p21 的转录发挥抑制作用的同时并未导致 p53 的表达减少。核心蛋白与 p21 的具体作用机制现已被阐明，核心蛋白与 p21 蛋白复合体的形成取决于核心蛋白的 N 和 C 末端部分的特定序列。Jung 等的研究证明，核心蛋白对 p21 启动子发挥转录抑制作用的区域主要位于 84～191 aa 片段。Lu 等发现核心蛋白与 p53 能发生直接的相互作用，这种相互作用可导致 p53 下游效应基因产物即 p21 表达增加，并最终导致细胞生长抑制。该研究还同时证明 p53 蛋白的 C 末端部分的 366～380 aa 片段是与核心蛋白相结合的区域。此外，还有一些研究认为核心蛋白作为 p53 的转录共刺激因子发挥作用而增加 p21 的表达。也有研究发现，核心蛋白可促进中国仓鼠卵巢 K1 细胞系的细胞分化，并能显著诱导 c-mye 及其下游其他凋亡抑制基因（p53、p21 和 bax）的表达。

现在已证实核心蛋白的亚细胞定位对其结合和活化 p53 和/或 p21 蛋白的能力至关重要，在胞质内，核心蛋白通过活化 p53 来促进 p21 蛋白的表达；而在细胞核内，核心蛋白可通过非 p53 依赖途径降低 p21 蛋白的表达。目前已明确其核心反应元件位于 p21 启动子的 74～83 aa 片段，与 TGF-β 反应元件精确重叠。因此，核心蛋白对 p21 的转录调控具有双向作用，它可以通过激活丁酸盐通路上调 p21 的表达，也可以通过 TGF 通路下调 p21 的表达。还有研究发现，核心蛋白的浓度对 p53 的反式激活能力也有影响，在低浓度时核心蛋白可促进 p53 的转录活性，而在高浓度时则抑制 p53 的转录活性，且无论是在低浓度还是在高浓度条件下，核心蛋白与 p53 DNA 的亲和力均是增强的。核心蛋白可增强 p53 介导的对 RNA 聚合酶Ⅰ、Ⅲ的转录抑制作用。在一项 HCV 蛋白（包括核心蛋白、NS3、NS5A 和 NSSB）对肝细胞瘤 Huh-7（p53＋/＋）和 Hep3B（p53－/－）细胞系细胞周期影响的研究中发现，只有核心蛋白能够诱导 Huh7 细胞系 c-myc 和 p53 的表达。总之，核心蛋白至少可以通过以下 3 个方面影响 p53 通路：直接相互作用、在基因水平调节和转录后修饰。

此外，还有研究证实核心蛋白可与 p73 蛋白（p53 相关蛋白）相互作用。p53 和 p73 具有广泛的结构和功能相似性。与 p53 相似，p73 可在一系列 DNA 损伤因子诱导下增加表达。而且 p73 具有不依赖于 p53 途径诱导细胞凋亡的能力，并可增强肿瘤细胞对化疗的敏感性。在 p73 的协同作用下，核心蛋白可移位至细胞核。这种移位需要在 p73-α 或 p73-β 肿瘤抑制蛋白存在的条件下才能实现。此外，研究发现核心蛋白与 p73 的相互作用只能通过 p53 依赖性方式抑制 p73-α 导致细胞生长停止。因此，p73 可单独或与其他家族成员一起作为克服肿瘤细胞化疗耐药性的靶点，为提高化疗药物的疗效提供有益的线索。

3. HCV 核心蛋白与细胞凋亡　凋亡又称细胞程序性死亡，是维持体内细胞数量动态平衡的基本措施。细胞凋亡的途径主要有两种：一种是通过胞外信号激活细胞内的凋亡酶 caspase；另一种是通过线粒体释放凋亡酶激活因子激活 caspase。caspase 是引起细胞亡的关键酶，一旦被信号途径激活则能将细胞内的蛋白质降解，引起细胞不可逆地走向死亡。研究表明 HCV 核心蛋白能够与介导细胞凋亡的信号分子或与线粒体相互作用，诱导或抑制细胞的凋亡。核心蛋白影响细胞凋亡的可能机制包括：①HCV 核心蛋白与 TNF-α 受体介导的细胞凋亡；②HCV 核心蛋白与 Fas 介导的细胞凋亡；③HCV 核心蛋白与淋巴毒素 β 受体（lymphotoxin B receptor，LTBR）介导的细胞凋亡；④HCV 核心蛋白与线粒体损伤启动的细胞凋亡；⑤HCV 核心蛋白与 P53 介导的凋亡。

目前对核心蛋白在细胞凋亡中的作用尚无定论。早期的研究发现，在培养的人乳腺癌细胞系 MCF7 中核心蛋白对 TGF-α 诱导的凋亡具有抑制作用。而其他针对 HepG2 和 Hela 细胞系的研究则认为 HCV 感染可通过 TNF 信号通路促进细胞死亡，其机制可能是通过与肿瘤坏死因子受体 1（TNFR1）的胞质尾区相互作用而实现的。而且在 HepG2 细胞中，不论是全长或 C 端截短的核心蛋白还是 E2 蛋白，均不能抑制 TGF-α 或 Fas 抗体诱导的凋亡。反过来，在 Jurkat 细胞中则发现 HCV 核心蛋白可促进诱导 Fas 介导的细胞凋亡。近来的研究已证实，核心蛋白对 HepG2 细胞系中 TGFα 诱导的凋亡的抑制作用机制与 caspase-8 的活化抑制有关，而后者则由细胞持续性表达 Fas 相关性死亡结构域蛋白样白介素转变酶介导。上述研究关于核心蛋白对细胞凋亡的不同结论可能与所采用的实验模型或细胞系 FLICE 表达水平不同有关。

关于核心蛋白对 LTBR 介导的细胞凋亡影响的研究也有报道。研究发现核心蛋白 N 端 40 aa 的片段可以直接与 LTBR 胞内区 98 aa 结合，调节 LTBR 信号通路。核心蛋白与 LTBR 的结合若发生在内质网，则可干扰 LTBR 转移到胞膜；若发生在胞膜则会影响 TNFR 相关蛋白 3（TNFR associated factor3，TRAF3）与 LTBR 的结合，使 LTBR 表达下降，并干扰 LTBR/TRAI3 信号传导途径。在有报道指出在 IFN 的协同作用下，核心蛋白的表达能促进 LTBR 配体对 Hela 细胞的细胞毒性作用，而在 Huh-7 和 HcpG2 细胞中却没有此作用。他们的发现提示 HCV 核心蛋白加强了 LTBR 的生物功能，其结果一是使 HCV 逃逸机体免疫系统的攻击，导致持续感染；二是使 LTBR 持续活化，引起病毒感染细胞的凋亡。

在核心蛋白对细胞凋亡影响的研究中，可以看到不同的实验得到的结果是不同的，有时甚至完全相反，造成这些实验结论差异的原因有很多：①HCV 不同的基因型可能得到完全相反的结论；②不同的载体也可能造成实验结论的差异；③核心蛋白含量的不同对结果也有影响；④实验中诱导条件也是一个重要的影响因素；⑤不同的细胞系有时也会得到不同的实验结果，提示 HCV 核心蛋白可能只对某些特定的细胞有影响。总之，不同的实验对象以及不同的实验条件，都有可能会导致实验结果的差异。这些冲突性的结果表明，核心蛋白有可能不直接参与对凋亡的控制，而是通过影响细胞内外环境条件起着调控媒介的作用。

关于核心蛋白和线粒体结合的具体模式及产生的生物学效应目前还不清楚，但学术界普遍认为核心蛋白能通过影响线粒体的功能，从而介导细胞凋亡。Okuda 等在表达核心蛋白的三种不同细胞系中，均观察到活性氧水平升高、脂质过氧化产物增多伴还原型谷胱甘肽的减少，这些观察结果均提示线粒体的功能受损。Suzuki 等研究指出核心蛋白的 112～152 aa 可能介导核心蛋白与内质网和线粒体的作用，这些发现均支持在 HCV 的感染中核心蛋白可以影响线粒体的功能这个观点。此外，核心蛋白还可影响 P53 介导的细胞凋亡。

4. HCV 核心蛋白与脂肪肝　肝脂肪变性是慢性丙型肝炎（Chronic Hepatitis C，CHC）引起的一种常见的组织学特征，与肝纤维化、肝硬化及肝细胞肝癌的发生有着密切的关系。对 HCV 相关性肝硬化患者而言，脂肪肝的存在是导致 HCC 的独立危险因素。不论是体外还是体内实验均已证实，核心蛋白可导致脂质小滴在肝细胞内聚集。核心蛋白通过刺激编码脂肪合成酶类和脂肪酸吸收相关蛋白的基因，使其表达增加，在 HCV 感染所致脂肪肝的发展过程中发挥了重要作用。HCV 核心蛋白对肝脂肪变性的诱发可能存在不同的分子机制：①抑制微粒体甘油三酯转移蛋白的活性，干扰甘油三酯和极低密度脂蛋白在肝内的装配和分泌；②与人载脂蛋白 A2 相互作用形成异二聚体，参与对脂质代谢的调节；③与脂质结合，增加脂质过氧化反应；④对调节脂质代谢物质的影响等。

CHC 发展成脂肪肝的主要致病因子是胰岛素抵抗。胰岛素抵抗通过基因型依赖的方式促进肝纤维化进展。对 HCV 基因 1 型患者而言，其胰岛素抵抗促进肝纤维化的机制包括脂肪肝、高瘦素血症、TGF-α 表达增加和 PARY-γ 表达受损。对 HCV 基因 3 型患者而言，脂肪肝可能是病毒诱导的，而且是 HCV 的直接致细胞病变效应。3 型 HCV 的核心蛋白所独有的第 164 位苯丙氨酸残基较其他基因型的酪氨酸残基具有更高的脂质亲和力，这也可以解释感染 3 型 HCV 患者所特有的肝细胞内脂质积聚现象。

对感染其他基因型 HCV 的患者而言，导致胰岛素抵抗的宿主代谢危险因素如肥胖、2 型糖尿病和高脂血症是导致细胞内脂质蓄积的主要因素。也有学者认为 HCV 感染本身就可能导致胰岛素抵抗并可导致患者患上 2 型糖尿病。HCV 核心蛋白还可抑制微粒体甘油三酯转运蛋白导致脂肪肝，而脂肪肝可导致胰岛素抵抗。除此之外，核心蛋白还可抑制胰岛素信号通路从而导致胰岛素抵抗。

除了存在于内质网池和脂质小滴中以外，核心蛋白还存在于线粒体中。核心蛋白在线粒体中定位于线粒体外膜，提示其可能参与脂质转运和凋亡过程。Suzuki 等发现核心蛋白的某一特定区域与成熟的核心蛋白定位于内质网和线粒体外膜具有重要作用。体内和体外实验还发现核心蛋白与线粒体的相互作用可导致后者的氧化损伤，线粒体功能紊乱可进一步导致氧自由基水平升高，使 ROS 增加。ROS 是指各种化学反应生成的分子氧的激活状态，包括超氧化物（O_2）、过氧化氢（H_2O_2）和羟自由基（·OH）等。ROS 可导致体内脂质过氧化，是导致多种肝脏疾病中肝细胞免疫损伤的主要因素。核心蛋白在诱导细胞产生过量 ROS 的同时还释放细胞色素 C。过量的 ROS 将使肝细胞发生氧化性损伤，而细胞色素 C 的释放通常预示细胞凋亡，但表达核心蛋白的细胞可上调抗氧化和抗凋亡的基因，并通过诱导氧化应激反应改变细胞凋亡通路，因而细胞并不发生凋亡。除此之外，ROS 可干扰体内抗病毒免疫反应，使肝纤维化进程加快并参与癌变。乙醇则可增加核心蛋白诱导生成 ROS 的水平并加重对肝细胞的损害。Ha 等关于 Huh-7 和 Hela 细胞系及脱氧胆酸模型的研究也证实 ROS 可导致广泛的 DNA 损伤。

5. HCV 核心蛋白的其他致癌机制　HCV 核心蛋白可促进入原代培养肝细胞的永生化。Moiy 等进一步的研究表明，在导入核心蛋白后的转基因小鼠中可诱导 HCC 的发生。转入 HCVC 基因的两种独立品系的小鼠早期出现肝脂肪变性，进而出现腺瘤，16 个月时，2 种独立品系的小鼠均出现肉眼可见的肝肿瘤，先为腺瘤，进而出现肝癌。以上研究提供了核心蛋白直接致癌的依据。在显微镜下观察发现这些腺瘤由胞质中含有丰富脂质小滴的嗜酸性细胞组成。这些腺瘤中的一部分可以发展成分化良好的 HCC，这种 HCC 在镜下观察具有小梁结构特征，细胞质内含有脂质小滴。通过免疫组化分析发现这些肿瘤组织中核心蛋白的水平较邻近的非肿瘤性肝组织明显升高。免疫电镜检查则发现核心蛋白在细胞核、线粒体和脂质小滴中积聚。有趣的是，表达核心蛋白的转基因小鼠是通过氧化应激导致肝脂肪变性进而发展成 HCC 的，在这个过程中并不伴有肝脏炎症性改变。也有研究指出，在特定条件下核心蛋白可与 H-ras 癌基因协同促进小鼠胚胎成纤维细胞（rat embryo fibroblast，REF）的转化。将转化后的快速生长 REF 的注射裸鼠后，可在 2 周内转化为肿瘤细胞。但之后的研究并不能确认这种观点，该研究指出核心蛋白虽然在原代培养的 Rat-1 细胞系转变过程中具有致癌潜能，但核心蛋白本身并不足以使原代 REF 永生化。即使在 H-ras 癌基因的协同作用下，核心蛋白也不足以转化原代细胞。

核心蛋白的突变与 HCC 的形成也有一定关系，Ogata 等发现核心蛋白 N 末端 20 aa 的点突变与 HCC 的发生有关。在 HCC 患者的癌组织及周组织中均可发现这种突变，提示突变在 HCC 发生之前就已经发生。

二、丙型肝炎病毒包膜糖蛋白与肝细胞癌

HCV 包膜糖蛋白包括 E1 及 E2（称 E2P7），分别位于 192～383 aa 和 384～809 aa，是完整的膜蛋白。E1 和 E2 包膜糖蛋白在宿主信号肽酶的作用下，从 HCV 多聚蛋白的前体中裂解出来。E1 和 E2 可通过非共价键或二硫键形成异二聚体。研究表明，非共价键形成的异二聚体代表了 HCV 包膜的天然构象，作为病毒颗粒的功能性亚单位，对病毒吸附并侵入宿主细胞是必需的。针对 E1 和 E2 的抗体是保护性抗体，能中和病毒的感染力，阻止病毒对敏感细胞的吸附，增强免疫细胞对病毒的识别及清除作用。

E2 具有高度变异性，可能与病毒的免疫逃逸有关。另外，包膜区也是 HCV 基因组中变异率最高的部位。E1 蛋白 215～25 aa 区段中有一个中度变异区。而在 E2 蛋白中有两个高变区（HVR），分别为位于 390～410 aa 的 HVR1 及位于 474～480 aa 的 HVR2。E 蛋白的高度变异致使宿主被感染后缺乏有效的保护性免疫，从而使 HCV 病毒逃避机体免疫的清除。E 蛋白的变异是大部分患者由急性感染转为慢

性，进而发展为肝硬化和肝细胞癌的主要原因之一。此外，E1 有跨膜区，能使细胞膜的渗透性发生改变，诱导细胞溶解。E2 可与细胞内一种干扰素诱导的蛋白激酶 R 结合，导致对干扰素的耐受。Park 等研究发现，HCV 感染的肝癌及癌周的肝硬化组织的 E2 区的 HCV 滴度效价及核苷酸序列均有差异，由此推断包膜区可能与致癌有关。

第三节 丙型肝炎病毒致相关肿瘤的危险因素

长期吸烟史、长期饮酒史、伴有糖尿病、未予以抗病毒治疗是慢性丙型肝炎进展为肝硬化、原发性肝癌的独立危险因素，临床工作中需予以注意及预防。以尽早筛查出慢性丙型肝炎至肝硬化、原发性肝癌的高危人群，从而进行干预治疗。

HBV 并 HCV 感染引起的慢性肝炎发病率虽然只占 50%左右，但重症化的趋势仍然比较明显，即肝硬化与肝细胞癌的发生率远比前两种模式高。HCV 患者如果合并 HBV 后，预后会更差，更会对肝细胞造成损害，造成严重的肝衰竭。我国丙型肝炎发病人数众多，乙型和丙型肝炎混合感染也非常多见，可使肝病患者肝脏损伤严重，导致疾病的慢性化、重症化，肝硬化、肝细胞癌发生率也相应增加。有研究发现，在 HCV 感染、HBV 感染、二者混合感染的患者中，每年发展为原发性肝癌的比例分别为 7.0%、6.6%、13.3%，说明混合感染会大大增加丙型肝炎的患者发展为原发性肝癌。其原因可能跟混合感染时增加 HCV 的复制有关。总之，HBV 和 HCV 混合感染的患者更容易向重症进展。多数学者认为可以引起较单纯的 HBV 或 HCV 感染，混合感染更会出现严重的肝脏临床和病理的损伤，增加其向肝硬化和肝细胞癌的危险。因此治疗过程中，不能只考虑一种类型的感染，临床工作中应重视 HBV 和 HCV 的混合感染，阻止更多的患者向重症进展。详细内容见第三篇第七章第三节。

第四节 丙型肝炎病毒致相关肿瘤的演变过程

HCV 慢性感染最终发展成为 HCC 的确切机制尚未被彻底阐明，一般认为从 HCV 感染到 HCC 的发生是一非常缓慢的过程，一般需要 25～30 年。HCV 感染者约有 90%形成慢性肝炎，这些慢性肝炎患者中约有 15%将发展成肝硬化，而这部分肝硬化患者每年转化为 HCC 的比例为 1%～4%。因此，HCV 导致肝细胞癌变的过程可基本归结为：HCV 慢性感染导致肝脏慢性炎症坏死和肝纤维化，部分患者可发展为肝硬化甚至肝细胞癌。

第五节 丙型肝炎病毒致相关肿瘤的临床表现

早期临床表现主要为腹痛、腹胀、乏力、食欲不振等慢性基础肝病的相关症状，不具有明显的特异性；消化系统的其他疾病如慢性胃炎、胆囊炎等也会出现上述相关症状。但是，同时具备高危因素或者同时出现几种症状者，应该警惕肝癌的可能性。ALT、AST、ALP、GGT 值的升高以及 A/G 比值的降低均可以较灵敏反映肝脏受损程度。详细内容见第三篇第七章第五节。

第六节 丙型肝炎病毒与相关肿瘤实验室指标改变和检查

一、HCV 实验室指标改变与检查

（一）HCV 实验室筛查方法

HCV 的筛查方法需要满足易操作、低成本、适合大批量进行的检测要求。HCV 筛查方法包括酶联免疫吸附法（ELISA）、化学发光免疫分析法（chemiluminescence immunoassay，CLIA）、胶体金法等。

ELISA 检测方法简单快速，目前 HCV 抗体的酶联免疫 ELISA 检测试剂已经发展到第四代，显著提高了检测的敏感性和特异性；化学发光免疫分析法的检测原理同 ELISA 法，但该方法以发光剂作为酶反应底物，化学发光强度由酶免反应中酶的浓度决定，其检测敏感性高、操作简便且标志物有效期长；胶体金法采用免疫层析技术原理，简便快捷，无需借助仪器设备，在丙型肝炎的筛查中占据优势。相对于 ELISA 和 CLIA 检测方法，胶体金检测时间短，但灵敏度不高，阳性样本的漏检可能性大，因此更适用于基层和现场检测。最常用的 HCV 实验室筛查方法是 ELISA 和 CLIA，有研究表明相对于 ELISA 法，CLIA 法的抗体检测阳性率更高、相关抗体检测的敏感性更好。ELISA 和 CLIA 检测方法主要以血清中的抗 HCV 抗体作为检测对象，近年来也有报道以口腔黏膜渗出液作为 HCV 抗体检测样本。抗 HCV 抗体检测主要针对 IgG、IgM 和总抗进行，抗 HCV 抗体是机体经 HCV 刺激后产生的非保护性抗体，是诊断 HCV 感染的重要标志物。自 1990 年 FDA 批准以来，抗 HCV 抗体检测已广泛应用于 HCV 的临床诊断以及人群筛查，但该方法无法区分出既往感染者与现症感染者，在感染状态判定方面准确性较差。有研究指出既往感染者血清中抗 HCV 抗体水平呈现逐年下降趋势，而慢性感染者的抗 HCV 抗体水平几乎均为高值分布，因此，血清滴度的抗 HCV 抗体水平可用于慢性丙型肝炎的初筛。此外，ELISA 法检测丙型肝炎病毒核心抗原（HCV core antigen，HCV-cAg）可用作慢性 HCV 感染的实验室检测。HCV-cAg 是由 HCV 核心蛋白区编码的核衣壳蛋白，是 HCV 感染者体内出现的早期血清标志物，可作为现症感染的指标，与既往感染相区分。ELISA 法检测 HCV-cAg 一定程度上弥补了抗体检测方法的不足，敏感性高、特异性强，缩短了检测窗口期，有利于丙型肝炎的早期诊断。但 HCV-cAg 在血清中含量相对较低且存在方式多样，给 HCV-cAg 检测带来了一定的困难。

（二）HCV 实验室确证方法

HCV 初筛检测的阳性样本应进行特异性更高的补充确认检测，重组免疫印迹（recombinant immunoblot assay，RIBA）及 RT-PCR 法是美国疾病预防与控制中心《预防控制 HCV 感染及 HCV 相关慢性疾病指南》中明确推荐的抗 HCV 筛查阳性结果的确认检测方法，但该方法操作烦琐、经济成本较高，因此限制了 RIBA 的应用范围。RT-PCR 法属于核酸检测技术（nucleic acid testing，NAT），是针对 HCV RNA 的检测，血清抗 HCV 滴度越高，HCV RNA 检出的可能性越大。血清 HCV RNA 阳性是实验室诊断丙型肝炎的金标准，该方法敏感性高，但不能检测出低于其检测下限的阳性样本，对样本的质量和操作要求较高。HCV RNA 检测包括定性检测、定量检测和基因分型检测，其中定性检测和定量检测是主要的 HCV 确认方法。定性检测应用反转录聚合酶链式反应（RT-PCR）及转录介导的扩增；定量检测则主要应用实时荧光定量 PCR，定量 RT-PCR 等方法。HCV RNA 除用作确证分析，还可应用于病毒载量分析及治疗应答评估。

（三）HCV 基因分型方法

HCV 基因分型分析是 HCV 病毒感染确诊后的治疗方案的基础，HCV 基因分型检测能够提升治疗安全性、降低患者的经济负担以达到更佳治疗目的。基因分型的检测依据是对 NS5 核酸序列进行分类，HCV 基因分型方法包括直接测序、限制性片段长度多态性分析法、型特异性探针杂交法、特异性引物扩增法、特异引物延伸分析法、荧光共振能量转移探针的解离曲线分析法、基因芯片技术和系统进化树分析法等分子生物学分型方法，以及针对 NS4 区多肽诱发的基因型特异性抗体进行检测的血清学分型方法。其中，基因测序技术除用于 HCV 基因分型检测，在 HCV 感染溯源调查中也有所应用，主要方法包括巢式 PCR 产物直接测序法、PCR 产物克隆测序法和终点有限稀释 PCR 产物测序法，高通量测序技术 Hiseq 也被用于 HCV 准种群分析。

二、肝癌的实验室指标改变与检查

肝癌患者在肝功能、肿瘤标志物、肝纤维化、肝脏 B 超、肝脏 CT 等检查，会发生改变。详细内容见第三篇第七章第六节。

第七节　丙型肝炎病毒与相关肿瘤的预防

一、阻断经输血和血液制品传播

加强对献血员和器官移植供者的抗 HCV 筛查，所有献血员和器官移植供者必须经过抗 HCV 筛查阴性才可以献血或捐献器官，所有用来制造血液制品的血浆、血液须保证无 HCV 污染。应用 EIA 和 RT-PCR 法可提高检测的阳性率，但相应地也大大增加了血浆安全应用的成本。供求之间如何处理，需要多个学科的共同探讨。

二、预防经皮或静脉暴露感染

对于静脉药瘾者，可以提供安全清洁的注射器，同时对药者积极治疗，解除其对药品的依赖。美国在控制 HIV 感染时，针对静脉吸毒者采取美沙酮治疗、用过的针头和注射器以旧换新、医师处方和药店出售注射器等措施使 HIV 传播得到了较好的控制，控制 HCV 的传播也可借鉴该方法，使药瘾者能获得清洁的注射器。

在医疗机构大力推行一次性注射器，一次性介入性检查和治疗用品在用后必须销毁，对非一次性介入性检查治疗器械、腔镜应彻底清洗、严格消毒。采取“全面防护”的原则，在不能排除就诊对象是传染源携带者或感染者时，都应按照其是感染者进行防护，最大限度地减少意外暴露风险。建议 HCV RNA 阳性的医师不应进行暴露倾向操作，防止病毒由医务工作者向患者的传播。

对于意外针暴露后是否以免疫球蛋白被动预防或抗病毒药物进行预防性治疗还没有肯定有效的结果，意外发生后立即测定针头使用者和暴露者的抗 HCV，如果针头使用者抗 HCV 阳性，则应该测定暴露者的 HCV RNA。由于 HCV RNA 最早要在感染后 2 周才可以测到，所以，暴露者需要在暴露时以及暴露后 2～8 周间再次测定抗 HCV、HCV RNA 和肝功能。一旦 HCV RNA 阳性，立即咨询专业医师考虑予以抗病毒治疗。

讲究个人卫生，避免共用剃须刀和牙刷等卫生用品，减少经皮暴露感染的机会。

三、降低性传播的危险性

男性 HCV 感染者的性伴侣应测定 HCV 感染标志物，多个性伴者则应该采用安全套来预防 HCV 的传播。长期单个性伴侣间采用安全套可以降低 HCV 传播的危险。

四、减少垂直传播

目前尚缺乏有效的 HCV 母婴传播预防措施，因此，对于育龄期妇女，首先，建议在准备怀孕之前接受 HCV 感染的相关检查；其次，一旦发现抗 HCV 抗体阳性，应继续查 HCV RNA。对于确诊为 CHC 的患者，建议先进行抗 HCV 治疗，待病情稳定后再怀孕生子。

欧洲一项设计严格的实验证明，剖宫产和自然分娩两者对 HCV 垂直传播的发生没有区别，因此孕妇 HCV 感染不应作为决定分娩方式的因素。分娩时减少胎露的监测、缩短破膜后的分娩时间、保证胎盘的完整性、减少新生儿暴露于母血的机会，将有助于降低母婴传播的危险性。因为母乳吸养的益处超过可能受到 HCV 感染的风险，HCV 阳性的母亲可选择母乳喂养，但不作建议。如果母亲存在黄疸或乳头破损、出血，则应避免哺乳。目前没有确切证据表明 HCV 可通过唾液、尿液及粪便传播，因此在照顾新生儿过程中无需特别注意。

在婴儿时期，HCV 血清学检测并不可靠，母体的 HCV 抗体可在婴儿体内存在 12～18 个月，在出生后 15 个月内检测抗 HCV 阳性都有可能是来自于母体。HCV RNA 检测的特异性及灵敏性均较高，在 2 月龄后可选择此项检查。建议婴儿在出生后 2～6 个月间检查两次 HCV RNA 和/或 15 个月时检查抗 HCV。所有 HCV 阳性的母亲所生的婴儿都应该及时接受 HBV 及 HAV 疫苗注射。

五、肾功能不全患者的预防

血液透析患者间交叉感染的主要原因是缺乏足够的消毒药物设备和辅助材料，共用肝素瓶及流出的血液没有被立即清理都可造成 HCV 传播。在发达国家，血液透析中心严格执行院内感染的控制措施，血液透析患者中感染 HCV 的发病率和患病率正在逐渐下降。但是在亚洲血液透析患者新感染 HCV 的比例仍然较高，这与缺乏严格的感染控制、管理和透析器重复使用以及透析工作中常规防范措施缺乏有关。为了减少感染率，除了坚持严格执行常规防范措施和器械消毒杀菌之外，根据当地 HCV 的发病模式，严格感染控制是目前可行、有效的防范措施。

通用的预防措施在减少透析人群 HCV 的传播方面起着极为重要的作用。当接触血液或者体液时，医护人员必须戴上护目镜和发套。在接触患者前后应注意戴手套、穿防水服并注意更换，以及对设备通路及表面进行清洁去污。还应注意的有，避免患者不慎共用器具（如血压计）或药物（如重复使用的肝素瓶）。

目前对于 HCV 感染患者是否应该被隔离在单独的房间并且使用专门的血液透析设备还存在争议。慢性丙型肝炎病毒患者血中的 HCV 滴度低，且 HCV 在体外室温下可迅速降解，因此美国 CDC 认为对血液透析患者按照规范进行感染控制，不会传播 HCV，甚至并不推荐对 HCV 感染患者像 HBV 感染一样进行隔离，只需常规检测 ALT 和 HCV 即可。但血透室血液污染环境的可能性较高，特别是共用物品的污染使得 HCV 在体外的短暂存活也足以促进传染，因此，在丙型肝炎高发地区，在特定的区域设立专门用于 HCV 阳性患者的血液透析机，可减少交叉感染的发生率。在丙型肝炎低发的血液透析病房中，如果执行严格的预警措施，则没有必要对患者进行隔离。隔离可能保护未受感染的患者，但它可能增加不同丙型肝炎病毒基因型交互感染的危险性。

注意血透患者的监测，维持性血液透析患者第一次透析前或者从某一透析中心转诊至新的透析中心时，应接受 HCV 感染的检测。在 HCV 低流行的血液透析中心，起始检测应当考虑采用酶免疫分析技术检测，如有可能，继之检测 HCV RNA；在 HCV 高流行的血液透析中心，起始检测应当考虑采用核酸检测方法；对 HCV 感染检测阴性的血液透析患者，应考虑每 6～12 个月以 EIA 方法重复检测。当血液透析患者出现不明原因的 ALT 和 AST 增高时，应对其采用核酸检测方法检测 HCV 感染。如果血液透析中心新出现的 HCV 感染被疑为院内感染所致，应采用核酸检测方法检测所有暴露患者是否感染 HCV。建议对病毒核酸检测阴性的患者在 2～12 周后重复检测。

六、加强对公众的宣传教育

加强公共卫生教育，使公众能够充分了解 HCV 传播的方式以及易感染人群；教育静脉吸毒者，使其了解不洁注射的危害，避免与他人任何方式的血液接触；对护理人员、养老院工作人员进行宣传教育提高防止 HCV 传播的意识；对可能与 HCV 传播相关的各行业工作人员，包括卫生事业管理人员、社会工作者和心理医师等进行宣传教育，发动大家共同关注、处理与 HCV 传播有关的社会问题和医学问题。

总之，目前对 HCV 的理解尚未达到满意的程度，因此除以上传播途径以外，还有部分 HCV 感染的传播途径不明。简单而言，提高卫生健康水平、改善卫生生活条件、保持良好卫生习惯是阻断这些未知传播方式的最好方法。远离毒品、避免不恰当的血液及性接触、维系合理的性关系可以让普通人避免 HCV 感染的困扰。同时，研究者还应该积极研制和开发有效的 HCV 预防性疫苗，从而最终解决预防问题。

七、加大早期筛查力度

预防 HBV 和 HCV 感染是降低肝癌发病率的关键策略。全球范围内大约有 35 亿乙肝病毒携带者。

目前乙型肝炎疫苗已被证明是安全有效的，对于未感染的儿童和成人有效性是95%。自1991年世界卫生组织（WHO）呼吁所有国家将乙肝疫苗纳入国家免疫计划。截止2007年12月已有171国家和地区报告他们已经将HBV疫苗纳入他们的婴幼儿免疫计划（其中两个国家是部分引进，未扩大到所有人群）。这和1992年的31个国家相比已经是一个巨大的进步。全球范围内估计有17亿人感染了丙型肝炎，并且每年300万～400万新增感染病例，但目前尚无疫苗预防。在缺乏效疫苗的情况下，我们必须采取一切措施预防其感染。对肝硬化患者的筛查是争取早期诊断从而有机会治这种恶性肿瘤的有效方法，但它的成本获益比仍然是争论的焦点。最近一些研究表明慢性肝炎病毒感染人群合并肥胖、糖尿病会增加原发性肝细胞癌的发病率，但单纯的肥胖和糖尿病不会增加其发病率。

对于存在危险因素的人群进行筛查是否发生肿瘤也存在争议。我国已经完成两个随机对照试验（randomized controlled trial，RCT）。陈建国等对年龄在30～69岁间的581例江苏启东市男性HBV携带者进行每年2次的AFP随访，虽然使肝癌得到早期诊断，但是患者死亡率并没有降低。另外由张博恒等在上海复旦大学发起的随机对照双盲实验显示：对肝癌的筛查可以降低与肿瘤相关的死亡率。该实验共纳入18 816例慢性HBV肝炎患者，每6个月检查1次AFP及腹部超声，和对照组相比可以使肝癌死亡率降低37%。

多项国际指南都十分强调肝细胞癌的早期筛查和监测，均以循证医学证据，作为依据筛查指标主要包括血清甲胎蛋白（AFP）和肝脏超声检查两项。对于35岁的男性、具有乙肝病毒（HBV）和/或丙肝病毒（HCV）感染、嗜酒的高危人群，一般是每隔6个月进行次检查。对AFP>400 g/L而超声检查未发现肝脏占位者，应注意排除妊娠、活动性肝病以及生殖腺胚胎源性肿瘤；如不能排除，应进行CT和/或磁共振成像（MRI）等检查。如AFP出现升高但并未达到诊断水平，除了应该排除上述可能引起AFP增高的情况外，还应密切追踪AFP的动态变化，将超声检查间隔短至1～2个月，需要时进行CT和/或MRI检查。若高度怀疑肝癌，则建议进行数字显影血管造影（DSA）肝动脉碘油造影检查。

第九章　人乳头瘤病毒感染与肿瘤

人乳头瘤病毒属于乳多空病毒科乳头瘤病毒属。是一种球形 DNA 病毒该病毒广泛存在于自然界。对人致病的称为人乳头瘤病毒（human papilloma virus，HPV），只能感染人的皮肤和黏膜上皮细胞，引起皮肤黏膜异常增生，使宿主组织发生疣状或乳头状瘤病变，通过性接触可导致生殖器肛门部位的感染，是尖锐湿疣或生殖器疣的病原体。人们早在 1907 年就认识到 HPV 是皮肤疣的病原，由于该病毒不能在体外细胞中培养，妨碍了对其研究。20 世纪 70 年代，随着分子生物学技术的建立及应用，加速了对 HPV 的深入研究。1995 年国际癌症研究中心（IARC）公布的研究结果证实，HPV 与子宫颈癌有密切的因果关系。因此，HPV 已成为严重危害人类健康的重要病原体。自 1949 年首次发现 HPV 目前已知的 HPV 基因型有 100 余种。人乳头瘤病毒对其他动物不致病，仅引起人类皮肤或黏膜的疣损害及人类生殖器及生殖道的恶性肿瘤。按照与生殖器肿瘤的关系，将之分为低危型和高危型。低危型（HPV6、HPV11）引起生殖器乳头状瘤或尖锐湿疣；高危型 HPV（HPV16、HPV18、HPV31、HPV45、HPV58 等）与子宫颈上皮内瘤的发生和恶变以及其他上皮性肿瘤的发生相关。自 1977 年德国 Zur Hausen 从人宫颈癌组织中发现 HPV16 DNA，推测 HPV 感染与子宫颈癌发生有关以来，引发了人们对 HPV 分子生物学、免疫生物学的极大兴趣，在短短的几十年间，HPV 的研究取得了长足的进展。1995 年国际癌症研究中心公布的研究结果证实，HPV 与子宫癌有着密切的因果关系。因此，HPV 已经成为严重危害人类健康的重要病原体。

第一节　人乳头瘤病毒的生物学性状

一、病毒的形态与结构

HPV 是一种无包膜，具有嗜上皮性的双链环状 DNA 病毒（长度约 8 000 bp），直径 45～55 nm，衣壳呈 20 面体立体对称，含 72 个壳微粒，壳微粒含 2 种结构蛋白，主要为衣壳蛋白和次要衣壳蛋白。在感染的细胞内，病毒在核内复制，并形成核内嗜酸性包涵体。

二、病毒的基因与蛋白

病毒由核酸和衣壳蛋白组成，其中核酸为闭合环状 DNA 基因组，可分为以下 3 个基因组区域［约 10 个开放阅读框（open reading frame，ORF）］：早期编码区（E 区）－编码非结构蛋白；晚期编码区（L 区）－编码病毒粒子和病毒传播所需的结构蛋白，长调控区（long control region，LCR）－含有早期启动子、调控病毒和细胞蛋白转录的调控位点。

（一）早期编码区（E 区）

E 区含 E1、E2、E4、E5、E6、E7 这 6 个早期基因，约占基因组的 50%。E1、E2 基因编码 E1、E2 蛋白，调节病毒 DNA 的复制和转录。且 E2 蛋白在机体感染 HPV 病毒后可以维持胞内转运及感染细胞内的 DNA 复制，此外合成的 E2 蛋白还可以抑制 E6 和 E7 基因的转录。E4 基因可以编码产生 E4 蛋白，可以促进病毒的复制，并可以破坏细胞骨架，促进病毒粒子从受感染的上皮细胞内逸出，向周围组织扩散。而 E6、E7 基因编码产生的 E6、E7 蛋白作为主要的致癌蛋白，参与了细胞癌变的过程。E6 蛋白主要与 p53 蛋白结合从而使 p53 失活，促进 p53 降解，诱使感染细胞维持在细胞周期 S 期；而 E7

蛋白则与视网膜母细胞瘤蛋白（retinoblastoma proteill，pRB）结合，使 pRB 失活，从而失去其对细胞周期的调控作用，诱导感染细胞向癌变方向发展。E5 蛋白可以与多种宿主细胞蛋白相互作用，最近有研究表明 E5 蛋白作为癌蛋白，可以刺激细胞增殖，抑制死亡受体诱导的细胞凋亡，以及调控与细胞黏附和免疫功能有关的基因复制和转录。

（二）晚期编码区（L 区）

L 区有 L1、L2 2 个晚期基因，约占基因组 40%，分别编码 L1、L2 蛋白。HPV 的衣壳蛋白由主要蛋白 L1 和次要蛋白 L2 组成。电镜三维结构显示，HPV 病毒是由 72 个五聚体构成的 T=7 的正 20 面体，在该结构中 L2 蛋白与 L1 蛋白以 1：5～1：10 的比例分布，每个五聚体由 5 个 L1 蛋白单体聚合而成，而 L2 蛋白则包埋于每个五聚体的中心区域。L1 蛋白可以自组装成病毒样颗粒（virus-1ike particle，VLPs），可作为一种特异性免疫抗原，具有较高的免疫原性，可以诱发机体产生高低度的中和抗体和细胞免疫的表位，从而使细胞免受 HPV 病毒的再次攻击。L2 蛋白包埋与每个五聚体的核心区域，只留 N-末端残基于五聚体表面，从而在细胞吸附和细胞复制过程中发挥作用，除此以外，L2 蛋白还可在内吞入胞、入核、囊泡转运等过程中发挥一定作用。

（三）长控制区（LCR 区）

位于 L1 基因和 E6 基因间的非编码区，约占整个病毒基因组的 10%，可分为 3 个区段：5’区段、中心区段、3’区段。5’区段囊括第 1 个 E2 蛋白结合位点（E2bs）、转录终止和多腺苷酸化的结合位点。中心区段的两端各有 1 个 E2 蛋白结合位点，中间是一些刺激或抑制病毒转录活动的基因序列，这些序列包括与 APl、NFl、TEFl、OCTl、YYl、BRN-3a、NF-IL6、KRF-1、NF-κB、F0xAl 和 GATA3 等的结合位点。3’区段则有 2 个 E2 蛋白结合位点和一个 E1 蛋白结合位点（E1bs），重叠在复制起源处。LCR 区含有病毒转录、细胞蛋白翻译的多个调控位点，从而调控早、晚期编码区的基因转录和病毒颗粒的合成。

通过对 HPV 克隆基因的 DNA 杂交试验及酶谱分析，以核苷酸同源性少于 50%定为新型别，至今已鉴定出 70 多型 HPV。每一型别都与体内特定感染部位和病变有关。HPV 各型之间有共同抗原，即属特异性抗原，存在于 L1 蛋白，它与牛乳头病毒（bovine papilloma virus，BPV）有交叉反应。L2 蛋白为型特异性抗原，各型间不发生交叉反应。

三、病毒的分型与变异

HPV 不能用常规方法培养，亦不易得到足量的 HPV 抗原，使 HPV 的血清学研究受限，尚不能进行血清学分型。目前 HPV 的分型采用基因克隆和分子杂交的方法来确定。根据 DNA 的同源性可分为型和亚型，若交叉杂交率＜50%，则被认为是一个单独的型；交叉杂交率≥50%，则为一个亚型；如仅是限制性内切酶位点的数目不同，则被认为是一个突变株。迄今发现的 HPV 型别已超过 100 多个型。已鉴定出的 HPV 有 80 多型。根据 HPV 的组织嗜异性，可将其分为皮肤类和黏膜类。在黏膜类中，又根据与宫颈癌的关系将其分为低危型和高危型。低危型如 HPV6 型和 HPV11 型极少出现于宫颈恶性组织中，常从生殖器疣和宫颈良性病变中发现。高危型 HPV，包括 HPV16、HPV18、HPV31、HPV33、HPV35、HPV39、HPV45、HPV51、HPV52、HPV56、HPV58 型等，与宫颈癌、外阴癌、肛门癌等恶性肿瘤相关，其中 HPV16 和 HPV18 是宫颈癌中最常见的型别。

四、病毒的理化特性

HPV 属无包膜病毒，对外界的抵抗力相对较强，在 pH 6～8 范围内比较稳定，在 pH 5.0 以下或者 pH 9.0 以上容易灭活；耐寒不耐热；脂溶剂对该病毒几乎无作用。强酸、强碱等大部分的消毒剂都可以杀灭存活于体外的 HPV，加热或经福尔马林处理可灭活，所以高温消毒和 2%戊二醛消毒可灭活，但对酒精不敏感，被污染的衣物和物品可用消毒剂浸泡或煮沸消毒。完整的病毒颗粒在氯化铯中浮密度为 1.34 g/ml，在密度梯度离心时易与无 DNA 的空壳（密度 1.29 g/ml）分开。

五、病毒的致病性与免疫性

HPV 主要通过直接或间接接触污染物品或性传播感染人类。病毒侵入人体后，停留于感染部位的皮肤和黏膜中，不产生病毒血症。临床常见的有寻常疣（主要为 1、2、4 型）称刺瘊，可发生于任何部位，以手部最常见。跖疣（主要为 224 型）生长在胼胝下面，行走易引起疼痛。扁平疣（主要为 3、10 型）好发于面部，手、臂、膝为多发性。尖性湿疣（主要为 6、11 型），好发于温暖潮湿部位，以生殖器湿疣发病率最高，传染性强，在性传播疾病中有重要地位，且有恶性变的报道。近年研究资料证明 HPV 与宫颈癌、喉癌、舌癌等发生有关。如 HPV16、HPV18、HPV33 型等与宫颈癌的发生关系密切，用核酸杂交方法检出癌组织中 HPV DNA 阳性率在 60%以上。有关 HPV 免疫反应研究较少。在感染病灶出现 1～2 个月内，血清内出现抗体，阳性率为 50%～90%，病灶消退后，抗体尚维持续数月到数年，但无保护作用。

第二节　人乳头瘤病毒致相关肿瘤的发病机制

人乳头瘤病毒感染的潜伏期长短不一，一般为 3 周到 8 个月。感染初期患者通常无自觉症状，皮肤表现良性，可出现寻常疣（米粒大小的丘疹，表面角化明显，粗糙不平、顶端刺状，质地坚硬，皮损可单个，也可多个，可自身接种而逐渐增多，多发生在手、足等）、尖锐湿疣（典型的尖锐湿疣皮损形态为乳头瘤状、菜花状、颗粒状、鸡冠状等，病程不一，可自然消退，也易复发）等，若感染较重，可出现宫颈癌、口腔癌、喉癌等高危症状。

HPV 可引起皮肤、黏膜增生性病变，根据其是否致癌分为高危及低危两种。低危型如 HPV6、HPV11 型；高危型如 HPV16、HPV18 型。研究表明 HPV 致癌大致有如下几个机制：

（一）致癌基因激活和抑癌基因失活

HR-HPV 编码的 E6 癌蛋白与宿主细胞编码的 E6AP 形成的复合体，与肿瘤抑制基因 P53 结合，使 P53 失活、降解，丧失与促凋亡 bcl-2 阴性调节区域和抗凋亡的 bax 促进子区域的结合能力，从而抑制凋亡，增加染色体不稳定性，使细胞过度增殖导致肿瘤。E7 能与非磷酸化 pRb 优先结合，使 pRb-E2F 发挥转录因子作用，经过反馈环的增量调节引起 p16INK4A 过度表达，使控制细胞周期的转录调节，引起细胞过度增殖。此外，E6 能激活端粒酶活性，E7 能使细胞周期失调、细胞增殖、增加基因组不稳定性并促进染色体异常的积累，均可促进上皮细胞转化。

（二）HPV 整合与基因组不稳定性

基因组不稳定性的发展是 HR-HPV 致癌过程中恶性进展的标志。HPV 病毒基因与宿主基因的整合可能是轻度鳞状细胞上皮内瘤变向重度鳞状细胞上皮内瘤变进展的早期事件，因此可能是癌症进展的生物标志物。宫颈癌中 HPV 整合程度因 HPV 类型而异，与 HPV16、HPV18 和 HPV45 相比，HPV31 和 HPV33 的整合频率较低，约 74%的 HPV16 相关癌症发生了基因整合，几乎所有 HPV18 相关癌症均发生了基因整合。在 HPV 变异谱系水平上，研究发现不同变异谱系可能因 E6 活性不同，其整合潜力不同。基因整合通常发生 DNA 损伤后无法修复的染色体脆性位点，DNA 损伤通常由活性氧、活性氮和 HPV 蛋白 E1、E6 和 E7 等诱导。宿主细胞 DNA 损伤后，HPV 癌蛋白通过多种方式对抗细胞的 DNA 损伤应答（DNA damage response，DDR）反应，使 DNA 断点无法修复以利于病毒基因整合。整合导致病毒基因 E1、E2、E5 和 L2 被破坏，E6 和 E7 癌基因缺乏 E2 癌蛋白的抑制作用而过表达。E6/E7 的过表达导致细胞周期的失调并促发几条致癌途径。E6 和 E7 通过干扰有丝分裂期间着丝粒的复制和诱导中心体数量异常，直接增加基因组不稳定性，这可能导致大的染色体重排和拷贝数变异。宫颈癌在癌症基因组网络图谱（TCGA）数据集中平均有 88 个基因拷贝数改变，包括 26 个扩增和 37 个丢失，扩增最常见于 3q［50%的癌症和 25%的宫颈上皮内瘤变三级（CINⅢ）］，该区域含 PIK3CA 基因，丢失最常见于 3p（40%的癌症和 10%的 CINⅢ）。宫颈鳞癌中报告的拷贝数变异多于宫颈腺癌。研究表明，HPV 相关的宫颈癌中，拷贝数变异通常发生在病毒整合位点。由 E6 和 E7 激活的致癌过程需要宿主基因突变的累积共同发挥作用，不同的 HPV 基因型致癌过程中所需的体细胞突变负荷和类型可能存在差异。迄今，TCGA 已经鉴定了宫颈癌的 14 个显著突变基因，分别是 HKBP1、ERBB3、CASP8、HLA-A、TGFBR2、PIK3CA、EP300、FBXW7、HLA-B、PTEN、NFE2L2、ARID1A、KRAS 和 MAPK1，其中，HLA-A、HLA-B、NFE2L2、MAPK1、CASP8、SHKBP1 和 TGFBR2 的突变仅在宫颈鳞癌中发现。

（三）宫颈癌的表观遗传修饰和 miRNA 表达水平的变化

表观遗传修饰是宫颈癌的一个重要特征，HPV 和宿主基因的甲基化通过影响病毒基因的复制、细胞周期的调控、细胞凋亡和 DNA 修复等途径促进肿瘤的发生。HPV 基因组中的 LCR 是 E2 结合位点，具有潜在甲基化的 CpG 位点，其甲基化导致 E2 功能的抑制，使游离状态下的 E6、E7 过表达。有研究发现，HPV16 LCR 的 CpG 甲基化随着宫颈新生血管的增多而增加。宿主细胞中的凋亡基因 DcR1 和 DcR2 在侵袭性癌症中高度甲基化。甲基化在侵袭性宫颈癌和 CINⅢ中比在 CINⅠ～Ⅱ中更常见。此外，HPV 和宿主基因的甲基化可能受 HPV 整合和基因型的影响。miRNA 是非转录 RNA，通过诱导细胞增殖、凋亡和基因组不稳定在宫颈癌变过程中发挥作用。HPV 癌蛋白及基因整合可以调节 miRNA 的表达水平，从而在肿瘤的发展中发挥作用，例如：E6 癌蛋白降解 P53，导致由 P53 调节的所有 miRNA（miR-23b、miR-34a 和 miR-218 等）的表达下调，E7 通过 E2F1 失活诱导 miR-15 /16 的过表达，导致 c-myc 或 c-myb 的下调。miRNA 在正常宫颈组织和宫颈病变组织中的表达水平差异较显著，故其可能作为宫颈癌诊断和预后的生物标志物，但需更多的研究才能在临床应用中进行验证。

（四）HPV 介导的 APOBEC 突变

HR-HPV 癌蛋白 E6 和 E7 的另一个目标是载脂蛋白 B mRNA 编辑酶催化多肽样蛋白 3（APOBEC3），有研究表明，由于宿主对 HPV 感染的免疫反应引发的载脂蛋白 B mRNA 编辑催化多肽（APOBEC）突变是 HPV 阳性肿瘤主要的突变来源。APOBEC3 是一种胞嘧啶脱氨酶蛋白，APOBEC3 家族由 7 种不同的蛋白质组成，已经发现其成员 APOBEC3A 和 APOBEC3B 受 E6 和 E7 的调节在 HPV 阳性癌症中高表达。机制之一是，HPV16 E6 通过 P53 的降解上调 TEAD1/4，导致 APOBEC3B 的转录增加。第二种机制是 HPV16 E7 通过 APOBEC3A 上的 Cullin-2 结合序列与 APOBEC3A 结合该复合物的形成阻止了 APOBEC3A 的降解，但 APOBEC3A 酶的活性不变。APOBEC3A/B 酶的作用机制为在 TCW（T：胸腺嘧啶，C：胞嘧啶，W：腺嘌呤或胸腺嘧啶）序列中使胞嘧啶脱氨基突变为胸腺嘧啶或鸟嘌呤（G），即：TCW→TTW 和 TCW→TGW 突变，统称为“TCW”突变。APOBEC3A 在病毒感染宿主细胞时通过结合并编辑病毒 DNA 限制病毒感染，但 APOBEC3B 在细胞核中表达，在 DNA 修复过程中，APOBEC3B 介导的胞嘧啶脱氨作用可能参与 HPV 致癌过程。TCGA 报告了 228 例原发宫颈癌的广泛分子特征，观察到其中 192 例 HPV 相关宫颈癌中 150 例富含 APOBEC 突变。

第三节　宫颈癌的相关危险因素

高危型 HPV 能引起宫颈细胞发生异常改变。对于发生异常改变的细胞如果不及时处理，就可能发展成宫颈癌。13 种最常见的高危型 HPV 是 16、18、31、33、35、39、45、51、52、56、58、59 型和 68 型。其中 16 型和 18 型最常见，约 70%的宫颈癌与他们相关。美国国家癌症研究所的一项研究指出，约 10%感染 HPV16 型和 HPV18 型的女性会在感染后 3 年内发展至高度宫颈癌前病变（CINⅢ）（感染其他高危型 HPV 的女性中约有 4%会出现这种情况），20%的女性会在 10 年内发展至高度宫颈癌前病变（其他高危型 HPV 约 7%）。

持续感染 HPV 高危型病毒是引起并维持高度病变的必要条件，通过检测 HPV 病毒可以早期发现和全面防治宫颈癌。目前，高危型 HPV 感染是人们公认的 CIN 及宫颈癌发生的主要病因。尽管如此，在宫颈癌的发生发展过程中，还有其他的危险因素也起了协同的作用。这些起协同作用的危险因素主要包括生物学因素、行为危险因素等。

一、生物学因素

在确定 HPV 感染是宫颈癌的主要病因之前，人们对单纯疱疹病毒Ⅱ型、人巨细胞病毒、沙眼衣原体、滴虫、淋球菌等病原体与宫颈癌发病的相关性也进行过研究。除了部分学者认为，单纯疱疹病毒Ⅱ型可能是高危型 HPV 感染导致宫颈癌发病的协同因素外，至今尚缺乏令人信服的证据支持这些病原体的感染对宫颈癌的发生有病因学的作用。

二、行为危险因素

绝大多数宫颈癌患者为已婚妇女，宫颈癌在未婚女子，特别是修女中极少见。大量研究已经明确，首次性生活过早、多个性伴侣等性行为紊乱因素使宫颈癌发病的危险性升高。我国学者戎寿德等 2002 年的报道显示，初次性生活年龄≤17 岁者患宫颈癌风险是≥20 岁者的 3.5 倍；性伴侣数在 3 个或 5 个以上者，其宫颈癌的发病风险是仅有 1 个性伴侣者的 5 倍以上。Acharki 等（1997）报道，20 岁前有 10 个以上性伙伴者患宫颈癌的危险度较无性伙伴者增高 5～6 倍。上海医科大学预防医学研究所（2003）对 266 例宫颈癌患者和 1 064 例正常妇女的一项对照研究表明，有婚外性伴侣（1 个或 2 个以上）者其发生宫颈癌相对危险度分别为 1.63 和 2.06，而丈夫有婚外性伴侣（1 个或 2 个以上）妇女，其发生宫颈癌的相对危险度分别为 2.08 和 4.31。

多孕多产亦能增加宫颈癌的患病风险。Moveno，2002 报道显示，生育 1～2 胎、3～4 胎、5～6 胎及 7 胎以上者与未生育者比较，患宫颈癌的风险分别增加了 1.8 倍、2.6 倍、2.9 倍及 3.9 倍。Brinton（1989）在拉丁美洲的调查发现，在宫颈浸润癌中分娩＞12 胎者的发病风险是分娩 0～1 胎者的 4 倍。此外，初产年龄过早，宫颈癌发病风险升高。有一项对上海纺织女工的调查结果显示，初产年龄＜20 岁者，宫颈癌发生的相对危险性为初产年龄＞26 岁妇女的 3.28 倍。

第四节　宫颈癌的演变过程

HPV 感染可以表现为长期的隐性感染。而且大多数妇女会再感染 HPV 9～15 个月后通过自身免疫把病毒清除掉（男性数周）。而持续感染 HPV 高危型病毒的妇女则其发生宫颈上皮高度病变的风险增加 100～250 倍。持续感染 HPV 高危型病毒是引起并维持高度病变的必要条件。从 HPV 感染到宫颈癌分为 4 个期。①潜伏感染期：无临床或细胞或组织学差异；②亚临床感染期：无症状，但有细胞形态学改变；③临床感染期：既有症状又有肉眼可见的病灶，细胞学及组织学结果阳性；④肿瘤相关期。

第五节　宫颈癌的临床表现

处于不同疾病时期的宫颈癌患者，临床表现差别很大。早期可能没有任何症状，但随着疾病的进展，患者会有接触性出血和异常阴道流血等症状，随后由于肿瘤的增大，压迫和侵犯临近器官组织而出现相应症状。

一、典型症状

皮肤上形成乳头瘤状、菜花状、颗粒状、鸡冠状等疣状物。可能是单个或者多发，通常是柔软、潮湿、肉红色的突起或扁平状，大小不同。HPV 感染的疣体一般不会呈现红色或棕色。需要注意的是，有些疣体非常小，即便是在体外也很难通过肉眼看到。

（一）早期症状

早期的宫颈癌患者，可能没有任何症状，通常筛查才会发现。但随着疾病的进展，患者会有接触性出血、异常阴道流血等症状。

（二）局部症状

1. 阴道流血　通常表现为接触性出血，比如在性生活，妇科检查后阴道流血或出现血性白带，出血量根据病灶侵犯血管的程度而有所不同；少数患者出现经期延长，经量增多等症状；老年患者通常表现为绝经后阴道流血。

2. 阴道排液　患者阴道有异常排液，可以是白色的、血性的、稀薄如水样的；伴有感染时阴道排液为腥臭味或恶臭；晚期患者由于肿瘤组织坏死和感染，有大量米汤样或者脓性恶臭的分泌物。

二、其他组织或器官受侵犯的症状

宫颈癌晚期时，由于肿瘤侵犯到了邻近周围的组织或器官，比如压迫直肠、侵犯膀胱、盆腔神经等，患者会有尿频、尿急、肛门坠胀感、下腹和腿部肿痛等。

更晚病期，会导致输尿管梗阻、肾盂积水，肾功能损坏等。疾病末期，患者出现极度消瘦、大小便困难、贫血、乏力和阴道大出血等晚期恶性肿瘤的现象。

三、伴随症状

由于阴道流血，未及时治疗的患者可能会贫血，出现头晕乏力、虚弱感、心慌气短、皮肤苍白等症状；如果伴有感染，还可能出现发热、四肢酸痛等症状；由于盆腔肿瘤压迫和肿瘤本身的原因，患者容易发生下肢深静脉血栓，导致下肢水肿、疼痛、皮炎等，或发生肺栓塞而危及生命。

第六节　人乳头瘤病毒与相关肿瘤实验室指标改变和检查

一、HPV 的实验室检测

在 HPV 病原学检测方面，目前既无简单、敏感的血清学方法，也没有在体外细胞培养成功的报道，所以准确的实验室诊断多依赖病毒核酸检测。用于 HPV 的核酸检测技术有核酸杂交、PCR、芯片技术等。核酸杂交技术中，最常用的是杂交捕获方法，第 2 代杂交捕获法系统使用非放射性信号扩增方法，使标记的 RNA 探针与目的 HPV-DNA 进行杂交，此杂交体被捕获到微孔板上，再通过特异性的单克隆抗体检测，然后加入化学发光底物，完成对 HPV-DNA 的半定量检测。该法检测效能高，并可对 HPV 进行高危型（探针针对 16、18、31、33、35、39、45、51、52、56、58、59 型和 68 型共 13 个高危型）和低危型（探针针对 6、11、42、43 型和 44 型共 5 个低危型）分析，但不能检测出具体的病毒型别，敏感性不如 PCR，同时存在高、低危两型探针之间的交叉反应。PCR 方法由于敏感性高，操作简便，在临床逐渐得到广泛应用。根据引物的不同，可分为 HPV 型特异性或 HPV 通用型的 PCR。设计型特异的 HPV 引物用以检测某一特异的基因型时，需要对每一型别进行单独扩增和检测。我们可以选择保守或通用的引物，用以扩增 HPV 的多个型别。基因芯片技术可同时检测同一临床标本中的多种亚型，与杂交捕获二代相比较，两者有相似的灵敏度和特异性，但基因芯片可确切分型，后者却不能分型。

目前，宫颈细胞学检查和 HPV-DNA 检测是我国宫颈癌的主要临床筛查方法。但细胞学检查具有敏感性低、重复性差、通量低、依赖专业病理学家经验且无法预测细胞形态改变前潜在风险等局限性。而 HPV-DNA 检测特异性差，超过 90％的 HPV 感染为一过性感染，可自行清除，导致容易引起患者恐慌及过度医疗。因此，寻求一种更高敏感性和特异性的宫颈癌筛查策略迫在眉睫。

DNA 甲基化是一种表观遗传 DNA 修饰，在生物过程中起着重要作用。既往研究表明甲基化异常与肿瘤的发生和发展密切相关。DNA 甲基化因其无创性、稳定性高、阳性检出率高而被广泛应用于早期癌症的检测。许多研究发现 DNA 甲基化在宫颈癌的发生发展中至关重要，许多基因或多基因组合 DNA

甲基化检测已被探索用于宫颈癌的早期检测，具有显著的敏感性和特异性。

二、宫颈癌的实验室指标改变与检查

（一）肿瘤标志物

1. 宫颈癌相关抗原（TA-4）及鳞状上皮细胞癌相关抗原（SCC）　用放射免疫法测定患者的血清TA-4值，发现61%的患者TA-4阳性，水平在5 μg/L或以上。SCC是TA-4的亚成分，是宫颈鳞癌的特殊标记。早期宫颈癌TA-4无明显上升，SCC可用于预测宫颈癌患者的治疗效果及有无复发。

2. 血清肿瘤相关抗原（CA125）　宫颈癌患者的血清CA125可升高。对患者同时测定SCC及CA125；发现SCC上升者，鳞癌为67‰，腺癌为2.5‰；CA125上升者，鳞癌为26‰，腺癌为75‰。因此CA125可作为宫颈癌的标志物。

3. 癌胚抗原（CEA）　妇科恶性肿瘤患者中60%呈阳性结果（≥5 μg/L），其中宫颈原位癌为38%，宫颈癌浸润癌为57%。CEA值与肿瘤的病期有一定关系，也可据此观察手术及化疗效果。如手术彻底，术后2周内CEA即转为阴性，如手术不彻底或有复发，CEA升高或持续高水平；若化疗有效，则CEA迅速下降至正常，反之则无变化或反而升高。

（二）妇科检查

除按一般妇科检查要求如外阴检查、窥阴器检查及双合诊检查外，还须做三合诊检查。检查时要注意检查盆腔后半部及盆壁情况。

（三）碘试验

将制成的碘溶液涂在子宫颈和阴道黏膜上，观察其碘染色的情况。不着色者为阳性，在该部位取活检。当宫颈细胞涂片异常或临床可疑癌而又无阴道镜时，借助碘试验可发现异常部位。常用的碘溶液有两种，一是Schiller溶液，另一种是Lugol溶液，此溶液浓度比前者大10倍以上，染色速度快。

（四）病理学检查

1. 阴道镜脱落细胞涂片检查　对子宫颈癌早期诊断的阳性率为90%左右。为提高阳性率，应从宫颈癌的好发部位，即鳞状上皮与柱状上皮交界处刮取涂片，老年妇女鳞、柱状上皮交界区向宫颈内上移时，则除从宫颈阴道部取涂片外，还应从宫颈管取涂片，以免漏诊。宫颈管刮片应用小脚板或小压舌板刮取之。阴道脱落细胞异常并非都是宫颈癌，引起异常的原因很多，除女性生殖器各部位的癌瘤外，阴道各种炎症也可引起。因此，如发现涂片细胞异常，应做进一步检查。

2. 宫颈活组织及宫颈管刮术检查　宫颈活组织检查是用宫颈活检钳从子宫颈上夹取组织送病理检查，是诊断宫颈癌最可靠的方法。在上述各种检查结果可疑或阳性的病例，或宫颈病变不易与宫颈癌鉴别时，均应做宫颈活组织检查。

3. 宫颈锥切术　当宫颈刮片多次检查为阳性，而宫颈活检为阴性，或活检为原位癌但不能排除浸润癌时，均应做宫颈锥切术，并将切下的宫颈组织分成12块，每块做2～3张切片检查以确诊。

确诊宫颈癌后，根据具体情况进行胸部X线摄片、淋巴造影、膀胱镜、直肠镜检查等以确定其临床分期。

第七节　人乳头瘤病毒与相关肿瘤的预防

联合细胞学和HPV检测进行定期筛查，宫颈癌几乎是百分之百可以预防的。当前的HPV核酸筛查不应该面向30以下的女性，较年轻的女性会拥有多次重复周期的HPV感染，这类感染往往仅与微小的细胞学变化相关，这个年龄层的女性往往会自我清除病毒感染并恢复细胞学变化至正常，检测一过性感染的HPV是没有意义的，会给女性带来不必要的焦虑。不过专家还是建议任何年龄阶段的女性都应该接受检测。在引起宫颈病变过程，HPV感染可能潜伏数月乃至数年。如果细胞学结果正常，HPV出现阳性，有风险，一年后要复查。如果HPV检测结果持续阳性，不论细胞学结果，都要进行进一步评估。

对于30岁以上的妇女，建议常规进行HPV与细胞学的联合检测。虽然该年龄段女性感染HPV的几率下降，但由于机体免疫力下降，感染持续存在的可能性增加，易进展为癌，是宫颈癌高发期。如果进行联合筛查，准确率高达100%。

早期宫颈癌的5年生存率约为90%，而晚期患者5年生存率只有10%。因此，宫颈癌的早期筛查和治疗至关重要。HPV筛查宫颈癌与细胞学相比，高危型HPV核酸检测筛查宫颈癌具有较高的灵敏度和较低的特异性。如果首先进行HPV的筛查，同时保留在HPV阳性人群中的细胞学检测，这样可降低筛查成本，同时增加阴性预测值。

目前推荐在有条件的地区进行宫颈细胞学与HPV双筛查，30岁以上的妇女普查，两种检查均阴性，每3年复查1次；若HPV阳性，每1年复查1次。

目前已经通过认证的HPV疫苗有两种：默妙东Gardasil和GSK的Cervarix，主要用于预防与70%宫颈癌相关的HPV 16型和18型。另外，Gardasil可预防两种最常见的引起生殖道疣的低危型HPV，即6型和11型。对其他致癌型HPV感染没有保护作用。另外，疫苗对尚没有接触HPV的女孩和年轻女性保护效果更好。对于已经感染的女性，疫苗对其的保护作用还仍处于研发阶段。

第四篇　真菌感染与肿瘤

第一章　黄曲霉感染与肿瘤

黄曲霉是一种普遍存在于土壤中的腐生真菌。1809 年首次提出“黄曲霉”这一描述。而它的“闻名”与英国一次大量火鸡因食用了黄曲霉感染的食物突然死亡的事件有关。调查发现，火鸡事件的爆发是因一种真菌毒素、黄曲霉毒素污染了家禽饲料所致。这次事件后，黄曲霉及其所产生的毒素对社会和经济带来的影响逐渐为人们所重视。随着基因组学和其他组学研究的兴起，关于黄曲霉的基因组学、环境影响因子，代谢组学等的研究报道也越来越多。黄曲霉可以产生一种毒性极强的黄曲霉毒素。黄曲霉毒素对人及动物肝脏组织有极强的破坏作用，严重时可导致肝癌甚至死亡。

第一节　黄曲霉的生物学性状

黄曲霉多见于发霉的有机物上如粮制品或粮食上。黄曲霉的菌落表面疏松交织如网状，表面颜色为黄绿色，背面则为无色或淡黄色。很多复杂的分枝菌丝构成菌体（图 4-1A）。气生菌丝的一部分形成长而粗糙的分生孢子，分生孢子达 400～850 μm，顶端顶囊呈烧瓶状或近球形，表面形成许多单层或双层小梗，小梗上着生成串的表面粗糙的球形分生孢子，顶囊、分生孢子小梗和分生孢子一起组成孢子头（图 4-1B）。

A

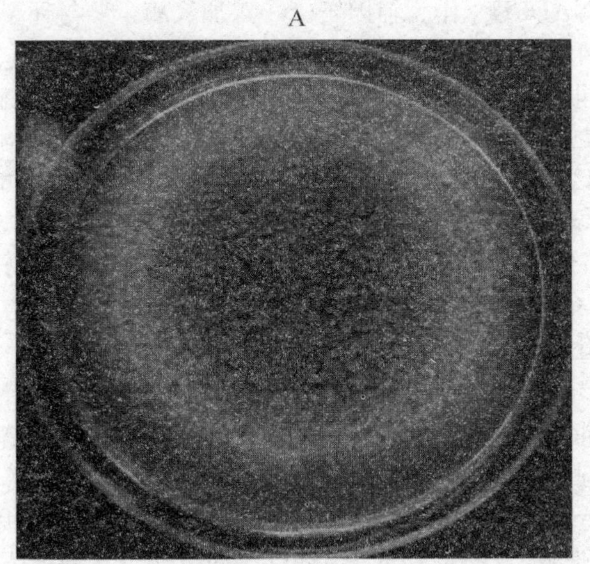

B

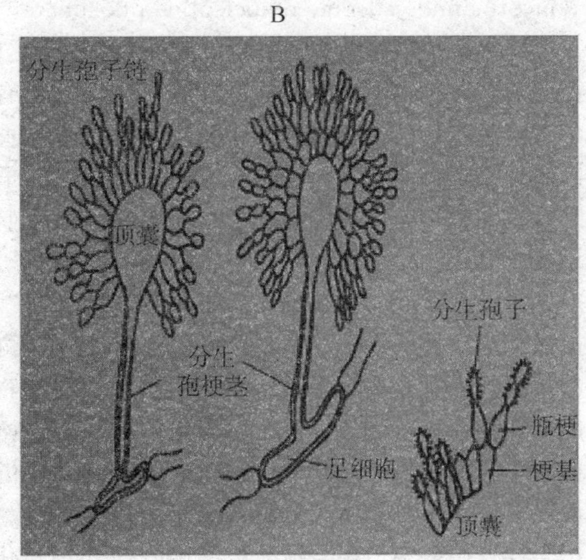

图 4-1　黄曲霉形态与结构

（A）黄曲霉菌落形态，PDA 上 28 ℃培养 7 天；（B）曲霉特征性结构

第二节　黄曲霉毒素的生物合成和调控

随着真菌组学的飞速发展，人们对曲霉的认识也逐渐加深。黄曲霉的 DNA 测序结果显示，其总基因大小约为 37 Mb，含有 13 000 多个编码基因，某些特异性的谱系含有的特殊拷贝则组成更丰富的基因组，其强大的基因组至少包含 54 个代谢簇，从而调控产生丰富的次级代谢产物。其中调控黄曲霉毒素

生成的重要片段包含至少横跨 70 kb DNA 长度的 25 个基因（图 4－2）。黄曲霉毒素的产生位于第 54 簇，距第 3 染色体端粒 80 kb 处。黄曲霉毒素是复杂的生物合成途径的产物，涉及至少 27 种酶促反应。编码这些酶的基因组成一个簇，它们的表达由两个簇特异性调节子（aflR 和 aflS）调节。然而，作为次生代谢产物，黄曲霉毒素 AF（aflatoxin）的合成还取决于响应环境刺激而触发的其他复杂机制，包括 pH、光、营养源和氧化应激反应，这些机制可能会激活不同的细胞信号传导途径，从而导致基因表达的调节，参与毒素生产。真菌生理学领域中分子工具的最新发展使人们能够证明许多参与环境刺激反应的基因与 AF 簇之间的相互作用，即使通常并没有完全阐明确切的连接水平。理解 AF 簇与环境刺激之间的联系，可能有助于通过专门针对毒素簇上游涉及的基因来定义限制真菌毒素产生的新策略。

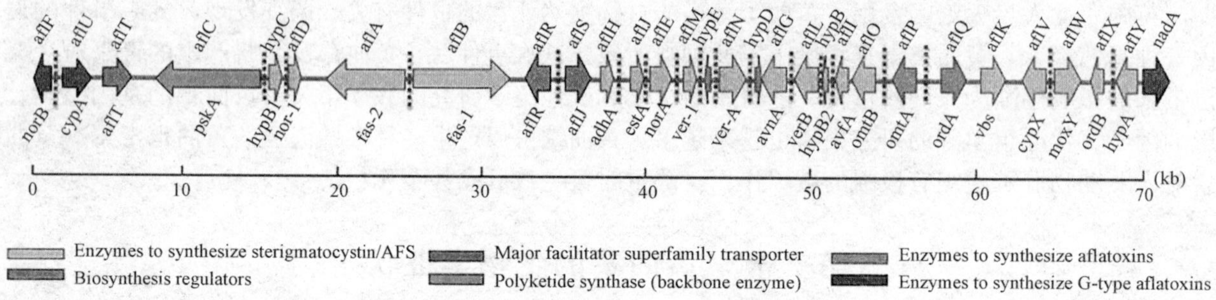

图 4－2 黄曲霉毒素的生物合成与调控基因簇

黄曲霉毒素是由 Birch 于 1967 年首次提出的聚酮化合物途径产生的，如今，已证明至少有 27 种酶促反应参与了这一过程。长期以来，人们一直认为在天然次生代谢产物中，黄曲霉毒素的生物合成是其中最长、最复杂的过程之一，原因是它所包含的氧化重排数量众多。1988 年，Dutton 在该途径中表征了 3 个关键的氧元素。①单加氧酶：负责将一个氧原子与另一个氧原子还原，烟酰胺腺嘌呤二核苷酸磷酸酯（nicotinamide adenine dinucleotide phosphate，NADPH）作为辅因子。②双加氧酶：参与环裂解反应。③Baeyer-Villiger 反应：负责在两个碳原子之间插入氧原子。

黄曲霉的某些谱系产生黄曲霉毒素，对动物具有很大的毒性，不仅可能导致畸形，还有可能致癌。黄曲霉毒素的生物合成存在复杂的调控机制，其中通路特异性基因 aflR（或称为 aflJ）是其重要的调控基因。aflR 编码的基因在黄曲霉毒素通路基因启动子区域和 DNA 序列结合，激活它们的表达从而调控该通路。黄曲霉毒素的生物合成也受到另一种途径特异性的 aflS 的调控，其基因位于 aflR 旁，被认为是 aflR 的辅助因子。aflR 和 aflS 具有独立的启动子，但存在共同的调节元件。共同调节影响黄曲霉毒素的产生。aflA（fas-2）和 aflB（fas-1）以前称为“fas”基因，因为它们编码脂肪酸合酶。它们相应的合成蛋白和亚单位，主要负责将已酸单位转化为聚酮化合物结构。aflC（pksA）是编码聚酮化合物骨架合成的基因。通常，作为乙酸衍生物的次生代谢产物（如黄曲霉毒素 B_1）会受到这种聚酮化合物合酶诱导的链伸长作用（例如，从 2 Malonyl CoA 到 7 Malonyl CoA）。此外，该酶还参与了聚酮化合物结构向正鸟尿酸蒽酮的进一步转化。hypC（hypB1）是位于 aflC 和 aflD 之间的基因。它编码一种17 kDa的酶，该酶被证明参与了 NAA 到 NOR 的催化转化。hypE（aflLa）是负责 AFB1 产生最终步骤的基因，其破坏会导致脱氧 AFB1 合成之前的中间化合物转化失败。HypE 由于其 ethD 结构域而与几种细菌酶呈同源性，因此有人提出，HypE 与 P450 单加氧酶一起可能在黄曲霉毒素的酶促途径中相互作用。AFB1 的产生是一个漫长而复杂的过程，产生过程所涉及的各种生物反应中，涉及由 AFB1 簇基因编码的酶至少有 27 种。然而，迄今为止，尚不完全清楚全部基因簇在反应中所起的具体作用。

第三节 黄曲霉致肿瘤的发病机制

《癌症研究》发表了权威的致癌风险评估报告，其中黄曲霉毒素是最早被确认的动物致癌物，并通过流行病学研究证明对人类具有致癌风险。随着对黄曲霉的广泛研究的开展，人类已经建立了一个全面的数据库来评估它的风险。正因为世界许多地方的主食被黄曲霉的食物污染而风险很高，因而关于黄曲霉对动物影响引起了人们广泛关注。实验结果表明，黄曲霉有致癌作用，而且与肝癌的风险关系最为密切。总体而言，流行病学数据以及各种实验的证据模型揭露了黄曲霉毒素暴露在肝癌发病中的作用机制。

黄曲霉毒素是国际公认的一级致癌物质，实验证明其可以致多种动物肿瘤，如灵长类和鱼类等，肝脏为其主要的靶器官。短期大剂量或者长期低剂量地摄入其毒素都有可能导致肝脏肿瘤。动物实验也有报道黄曲霉毒素与其他肿瘤相关，如甲状腺瘤、前列腺瘤、纤维瘤、垂体瘤等。黄曲霉毒素 B_1（AFB1）（图 4－3）是黄曲霉毒素中的一种，由曲霉属真菌产生的致癌物质。少量的 AFB1 通过皮肤渗透足以引起肝癌和生长迟缓。所以欧盟规定的坚果、干果、谷类食品和香料中允许的 AFB1 含量为 12 ppb，而婴儿食品的仅为 0.1 ppb。

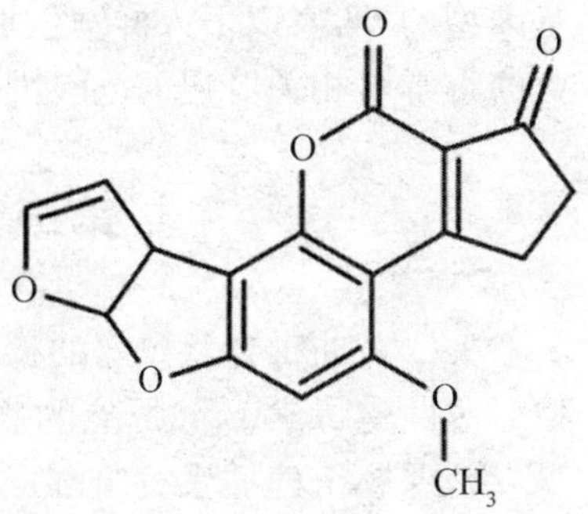

O
O
O
O
O
O
CH$_3$
Aflatoxin B1

图 4－3　黄曲霉素 B1 化学结构图

黄曲霉毒素具有很强的基因毒性，AFB1 致癌物由肝脏的细胞色素 P450 单加氧酶系统激活为活性 AFB1-8，9－环氧化物，与 DNA、RNA 和蛋白质共价结合，形成诱变的环氧化合物，从而诱导基因突变。AFB1-DNA 的毒性具有明显的剂量依赖性以及器官特异性。在 Madden CR 课题组研究的大鼠模型中，AFB1 导致含有 ras 基因密码子突变的肝肿瘤的高频率发生。大鼠暴露 AFB1 后，发生了关键调节基因的突变，这种情况与人类食用黄曲霉毒素的情况相似。Livingstone MC 等为了研究黄曲霉毒素 B_1 对 miRNA 的影响，用第二代测序对暴露了 4 周每天 200 μg/kg 的 AFB1 小鼠肝脏进行了分析，显示了全肝 miRNA 谱的改变，并确定了一组随着黄曲霉毒素慢性暴露而显著上调的 miRNA。而化学预防剂 CDDO-IM 联合治疗可降低这些 miRNA 的表达增加。4 周给药期间的 miRNA 水平分析显示，这些 miRNA 与黄曲霉毒素暴露有关。这些 miRNA 分子可能成为黄曲霉导致肝癌的生物标志物，同时也表明暴露于黄曲霉毒素后患肝癌的风险增加。黄曲霉毒素污染的饲料喂养大鼠的实验证明，黄曲霉毒素是一种大鼠的肝脏致癌物。对黄曲霉毒素 B_1 敏感的动物中，饮食中以低至纯毒素 15 ppb（g/kg）的水平进食就可导致肝细胞癌。从各种鱼类、鸟类、啮齿动物等生物中测定，虽然灵敏度不同，但 AFB1 被证实在所有受试动物中都是一种肝脏致癌物，而且具有剂量依赖性和肿瘤特异性。在大鼠和其他实验动物中，黄曲霉毒素在肝脏中代谢为氧化状态，包括 AFM1 在内的衍生物，约为摄入剂量的 1%的组分通过尿液和胆汁排出。大部分在 DNA 中通过环氧化活化形成共价化合物。尿和血清黄曲霉毒素复合物的测定水平显示，黄曲霉毒素在体内的分布短则 72 小时，长则达 11 天。

第四节　黄曲霉毒素致相关肝癌的危险因素

大量流行病学和实验结果表明，AFB1 具有强烈的致肝癌毒性，以往的纵向实验结果也表明，乙型肝炎的感染和黄曲霉毒素摄入和肝癌密切相关。陆培新等测定乙型肝炎携带者黄曲霉毒素暴露水平，显示其黄曲霉毒素暴露的量高于条件相近的非肝癌对象。提示乙型肝炎的感染与黄曲霉毒素暴露在肝癌的发生中可能具有协同作用。

黄曲霉毒素具有致肝癌的毒性，但是流行病学显示，即使长期暴露于同等量的 AFB1，不同群体患肝癌的概率也不尽相同，这也暗示我们考虑一个肝癌易感性。已有研究表明，代谢黄曲霉毒素 AFB1 的基因存在多态性现象，对于某些基因缺失的个体，在低水平毒素暴露时，仍表现出较易罹患肝癌。报道的黄曲霉毒素包括多个代谢酶，其中最主要的有 3 个，即谷胱甘肽转移酶（glutathione S-transferase，GST），环氧化合物水解酶（cyclooxygenase，COX），细胞色素 P450 酶系统（cytochrome P450 enzyme system，CYP450）。Gregory D. Kirk 研究发现，Gregory D. Kirk 多态性和致癌致突变的 AFB1X 水平增高有关，即在缺失相应基因的个体，同样的黄曲霉毒素水平暴露，AFB1X 的生成越多，所致 DNA 损伤越严重，肝癌风险越高。台湾有一项专门针对 GSTT1 和 GSTM1 这两种基因多态性是否和肝癌易感性有关的研究，对 102 个肝癌患者和 386 例健康对照的基因多态性和血清学进行了分析。显示两种基因的多态性和肝癌的临床病理状态和肝脏相关病理标志物水平无关，但校正了混杂因素后发现，GSTM1 基因型的 56 岁以下人群发生肝癌的风险为野生型的 2.77 倍（95%CI：1.09～7.09），表明 GSTM1 为黄曲霉毒素相关肝癌的危险因素之一。

第五节　黄曲霉毒素 B_1 致肝癌的演变过程

关于黄曲霉毒素致癌的疾病演变过程，早在 20 世纪 80 年代初，我国陈志英课题组利用大鼠实验模型对黄曲霉毒素 B_1 致肝癌的病理过程进行了研究。

该课题组建立了黄曲霉毒素 B_1 为肝癌发动剂，2－乙酰氨基芴（2-acetylaminofluorene 2-AAF）加上切除大鼠肝中叶和左侧外叶作促癌程序的实验模型。该模型表明，肝增生性病变（包括增生结节和增生灶）是 AFB1 导致的肝癌的癌前病变；国外也有类似的肝癌模型。Solt-Farber 实验模型认为 AAF 是对肝有毒性的物质，能抑制大部分肝组织对肝切除所引起的增生反应，而由致癌物发动的肝细胞，则能抵抗 AAF 所产生的毒肝作用。因而能在正常肝组织增生受抑制的情况下，对切除大鼠肝中叶和左侧外叶产生强烈的增生反应，很快增殖成镜下或肉眼所见的结节，且随着剂量的增加，促癌作用增强。

在基因和蛋白分子层面，早些年就有众多研究表明，Ras 是一组癌基因超家族，在细胞内信号传递和细胞增殖过程中起着重要作用。在肝癌形成早期，AFB1 诱发肝组织 ras 基因突变，主要为 12 位密码子 GG 位置，多数为 G：C→T：A 的颠倒置换。Ras 基因突变引起 P21 表达增加。而黄曲霉所致肝癌模型中，P21 表达阳性增加，这些提示 ras 癌基因参与了肝癌发生发展的过程。c-fos 是与增殖激活有关的癌基因，黄曲霉毒素可引起树鼩肝组织 c-fos 过度表达，促进 HCC 的发生和演进。p53 抑癌基因是细胞繁殖的负调控基因，在黄曲霉毒素致肝癌过程中也起着重要的作用。野生型（wildtype）p53 能够辅助 DNA 进行修复或者引起突变细胞凋亡，以防止细胞发生癌变。野生型 p53 在细胞中易水解，半衰期较短（为 6～20 分钟），所以正常情况下在细胞中含量较低。突变型（mutanttype）p53 基因不仅失去抑癌活性，还获得癌基因的性质，同时抑制细胞凋亡，引起细胞恶性转化，导致细胞异常克隆扩增，最后形成肿瘤。

第六节　肝癌的临床表现

2009 年 WGO 肝细胞癌全球观点指出，肝细胞肝癌居于全球最常见恶性肿瘤第六位，在肿瘤导致的死亡当中，居于肺癌和胃癌之后，在常见病因中是第三位。而在非洲和亚洲一些地区，肝细胞癌是最常见的恶性疾病。慢性乙型肝炎虽然是肝细胞肝癌最常见的最主要的病因，但是黄曲霉毒素被认为是乙型肝炎的协同因子，增加肝细胞肝癌的风险。

无论何种原因导致的肝癌，如果肿瘤小，通常没有临床症状而不易被察觉。在疾病进展期，可能表现为以下症状的全部或部分表现：上腹部触及肿块；较硬的不规则的肝脏表面；右上腹部压痛；脾大、腹水、黄疸或肝硬化的症状。在肝细胞肝癌晚期患者，则可能表现为：右上腹痛，潜在肝硬化的症状和体征；乏力、腹胀、黄疸、纳差、体重减轻、厌食和其他非特异性消化系统症状，详细内容见第三篇第七章第五节。

第七节　黄曲霉毒素与相关肿瘤实验室指标改变和检查

一、黄曲霉毒素的实验室指标改变和检查

（一）微阵列技术

AFB1次级代谢产物的研究也有一些重要进展。微阵列技术是早期研究黄曲霉基因功能、天然反转录和次生代谢的方法之一，最初的研究重点是AF的调控。随后又报道了利用定制的微阵列对其他次级代谢产物基因簇的检查。Georgianna等收集28个不同处理的微阵列数据，根据处理和环境条件综合关联群集表达模式。描述了55个SMURF识别的簇的四个分支或表达模式，其中大约一半的簇被确定在所有条件下都是低表达或不表达。

（二）RNA测序技术

RNA测序技术正迅速取代大多数其他高通量转录组学手段，因为它们的成本降低、准确性高，以及生物信息服务的可获得性提高。Ehrlich和Mack是最早利用RNA测序技术表征黄曲霉次级代谢基因簇的方法之一，主要用于注释识别绝对表达活性和确定簇所在基因位置，鉴定了8个在特定条件下高表达的簇和11个与菌核发育相关的簇。迄今为止RNA-seq结合基因敲除技术在黄曲霉中的应用还不多见，但美国Matthew K课题组研究以产黄曲霉AF70菌株的小菌核为研究对象，探讨敲除锌指转录因子nsdC的效果。nsdC失活导致鞭毛产量下降，编码青霉素、天冬酰胺、黑粉菌素B（ustiloxin B）和AF生物合成26的关键酶基因表达下降。另外，一些RNA-seq分析相关的数据库和软件的出现，也使得对黄曲霉毒素及代谢产物的分析技术上“如虎添翼”：①例如最常用的RNA-seq分析的生物信息工具如KEGG（京都基因百科全书）、基因共表达网络分析和基因本体（gene ontology，GO）富集分析等具有便于大数据集分析的潜力，也已被用于黄曲霉的功能基因组学分析；②随着ClusterMine360、IMG-ABC和MIBiG等大型次级代谢产物和基因组数据集和数据库的增加，利用比较基因组学和计算基因组学以及转录组学进行聚类预测的策略越来越有效。

（三）色谱技术

色谱技术被广泛应用于真菌产生的真菌毒素和其他次级代谢产物的检测。薄层色谱（thinlayer chromatography，TLC）是最容易获得的色谱方法，因其简单、成本低而备受青睐。正相薄层色谱法是真菌毒素分析的常用方法，利用非极性溶剂体系在硅胶吸附剂上分离代谢产物。用荧光指示剂预处理的TLC板可使紫外吸收化合物易于检测。用不同的展开剂处理板，可以检测出非紫外活性和非荧光化合物。高效液相色谱分离（high performance liquid chromatography，HPLC）提供更好的分离，通常在C18反相柱上进行，当配对到二极管阵列检测器（diode-array detector，DAD）时，为每个峰提供诊断性的紫外光谱。利用HPLC-DAD仪器从有机真菌提取物中获得的化学分类学数据可以鉴定真菌。高分辨质谱法（high resolution mass spectrometry，HRMS）允许估计分子式。利用同位素质量可搜索天然产物特征的数据库，如Antibase，可以辅助分析这些产物的生物学特性。米曲霉（RIB40）和黄曲霉（NRRL3357）基因组序列产生次级代谢的HPLC-DAD-MS结果表明，尽管生物信息学分析显示菌株间99.5%的基因同源性，但总体化学图谱存在差异。说明了高分辨率质谱分析技术的可靠性和实用性。利用Orbitrap HRMS和多级质谱（multistage mass spectrometry，MSn）结合SIEVE软件鉴定对照和突变黄曲霉菌株差异表达的代谢产物，并利用超高效液相色谱法（ultra high performance liquid chromatography，UHPLC）- Orbitrap HRMS建立了类似的分析方法，可以高通量地测定真菌代谢产物，从而鉴定黄曲霉23个代谢产物。

（四）一维核磁共振

一维（one dimensional，1D）核磁共振（nuclear magnetic resonance，NMR）数据，通常是^{1}H和^{13}C谱，通常用于确认代谢物的鉴定。新天然产物的结构解析，特别是原子连接，依赖于各种2D-

NMR 技术。新天然产物的结构解析，特别是原子连接，依赖于各种 2D-NMR 技术。通常需要对代谢物进行纯化才能进行结构解析，然而近几年，一些代谢物已经被鉴定并通过核磁共振进行结构表征，而没有得到纯形式的分离。未纯化提取物的 2D-NMR 分析也可用于研究生物体的代谢组。

真菌基因组学、生物信息学和先进的分析化学技术的出现，使得已鉴定的黄曲霉次级代谢产物基因簇及其附属代谢产物的数量迅速增长。虽然用了 20 年的时间来确定黄曲霉毒素基因簇和生产黄曲霉毒素所需的酶，即使有基因组测序和注释加上现代分子生物学、生物信息学和分析技术的辅助分析，仍有许多沉默的基因簇缺乏对其次级代谢产物的形态和功能的表征，需要更多研究者的进一步的研究和探索。

二、肝癌的实验室指标改变与检查

（一）肝癌的病理学类型

肝癌是我国最常见的恶性肿瘤之一，包括两种病理类型：肝细胞癌和肝内胆管细胞癌。其中肝细胞癌占我国肝癌总数的 83.9%～92.3%。还有少数肝内胆管癌（intrahepatic cholangiocarcinoma，ICC）和 HCC-ICC 混合型等。由于导致肝细胞癌和 ICC 的危险因素暴露等的差异，不同国家和地区人群的肝癌病理学类型可能略有差异。ICC 在欧美人群中的发病逐渐上升。肝癌的发生发展是一个多基因突变、多信号通路的癌变过程，大多遵循从慢性肝炎、肝硬化、肝硬化增生结节、低级别不典型增生结节（low-grade dysplastic nodules，LGDN）、高级别不典型增生结节（high-grade dysplastic nodules，HGDN）、早早期肝癌、早期肝癌、进展期肝癌这一过程，这是一个多步骤从分子到临床的演变过程。日本学者研究显示，肝硬化增生结节进展为肝癌的 1、3、5 年累积发生率分别为 3.3%、9.7%和 12.4%，LGDN（称为癌前病变）进展为肝癌的 1、3、5 年累积发生率分别为 2.6%、30.2%和 36.6%，HGDN（称为癌前病变）进展为肝癌的 1、3、5 年累积发生率分别为 46.2%、61.5%和 80.8%。另外，肝癌也呈现肿瘤大小随时间倍增的生长规律。因此，在监测<2 cm 的肝癌前病变或癌前疾病中，临床上有足够的机会与肝癌进行鉴别，以实现肝癌早期诊断和治疗的目标。微小结节的病理诊断具有很大的挑战性，有研究者通过全基因组芯片技术对早期的肝细胞癌的标记物进行了探索，如磷脂酰肌醇蛋白聚糖 3、端粒逆转录酶、磷脂酰 A2 等，这些标记物的适用性需要进一步的探索和样本验证。加强对肝癌前疾病及癌前病变的认识，对于精准辨识肝癌高危人群和早期肝癌诊断意义重大。

（二）肿瘤标志物

1. AFP　检查 AFP 水平与肿瘤大小有关，部分良性肝病、肝母细胞瘤和胃肠道恶性肿瘤患者血清 AFP 也会升高。随着医学影像学的发展，早期肝癌诊断比例不断增加，AFP 诊断肝细胞癌的价值也有所下降。肿瘤直径<2 cm、2～5 cm 和>5 cm 的肝癌中，AFP 正常（<20 ng/ml）的比例为 50%～70%、30%～50%和 20%～30%。总体上看，AFP 诊断肝细胞癌的敏感度为 25%～65%，特异度为 80%～94%。因此，2010 年 AASLD、2018 年 EASL 已不再将 AFP 作为肝细胞癌诊断的必备指标。但是，AFP 与腹部超声检查联合检查，可提高肝细胞癌诊断的敏感度。由 32 项研究组成的荟萃分析（13 367例）表明，单独腹部超声检查发现肝细胞癌的敏感度低于腹部超声检查联合 AFP（RR＝0.88，95%CI：0.83～0.93）。因此，AFP 与腹部超声检查联合检查能提高临床肝癌的诊断灵敏度和特异性。

2. DCP　DCP 又称维生素 K 缺乏症或拮抗剂Ⅱ诱导的蛋白质（protein induced by vitamin K absence or antagonistⅡ，PIVKA-Ⅱ），1984 年首次报道在肝细胞癌患者血清中升高。包括 31 个研究的荟萃分析显示，临界值为 40 mAU/ml 时，PIVKA-Ⅱ诊断肝细胞癌诊断敏感度为 66%，特异度为 89%。PIVKA-Ⅱ在不同肿瘤大小、不同人群以及不同病因中，诊断肝细胞癌的能力均优于 AFP。PIVKA-Ⅱ和 AFP 的形成机制不相同，两者之间无相关性，在 AFP 阴性的肝细胞癌患者中，PIVKA-Ⅱ诊断肝细胞癌的 AUC 为 0.86。因此，AFP 与 PIVKA-Ⅱ联用，可提高对肝细胞癌早期检出率。

3. AFP-L3　AFP-L3 是 AFP 的岩藻糖基化变异体，慢性肝炎和肝硬化患者 AFP 主要成分为 AFP-L1，肝癌患者 AFP 主要成分为 AFP-L3。有研究分析显示，AFP-L3 诊断肝细胞癌的总体敏感度和特异度分别为48.3%（45.9%～50.7%）和92.9%（91.6%～94.0%）。基于性别、年龄、AFP、AFP-L3和DCP 3种血清标志物构建的GALAD模型，诊断早期肝癌的敏感度与特异度分别为85.6%、93.3%，区别肝癌与慢性肝病AUC>0.9，且该模型不受病因及抗病毒治疗的影响。

（三）影像学检查

1. 腹部超声 腹部超声由于其操作简便、灵活、无创和价格低，被很多国家的指南推荐作为肝癌的筛查方法。腹部超声可较灵敏地发现肝内占位性病变，准确区分囊性或实性病变。直径>2 cm的肝脏肿瘤，根据病灶血供等特征，腹部超声有助于鉴别其良恶性。总体来讲，对于直径<2 cm、2～3 cm、4～5 cm和>5 cm的肝癌，腹部超声诊断的敏感度分别为39%～65%、76%、84%和90%。超声多普勒不仅可以看到病变内的血液供应，还可以识别病变与血管之间的关系。超声造影使肝脏占位内的血流动力学变化可视化，并有助于鉴别诊断各种肝脏占位性病变的性质，提高腹部超声诊断肝癌的敏感度和特异度。但是，腹部超声容易受到检查者经验、手法和细致程度的影响，也受患者肥胖程度的影响。不管早期肝癌腹部超声检查敏感度低的原因是什么，腹部超声仍是肝癌筛查与监测最重要的工具。

2. 多排螺旋CT、MRI 多排螺旋CT和MRI是辅助诊断肝癌及临床分期最重要的工具，但设备价格高，难以在基层医院应用。动脉期明显的异质性增强，门静脉期和/或实质平衡期显示出肿瘤增强程度降低，"快进快出"的增强模式是肝癌的CT影像特征。MRI组织分辨率高，采用特异性对比剂钆塞酸二钠（Gadolinium-ethoxybenzyl-diethylenetriamine pentaacetic acid，Gd-EOB-DTPA）增强扫描，可显著提高早期肝癌的诊断敏感度和特异度。肝硬化结节≤2 cm，采用Gd-EOB-DTPA增强MRI检查，其敏感度、特异度分别为96.0%和96.6%；MRI增强扫描对HGDN具有高敏感度（94.7%）和特异度（99.3%），可较准确鉴别早期肝细胞癌和HGDN。有研究者对407例肝硬化进行了前瞻性监测（4～6个月1次）显示，在发现的43例肝癌患者中，增强MRI检出率为86%，明显高于腹部超声（27.9%）；而假阳性的比例明显低于腹部超声（分别为3.0%和5.6%）；74.4%（32/43）的患者为早早期肝癌（单个结节<2 cm）。因此，与腹部超声相比，在极高肝细胞癌危险的肝硬化患者中，GdEOB-DTPA增强MRI监测，可提高早早期肝细胞癌的检出率。但是，直径>2 cm肝癌，CT与MRI诊断的敏感度相似。增强MRI是否能取代US检查作为肝癌极高危人群监测工具，还需要深入研究。

（四）其他血清标志物

肝细胞癌蛋白标志物还包括：α-L-岩藻糖苷酶、血清铁蛋白、骨桥蛋白、Glypican-3、热休克蛋白90α、高尔基体蛋白73、热激蛋白27和Dickkopf1等。由于这些生物标志物在其他恶性肿瘤、肝硬化或慢性肝炎患者中也会增加，限制了其作为肝癌标志物的应用价值。

miRNA是一种由20～25个核苷酸组成的非编码RNA，在转录后水平调控目的基因的表达。由外泌体包裹的miRNA在血循环中稳定性较高，具有血清学标志物的应用前景。荟萃分析显示，诊断肝细胞癌的敏感度和特异度均>80%的单一miRNA，包括了miR-130b、miR-150、miR-182、miR-215和miR-96等。尤其重要的是，在BCLC 0期的早早期肝癌中，miRNA组合检测的诊断敏感度和特异度也可分别达到86.1%和76.8%。由7种miRNA（miR-122、miR-192、miR-21、miR-223、miR-26a、miR-27a和miR-801）组成的肝癌诊断试剂盒，其区分肝癌患者和正常人群的正确率达94.1%。miRNA作为一种新的标志物，存在的主要问题是重复性欠佳，仍有待大样本、多中心临床验证其临床应用价值。液体活检作为精准医学时代检测的标志物，包括循环肿瘤细胞、循环肿瘤DNA、外泌体、肿瘤相关甲基化、循环游离DNA（circulating cell-free DNA，cfDNA）、长链非编码RNA等。ctDNA相关基因的改变，例如p15、p16、APC、SPINT2、SFRP1、p16INK4a、TFPI2、GSTP1和RASSF1A与肝细胞癌发生和发展有关。研究显示，cfDNA甲基化，在诊断肝癌方面具有高敏感度和特异度，且与肿瘤大小、肿瘤分期和治疗应答等密切相关。目前液体活检的成本高，不适宜用于肝癌的筛查和监测。

总之，肿瘤的形成是一个多病因多步骤的过程，因此可以推测得知，急性感染曲霉也不一定马上就会得肿瘤。曲霉感染导致的肿瘤，从发病机制来看，研究最多的是曲霉毒素或者二级代谢产物导致。黄曲霉最出名的是能产生有效的致癌次生代谢产物家族，即黄曲霉毒素。然而，这种机会性致病的病原体还产生许多其他次生代谢产物，其中许多也被证明具有毒性。真菌次级代谢产物的化学性质和生物活性各不相同，其生物学效应需要客观评价，如有些次级代谢产物是有益于治疗化合物（如青霉素和洛伐他汀）的原料，而还有部分可能是有害毒素（如黄曲霉毒素和伏马毒素）的来源。在黄曲霉毒素肝癌相关检查方面，除 AFP 外，包括 AFP-L3 和 PIVKA-Ⅱ以及其他血清蛋白标志物、液体活检在内所有新的标志物，均需要经过早期检测研究机构（early detection research network，EDRN）提出的肿瘤标志物发现和验证的 5 个临床阶段的充分评估，才能将其作为肝癌筛查、监测或诊断的指标。

第八节 黄曲霉毒素与相关肿瘤的预防

一、黄曲霉毒素感染预防

AFs 主要污染花生、玉米、大米、小麦、豆类等粮油食品，也可见乳制品、水产品和发酵食品等，黄曲霉毒素感染预防主要是不要食用这些让黄曲霉毒素污染的食物。针对黄曲霉毒素暴露人群的化学预防研究主要集中在启东现场，采用吡噻硫酮对高危人群进行干预试验显示：受试者每周服用 500 mg 吡噻硫酮与未服用吡噻硫酮的对照组比较，尿中 AFM1 排泄量可降低 51%。一项随机双盲安慰剂对照比较，每天 3 次服用叶酸者与安慰剂对照组比较，尿中 AFB1-N7-GUA 水平可下降 55%。随后西兰花苗作为黄曲霉毒素化学预防也证实了相似的效果。

二、肝癌预防

从目前来看，我国肝癌早期筛查效果仍不理想，肝癌术后五年生存复发者比较多。所以，肝癌的预防很重要。我国肝癌病因学相对明确，主要为乙型肝炎病毒、丙型肝炎病毒和黄曲霉毒素、蓝藻毒素、糖尿病、代谢综合征、吸烟、饮酒和肥胖等。肝癌的一级预防是针对病因的预防。对于黄曲霉毒素相关的肝癌，2018 年肝癌一级预防专家共识指出：黄曲霉毒素（aflatoxins，AFs）是黄曲霉菌和寄生曲霉的呋喃香豆素衍生物，AFs 主要污染花生、玉米、大米、小麦、豆类等粮油食品，也可见乳制品、水产品和发酵食品等。我国华南华东、西南、华中地区都是“重灾区”，主要由于其气候温暖湿润而容易导致食物食品被真菌污染。黄曲霉毒素已发现有 20 多种亚型，包括 AFB1、AFB2、AFG1、AFG2 等，其中 AFB1 具有最强的致癌性，血清 AFs 白蛋白加合物和尿黄曲霉- N7 -鸟嘌呤（AFB1-N7-GUA）是暴露 AFs 的经典检测标志物，广泛应用于流行病学的病调查研究，而从牛奶中发现的 AFs 命名为 AFM1 和 AFM2。

黄曲霉毒素作用的靶器官主要是肝脏，它作为Ⅰ类致癌物质被较早确立。随着乙型肝炎病毒感染和肝癌发生相关性的建立，有研究通过分析黄曲霉毒素暴露和乙型肝炎表面抗原的状态之间的关系，发现黄曲霉毒素和乙型肝炎病毒感染之间存在协同致癌作用，在追踪随访乙型肝炎表面抗原阳性的队列人群 10 年肝癌发生率发现，AFs 暴露增加肝癌发生风险 3.5 倍。明确 AFs 是重要的致癌的重要危险因素后，政府牵头了改粮防霉工程，在江苏启东市，政府宣传引导改变饮食结构，并从黄曲霉污染源头采取措施，改变谷物收割晾晒和储存，减少 AFs 的暴露水平。通过一系列措施，全人群的肝癌标准化死亡率从 48.25/10 万降低到 19.69 万/10 万。

AFB1 是最危险的真菌毒素污染食品和饲料之一，它是通过非常复杂的过程生产的，该过程涉及成簇的基因编码的多种酶。这个过程的内部调节也很复杂，并且在两个方面的直接依赖下簇特异性调节剂（aflR-aflS）相互作用，其相应蛋白质的比例可能是基因簇激活的关键点。在不影响真菌生理的情况下，鉴定能够下调二者之一表达的天然产物可能是控制食品和饲料中黄曲霉毒素 B_1 污染的有前途的策略。

黄曲霉真素相关肝癌推荐预防措施：①粮油中黄曲霉毒素水平监测作为食品监测的常规项目，特别对于重点区域重点食物；②在我国食品中规定的 AFB1 限量标准中，增加黄曲霉毒素总量限制标准的食品卫生标准体系；③防范黄曲霉毒素暴露，在温暖潮湿的南方，注意粮油的干燥和通风储存。尽量避免竹木制厨房餐具的霉变，特别是竹木制菜板、饭勺、筷子、筷笼等的清洗和干燥储存；④在既往高黄曲霉毒素暴露人群，可以考虑食用西兰花等食物预防。

第二章 青霉菌属感染与肿瘤

青霉菌（Penicillium）属是真菌的一种（真核细胞）。青霉菌属于子囊菌亚门，不整囊菌纲，散囊菌目，散囊菌科，青霉属。青霉菌属通常在柑橘及其他水果上，冷藏的干酪及被其孢子污染的食物上也可见青霉菌，其分生孢子在土壤内，空气中及腐烂的物质上到处存在。青霉菌营腐生生活，其营养来源极为广泛，是一类杂食性真菌，可生长在任何含有机物的基质上，多呈灰绿色。霉菌产生的毒素对人体各个器官产生的毒性，青霉菌属主要的霉菌毒素物质包括赭曲霉素（OchratoxinA，OTA）和棒曲霉素（Patulin，PAT）等，是霉菌属致肿瘤的主要原因。

第一节 青霉菌属的生物学性状

青霉菌菌丝为多细胞分枝。无性繁殖时，菌丝发生直立的多细胞分生孢子梗。梗的顶端不膨大，但具有可继续再分的指状分枝，每枝顶端有 2～3 个瓶状细胞，其上各生一串灰绿色分生孢子。分生孢子脱落后，在适宜的条件下萌发产生新个体。有性生殖极少见。亦能引起柑橘的青霉病。有些种类如点青霉（P. notatum）和黄青霉（P. chrysogenum）等可提取青霉素，灰黄青霉（P. griseofulvum）等可提取灰黄霉素。

青霉菌属有多种次级代谢产物具有生物活性，比如大家所熟知的青霉素就是青霉菌属真菌的代谢产物之一。青霉属真菌产生多种不同生理结构的活性代谢产物，包括生物碱类、萜类化合物、聚酮类以及其他大类的化合物。它们在细胞毒性、抗菌作用、抗病毒和抗虫活性不同方面均有报道。有研究者从青霉属真菌中分离得到一种新型氯化聚酮化合物，该化合物有抑制某些病原菌生物膜形成的作用，并对结肠癌 HCT116 细胞系具有细胞毒活性。另一个研究报道，从一个受污染的河流中分离得到一种青霉菌株，这个青霉菌从 HLK-44 中分离得到一个新化合物，该化合物对肺癌细胞具有良好的细胞毒性（IC_{50} = 18.9 μg/ml）。近些年来，从某些特殊地理环境中（特殊气候或地理位置）分离纯化得到一些新型的活性代谢产物，其中部分产物结构新颖、活性显著，在抗病毒、抗菌和抗肿瘤方面有良好的表现而引起人们的关注。

第二节 青霉菌属的分类鉴定

Raper 和 Fennell 分类系统将曲霉属共分为 18 个群、123 个种以及 18 个变种。一般地说，大部分菌种在培养过程中性状相对稳定。因此，在鉴定工作中，根据形态学特性与其他菌属相比较并不太困难。通常在初分离时，首先要获得纯培养，然后将其接种在标准鉴定培养基上，放置 26 ℃培养 2 周，在培养过程中，随时注意观察其培养特性的逐步变化。尽管真菌各种属间形态学存在变异仍然是一个实际的问题，但真菌的鉴定和分类的标准仍然是形态学。传统的鉴定方法是基于生长介质上的形态、生长速率、颜色或形态的显微观察。另外，由于一些术语强调有性状态（有性形）或无性营养状态（无性形）的命名而产生了更多的复杂性。目前在该属中引入了超过 1 200 个名称。这些名称中的许多在今天当然是无法识别的，要么因为描述被认为不够充分，名称宣告无效，要么被认为是他人的同义词的物种。

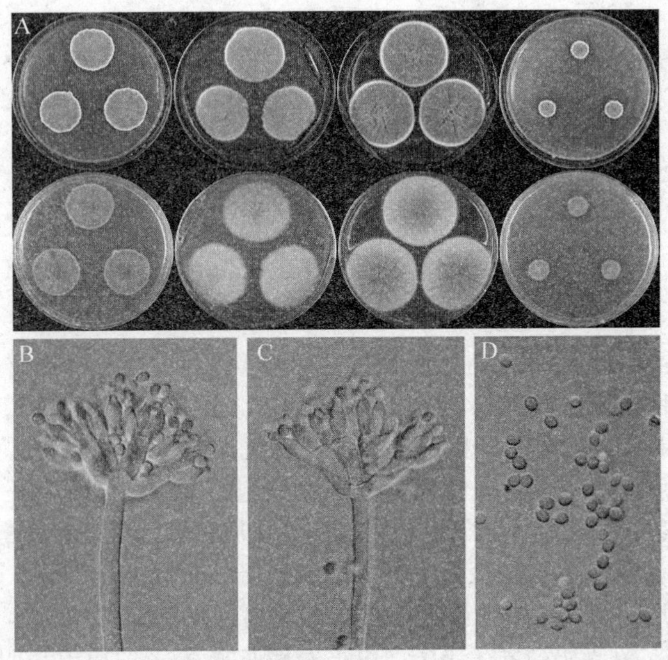

图 4-4　疣孢青霉（Penicilliumverrucisporum，HMAS248819）的菌落和显微形态

青霉属某些种尤其是近缘种之间，它们从形态上来看差别并不明显，所以传统的形态与生理生化鉴定的分类方法上曾出现很多的不确定性。（图 4-4）例如全基因组测序的菌株 Wisconsin54-1255 和弗莱明产生青霉素的菌株 CBS205.57，曾被鉴定为产黄青霉（P. chrysogenum）。后来根据多位点序列分型（multilocus sequence typing，MLST）和细胞外代谢物特征，被鉴定为产红青霉（P. rubens）。因此，在青霉菌属真菌的系统和分类鉴定方法方面科学家们在不懈努力。

青霉属系统分类曾使用过形态种和生理种的概念。自 1990 年以来，DNA 条码（DNA barcode）被用于种系发生种的鉴定和多位点序列分型，如今形态学，细胞外代谢物和遗传学数据相结合，产生了多相种的概念，而其中遗传数据和家谱一致的亲缘物种识别（genealogical concordance phylogenetic species recognition，GCPSR）比形态和生理特征具有更大权重。

第三节　青霉菌属致肿瘤的相关机制

真菌产生的毒素对人体各个器官产生的毒性，是霉菌属致肿瘤的主要原因，青霉菌属主要的霉菌毒素物质包括赭曲霉素和棒曲霉素等。

赭曲霉毒素，是由霉菌类真菌产生的另一种毒素，青霉菌属和黄曲霉属中有 20 多种都可以产生 OTA 毒素，OTA 毒素是一种分布最广泛、毒性大、对人类危害严重的一种赭曲霉毒素。从化学性质来说，OTA 是一种无色结晶化合物。其结构由一个含二氢异香豆素基团的对氯苯酚基团组成，并与 1-苯丙氨酸发生酰胺连接。OTA 是一种肾毒素，影响所有受试动物物种，尽管在人类中的作用很难明确确定。它被列为可能的人类致癌物（2B 类）。共有的 OTA 生物合成途径存在于所有产生 OTA 的真菌中，这个途径由四个高度保守的生物合成基因和 bZIP 转录因子的基因编码。Huff 和 Hamilton 根据 OTA 的化学结构预测了一种可能的生物合成途径，即 OTA 的化学结构是通过酰胺键与 1-β-苯丙氨酸结合的二氢香豆素部分组成。Yan Wang 等通过基因组测序，提出了 OTA 生物合成基因，并根据基因推断预测 OTA 生物合成的主要基因簇，用相同颜色表示基因彼此高度的相似性（图 4-5）。锌指结构 DNA 结合蛋白 OtaR2 能够参与调节 OTA 的 3 种中间结构 otaA、otaC 和 otaD，而不调节 otaB、otaE 或 otaR1 的表达。

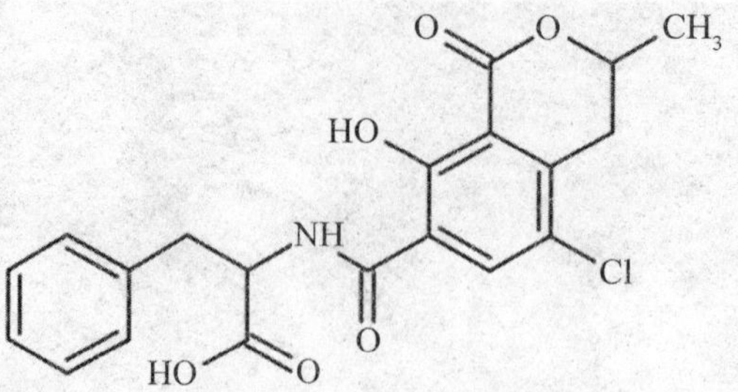

图 4-5 OTA 化学结构图

OTA 最典型的毒性是肾毒性、肝毒性、免疫毒性和神经毒性，还具有致畸、致癌等作用。OTA 在 1993 年被列为 2B 类致癌物，在人宫颈癌细胞、人肾细胞、人胃黏膜上皮细胞、人淋巴细胞等细胞模型的毒性研究都有见报道。报道的巴尔干地区肾脏损害和膀胱尿路癌也可能和其摄入的 OTA 过量有关。其机制主要表现在诱导细胞凋亡、诱导氧化应激、破坏细胞周期、抑制蛋白质合成、延缓 DNA 修复、参与和诱导线粒体凋亡等方面。河北省食管癌、胃癌高发区居民食用小麦赭曲霉素污染情况发现，其赞皇县居民食用小麦样品中赭曲霉素 A 的检出率为 45.16%，平均含量 2.41 μg/kg，最高达 14.25 μg/kg。河北省磁县食管癌高发区居民食用小麦中赭曲霉素 A 的检出率为 33.33%，平均含量 0.59 μg/kg，最高为 1.63 μg/kg。该省胃癌、食管癌高发区居民食用小麦赭曲霉素 A 的检出率明显高于国内其他地区的有关文献报道，应引起肿瘤防治工作者的重视。大量关于 OTA 毒性的研究表明，OTA 参与抑制蛋白的合成，与脂质过氧化及调节丝裂原活化蛋白激酶（MARK）信号通路相关。能在细胞内代谢并活化，产生的代谢产物能与 DNA 结合，从而改变遗传物质结构，从而形成肿瘤。OTA 还能通过调节存活蛋白、肿瘤坏死因子-α 和白介素-2 的表达，从而扰乱线粒体功能，激活 MARK 通路，从而表现出免疫毒性。OTA 生物合成基因簇模式见图 4-6。

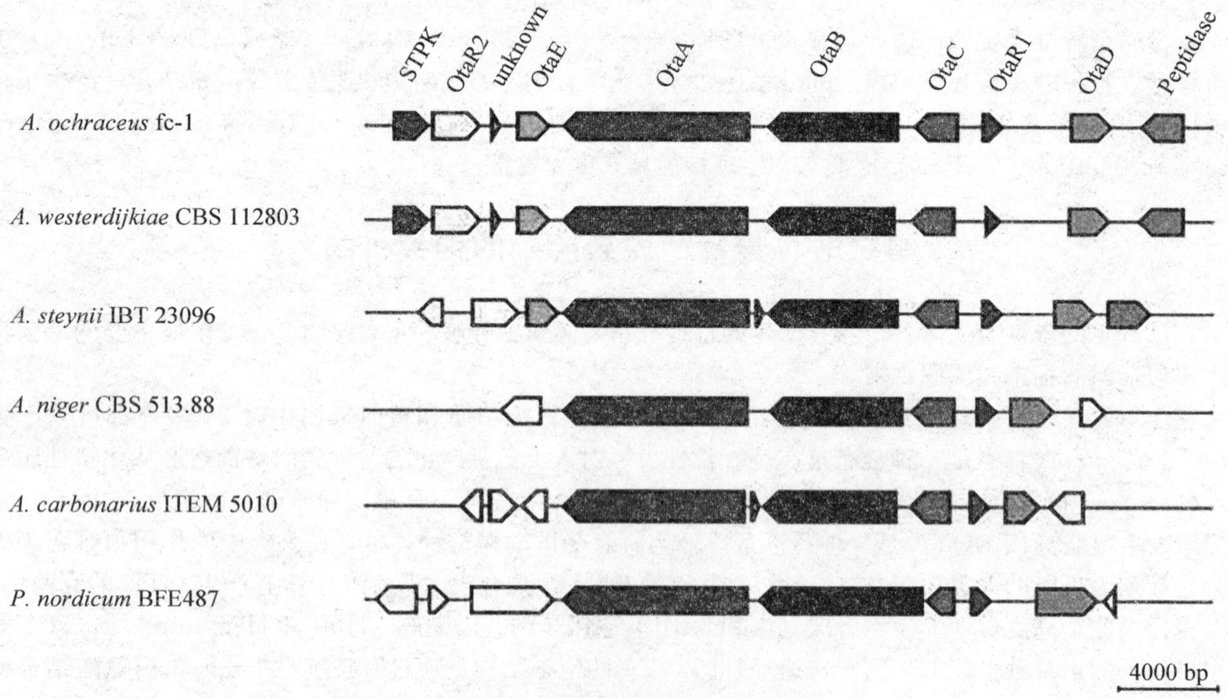

图 4-6 OTA 生物合成基因簇模式图

关于 OTA 致肾癌的机制研究目前大多在体外实验中进行。OTA 致癌的致病机制大致有：抑制线粒体呼吸以及 DNA 损伤，抑制蛋白质合成，参与干扰代谢系统，增加膜脂质过氧化反应等。有研究发现，OTA 可诱导人胃黏膜上皮细胞（GES-1 细胞）发生氧化应激损伤，还可以导致细胞周期紊乱，而氧化应激在上皮细胞的恶性转化中起到关键作用。这些都在OTA致癌方面起重要作用。在裸鼠成瘤实验中发现：第30代时可见光滑轮廓集落形成；到第40代时，GES-1细胞发生了恶性转化，接种裸鼠皮下可见肿瘤形成，从而在体外实验层面证实OTA诱导胃癌的发生。

棒曲霉素是由多种曲霉、青霉和黄曲霉产生的一种具有遗传毒性的真菌毒素，是苹果产品中最常见的真菌毒素。它也常污染其他水果，如葡萄、橙子、梨和桃子。由于不同腐败微生物对营养物质的要求不同，特定的真菌种类会污染食品甚至水果。棒曲霉素的生产取决于不同的因素，比如温度、pH等参数。感染这种毒素的水果如桃子、樱桃和造成外观看上去为“蓝色腐败”的果实。目前尚不清楚真菌何时分泌棒曲霉素。例如，苹果侵染过程中扩展青霉分泌的棒曲霉素水平可在2～100 μg/g之间变化，然而，其确切水平与该真菌种类的侵染特性无关，与其致病性也无关。棒曲霉素的生物合成途径见图4-7。

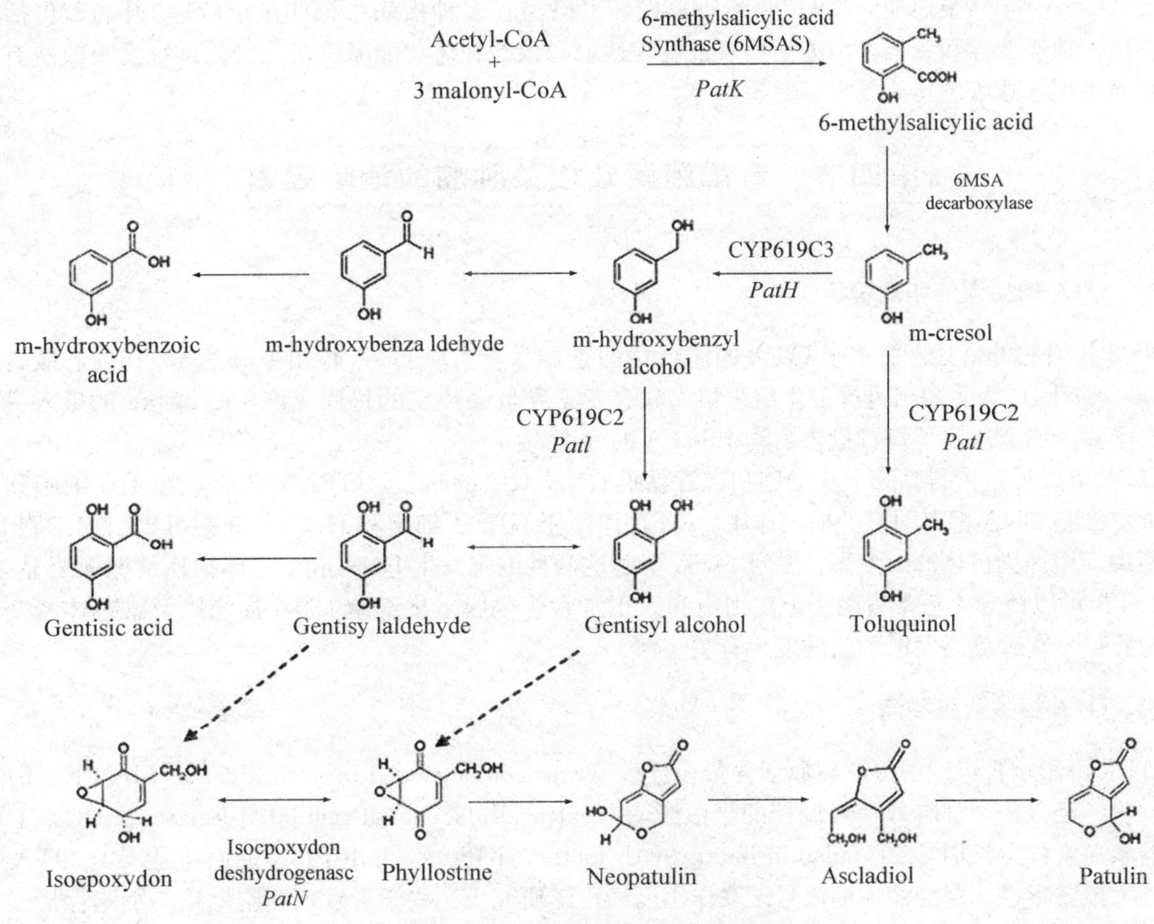

图4-7　棒曲霉素的生物合成途径

（Saleh I，Goktepe I. Thecharacteristics，occurrence，and toxicological effects of patulin. FoodChemToxicol. 2019，129：301-311.）

急性暴露于棒曲霉素可能会引起胃肠道症状，包括恶心、呕吐、溃疡、肠出血和十二指肠病变等。根据致国际癌症研究机构的棒曲霉素是第3组致癌物，这意味着没有足够的基于动物的研究或支持其致癌作用的流行病学研究（IARC，2018）。棒曲霉素对巯基的作用已被广泛描述，解释了其对甲硫氨酸的抑制作用，对许多酶包括ATPase、溶酶体酶、RNA聚合酶等有抑制作用。如今，已知棒曲霉素与神经系统疾病，胃肠道疾病和免疫学不良反应。此外，世卫组织认为棒曲霉素是一种可能的遗传毒性化合物（世界卫生组织，2005）。该毒素引起的细胞反应包括反应氧（ROS）的形成、细胞周期停止和线粒体细胞色素c的释放，引起DNA损伤，具有致诱变、致癌和致畸性。棒曲霉素的毒性评估，表明棒曲霉素损害重要器官和系统，包括肝脏，肾脏和其他器官。近年来，真菌毒素尤其是棒曲霉素对肠道等消化系统的影响已被广泛研究，并且棒曲霉素对肠道的毒性证明了肠屏障的作用。肠屏障在消化系统中还有另外两个伙伴：黏液和微生物群。长期暴露于真菌毒素（包括棒曲霉素）可能会显著改变正常人肠道菌群的组成。

棒曲霉素是一种高度反应性的分子，容易形成含巯基的共价化合物。在细胞内，棒曲霉素可靶向半胱氨酸并将其耗尽。它也可以与含有赖氨酸和组氨酸的蛋白质发生反应。这种共价化合物的形成是棒曲霉素毒性形成的主要机制。在描述的毒性机制中，Rpn4 基因的过度表达是通过控制蛋白酶体（负责蛋白质降解）表达相关的转录因子的激活来实现。在酵母水平的研究表明，Rpn4 的过度表达，会导致蛋白质的破坏和蛋白毒性，并且去除棒曲霉素可以逆转这种毒性。此外，许多研究主要集中在棒曲霉素的氧化损伤作为毒性作用的途径。含氧的活性化学物质称为活性氧（ROS），包括过氧化物，羟基自由基，超氧化物等。当 ROS 的量超过细胞有效抗氧化能力范围时，细胞将处于氧化应激状态。氧化应激可能会导致某些大分子（蛋白质，DNA 和脂质）损坏。已经在多种疾病中证明了 ROS 的升高，包括糖尿病，癌症，神经变性和衰老。由于活性氧过度表达，导致线粒体功能障碍，抗氧化系统受损或所有这些因素共同作用导致细胞功能受损。

第四节　青霉菌属致相关肿瘤的危险因素

一、OTA 相关胃癌和食管癌

2006 年河北赞皇县一份关于 OTA 的流行性调查显示，当地 OTA 检出率高达 45.16%，最高含量为 14.25 μg/kg，大大超出世界卫生组织粮农联合专家委员会规定的每周允许 100 ng/kg 的摄入量，全世界有十多个国家规定了每日摄入食物中 OTA 的标准。

OTA 可以导致人胃黏膜上皮细胞和食管黏膜 DNA 双链的断裂，OTA 对人胃黏膜上皮细胞和食管黏膜上皮细胞 DNA 都有明显的损伤作用。OTA 作用于 GES-1 细胞和 Het-1A 细胞可以引起细胞 DNA 双链断裂，增加染色体的畸变率，并且 OTA 引起这两种细胞发生 DNA 和染色体损伤情况无明显差异，提示 OTA 可以诱导人正常胃黏膜上皮细胞和人正常食管黏膜上皮细胞 DNA 损伤以及染色体畸变，这可能与胃癌、食管癌高发区肿瘤的发生有关。

二、OTA 相关肾脏肿瘤

OTA 可影响肾组织中促丝裂原活化蛋白激酶（mitogen-activated protein kinase，MA-PK）的表达和磷酸化。经分析，细胞外信号调控的蛋白激酶（extracellular signal-regulated kinase，ERK）上游的效应器胰岛素样生长因子- 1（insulin-like growth factor，IGF-1），IGF-PI3K 通路可能参与 OTA 介导的雄性大鼠肾毒性，肾肿瘤中的信号级联作用已经广泛研究。一些学者发现细胞增殖、细胞存活、抗凋亡活性和肾肿瘤发展与 IGF-1 系统的刺激、蛋白激酶 C 活性的增加和 MAPK-ERK 的激活有直接关系，并且动物实验的结果也支持 MAPK 级联激活与肾肿瘤相关。DNA 的损伤与 DNA 糖基酶 Fpg 有关：Fpg 是一种 DNA 修复酶，参与氧化损伤 DNA 或者诱突变剂损伤 DNA 的碱基切除修复。其他研究者在给予动物广泛剂量 OTA 处理后，在各种组织中均观察到 DNA 氧化损伤。抗氧化剂可以缓解 OTA 介导的 DNA 损伤，进一步说明 OTA 诱导氧化应激损伤。例如，一种抗氧化剂 N-乙酰半胱氨酰（N-acetyl-L-cysteine，NAC）可以降低 OTA 引起的人近端肾小管上皮细胞 DNA 和人胃黏膜上皮细胞（human gastric mucosal epithelial cell，GES）氧化损伤。一些专家认为，OTA 介导的氧化应激在 OTA 诱导的肾肿瘤的发生中起着举足轻重的作用。总之，有力的证据表明 OTA 可以引起氧化应激反应，并且氧化应激参与 OTA 致癌。

青霉菌属和黄曲霉菌属等都可产生 OTA，可广泛见于食物和饲料等。OTA 的大多数类似物（如 OTB-OTα 和 OTβ）的毒性比 OTA 低得多。例如，OTB 不像 OTA 那样在大鼠肾脏中引起显微镜下明显的损伤。有实验表明，如果两种化合物一起给药，OTB 还可降低 OTA 的毒性作用。OTA 具有高度肾毒性，永生化人肾上皮细胞的感染浓度（IC50）为 0.5 μM。而 OTα（OTA 的二氢香豆素部分），即使在高达 50 μM 的水平下也没有细胞毒性。考虑到 OTA 及其类似物的毒性，研究 OTA 的各种生物合成途径可能将有助于控制和解毒 OTA。

三、青霉菌属其他毒素与肿瘤

桔青霉素是一种能杀灭革兰氏阳性菌的抗生素，因其毒性太强，未能用于治疗感染性疾病。橘青霉素是一种黄色针状结晶，这种毒素主要来源于黄绿毒霉、橘青霉、鲜绿青霉等，它是“黄变米”中的真菌毒素之一，主要污染大米、小麦，大麦、燕麦和黑麦等。将污染橘青霉的大米饲养大鼠，动物不仅有生长缓慢的现象，而且出现了肾脏功能和形态改变，排尿量增加。病理学检查可见肾脏明显增大，呈灰白色。也曾报告过橘青霉素能与人血中蛋白相结合。总之，橘青霉素具有肾毒性，可使肾脏肿大、肾小管扩张、变性和坏死，其致突变性还有待进一步实验研究证实。

岛青霉毒素是岛青霉产生的一组代谢产物。主要包括黄天精、环氯素、岛青霉毒素和红天精等。Tsunoda 等研究者于 1948 年从大米中分离出岛青霉，岛青霉可侵染大米，是“沤黄米”或“黄粒米”的主要原因。岛青霉毒素这种毒素为含氯环状结构的肽类，呈无色针状结晶。有快速肝毒性，染毒后短时间内即可引起肝脏空泡变性、坏死和肝小叶出血；小剂量长时间摄入，可使小鼠动物模型肝硬变、肝纤维化和癌变。

黄绿青霉素由黄绿青霉等产生，也是“黄粒米”中的真菌毒素之一。平田 1947 年首次从日本黄变米中发现的黄绿青霉并分离出黄绿青霉素，是一种主要损害中枢神经系统的真菌毒素，分离出来后它呈现出一种深黄色针状结晶，它具有神经毒、肝毒性和血液毒，其神经毒具有嗜中枢性。其慢性毒性主要表现为肝细胞萎缩。雄性小白鼠腹腔注射黄绿青霉素后，典型急性中毒症状有进行性麻痹、呕吐或惊厥、逐渐发生呼吸障碍等。中毒后期，可发生心血管障碍、呼吸困难、气喘、昏迷，以致呼吸停止。动物表现的急性上行型进行性麻痹，与人类的急性心脏病症状相似。但是，目前尚少见小剂量的黄绿青霉素的长期食用后，是否导致肿瘤的发生的实验研究。

四、青霉菌属毒素与其解毒物

已知有一些化合物能改变棒曲霉素的毒性。众所周知，一种真菌能够同时产生许多类型的真菌毒素。此外，食物样本可能被多个真菌类型污染。因此，消费者可能暴露于多种霉菌毒素中。单个真菌毒素的毒性已有 346 种已被广泛研究。然而，应进一步研究真菌毒素的交互作用，包括拮抗性和/或多种真菌毒素的协同作用。Celia Fernández-Blanco 等人评估了棒曲霉素、脱氧缬草醇和毒素 T-2 对 HepG2 细胞的协同作用。在暴露的 HepG2 细胞中，棒曲霉素和毒素 T-2（20nM 棒曲霉素＋34nM T-2）中观察到毒性水平最高，随后是三种真菌毒素的结合。与个体毒素效应相比，协同效应明显。Pierre 等研究报道了两个编码细胞色素 P450 的基因的克隆和异源表达，并证实了它们在棒曲霉素的生物合成中的作用，细胞色素 P450 抑制剂（丙二芬）增加了棒曲霉素的毒性，而半胱氨酸降低了它的毒性。有研究测试了硒作为棒曲霉素毒性的拮抗剂的作用。补充硒（0.2 mg/kg）显著改善了 1 mg/kg 诱导的神经毒性。Lu 等还对其进行了两种硒（甲基亚硒酸和亚硒酸钠）的检测，发现他们为棒曲霉素诱导肾毒性和肝毒性抑制剂。细胞培养试验表明，3～5 μM 的甲基亚硒酸能够保护细胞免受棒曲霉素的细胞毒性。此外，在一项动物模型研究中，甲基亚硒酸（2 mg/kg 体重）具有肝细胞和神经细胞的保护作用。当 3-甲基亚硒酸加入 HepG2 细胞培养时，它保护细胞免受棒曲霉素毒性。在同一项研究中，ROS 抑制剂（N-乙酰半胱氨酸）也被证明可以保护细胞免受棒曲霉素诱导的自噬，意味着 Patulin 通过 ROS 依赖途径诱导细胞死亡。

考虑到棒曲霉素对健康的负担，其解毒已得到了广泛探索。Apigen（API）是一种被称为抗氧化剂的植物提取物。在 HEK293 细胞上添加 API 抑制细胞中 ROS 的积累，因此抑制棒曲霉素诱导的细胞凋亡。另一种天然抗氧化剂 Crocin379（CRO）也被评估为棒曲霉素诱导的毒性抑制剂。CRO 成功恢复了小鼠肾肝正常的生化参数水平，保护细胞免受凋亡。研究了一种称谷胱甘肽的抗氧化剂对 HEK293 细胞中棒曲霉素诱导的细胞毒性的影响。结果表明，谷胱甘肽通过减少细胞内和线粒体 ROS 增加了细胞的生存能力；因此，减少了氧化损伤，保护细胞免受棒曲霉素诱导的细胞凋亡。用谷胱甘肽预处理的 HEK293 细胞表现出更高水平的种活性抗氧化酶，如超氧化物歧化酶（superoxide dismutase，SOD）、谷胱甘肽还原酶（glutathione reductase，GR）和谷胱甘肽过氧化物酶（glutathione peroxidase，GPx）。最近的一项研究表明，雄性 C57BL/6 小鼠 BL/1 接触 CCFM8610 益生菌可以保护动物来自棒曲霉素相关的消化系统的副作用。

第五节　青霉菌属致相关肿瘤的演变过程

一、胃癌

胃癌是消化道常见肿瘤，是起源于胃黏膜上皮的恶性肿瘤，好发年龄在 50 岁以上，男性发病率是女性的两倍。早期胃癌往往无临床症状，部分患者可出现上腹不适，胀满、食欲下降等。随着肿瘤进展，症状逐渐显现。绝大部分胃癌属于腺癌，早期没有明显症状。它的发生是一个多阶段、多因素的病理过程，慢性非典型性胃炎、不完全肠上皮化生被认为是引起胃恶性肿瘤的癌前病变形式，减缓这些癌前病变可降低胃癌的发生率。通过随访发现，胃癌癌前病变与胃癌关系密切，轻度异型增生发生率为 2.53％，中度为 6％左右，重度为 10％～83％。科学假说认为，肠上皮化生的胃黏膜不具备原来的吸收功能，取而代之的是吸收有害物质，但不能像原来的细胞，可清除有害毒素，日积月累导致胃癌的发生危险性增加。慢性胃病伴有不完全的肠上皮化生有发生癌变的可能性，早期发现并及时干预，可有效预防胃癌。约 60％的胃癌早期上腹痛的症状，约 25％的患者疼痛规律，类似胃溃疡，大多数餐后腹痛，无间歇性，患者往往出现纳差、消瘦、乏力并伴有上腹痛，排除肝炎后考虑胃癌的可能。不少患者出现大便隐血阳性，黑便或呕血，这些在早期胃癌也可出现。胃癌中晚期开始出现转移，包括腹腔转移、淋巴结转移和血道转移等。女性还可能出现种植性转移，既转移到卵巢，又被称为库肯勃瘤。胃癌最易转移到肝脏，其次肺、脑和输尿管等。转移意味着胃癌到晚期，预后往往较差。

二、食管癌

食管癌的发生发展是一个缓慢进展的过程，分为多阶段、双向转化的阶段，经历不同程度的不典型性增生。90％以上的早期患者没有临床症状。一般来说，早期的患者可能感觉喉咙部位吞咽时感觉有不适的感觉，随着食管癌的加重，患者会感觉异物经过喉咙时有摩擦感，甚至出现了明显的疼痛，部分人还伴随着剧烈咳嗽症状出现。吞咽变得越来越困难，随着病情变严重，甚至流质食物都难以吞下，食物下咽变得缓慢，甚至停滞感出现。正因为早期容易忽视，所以来就诊的几乎是中晚期的患者。

三、肾脏肿瘤

肾癌又称肾细胞癌，约占肾脏肿瘤的 85％，是泌尿系中最常见的恶性肿瘤之一。肾癌预后的影响因素较多，一般认为与肿瘤分期分级、病理类型和治疗措施有关。局限性的肾癌一般没有明显的症状，通常经体检或其他原因进行影像学检查偶然发现，因为没有任何症状的局限性肾癌病例越来越多，有症状或体征的局限性肾癌病例越来越少，特别是有血尿、疼痛和肿块三联征的患者很少见了。有症状的患者可因腰痛就诊，其次是血尿、贫血、高血压、消瘦或血小板计数异常等临床表现很少见。远处转移的患者可因转移部位不同而出现不同的症状，包括骨骼疼痛、骨折、严重贫血、咳嗽或咯血等。据报道有 10％～40％的患者有副瘤综合征，可表现为发热、红细胞增多症、高血糖、红细胞沉降率增快、神经肌肉病变、淀粉样变性或者凝血机制异常等。发展到巨大的肿块时，可出现腹部包块，有淋巴结转移的患者可出现双下肢水肿、左肾肿瘤静脉癌栓患者可出现不受体位变化的左侧索静脉曲张等。

第六节 青霉菌属霉素与相关肿瘤实验室指标改变和检查

一、赭曲霉素实验室检测

真菌毒素由于其体内含量通常不高，需要灵敏度高、准确的方法进行检测。各种真菌毒素化学结构和性质各不相同，因此无法用一种统一标准的方法进行定量。目前针对真菌毒素的检测通常有高效液相色谱法、薄层色谱法、毛细管电泳技术和气相色谱等。青霉属真菌可以产生多种毒素，目前也主要用薄层色谱法和液相色谱法等进行检测。基质辅助激光解吸/电离飞行时间质谱法是一种新型的可用于小分子有机物分子的方法，也可用来对青霉进行中的分析，不过目前应用并不广泛。目前最常用的技术是基于液相色谱法，其他方法的应用情况概括见下表 4-1。

表 4-1 食品、饲料和生物材料中 OTA 的分析方法

方法	时间/年	检测对象	检测限（LOD）
TLC	1973	大麦	12 ng/g
spectrophotometry	1976	大麦、猪肾、人血（经羧肽酶 A 确证）	1～4 ng/g
HPLC-UVD	1979	谷物	1～5 ng/g
HPLC-FLD	1980	食物和饲料	5 ng/g
HPLC-FLD	1981	食物	1 ng/g
RIA	1975	—	20 ng/g
ELISA	1981	食物、饲料和生物物品	25 pg/assay
LC-MS	1987	大麦	0.5 ng/g
ion-pair HPLC	1991	人血浆	0.02 ng/ml
GC-MS	1992	食物	<0.1 ng/g
HPLC-FLD	1992	玉米，大麦，肾脏	0.2
ELISA	1993	人血清	10 pg/ml
IAC coupled with Fluorometer	1997	液体食品基质	pg/ml
LC-ESI-MS/MS	1998	咖啡	20 pg/on column
LC-ESI-MS/MS	1999	猪肾，黑麦粉	0.02 ng/g
HPLC-FLD Confirmationcar-boxypeptidase	2003	血、尿	0.1 ng/ml（血）；4 ng/ml（尿）
HPLC-FLD Confirmationswith carboxypeptidase+LC-MS/MS	2004	谷物早餐食品	0.05 ng/g
PFIA	2004	大麦	3 ng/ml
DNA aptamer	2008	小麦	2 ng/g
LC-MS/MS	2010	尿	0.001～0.045 ng/ml
ICP-MS	2010	酒	0.003 ng/ml
LC-MS/MS	2012	尿	OTA：0.03 ng/ml

续表

方法	时间/年	检测对象	检测限（LOD）
flow electrochemicalaptasensor with aptamer	2013	啤酒	0.05 ng/ml
UHPLC-FLR（LC-ESI-MS/MS）	2014	生姜	OTA：0.1 ng/g；（0.005～0.2 ng/g）
LC-MS/MS	2015	干血斑	0.2 pg/on column
ELISA	2012	—	1.2 ng/g
Metal enhanced fluorescence	2014	牛奶和橘子汁	0.5 μg/kg
Electroluminescence/Biosensor	2015	玉米	0.02 pg/ml
Molecular imprinting	2015	啤酒、白酒	1.7 μg/L
PCR	2015	白酒	19 nM

青霉属产生的毒素之一 OTA，可能导致肾脏肿瘤。实验室的一些检查也主要是针对肾脏方面，而不是针对真菌或毒素本身。其主要检查包括一些常规的项目如尿常规、肝肾功能、尿细胞学、病理及免疫组化等。影像学方面也能提供一些重要信息，如超声检查、胸部 X 线、腹部 CT 检查等，在肾脏肿瘤不同阶段有不同的重要价值。

二、棒曲霉素实验室检查

棒曲霉素是水果产品中常见的真菌毒素，尤其是在苹果和苹果汁类产品中。欧盟委员会规定了食品中棒曲霉素的最高水平。然而，令人担忧的棒曲霉素水平最近被记录在世界各地的各种食品中。因此，应考虑在全球范围内对食品中棒曲霉素水平进行监测。常用的技术包括免疫亲和分离（IAC）。虽然目前关于棒曲霉素导致肿瘤的研究并不多，关于棒曲霉素的检查重点在毒素本身。

三、食管癌的实验室指标改变与检查

（一）分子病理

据初始胃镜检查时的内镜活检标本做出准确的病理诊断有一定的局限性，高级别上皮内瘤变在内镜黏膜下剥离术前后病理诊断相对稳定，而低级别上皮内瘤变的内镜活检标本病理诊断存在被低估、被漏诊的风险。提醒我们在内镜检查时可以联合卢戈染色、超声内镜等技术识别病灶最严重部位，注意内镜下精准活检、首块活检病灶最严重部位、多块活检、活检深度及大小等，使内镜医师把握好活检质量的第一关；另外需注意，内镜活检和内镜黏膜下剥离术大块病理标本之间的差异还受病理医生诊断的主观性因素和病灶本身结构特点的客观性因素（如混合性病灶、深部腺体和细胞异型性程度、病变最严重部位占整个病变的比例等）影响。

（二）肿瘤标志物

对食管癌患者的普查、早期诊断及预后，目前运用到的肿瘤标志物主要包括：癌胚抗原（CEA）、糖蛋白 19-9（CA19-9）、糖蛋白 242（CA242）、糖蛋白 50（CA50）组织多肽糖原（TPA）、细胞角质蛋白（Cyfra21-1）和神经特异性烯醇化酶（NSE）及甲胎蛋白（AFP）等，但其灵敏度和特异性仍不是特别令人满意。还有其他一些指标目前处于基础研究阶段，尚未完全推广，如适用于食管癌高发区大规模人群筛查应用的自身抗体（MUC1、P15 和 ATP7B）等。

（三）影像学检查

1. 腹部超声　在各种检查手段中，食管超声内镜检查（endoscopic ultrasonography，EUS）组织分辨率优于电子计算机断层扫描（computed tomography，CT）和 PET，而且具有实时动态显像的优点，是目前常用的早期食管癌 T 分期诊断工具。有报道称黏膜下盐水注射联合 EUS 在 T1b 分期方面比单纯

EUS 更好（敏感度和特异度分别为86.7%和60%）。在黏膜下层灌入生理盐水后，肿瘤病灶与黏膜下层回声差异增强，更容易识别病灶及周围正常组织。然而，很少有研究关注其亚分期，尤其是晚期，以区分可切除期（T4a）和不可切除期（T4b）。EUS 可显示食管壁黏膜层、黏膜肌层、黏膜下层、固有肌层、外膜层 5 层结构，早期食管癌 EUS 典型表现为局限于黏膜层且不超过黏膜下层的低回声病灶，相比其他检查手段具有更高准确性。

2. 多排螺旋 CT、MRI　CT 扫描　多排螺旋 CT、MRI　CT 扫描食管壁厚度>3 mm 可以见于食管癌，但也可见于良性肿瘤、炎症及纤维化等病变。尽管 CT 多平面重建及仿真内镜技术可用于食管癌的 T 分期，准确率达 90%左右，但是病例样本量较小，并且以进展期肿瘤为主，无法对 T1 期肿瘤进一步细分。由于 PET-CT 及 CT 的软组织分辨率不够高，其诊断食管癌 T1 分期的准确性不如 EUS（42.0% vs 71.0%）。磁共振成像（magnetic resonance imaging，MRI）的软组织分辨率明显优于 CT 及 PET-CT，3.0 T MRI 的 Radial VIBE 成像序列对 T1/T2 期食管癌的分期准确性和 EUS 相仿（90.5%～100% vs 100%），对于 T3/T4 期食管癌的分期准确性高于 EUS（81.8%～90.9% vs 68.2%）。随着技术进步，预临床验证阶段的 7.0T 磁共振可望实现高组织分辨率成像，如扩散加权成像（diffusion-weighted images，DWI）及其表观扩散系数图（pparent diffusion coeffecient，ADC）、分数各向异性图（fractional anisotrophy map，FA map）及方向编码彩色分数各向异性图（direction-encoded color fractional anisotrophy map）等序列可以清晰显示离体食管壁黏膜上皮、黏膜固有层、黏膜肌层、黏膜下层、内环肌、肌间结缔组织、外纵肌和外膜 8 层结构，肿瘤 T 分期准确性达到 100%，表明 MRI 在食管癌 T 分期方面具有远期应用前景。

（四）其他血清标志物

1. DNA 类肿瘤标志物

（1）DNA 甲基化：是一种常见表观遗传过程，在不影响基因组 DNA 序列本身的情况下，通过 DNA 甲基化转移酶的作用在含有胞嘧啶、鸟嘌呤的二核苷酸的胞嘧啶上添加一个甲基基团，可导致基因表达的抑制。DNA 甲基化在恶性肿瘤发生、发展的各个阶段都发挥着重要的作用，单个或多个基因的甲基化可作为分子生物标志物，用于恶性肿瘤的分类、早期诊断、治疗监测以及复发转移的预测。Tang 等通过焦磷酸测序法发现 ESCC 肿瘤组织中成对盒基因 1（paired box gene 1，PAX1）、性别决定区域 Y-box-1（sex determining region Y-box-1，SOX1）和锌指蛋白 582（zinc finger protein582，ZNF582）的 DNA 甲基化水平均高于配对的癌旁组织和正常组织，提示检测 PAX1、SOX1、ZNF582 基因的甲基化状态可能是一种有前途的 ESCC 筛查和诊断的生物标志物。Kurimoto 等对 78 例经手术切除的 ESCC 患者采用定量甲基化特异性 PCR（quantitative methylation specific PCR，qMSP）评价 PAX5 的甲基化状态，结果显示 ESCC 肿瘤组织平均 qMSP 值较邻近正常组织高，高 qMSP 值者无复发生存率较低，并且 PAX5 敲除细胞的增殖和对顺铂的耐药性明显增加，提示 PAX5 基因甲基化预示 ESCC 患者较差的生存结局和顺铂敏感性，可作为恶性肿瘤治疗方案选择的有效辅助工具。Chen 等采用 MSP 检测 135 例 ESCC 组织中性多聚甲醛固定石蜡包埋组织的转录因子叉头框 F2（Forkhead box F2，FOXF2）启动子甲基化状态，结果发现 FOXF2 启动子甲基化可以独立预测 ESCC 患者的总体生存率，提示 FOXF2 启动子甲基化可能是一种有用的 ESCC 患者预后的生物标志物。

（2）融合基因：是由 2 个先前独立的亲本基因形成的杂交基因。以往，基因融合被视为恶性肿瘤中常见的驱动突变，与血液、淋巴和骨髓组织有关，但在实体肿瘤中也扮演着越来越重要的角色，并且可以作为诊断和治疗的分子靶点。Jiang 等通过全转录组测序在 ESCC 中发现了一种新的融合基因人类白细胞抗原- E（human leukocyte antigen-E，HLA-E）和 HLA-B，这将成为 ESCC 诊断的生物标志物和治疗靶点，为更好了解 ESCC 的肿瘤发生机制提供新的思路。Blum 等通过综合 RNA 测序评估了 55 例食管腺癌和 49 例巴雷特食管内镜检查患者的非恶性活检组织的基因融合情况，发现 21 个新的候选食管腺癌相关融合基因，选择 2 个候选融合体进行 PCR 和 Sanger 测序验证，观察到核糖体蛋白 S6 激酶 β1（RPS6KB1）-液泡膜蛋白 1（vacuole membrane protein 1，VMP1）基因融合在大约 10%的食管腺癌病例中反复发生，并且 RPS6KB1-VMP1 融合的食管腺癌患者总体生存期明显较差。RPS6KB1-VMP1 是一种通过调节自噬相关过程促进食管腺癌的基因融合，为其分子发病机制提供了新的见解。

2. RNA 类肿瘤标志物

(1) 长链非编码 RNA（long noncoding RNA，lncRNA）：是长度＞200 个核苷酸的不能翻译成蛋白的功能性 RNA，参与基因组印记、转录激活、转录干扰、核内运输等多种调控过程。许多 lncRNA 在多种恶性肿瘤组织中表达失调，在肿瘤发生和肿瘤进展中发挥重要作用，可作为一种新的肿瘤标志物和潜在的治疗靶点。一个典型例子就是由 HOXC 位点表达的同源异型盒基因转录反义 RNA（HOX transcript antisense RNA，HOTAIR）。有研究通过原位杂交和定量逆转录酶 PCR（quantitative reverse transcriptase PCR，qRT-PCR）检测 HOTAIR 的表达差异，发现食管鳞状细胞癌（esophageal squamous cell carcinoma，ESCC）组织中 HOTAIR 表达明显增高，HOTAIR 在 ESCC 患者中的高表达水平与临床分期、TNM 分级、组织学分化程度呈正相关。因此，HOTAIR 是 ESCC 预后的一种潜在的肿瘤标志物，其失调可能在 ESCC 进展中起重要作用。有研究报道采用 qRT-PCR 检测 147 例 ESCC 患者发现 ESCC 组织中 FOXD2 相邻的反链 RNA1（FOXD2-AS1）表达高于邻近非肿瘤组织，而且 Kaplan-Meier 分析结果显示，ESCC 患者中 FOXD2-AS1 高表达与预后不良相关。因此，FOXD2-AS1 可能作为 ESCC 患者判断预后的肿瘤标志物。

(2) 嵌合 RNA：由 2 个或 2 个以上基因的外显子组成，并具有编码新蛋白改变细胞表型的潜力。嵌合 RNA 不仅可以在 DNA 水平上通过染色体重排产生，还可以在 RNA 水平上通过基因间剪接产生。嵌合 RNA 可以发挥新的细胞复杂性能，与恶性肿瘤发生、发展存在着密切关系，可作为肿瘤诊断和预后的生物标志物。有研究者分析了 32 个复发性恶性肿瘤嵌合 RNA 在 ESCC 及其细胞株中的表达情况，发现 GOLM1-MAK10 是 ESCC 中的一种恶性肿瘤富集嵌合 RNA，而且原位杂交显示，嵌合体的表达主要局限于患者的肿瘤细胞，在正常受试者的非肿瘤性食管组织中几乎检测不到。总的来说，这些发现为 ESCC 的分子机制研究提供了新的思路，并为食管癌未来的治疗提供了新的潜在靶点。据研究报道使用 qRT-PCR 检测唾液外泌体 GOLM1-NAA35 嵌合 RNA，并分析其诊断准确性、治疗反应的纵向监测和无进展生存期的预测，结果显示体外 GOLM1-NAA35 嵌合 RNA 在 ESCC 细胞和裸鼠 ESCC 异种移植中均可检测到，GOLM1-NAA35 嵌合 RNA 水平反映体内肿瘤负荷。因此，唾液外泌体 GOLM1-NAA35 嵌合 RNA 是一种有效的非侵入性生物标志物，可方便、可靠地评估治疗反应、复发和早期检测。

(3) miRNA：是一类由内源基因编码的长度约为 22 个核苷酸的非编码单链 RNA 分子，其参与转录后基因表达的调控。miRNA 表达的改变也会改变癌基因和抑癌因子的表达，影响了包括 ESCC 在内的胃肠道肿瘤细胞的增殖、凋亡、能动性和侵袭性。多种 miRNA 表达谱可能提供有用的生物标志物和治疗靶点。

Wang 等通过 qRT-PCR 检测新鲜 ESCC 组织中 miR-3651 的表达水平，统计并分析 miR-3651 表达与临床特征和预后的关系，结果显示，肿瘤组织中 miR-3651 的表达较癌旁组织明显下调，miR-3651 的表达与 ESCC 的肿瘤浸润程度呈负相关。MiR-3651 可能在恶性肿瘤进展中发挥重要作用，并可作为 ESCC 患者的预后标志物。Jiang 等的研究结果显示食管癌患者血清中 miR-218 的表达明显低于健康人，分化较差、晚期、淋巴结转移的患者血清中 miR-218 的表达更低，因此，血清 miR-218 可能是食管癌患者早期检测和临床评价的潜在生物标志物。Kurashige 等采用 RT-PCR 检测 71 例 ESCC 患者和 39 例健康对照者血清 miR-21 水平后发现，ESCC 患者血清 miR-21 明显高于健康对照者，术后样本与术前样本相比，血清 miR-21 水平显著降低。此外，miR-21 水平在对化疗有反应的 ESCC 患者中显著降低（$P=0.003$），而在无反应的 ESCC 患者中无显著变化。因此，血清 miR-21 被认为是诊断 ESCC 的一种新的生物标志物，也可以作为 ESCC 患者化疗期间的反应标志物。

四、胃癌的实验室指标改变与检查

（一）影像学检查

1. 上消化道钡餐造影 1960年左右临床开始使用荧光技术对胃癌进行筛查，其敏感度及特异度分别为70%～90%和80%～90%，使胃癌的死亡率降低了40%～60%。其优点在于操作简便，无痛无创，患者易于接受，但有一定局限性，对于早期胃癌的诊断价值有限，且具有辐射性，目前已逐渐被胃镜所取代。

2. 胃镜 虽然在早期筛查计划中上消化道造影占主体地位，但目前胃镜检查的应用也越来越广泛。Kui Son Choi研究发现，上消化道钡餐造影和胃镜检查诊断胃癌的敏感度分别为36.7%和69.0%，特异度分别为96.1%和96.0%，胃镜检查诊断局部胃癌敏感度为65.7%，明显高于上消化道钡餐造影筛查。但日本学者Chisato Hamashima的研究表明胃镜检查和上消化道钡餐造影筛查诊断胃癌的特异度差异无显著性。2015年，日本修改了胃癌筛查指南，将胃镜检查作为优选的筛查方法。《中国早期胃癌筛查流程专家共识意见》2017版根据新型胃镜筛查评分系统分为5类3级。指南指出，血清胃蛋白酶原联合幽门螺杆菌检测有助于评估胃癌风险，可作为普通人群常规胃癌筛查的手段，但针对高危人群仍推荐胃镜检查。

目前，胃镜检查结合组织活检是筛查和诊断胃癌的金标准。随着人群的需要和技术的进步，在普通白光内镜的基础上研发了化学染色内镜、电子染色内镜、放大内镜及超声内镜等，使胃镜筛查的检出率再次提高。随着国产内镜悄然发展，高清价廉、便于操作的国产胃镜越来越受基层医院的欢迎，无痛胃镜和胶囊内镜的逐渐普及，也给害怕胃镜的人提供新的选择，使胃镜作为国内胃癌早筛手段的人群比例逐渐提高。

（二）其他血清标志物

在胃癌发病率较低的国家，大规模筛查并不划算。因此在低风险国家，只有被确认为有高危险因素的人群才应考虑进行筛查。目前我国多采用血清学检测联合胃镜检查来筛查胃癌，如血清PG、促胃液素-17（gastrin-17，G-17）和幽门螺杆菌（见第二篇第一章第七节）等。胃癌标志物检测及基因学诊断等具有创伤小、患者易接受、操作简单、可动态监测等优点。

1. PG检测联合胃镜筛查 PG主要来源于胃底腺的颈黏液细胞和主细胞，分为PGⅠ和PGⅡ，由胃底、胃体主细胞和黏液细胞分泌，其中PGⅡ还可以由贲门腺、幽门腺、近端十二指肠腺、前列腺及胰腺等分泌，血清PGⅠ或PGⅠ/PGⅡ（PGR）水平不仅可以反映胃体黏膜腺体和细胞的数量，也可间接反映黏膜萎缩的程度。当胃黏膜发生萎缩时PGⅠ分泌减少，由于分泌PGⅡ的细胞分布广泛，使其变化不明显或轻度升高，导致PGR下降，因此可作为反映早期胃癌的指标。一项病例对照研究结果显示PG检测有助于提高胃癌的检出率。当PGⅠ的截断值为43.7时，其敏感度和特异度分别为52.9%、77.9%；当PGR为2.2时，其敏感度和特异度分别为57.8%、84.9%，将二者联合应用时，对胃癌诊断的敏感度为71.8%、特异度为75.5%；此项研究最大的特点在于构建了胃癌高危评分模型，并根据构建的模型对两组患者进行验证，结果发现，病例组评分显著高于对照组，差异有显著性（$X^2=13.962$，$P<0.001$）。最新相关研究也证实血清PGⅠ、PGⅡ及PGR变化与胃黏膜病变密切相关，可作为萎缩性胃炎和胃癌早期筛查和辅助诊断的血清学指标。

2. PG、G-17检测联合胃镜筛查 G-17主要是由胃窦G细胞分泌，具有抗侵袭、抗凋亡、抗炎性反应等作用。方年富等研究发现肠上皮化生组、低级别内瘤变组血清G-17水平明显高于对照组，差异有显著性（$P<0.05$），提示血清G-17是筛查胃癌前病变的重要指标。付爱琳等的研究表明，当PGⅠ≤70.035 ng/ml或PGR≤4.960或G-17≥6.005 ng/ml的敏感度和特异度分别为87.4%、69.1%，而PGⅠ≤70.035 ng/ml且PGR≤4.960且G-17≥6.005 ng/ml的敏感度和特异度分别为62.3%、96.3%。

来自19个病例对照研究的meta分析显示，单独应用PG筛查胃癌的敏感度和特异度分别为56%和

71%。SUN 等的研究表明单用 G-17 诊断胃癌的敏感度和特异度分别为 50%、83%。有学者研究表明两者联合诊断胃癌的灵敏度和特异度分别为 76.95%、85.59%，证明血清 PG 和 G-17 联合检测能提高对胃癌筛查的敏感度和特异度。

第七节　青霉菌属与相关肿瘤的预防

一、青霉菌属的预防

扩展青霉（Penicilliumexpansum）是迄今为止最重要的青霉素来源，是引起苹果和梨腐败变质的主要种类。从苹果、杏、黑桑、樱桃、猕猴桃、月季浆果、油桃、李子、草莓、白桑、肉制品和面包等多种水果和食物中分离得到青霉菌。值得注意的是青霉菌具有在冰箱中生长的能力。如果在采收和采后的任何一个阶段，果实的皮肤受到机械或昆虫或动物咬伤，甚至受到冻伤，果实就更容易受到微生物的破坏，因为它使细菌和真菌能够接触到果实的软组织。鸟类、啮齿类动物和昆虫等动物可以携带微生物，使果实感染真菌。

人类主要通过受感染的食物产品接触到真菌毒素。食品通过真菌感染获得化学毒素。影响食品真菌腐败的因素很多，包括温度、湿度、化学物质的可利用性等。化学和物理条件不仅影响真菌生长，而且影响真菌毒素的产生水平。不同类型的食品可能通过不同途径获得真菌污染。棒曲霉素一方面可能会通过污染果实感染人类，另一方面，在采收和采后阶段，如贮藏、包装、运输和果实加工过程中污染食物。水果在市场上的不当陈列也会导致商品间的交叉污染。工人不良的卫生习惯会导致展示和最终营销过程中的污染。最后，任何不适当的制造做法都被认为是可能的污染来源。研究表明，用高压水清洗水果，储存前清洗腐烂水果有助于避免真菌污染。

二、相关肿瘤的预防

与青霉属真菌毒素相关疾病的预防主要在于避免吸入或食入真菌污染的食物，而且不同毒素同时进入体内可能加重毒素的毒性作用而具有致畸致癌作用。因此，青霉属真菌相关疾病的预防主要在于避免从食物或周边环境摄取过多的被真菌污染的食物或水，尤其像南方地区，地处湿润，温度较高，适合真菌繁殖。更是要在储存粮食和蔬果方面要加以注意。根据世界卫生组织（WHO，2005）的规定，苹果汁中棒曲霉素的最高可接受程度设定为 50 μg/L。这一数值符合 FDA 和欧盟（EU）的建议，后者也将苹果中棒曲霉素的水平限制在 50 μg/kg，在儿童和婴儿中苹果类食品达到 10 μg/L（EU，2002；FDA，2005；WHO，2005）。根据欧盟委员会的建议，并基于已建立的 Patulin 的 NOEL 水平（43 μg/kg 体重），将棒曲霉素的暂定最大可耐受日摄入量设定为 0.4 μg/kg 体重。这一水平已被大多数对棒曲霉素进行的健康风险评估分析所采用。不同人群暴露后风险有所差别，例如，护理婴儿是另一个处于危险中的人群，母亲食用有毒物质可能会导致母乳中这种有毒物质的含量高于每天可耐受的摄入量（TDI），即使母亲只接触成人 TDI 也是如此。一项研究 2017 年进行的研究表明，单剂量后母乳中的棒曲霉素含量母亲的暴露水平（使用数学模型）和多次暴露后没有差异，但有其他真菌毒素暴露风险。

随着青霉属真菌开始对常规杀菌剂产生抗性，科学家们开始探索替代的化学处理方法。最近，外源磷化钾处理在控制产生棒曲霉素的真菌生长方面表现出了很好的效果。次氯酸钠（NaClO）、过氧化氢（H_2O_2）和硫酸铜（$CuSO_4$）组合处理对扩展青霉生长、孢子萌发和棒曲霉素产生均有完全抑制作用。二氧化氯（ClO_2）在苹果样品和 PDB 介质中表现出抗真菌活性。蜂胶作为天然抗真菌剂抑制棒曲霉素产生真菌的生长。刘满顺等最近研究了棒曲霉素的化学吸附作用，该团队开发了一种基于新的金属-有机框架的吸附材料，它对吸附苹果汁中棒曲霉素有很好的效果。一些新的科技手段的出现也使得人们有更多选择来清除或尽量减少真菌毒素的影响，我们相信这些新成果的应用也会指日可待。

第三章　杂色曲霉感染与肿瘤

杂色曲霉（sterigmatocystin，STC）是曲霉的种常见致病真菌，过去的研究工作表明，污染的真菌可能导致肿瘤，污染的真菌以曲霉菌属占优势，其次是青霉属和镰刀菌属；曲霉中又以黄曲霉、杂色曲霉为常见。国际癌症研究机构将杂色曲霉列为 2B 级致癌物，研究发现杂色曲霉毒素可能与胃癌和肺癌的发生密切相关。

第一节　杂色曲霉的生物学性状

一、杂色曲霉的菌落形态

菌落呈局限生长，培养两周后直径仅 2～3 cm，菌落呈绒毛状或絮状，也可两者兼有。颜色变化丰富，在不同时期不同菌落可呈现出不同颜色，出现淡绿色、浅黄色或者浅粉色等颜色，菌落背面可为橙色或玫瑰色或者几近无色。分生孢子头放射状且看上去疏松，呈浅黄色或者无色，见图 4－8。

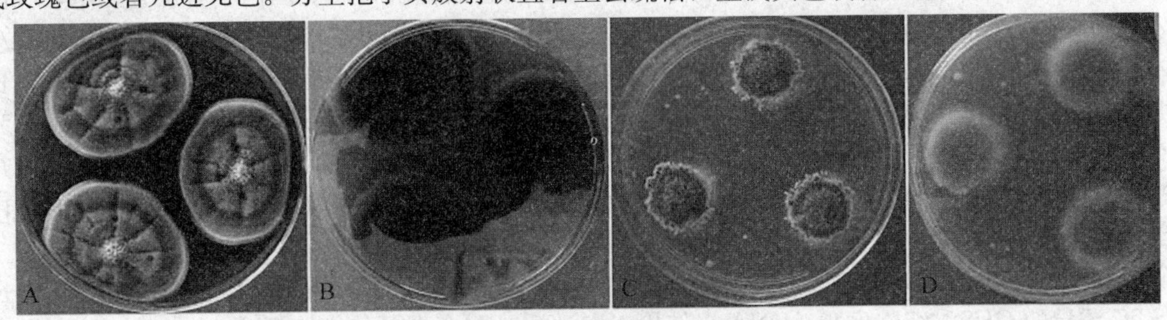

图 4－8　不同培养基上杂色曲霉菌属菌落形态

（A）沙氏琼脂正面；（B）沙氏琼脂背面；（C）麦芽浸膏琼脂正面；（D）麦芽浸膏琼脂背面

（Zeljko Jurjevic 等，IMAFungus. 2012，3（1）：59－79.）

二、杂色曲霉的镜下结构

杂色曲霉的分生孢子头呈放射样的疏松圆柱状，顶囊近球形，分子孢子梗长 200～400 μm，瓶梗常双层，占顶囊的 4/5 左右。分生孢子呈球形，较粗糙，有小刺，呈绿色。

第二节　杂色曲霉致肿瘤的发病机制

杂色曲霉毒素是由杂色曲霉和构巢霉等产生的具有致癌物质的真菌毒素，在化学结构上属于黄曲霉毒素 B_1 的前体物质（图 4－9）。杂色曲霉素是 1954 年由初田勇一和久山真平首次从杂色曲霉培养物中分离出来，是含呋喃环的氧杂蒽酮类化合物，微黄色针状晶体。最初发现 STC 时，并未引起人们的重视，到 60 年代末，各国学者对 STC 产生了兴趣并开始对其进行研究，尤其是在致癌性方面，做了大量的研究工作，积累了大量资料。

人类主要通过受感染的食物产品直接或间接接触到真菌毒素。国际癌症研究机构将 STC 列为 2B 级致癌物，它可与 DNA 形成加合物。我国杂色曲霉素污染非常常见，其中小麦被杂色曲霉污染的情况最多见。杂色曲霉素可能与胃癌和肺癌的发生密切相关，STC 一级和二级代谢产物进入人体。

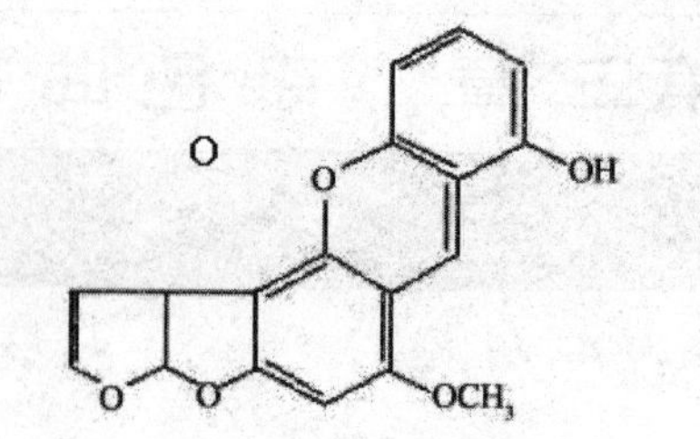

图 4-9　杂色曲霉素的化学结构式

早期的杂色曲霉素小鼠体内致癌研究发现，采用喂养实验对象不同水平杂色曲霉素的食物，发现实验组小鼠部分有肺腺癌和胃黏膜上皮异型增生的情况。喂养杂色曲霉 3 μg/kg 组和 30 μg/kg 组比较，肺癌的发生率分别为 25.0%和 47.1%，胃黏膜上皮异型增生发生率分别达 50.8%和 58.3%。体外的实验研究杂色曲霉素的致癌作用，发现杂色曲霉素可诱发支气管上皮异型增生，同时发现到杂色曲霉素可诱发人胚胎细胞抑癌基因 p53 第八外显子和癌基因 K-ras 突变及其蛋白水平的异常表达。

第三节　杂色曲霉致相关肿瘤的危险因素

一、胃癌相关危险因素

杂色曲霉广泛存在于人类食品和动物饲料中。谷物在收获、运输和贮藏过程中容易感染多种微生物，当谷物中水分含量超过 15%时，大量的真菌生长繁殖。1977 年，Schroeder 和 Hein 首次报道了坚果中 STC 的污染，检测零售店 40 份核桃样品，发现仅 1 份样品检出 STC。国内学者调查显示，我国胃癌高发区粮食和食品的真菌污染率非常严重，清水酸菜中的杂色曲霉毒素检出率更是高达 118.6 μg/kg；90 年代，有学者对肝癌和胃癌高发区和低发区中粮食杂色曲霉污染情况进行调查，发现高发区粮食中杂色曲霉毒素检出情况均较低发区严重。在我国，三种粮食作物杂色曲霉毒素污染率较高，小麦玉米污染率高达 90%左右，大米污染率达 72%。英国一项关于木薯的市场调查发现，所抽样品中杂色曲霉的含量达到 0.17～1.67 μg/kg。Ascudamore 等发现动物饲料的 60%或更多含包括有杂色曲霉毒素在内的真菌毒素。由此可以看出，杂色曲霉素广泛存在于人类食品及动物饲料中。

研究表明，STC 会诱导人类胃上皮细胞中的 DNA 损伤。但是仍然不完全清楚为什么 DNA 损伤有助于 STC 诱导的 GES-1 细胞癌变。DNA 损伤检查点激活是一个重要的细胞反应，对细胞分裂前 DNA 损伤的修复有重要的作用。激活的检查点可以防止潜在的基因不稳定的细胞的增殖，以促进 DNA 修复或通过诱导细胞死亡来消除受损细胞。如果损伤太严重，无法修复，则诱导细胞死亡。DNA 双链断裂（DSBs）是最严重的损伤类型，会导致细胞死亡或基因组不稳定。在理想情况下，DNA 检查点的激活导致细胞周期检查点的激活，使细胞周期阻滞，为 DNA 的修复争取时间，有利于细胞在进入细胞分裂前完成 DNA 修复。而 STC 诱导的 DNA 损伤激活了 ATM/P53 依赖的信号通路，从而诱导胃黏膜上皮细胞 GSE-1 的 G2 停滞，在长时间的 STC 刺激下，可导致细胞周期检查点失活的发生。继续增殖在 DNA 损伤的情况下继续增殖，可能会促进不稳定基因组的传播，并获得功能缺失或基因改变，这可能有助于胃癌的发展。在我国磁县西部采取的真菌污染饮食和酸菜进行的实验性食管癌病因研究过程中，研究人员偶然发现当地居民真菌污染饮食可诱发实验动物肺癌。因此，减少对这些毒素的摄入是减少肿瘤发生的主要方式。胃癌的其他相关危险因素见第二篇第一章第四节。

二、肺癌的相关危险因素

（一）吸烟

吸烟与肺癌的关系已在十几个国家进行过 30 多次流行病学的回顾性调查和 7 次大规模的前瞻性调查。尽管调查的国家不同，时间、对象、研究途径不同，但都证实吸烟是引起肺癌的最主要因素。吸烟是肺癌的重要病因已不容置疑，而且流行病学的调查还进一步表明，肺癌发生的概率与吸烟者的吸烟量及烟龄有关。肺癌发生的概率与每日吸烟的量，即吸烟的支数有关，肺癌发生的危险与日吸香烟的支数呈线性关系，即每日吸烟的支数增加 3 倍，则肺癌发生的概率也增加 3 倍，然而肺癌的产生与烟龄的关系更密切，两者呈指数性关系，即烟龄增加 3 倍，则肺癌的危险性增加 100 倍。

（二）职业性因子

流行病学、病理学和实验证实为职业性致癌的因子有无机砷、石棉、铬、镍、煤焦油、烟草和煤的其他燃烧物，以及二氯甲醚和氯甲甲醚等。除了上述的职业性因子以外，值得研究的致肺癌因子还有铍、氯乙烯、石油、矿物油、石蜡、石油沥青、异丙油、甲基萘、石油燃烧物、页岩油及其衍生物等。

（三）电离辐射

体内和体外的放射线照射都可引起肺癌，内照射引起癌变的剂量较外照射小。最早发现的职业性呼吸道癌与开采放射性矿石有关，不过当时并不了解致癌物的本质。几个世纪以来，在欧洲阿尔卑斯山脉的两侧开采了多种矿石，发现矿工多患所谓“矿上病”，到了 19 世纪末，才确认为恶性肿瘤。1926 年以后，诊断为放射性引起的职业性肺癌。

（四）大气污染

随着工业的发展，许多致癌性工业原料和产品的生产量和使用量增加，其影响不仅仅使直接接触的工人肺癌增多，也使致癌物污染大气的程度更加严重。各种交通工具，特别是汽车排出的废气以及道路和房屋的建筑中沥青等物质的大量使用也使大气受到污染。这类污染物中，确含有某些致癌物质。此外，肺癌发病率在许多国家的城乡差别也提示，大气污染与肺癌的发生有关。我国上海市居民肺癌死亡率市区高于郊区，近郊又高于远郊的事实也提示，大气污染可能对肺癌的发生起一定作用。

（五）生物学因子

随着分子生物学的发展，大量资料提示，支气管上皮的癌变可能与细胞遗传物质的多次改变有关，其中包括染色体丢失、重排以及突变等，致使细胞内某些基因丢失或活化，导致细胞生长失控或提供发生癌变的有利环境，最终导致癌变。研究表明，人肺癌的发生、演变以及发展与某些癌基因的活化及抑癌基因的丢失有密切关系。

第四节 杂色曲霉致相关肿瘤的演变过程

国内研究者认为，STC 还可与细胞 DNA 结合形成一种加合物。不少学者认为 STC 对 DNA 的损伤作用可能是其重要的致癌机制。DNA 是遗传物质的基础，常受环境中各种有害因素的刺激而造成损伤。DNA 损伤发生之后，细胞周期检测点即被激活。细胞周期检测点是调控细胞增殖周期的限速点，它的主要功能是识别 DNA 损伤并通过信号传导系统将 DNA 损伤信息传导到下游效应因子使细胞阻滞在细胞的 G1、S 或 G2 期，为 DNA 损伤修复提供充足的时间。损伤细胞 DNA 修复成功即可重新进入细胞周期，此过程被称为“恢复”。在这个过程中所有损伤均被完全修复，细胞尚能够正常分裂，基因组的损伤传递给子代的风险减少。当 DNA 损伤不能被完全修复时，细胞就会启动凋亡程序清除过度受损和有潜在危险性的细胞。细胞周期检测点的破坏和缺陷会导致基因组的不稳定性甚至肿瘤形成。

在杂色曲霉毒素诱导肺癌的动物实验中，杂色曲霉毒素诱发的小鼠肺肿瘤，呈灰白色，结节状，多位于肺叶边缘，直径 0.1～1.2 cm，切面灰白，质脆，多数隆起于肺脏表面。镜下观察可见肿瘤均位于肺叶近边缘支气管旁，呈结节状，与肺组织界限清楚。肿瘤细胞呈立方形或多边形，有一定的异型性，核大深染，偶可见核分裂像。肿瘤细胞呈腺样和明显的乳头状排列，诊断为肺腺癌。可见，不管是肿瘤高发区酸菜汤和 2 种真菌培养物诱发的肺癌还是以 STC 诱发的实验性肺癌的病理学特征均相同。在动物诱癌实验的同时，该研究室对河北省太行山肿瘤高发区居民饮食真菌及其污染状况进行了连续检测，发现当地居民饮食中真菌及其毒素的污染仍较严重，STC 仍是磁县西部肺癌死亡率较高的山区居民饮食中最常见的污染真菌毒素之一。在体内动物研究的基础上，以体外培养方法从免疫抑制动物接种、恶性转化灶的出现、软琼脂集落形成试验、超微结构观察、DNA 定量检测、抑癌基因 p53 和癌基因 ras

在蛋白水平上的表达及基因突变等方面，研究 STC 对体外培养的人胚肺组织的致癌作用，发现 STC 可诱发体外培养的人胚肺支气管黏膜细胞癌变，同时发现在此过程中有 p53 第 8 外显子和 Ki-ras 基因突变。

第五节　杂色曲霉致相关肿瘤的临床表现

一、胃癌的临床表现

详见第二篇第一章第六节。

二、肺癌的临床表现

杂色曲霉毒素诱导肺癌并没有与其他原因诱导的肺癌或者胃癌相比存在特殊的地方，需要注意的是在肺癌合并曲霉感染时，曲霉感染的影像学和临床可能会掩盖肺癌的原发病灶而忽略了原发病，直到治疗效果差或出现曲霉感染不能解释的临床表现而通过进一步检查发现原发病灶。不过尚没有资料表明，曲霉的感染会导致肿瘤，大部分资料显示是真菌毒素诱导细胞出现基因层面的突变累积导致的肿瘤。

杂色曲霉相关肺癌是在多种不同致癌因素的共同作用下，局部细胞异常增生，这群细胞因遗传物质的损伤导致失去控制，快速增殖，呈浸润性地生长，它不仅破坏邻近的正常组织，而且破坏周围组织，通过淋巴道和血液循环向全身各处转移，转移到不同的位置出现不同的临床表现。

第六节　杂色曲霉与相关肿瘤实验室指标改变和检查

一、杂色曲霉实验室检测

19 世纪 80 年代，我国流行病学者研究发现杂色曲霉与胃癌的发生有关，随后用真菌毒素进行了动物诱癌实验，发现毒素诱导了部分小鼠的胃黏膜不典型增生和肺腺癌，结合流行病学研究，推测杂色曲霉与胃癌有关。楼建龙等研究团队用改良的 Southern-Western blot 方法和间接竞争酶联免疫分析法对 13 份肝癌和胃癌患者的血样及尿样本，有将近三分之一的人检测到杂色曲霉毒素（范围在 65～113 μg/kg），而尿液中的杂色曲霉毒素的量则较低，间接反应出杂色曲霉毒素很少经泌尿系统排出。相比尿液来说，血液检测作为杂色曲霉毒素的筛查更合适。有学者用^{3}H 标记的杂色曲霉毒素进行离体大鼠肝脏发现，杂色曲霉毒素可经肝脏代谢生成 1，2-环氧杂色曲霉毒素。杂色曲霉毒素和 DNA 结合最多，国外利用放射性同位素^{32}P 标记检测到了与 DNA 结合的杂色曲霉毒素，但这种方法存在放射性物质污染等问题，目前很少采用。

目前针对真菌污染的食品或药品中真菌毒素的检测通常有高效液相色谱法、薄层色谱法、毛细管电泳技术和气相色谱等。高效液相色谱法串联萃取、超高压液相色谱-串联质谱（UFLC-MS/MS）法及其他技术串联高效液相色谱技术等，是目前研究杂色曲霉毒素较常用的方法。

杂色曲霉毒素的毒性实验大部分在体外进行，诱癌实验所用的杂色曲霉培养物并非杂色曲霉毒素的纯提取物，因此也难以排除其他致癌物的可能性。机体是一个复杂庞大的生物学系统，很多致癌物须经过代谢才能进一步发挥其致癌致畸作用，同时机体的免疫系统的状态也将明显地影响肿瘤的发生和发展，故在杂色曲霉毒素检测及其机体影响方面需要多方面的考虑。

二、胃癌的实验室指标改变与检查

祥见第二篇第一章第六节。

三、肺癌的实验室指标改变与检查

（一）血清学肿瘤标志物检测

目前常用于肺癌诊断的肿瘤标志物有癌胚抗原（CEA）、神经元特异性烯醇化酶（NSE）、鳞状细胞癌抗原（SCC）和细胞角蛋白片段CYFRA-2-11等。癌胚抗原（CEA）：在正常人血清中仅能测出微量CEA。已经证实肺癌细胞能直接产生CEA，因此测定血清中CEA含量可作为诊断肺癌的一项指标。神经特异性烯醇化酶（NSE）：NSE具有相当高的特异性，在小细胞肺癌中有异常过量表达，是小细胞肺癌首选标志物。鳞状细胞癌抗原（SCC）：肺鳞状细胞癌可有50％阳性率，而其他肺癌的阳性率不足30％，故SCC被认为是特异性较高的鳞状细胞癌标志物。

（二）痰液细胞学检查

原发性肺癌源于气管、支气管上皮，因而肿瘤细胞会脱落于管腔，随痰液排出。痰液的细胞学检查（痰检）已被广泛应用于肺癌的诊断。痰检简便易行，患者无痛苦，适用范围广。痰检可用于肺癌高危人群的普查。

（三）X线检查

胸部X线检查是最基本的影像学诊断方法，对肺癌的诊断、鉴别诊断、分期都是必要的。胸部正侧位片是最常用的X线检查，可以获得很多有价值的信息，得到初步诊断。

（四）CT检查

从20世纪80年代初全身CT技术广泛应用以来，其应用技术得到了很大的发展，在肺癌的早期发现、早期诊断、定位、定性方面均为目前影像学检查的最佳方法，也是胸部疾病鉴别诊断的首选检查方法。由于CT的高密度分辨率，尤其是近年来螺旋CT（HCT）扫描的发展及应用，使肺癌的诊断、分期、治疗均取得了显著进步。表现在肺内小病灶检出，显示病灶的大小、形态、密度，诊断纵隔淋巴结肿大、远处转移（肝、肾上腺、脑转移）等方面。

（五）MRI检查

目前CT仍然是肺癌的首选检查方法，尤其是对早期周围型肺癌的诊断。目前MRI的应用指征主要为：①对碘过敏患者，或者CT检查后仍难以诊断的特殊病例；②对肺上沟瘤（Pancoast瘤），需要显示胸壁侵犯及臂丛神经受累情况；③需要判断纵隔中的心包及大血管有无受侵，或有上腔静脉综合征的病例；④需要鉴别手术或放疗后肿瘤复发抑或纤维化的病例。肺癌的MRI特点，肺门区病变与血管影融合时MRI图像由于血管流空效应而呈现黑色，与肺癌病变组织易于区分。

（六）纤维支气管镜检查

纤维支气管镜（简称纤支镜）检查是诊断肺癌的一个重要方法，可观察声带、气管、隆突以及支气管的位置、形态、活动度和通畅情况，并可窥见肿瘤，取得活组织供病理学检查。纤支镜检查中央型肺癌时，可观察肿瘤与隆突、气管、支气管的关系，以明确是否需做袖式肺叶切除术或隆突切除成形术。当检查周围型肺癌时，可在CT下定位，通过纤支镜放入肺活组织钳或细胞刷到达肿瘤部位，取得组织供病理学检查或细胞学检查。

第七节　杂色曲霉与相关肿瘤的预防

杂色曲霉在自然界分布广泛，可污染粮食、加工食品、药材和饲料等，尤其是花生、玉米和小麦等，污染甚为严重。杂色曲霉毒素毒性目前认为仅次于黄曲霉毒素，其具有肝毒性、肾毒性和强致癌性，对人类健康造成非常大的威胁。因此，杂色曲霉的预防主要是曲霉毒素的摄入的预防，除日常注重空气流通和干燥，防止食品、药品、饲草等等防潮外，被真菌污染的粮食和蔬果要避免食用。

第四章　镰刀菌属感染与肿瘤

镰刀菌属（Fusarium）又称镰孢霉属，它包括许多对植物或人类致病的物种，并能够广泛在水、空气、土壤和植物残骸中生存。在分类学上，镰刀菌属无性时期原属于半知菌亚门，瘤座菌目。有性时期为子囊菌亚门，有性态常为赤霉属（Gibberella）。镰刀菌毒素是镰刀菌属真菌产生的多种次生代谢产物的总称，可诱发人类食管癌和胎儿神经管畸形等疾病。

第一节　镰刀菌属的生物学性状

镰刀菌属的菌丝有隔，分枝。分生孢子梗又分有分枝或不分枝。分生孢子有两种形态，小型分生孢子卵圆形至柱形，有1～2个隔膜；大型分生孢子镰刀形或长柱形，有较多的横隔，见图4-10。

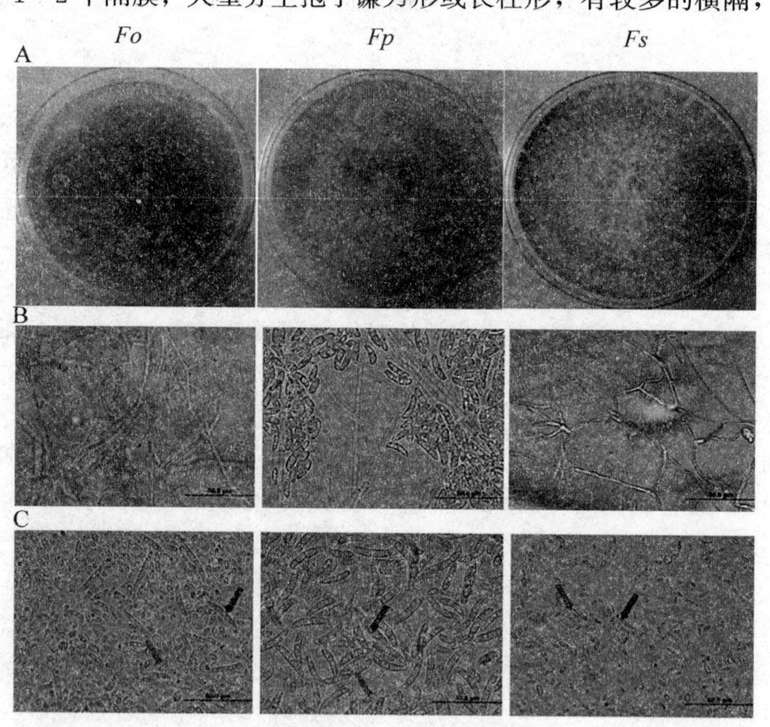

图4-10　镰刀菌菌丝体和分生孢子的形态表型和镰刀菌属菌丝体

（A）生长在10天的PDA平板上；（B）菌丝；（C）镰刀菌的微分生孢子（红色箭头）和大分生孢子（黑色箭头）。

第二节　镰刀菌属毒素

镰刀菌是最广泛认可的植物病原真菌属之一，对经济产生重要影响。镰刀菌毒素是镰刀菌属真菌产生的多种次生代谢产物的总称，在自然界中分布极为广泛，是危险的食品污染物，对人畜健康危害十分严重。镰刀菌属产生的毒素种类很多，其中主要是串珠镰刀菌素、玉米赤霉烯酮、单端孢霉毒素和伏马毒素等。被镰刀菌属感染的植物，与其产生的多种有毒化合物有关。数百种化合物被描述为镰刀菌的有毒或潜在毒性次级代谢物，这些化合物的毒性已在生物学层面的测定或饲养动物研究中得到证实。

第三节　镰刀菌属致肿瘤的发病机制

镰刀菌真菌毒素的影响超过了任何其他毒素的影响。伏马毒素（Fumonisins）是由轮枝镰刀菌（Fusarium verticillioides）和层出镰刀菌（F. proliferatum）产生的真菌毒素，在全球范围内污染玉米和玉米制品。伏马毒素是一类至少含有28种聚酮类真菌毒素的家族，具有18～20个碳链。伏马毒素家族由A、B、C和P系列化合物组成。伏马毒素 B_1、B_2 和 B_3 是研究最多、最深入的毒素，B系列伏马毒素具有20碳骨架，末端具有胺、多个羟基，以及在不同位置的两个丙烷-1，2，3-三羧酸酯基团。伏马毒素B（FB）是最常见的伏马毒素，其中伏马毒素 B_1 在伏马毒素 B_2 和伏马毒素 B_3 上占主要部分，而伏马毒素 B_4 通常被检测到的量很低，见图4-11。

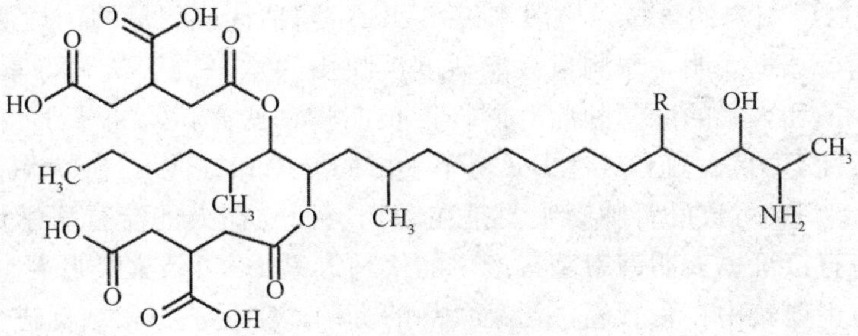

图4-11　伏马毒素化学结构图

伏马毒素是在20世纪80年代末发现的，1988年首次报道，是基于对南非前Transkei地区人类食管癌高发的原因进行了调查而发现。到目前为止，伏马毒素 B_1 致癌的证据是间接的和有限的。国际癌症研究机构评价伏马毒素 B_1 为2B组致癌物。有研究表明伏马毒素

B2比伏马毒素 B_1 具有更强的细胞毒性。伏马毒素 B_1 和 B_2 的限量根据谷物和以为谷物原料类的产品类型而设定。伏马毒素（Fumonisins）是一种致癌真菌毒素，在世界多个地区与人类食管癌的高流行有关，包括南非Transkei地区、中国林县、意大利北部、美国东南部、印度和肯尼亚等。它们还参与了马脑白质脑软化症、猪肺水肿、实验性啮齿类动物肝癌和神经管缺陷。近些年，随着黑曲霉的基因组测序的实现，发现黑曲霉和魏氏曲霉（原来叫A. awamori）菌株也能够产生伏马毒素 B_2 和伏马毒素 B_4。

伏马毒素 B_1 对动物有毒和致癌作用。伏马毒素毒性的主要机制是干扰鞘脂的生物合成，从而导致不同动物的多种器官特异性结果。伏马毒素通过抑制神经酰胺合成酶，引起鞘氨醇等鞘脂代谢有毒中间体的积累和复杂鞘脂的耗竭，干扰细胞膜结构和功能，破坏众多的细胞生物学通路。游离的鞘氨酸可导致肝脏和肾脏的病变，包括肝索的破坏、肝细胞空泡化、巨细胞吞噬、凋亡、坏死和细胞增殖，鞘脂代谢的破坏也可导致马和猪的伏马毒素中毒性严重症状。有几项研究证明了伏马毒素在小鼠和大鼠肾中的致癌活性。伏马毒素 B_1 毒性表现为细胞凋亡增加、蛋白质合成受抑制、细胞周期阻滞和脂质过氧化增强。鞘脂介导细胞应激反应，这些脂类信号分子也可能影响线粒体，因为它们的存在与这些细胞器的结构和功能有关。在受累动物肾脏注意到的主要线粒体病变是嵴肿胀、扩张，而受累肝脏线粒体常出现肿胀，嵴偶有解体，线粒体基质较少电子密度。与食管癌和神经管缺陷有关的代谢物具有穿透人和动物细胞并到达细胞基质的能力，在那里引起核苷酸序列的重大突变。导致基因组中存在强而持久的缺陷（以鸟嘌呤碱基为靶点的加合物形成，在TP53第249密码子处诱导G→T颠换），FB1还可能破坏鞘脂代谢，从而破坏细胞凋亡和有丝分裂的平衡。这些缺陷最终会被转录、翻译并导致癌症的发展。

第四节 镰刀菌属致相关肿瘤的危险因素

玉米在生长和储存过程中极易受到伏马毒素的侵染。流行病学研究结果表明，受到伏马毒素污染的玉米及其制品可导致马白脑软化症、猪肺水肿综合征以及肾毒性，还可诱发人类食管癌和胎儿神经管畸形等疾病。

由于伏马毒素的肾毒性作用，世界卫生组织食品添加剂问题联合专家委员会（World Health Organization Joint Expert Co mmitteeon Food Additives，JECFA）建立了一个用于人类摄入伏马毒素 B_1 的每天容许摄入量（Provisional Maximum Tolerable Daily Intake，PMTDI）的建议，基于其他毒理学终点的 PMTDI 将表明比 JECFA 采用的值低。在已知高暴露于膳食伏马毒素 B_1 的地区，在人体尿样本中测量了伏马毒素 B_1（UFB1）的含量。一般来说，UFB1 与估计或测量的伏马毒素 B_1 摄入量之间有统计学意义的关系；然而，数据表明，尿测量只能适度反映摄入水平的。伏马毒素 B_1 是已知的动物致癌物，已被证明可引起小鼠和大鼠的肝肾肿瘤，同样，长期膳食暴露伏马毒素 B_1（≥50 ppm）对啮齿类动物也具有致癌性：雄性 BDⅨ大鼠和雌性 B6C3F1 小鼠的肝癌和雄性 F344 大鼠的肾癌。

综上来说，伏马毒素 B_1 可致肝肾肿瘤主要是在动物层面。在人的流行病学调查方面，因肝肾肿瘤病因纷繁复杂，并没有直接证据表明镰刀菌霉产生的伏马毒素 B_1 可致人类肝肾肿瘤。关于伏马毒素 B_1 暴露的致癌风险研究也主要集中在食管癌，污染食品的真菌产生促癌毒素或促进食物中亚硝酸的合成并协同致癌，在日常生活中应尽量避免食用镰刀菌毒素污染的玉米类及其相关制品的食物以降低患食管癌的风险。

第五节 镰刀菌属致相关肿瘤的演变过程

镰刀菌属毒素可致肝肾肿瘤主要是在动物层面。大多关注在人的流行病学调查方面，因肝肾肿瘤病因十分复杂，并没有直接证据表明镰刀菌霉产生的毒素可致人类肝肾肿瘤。镰刀菌属真菌毒素具有急性和慢性毒性作用，并在动物毒性试验中得到验证。该类别下的部分毒素通常在极低浓度下就可起毒性作用，引发致死率高的急性疾病和慢性疾病，且可降低对病原体的抗性并造成生殖毒性。其中 T-2 毒素、HT-2 毒素、蛇形毒素、脱氧雪腐镰刀菌烯醇、伏马毒素、玉米赤霉烯酮等多种毒素在多国食品、饲料法规中已经建立了限量标准。

镰刀菌引起的人类肿瘤的具体进化过程尚不完全清楚，但已根据实验证据提出了几种机制。一种提议的机制涉及霉菌毒素对 DNA 和细胞过程的直接影响。例如，伏马菌素已被证明可抑制神经酰胺合酶，导致鞘氨醇和鞘氨醇的积累，从而导致 DNA 损伤和细胞周期停滞。这可以促进肿瘤发生和肿瘤进展。脱氧雪腐镰刀菌烯醇是另一种由某些镰刀菌属物种产生的霉菌毒素，已被证明可诱导炎症和细胞增殖，从而导致 DNA 损伤并促进肿瘤生长。另一个提出的机制涉及镰刀菌感染在削弱免疫系统方面的作用，导致患癌症的风险增加。镰刀菌属可引起一系列感染，尤其是在免疫功能低下的个体中。这些感染会导致毒素和其他有害物质的释放，从而导致癌症的发展。第三个提出的机制涉及氧化应激和炎症的产生，这可以促进癌症的发展和进展。研究表明，镰刀菌感染可诱导活性氧的产生并导致炎症通路的激活，从而促进癌症的发展。总的来说，镰刀菌诱导的人类肿瘤的进化过程涉及遗传和环境因素之间复杂的相互作用。了解所涉及的机制和过程对于制定预防和治疗与镰刀菌相关的癌症的有效策略非常重要。

第六节 镰刀菌属致相关肿瘤的临床表现

镰刀菌相关肿瘤的临床表现可能因肿瘤的位置和范围而异。镰刀菌属相关肿瘤主要指的是消化道肿瘤食管癌，食管癌在早期临床症状并不明显，只是吞咽食物可能有异物感，伴随有不同程度的营养不良。随着疾病进展，吞咽逐渐变得困难，从开始的大的干燥的食物吞咽困难，到后期，流质的食物也开始变得有难度。这是食管因肿瘤逐渐狭窄的临床表现。如果进展到器官转移，将会出现相应的临床症状，比如颈部淋巴结、胃周淋巴结或者骨转移，出现相应的肿大或者骨痛的临床表现。血行转移出现比淋巴转移晚，容易导致全身播散，此时说明疾病已经进展到晚期，预后较差。总的来说，镰刀菌相关肿瘤的临床表现多种多样且通常是非特异性的，这使得它们的诊断具有挑战性。因此，对所涉及的镰刀菌属进行适当的实验室鉴定并对肿瘤组织进行适当的组织病理学检查对于准确诊断和有效治疗这些肿瘤至关重要。

第七节　镰刀菌属与相关肿瘤实验室指标改变和检查

一、镰刀菌属实验室检测

真菌毒素的检测包括植物或者感染物中毒素相关基因的分子学检测（基于多重 PCR 衍生的两种 PCR 方法），或者基于流行病学的尿伏马毒素 B_1 的检测。多重 PCR 的两种策略（标准 PCR 和实时 PCR）已被广泛应用于同时检测和鉴定产霉镰刀菌种。多重 PCR 是一种强大的检测、识别和量化真菌毒性真菌的方法，通过放大与真菌毒素产生相关的基因，能够检测、鉴定和定量镰刀菌物种。与普通 PCR 相比，它具有低成本、时间短、同时扩增两个以上的基因（在只有一个反应管中）等优点。能对基于 PCR 的唑酮、伏马毒素 B_1 和多种镰刀菌毒素的多重检测和鉴定。

基于 PCR 的真菌物种的识别、检测和定量在分子植物病理的发展、改善中发挥着关键作用。从 1988 年开始，多重 PCR 已经被引入了多个 DNA 的研究领域，该方法同时扩增两个以上的基因组 DNA 区域，并为研究包括两个或多个目标或策略的大量样本检测提供便利。在镰刀菌中，tri5 基因是三基烯合成酶的编码基因，它编码的酶是真菌三基烯产物生物合成第一个步骤所需要的一个酶。由 Niessen 和 Vogel 开发的一组针对 tri5 基因的引物，被许多研究人员使用来检测各种食物基质中产生的三萜类真菌。除 tri5 外，还利用三萜生物合成簇的其他基因设计了物种特异性和群体特异性 PCR 引物。由 Bluhm 等建立了一种群体特异性 PCR 法检测产生镰刀菌的三萜的方法，设计与 TRI6 基因（转录因子）结合的引物，并将该系统与引物一起用于伏马毒素 B_1 产生真菌的检测。Lee 等为了区分镰刀菌中 DON 和 NIV 产生的化学型，设计了与 tri7 基因中存在的一个插入区域杂交的引物，一种属特异性引物对，通过与 tri13g 内的序列杂交实现对真菌或其代谢产物的检测。这些系统基于 fum1 和 fum13 基因序列，并通过多重 PCR 法检测这些真菌。Waalwijk 等研究了 F. proliferatum 的伏马毒素生物合成，鉴定了 19 个伏马毒素合成调控基因。据推测，F. verticillioides 分离物产生伏马毒素的主要能力将取决于 fum1 基因的存在与否，但最终产生的伏马毒素的量可能还有额外的调控因素。Bluhm 等发表了类似的伏马毒素生成物检测方法，与 Ramana 等基于 F. proliferatum 和 F. verticillioides 的 fum1 和 fum13 基因序列相似的原理，建立了这两种真菌的多重 PCR 检测方法。

尿伏马毒素 B_1 是一个关于对黄曲霉毒素或伏马菌素的所有来源的暴露量进行综合估计的生物标志物。尿伏马毒素 B_1 常用于膳食高暴露伏马毒素地区的人体样本中的测定。尿伏马毒素 B_1 与估计或实测伏马毒素 B_1 摄入量之间均有统计学意义的关系，但数据表明，尿伏马毒素 B_1 量只是摄入量水平的初步反应。突变分析显示，来自马拉维患者的食管癌样本的共同特征还与年龄、胞苷脱氨酶活性和第三个未知来源的特征有关。

二、食管癌的相关检查

影像学检查方面，食管癌的相关检查主要是内镜检查，包括普通白光内镜、色素内镜、电子染色内镜、放大内镜、共聚焦激光显微内镜、自发荧光内镜等。早期食管癌以普通白光内镜为基础，全面细致地检查观察食管各个部分，根据各医院的设备状况和内镜医师经验，综合使用染色内镜、食管内镜等，有助于病变范围，浸润深度和病理类型，对制订相应的治疗方案都具有重要的意义。CT 和 MRI 在国内进行食管癌临床分期也比较普遍。对局部淋巴结及腹腔淋巴结术前分期和 N 分期诊断准确率在 70%以上。MRI 对食管癌 T 和 N 分期诊断和 CT 效果相当，但因其扫面时间长、易受心脏、大血管搏动和呼吸起伏的影响，可能会影响肿瘤的分期，故而一般不作为首选的检查。PET-CT 融合了 PET 和 CT，可同时评价病变的解剖结构和代谢功能的异常，在食管癌远期转移评估方面具有一定的价值，但对早期诊疗效果有限，费用高，国内不将其作为常规的评估手段。内镜技术联合增强 CT 获得病变层次、淋巴结转移及远处转移情况信息。电子内镜在条件较好的医院，进一步检查可作为术前评估。

第八节　镰刀菌属与相关肿瘤的预防

一、镰刀菌属的预防

目前已知镰刀菌属多种毒素会引起不同肿瘤，应结合镰刀菌属研究相关流行病学和临床研究数据制定相应的预防策略。例如，在葡萄藤和葡萄干中天然存在伏马毒素，其他水果也被证明广泛存在伏马毒素。此外，曲霉种类也会导致玉米 FBs 污染。曲霉产生的伏马毒素 B_2 在咖啡豆、啤酒、其他谷物类产品、大麦、小麦中也被检测到。因此，在这些食物的存储、运输和加工过程中。如何避免 FBs 的污染，是一个食品生产、监督和健康管理等各个部门都需要关注的问题。IARC 关于伏马毒素 B_1 的食物污染的工作组进行了评估：虽然人类没有足够的证据表明伏马毒素的致癌性，但实验动物已有足够的证据表明伏马毒素 B_1 的致癌性。因此，将伏马毒素 B_1 归类为人类致癌 2B 组。我们相信有必要以成本低、效益高的措施促进粮食安全，减少因镰刀菌属摄入引起的癌症增加的风险。

二、相关肿瘤的预防

镰刀菌诱导的相关肿瘤被认为是由于镰刀菌毒素的作用而发生的，尤其是伏马菌素 B1，已知它会导致 DNA 损伤和破坏细胞分裂。因此，预防由镰刀菌引起的肿瘤涉及减少接触镰刀菌毒素，这可能涉及以下步骤。①正确储存和处理食物：镰刀菌毒素常见于受污染的谷物、和坚果。适当的食品储存、处理和加工有助于减少污染和随后接触真菌毒素。重要的是要检查食品是否有发霉或变质的迹象，并丢弃任何受影响的产品。②减少接触环境来源的镰刀菌：镰刀菌是一种常见于土壤、植物和腐烂木材中的真菌。减少接触环境来源的镰刀菌，尤其是在户外活动或园艺期间，可能有助于降低接触风险。③减少接触烟草产品：烟草消费是食道癌的已知危险因素，有人提出镰刀菌毒素可能会增强烟草烟雾的致癌作用。因此，减少烟草使用和接触可能有助于预防食管癌。④定期健康检查：定期健康检查有助于发现食道癌的早期迹象，尤其是对于有镰刀菌接触史的个体。如果您担心自己的健康或接触过镰刀菌，请务必咨询您的医疗保健提供者并接受定期筛查以及早发现癌症。⑤适当管理基础疾病：预防与镰刀菌相关的肿瘤可能具有挑战性，因为它们通常发生在免疫功能低下的患者身上，例如接受化疗或器官移植的患者、艾滋病病毒/艾滋病患者或糖尿病患者。预防与镰刀菌相关的肿瘤和感染需要结合旨在减少接触真菌和控制免疫功能低下情况的预防策略。

第五章　真菌与肿瘤小结

真菌中曲霉菌属是普遍存在于环境中的霉菌，例如土壤和腐烂的植被。该属包200多种，据报道其中30种会引起人类感染。在人类致病物种中，烟曲霉是主要病原体，其次是黄曲霉、土曲霉、黑曲霉。

真菌毒素或其代谢产物是重要的致病因子，真菌导致肿瘤的根本原因大多数也与真菌毒素或其产物的作用密切相关，以上我们列举了其中3种比较常见且相对研究较多的霉菌，对其与肿瘤的关系进行了阐述。

实际上，致癌的真菌毒素种类远不止3种，而且许多毒素可由不同的真菌菌株产生；另一方面，一种真菌菌株也可产生多种毒素。常见产毒真菌包括曲霉菌属、青霉菌属和镰刀菌属。其他还包括毛霉属、根霉属、交链孢霉属等多种菌株均能产生致病毒素，但致病程度并不完全一致。国际癌症研究机构分别将展青霉素、黄曲霉毒素中的AFB1和AFM1、赭曲霉毒素A列为第3类、1类、2B类和2B类致癌物质。还有其他一部分真菌实验研究相对较少且比较年代比较久远，其致癌性尚需更多最新实验补充。如一种粮食中常见的霉菌串珠镰刀菌，20世纪末在我国食管癌高发地区河南林县玉米污染中占第一位。用这种林县分离所得的串珠镰刀菌，诱发了大鼠前胃鳞癌。交链孢霉是污染粮食、西红柿、土豆、烟草等植物的常见霉菌，能产生多种毒素，交链孢酚单甲醚（AME）属其中之一。一些研究者从粮食样品中分离得到的互隔交链孢霉诱发出了大鼠前胃和食管乳头状瘤及前胃鳞癌。体外实验用细胞培养的方法证明AME能诱发人胚胎食管上皮明显增生（食管癌的癌前病变）。连续监测发现，黄曲霉毒素、杂色曲霉毒素和脱氧雪腐镰刀菌烯醇（主要由镰刀菌属和漆斑菌属产生）是肺癌死亡率较高的居民饮食中常见的毒素。为了证实这些毒素对肺癌发生的影响，该研究组做了大量实验研究，用脱氧雪腐镰刀菌烯醇＋杂色曲霉毒素、黄曲霉毒素＋脱氧雪腐镰刀菌烯醇长期灌喂NIH小鼠，发现长期肺腺癌发病率达45.9%和42.4%。采用体外培养和特殊染色方法发现脱氧雪腐镰刀菌烯醇可导致培养的细胞人胚肺支气管黏膜细胞癌变。

真菌和肿瘤的关系是一种复杂的关系，真菌毒素能导致一系列毒性反应，轻则引起胃肠道反应或神经系统等的反应，重则可能致畸致癌；但相反的部分真菌可以辅助治疗肿瘤。如灵芝，是大众所熟知的一种药用真菌，灵芝子实体中含有有机锗、多糖和多种三萜类化合物等，能够改善血循环，提高红细胞携氧能力，对气管炎，血管硬化及癌症等有一定的疗效。许多真菌提取物也具有抗炎、抗血管硬化甚至抗肿瘤活性。植物内生真菌是一种部分或全部寄生在植物体内，并不导致寄生宿主不表现出任何症状的真菌，植物内生真菌中最早发现长春新碱等具有抗肿瘤作用而受到广泛关注。从内生真菌中提取到的次级代谢产物的类别包括：生物碱、萜类、甾体、黄酮类、酯类、蒽醌等多种化合物。有研究者从埃及水葫芦Pontederiaceae叶片分离得到内生真菌杂色曲霉KU258497并从其发酵产物中分离到两个新的异香豆素二聚体和一个新的二氢喹诺酮衍生物。通过MTT实验验证发现，这种发酵产物对小鼠淋巴瘤L5178Y细胞株表现出明显的细胞毒活性，IC50值为10.3 μM。另外一种从柚木分离得到的拟茎点霉属内生真菌，通过液体发酵的方法从培养液中分离得到phomoxanthone A和phomoxanthone B这2种活性物质，这些黄酮类化合物对KB、bc-1、Vero细胞表现出明显的细胞毒性作用。Yokoigaw等从内生真菌AllantophomopsislycopodinaKS-97的代谢产物中获得了新的化合物allantopyrone A，发现其对HL-60细胞具有较高的细胞毒性，后续研究中证明allantopyrone A能诱导DNA片段化，并可以通过抑制IkBa磷酸化的过程从而阻碍NF-κB信号传导途径，最终发挥抑制肿瘤的作用。

还有一类生活在海洋的真菌，其次级代谢产物或提取物表现出良好的抗肿瘤活性。如现今报道的两百多个珊瑚共附生微生物来源的化合物中，超过80%来自真菌。珊瑚共附生真菌次级代谢产物的类型包括生物碱、萜类、聚酮、肽类等，这些次级代谢产物体外显示抗肿瘤、抗菌、消炎、免疫调节、防污等生物活性。从来自中国南海软珊瑚的哈茨木霉菌，分离得到两个新的羟基蒽醌化合物及7个已知的类似物，其中两种化合物对肝癌细胞系HepG2具有细胞毒活性，还有一种对宫颈癌细胞系HeLa表现出细胞毒活性。

目前关于植物内生真菌及其次级代谢产物作用国内外的研究也是“遍地开花”，表现出真菌的多样性和复杂性，如何首乌内生真菌、南方红豆杉内生真菌、蒺藜内生真菌、薏苡内生真菌和人参内生真菌等，丰富多样的内生真菌具有高度多样的代谢产物，是抗炎抗肿瘤药物筛选的天然资源宝库。各种海洋和特殊环境下的附生真菌的次级代谢产物中也有许多等待科学家们去探索、寻找其具有药用价值的宝贵成分。

真菌毒素可以导致肿瘤发生，但有些真菌在一定程度上具有抗肿瘤的作用，因此，我们需要辩证地看待真菌与肿瘤的关系。在生活中尽量避免食入真菌污染的食物或水，避免毒素累积导致肿瘤的发生，另一方面，又可以探索研究未知真菌的代谢产物成分及作用，充分发挥其抗肿瘤作用，为人类的健康做出贡献。

第五篇　寄生虫与肿瘤

第一章 总 论

寄生虫（parasite）是指一些在长期演化过程中逐渐丧失了独立生活能力，寄生于另一生物的体内或体表，获得营养，并给对方造成损害的小型低等动物。寄生于人体的寄生虫达数百种之多，在我国有文献记载的就有232种，其中最常见的也有30余种。寄生虫侵入人体后能够引起多个脏器多种不同表现的疾病，并且可能与肿瘤的发生有关。随着研究的不断深入，人们逐渐发现一些寄生虫除了致病作用外还具有抗肿瘤作用。

一、寄生虫与肿瘤发生

目前认为，某些寄生虫感染与恶性肿瘤常常同时存在于同一个体。杨占军等通过对85例不同恶性肿瘤患者的弓形虫感染抽样调查，发现其弓形虫感染率为77.65%（66/85），高于正常人群的9.52%（2/21），说明恶性肿瘤患者感染弓形虫的概率高于普通人群。刘全等通过对长春地区孕产妇和肿瘤患者血清弓形虫抗体IgG的检测也证实了这一观点。这种现象可能与3种因素有关：第一，有恶性肿瘤的患者往往免疫力低下，进而容易导致寄生虫感染；第二，某些寄生虫感染可能会引起恶性肿瘤的发生，例如肝吸虫可以阻塞胆管造成胆汁淤积，进而可能发展为胆汁淤积性肝硬化或肝内外胆管癌；另有研究表明，血吸虫感染可能是大肠癌的诱因之一。第三，有报道称美国科学家发现一例寄生虫癌细胞传染给人类宿主并在宿主体内造成癌状肿瘤的病例，这是世界上首次发现寄生虫会把癌症传染给人。

二、寄生虫的抗肿瘤作用

某些人体寄生虫的存在不仅与肿瘤发生有关，甚至还具有抗肿瘤作用，这可能与以下几方面机制有关。

（一）寄生虫本身的抗肿瘤作用

一方面，某些寄生虫的感染可阻断肿瘤细胞周期而抑制肿瘤细胞的增殖，如人蛔虫提取物对小鼠Lewis肺癌细胞增殖的抑制，旋毛虫虫体蛋白对宿主体内肿瘤细胞生长的抑制；再如，疟原虫对S180腹水癌细胞的抑制作用，弓形虫对小鼠结肠癌ct26细胞及黑色素瘤的抑制；另一方面，寄生虫能够分泌一些抗肿瘤的物质，对于某些肿瘤细胞具有较强的毒性，能够引起该肿瘤细胞的凋亡，例如阿米巴滋养体对于Hela细胞具有较强的毒性作用，能够引起该肿瘤细胞的凋亡。

（二）通过调节机体免疫系统抗肿瘤

寄生虫通过调节宿主免疫系统抗肿瘤的现象可见于蠕虫及原虫感染。如旋毛虫幼虫能够刺激感染小鼠NK细胞，进而加强细胞毒性；当卵巢癌患者感染尿嘧啶营养缺陷型刚地弓形虫后，卵巢癌微环境中受到抑制的$CD11c^{+}$抗原递呈细胞会转变为活化型，增加了T细胞受体协同刺激分子CD80和CD86的表达水平，$CD11c^{+}$抗原提呈细胞重新获得了抗原递呈能力，启动$CD8^{+}$ T细胞特异性应答，引起效应T细胞的抗肿瘤免疫应答，进而增强了对卵巢癌细胞的抑制效果。

（三）寄生虫与肿瘤的共同分子结构为抗肿瘤研究提供思路

由于肿瘤细胞可逃避机体的免疫监控，抗肿瘤疫苗的研究一直举步维艰。有研究表明，某些寄生虫具有和肿瘤相似的抗原表位，因而，对寄生虫免疫逃避机制的研究可为深入认识肿瘤的免疫逃避机制提供新的思路。例如，肿瘤细胞表面黏蛋白型O-聚糖的结构和数量的变化可导致肿瘤抗原特异性的改变，进而引起肿瘤细胞抗原性和黏附能力的变化，加速肿瘤细胞向恶性增殖和转移。因而，关于黏蛋白型O-聚糖的深入研究可为部分肿瘤的诊断和抗肿瘤药或疫苗研发提供依据。巧合的是，有些寄生虫细胞表面具有和肿瘤细胞表面相同的黏蛋白型O-聚糖结构，这为探求寄生虫和肿瘤免疫逃避之间的联系提供了可能，也为研究复杂的肿瘤免疫提供了帮助和借鉴。

三、寄生虫感染与误诊

寄生虫感染人体后受到机体免疫系统的作用产生慢性炎症，并且可以形成寄生虫性肉芽肿，外形类似肿瘤而容易发生误诊，临床中有相应的文献报道，应该引起临床医师的注意。张军报道过两例纵隔包虫病误诊为纵隔肿瘤的患者；关玉红等报道过一例罕见的卵巢包虫病患者被误诊为卵巢肿瘤，经手术治疗行子宫、附件、部分小肠切除后，病理检查为棘球蚴病；邱元林等报道一例男性患者寄生虫性肉芽肿被误诊为肝脏肿瘤；何爱珍等报道一例3岁的女性患者，因癫痫入院并被误诊为右颞叶占位性病变，后经检查后确诊为先天性脑弓形虫病，经积极治疗患者预后良好。

人们对于肿瘤发生机制的研究投入了大量的金钱、资源与时间，但并没有取得当初所预想的成绩，究竟为什么会发生肿瘤依旧没有答案，并且肿瘤的发生率依然居高不下。当一条路走不通的时候，我们不禁想到是否可以另辟蹊径，从其他方面重新审视肿瘤的发生，进而可能取得意想不到的效果。寄生虫与人体关系密切，并且越来越多的研究表明其与肿瘤的发生与发展具有相关性，其可能为一个很好的切入点，即通过研究寄生虫的相关特性来解释一些肿瘤的现象。我们应该相信，随着医学的不断发展，寄生虫与肿瘤的关系将会越来越明晰，真正治愈肿瘤的一天并不遥远。

第二章 弓形虫与肿瘤

刚地弓形虫（toxoplasmagondii），属顶复门、孢子虫纲、球虫目、肉孢子虫科、弓形体属寄生虫，于1908年在北非刚地梳趾鼠的肝脾单核细胞内发现，虫体呈弓形，因此得名刚地弓形虫，简称为弓形虫。能感染人和多种动物，引起人兽共患的弓形虫病，尤其在宿主免疫功能低下时，可致严重后果，是一种重要的机会致病原虫。

第一节 弓形虫的形态和生活史

一、形态

弓形虫的生长发育过程中可分为5种不同形态的阶段：滋养体、包囊、裂殖体、配子体和卵囊。5种阶段均可存在于终宿主（猫和猫科动物）体内，在中间宿主（人、哺乳动物、鸟类等）体内仅见滋养体和包囊两种。其中滋养体、包囊和卵囊与传播和致病有关。

（一）滋养体

滋养体是指在中间宿主细胞内进行分裂繁殖的虫体，包括速殖子和缓殖子。两种虫体形态相似呈弓形、香蕉形或半月形，一端较尖，一端钝圆，一边扁平，另一边较膨隆。速殖子长4～7 μm，最宽处2～4 μm。经吉氏或瑞氏染液染色后，可见虫体细胞质呈蓝色，核位于虫体中央呈红色，在核与虫体尖端之间有染成浅红色的颗粒，称副核体。

（二）包囊

包囊有假包囊和包囊之分。以宿主细胞膜包绕的滋养体虫团称假包囊，因缺乏真正的囊壁而得名。内含数个至20多个滋养体，因其增殖快速故常称此滋养体为速殖子。速殖子增殖到一定数目时，胞膜破裂，速殖子释出并侵入其他细胞内继续繁殖。

包囊为圆形或椭圆形，直径5～100 μm，外被一层由虫体分泌的成囊物质形成的坚韧囊壁。囊内含数个至数千个滋养体，囊内的滋养体增殖缓慢，称缓殖子，可不断增殖，其形态与速殖子相似，但虫体较小，核稍偏后。包囊在一定条件下可破裂，释出的缓殖子可重新进入新的细胞，形成包囊或假包囊。包囊可长期在组织内生存。

（三）卵囊

在宿主体内未孢子化的卵囊呈圆形或卵圆形，具两层光滑透明囊壁，大小约12 μm×10 μm。卵囊随宿主粪便排到体外，在适宜的温度和湿度条件下，发育迅速并孢子化，24小时后含有2个孢子囊。成熟卵囊体积稍增大，大小为13 μm×11 μm，孢子囊大小为8 μm×6 μm。每个孢子囊含有4个子孢子，子孢子呈新月形，一端较尖，一端较钝，大小为（6～8）μm×2 μm，一个核居中或位于亚末端。

二、生活史

弓形虫生活史中需要两类宿主。终宿主为猫科动物如家猫，中间宿主除人体外，还有多种哺乳动物和鸟类。

（一）在终宿主体内的发育过程

猫和猫科动物食入卵囊或其他动物肌肉等组织中的包囊、假包囊而感染。此外，食入或饮入被成熟卵囊污染的食物或水也可感染。进入小肠卵囊内子孢子逸出、包囊内缓殖子逸出和假包囊内速殖子逸出，虫体侵入小肠上皮细胞发育增殖，形成裂殖体，裂殖体成熟后，随肠上皮细胞破裂而释出裂殖子，再侵入新的肠上皮细胞重复裂体增殖过程。经数代裂体增殖后，部分裂殖子发育为雌、雄配子体，之后发育为雌、雄配子，雌、雄配子受精后形成合子，合子继续发育为卵囊。卵囊从破裂的肠上皮细胞落入肠腔，随宿主粪便排出，在外界适宜的温度、湿度中继续发育，最终形成含有2个孢子囊的成熟卵囊。

（二）在中间宿主体内的发育繁殖

当卵囊、包囊和假包囊被中间宿主（如哺乳动物、鸟类及人）经口感染后，分别在肠内释出子孢子、缓殖子和速殖子，侵入肠壁，经血和淋巴进入单核巨噬细胞系统细胞内寄生，并逐渐扩散到全身各器官，如脑、淋巴结、肝、心、肺等，在组织细胞内发育繁殖。弓形虫寄生在有核细胞胞质内或核内进行而分裂和内芽生殖过程中，可形成多种不同形状的群落。当被寄生的宿主细胞破裂后，速殖子又侵入新的宿主细胞，继续不断地发育繁殖。在宿主机体免疫力正常时，侵入细胞内的虫体缓慢繁殖，并分泌一种成囊物质形成具有囊壁的包囊，转化成缓殖子，并可在包囊破裂后释放出来，侵入新的宿主细胞进行缓慢繁殖，重复上述过程。包囊在宿主体内存活数月或数年。当宿主免疫力因多种原因影响而致低下或虫株毒力增强时，侵入宿主细胞的弓形虫发育为速殖子，迅速增殖，形成假包囊。细胞胀破后释放的速殖子再进入宿主新的细胞，迅速增殖的速殖子可大量侵犯正常细胞，从而造成全身性的广泛感染。

第二节 弓形虫的致病性

人被弓形虫感染后，是否发病则取决于弓形虫的毒力、侵袭力和人体的免疫状态。一般来说，人体免疫状态正常或虫株毒力低时，会处于一种隐性感染状态，当人体免疫力低下或虫株毒力强（如RH株强毒力株）时，则可由隐性感染状态转变为急性感染状态（即临床所称的急性弓形虫病或急性期）或慢性期。在急性期，也随着人体免疫状态改变或经适当治疗，也转变为慢性期；反之，也可由慢性期转变为急性期。在急性期未能得到及时诊治的病例，亦可致死。依据人体受弓形虫感染和致病的途径或方式以及临床表现，临床将其分为先天性弓形虫病和获得性弓形虫病两大类。

一、先天性弓形虫病

先天性弓形虫病是指弓形虫感染孕妇并经胎盘或羊水垂直传播给胎儿，弓形虫感染对胎儿危害的严重程度与母亲的感染时期、感染虫株的毒力、母亲体内抗体等因素有关。母亲感染弓形虫的时期有妊娠时感染及妊娠前感染两种，孕前感染者因母体内已有弓形虫抗体可杀死循环中的弓形虫和以后进入的弓形虫，所以胚胎或胎儿不会被感染。只有在孕期内初次感染才有可能将弓形虫经血流带至胎盘，弓形虫在侵入处附近的细胞内进行第一次增殖后，随淋巴血液循环播散至全身脏器进行第二次增殖，到达子宫壁的弓形虫通过胎盘进入胎儿血循环而感染胎儿。妊娠时感染胎儿的感染率、发病率随着孕期的进展逐渐上升，而对胎儿所造成的危害程度却逐渐下降，其中以孕早期对胚胎的损害最大，可致胎儿流产、死产、发生先天性缺陷或畸形。此外，据国外文献报告母婴垂直传播率与弓形虫的虫株型别相关，RH弓形虫株具有更强的穿入和游走能力，能快速跨越胎盘及血脑屏障，有利于弓形虫的垂直传播。

先天性弓形虫病临床症状出现的时间很不一致，多数先天性弓形虫病胎儿并无明显症状或仅有一些非特异性的症状，如宫内发育迟缓、肝脾大、紫癜、黄疸等，但国外调查显示将近80%患者会在出生后数月、幼儿期或青少年期或直至成年期出现视觉或认知方面的障碍，累及的器官包括中枢神经系统、眼、肝脏及全身其他器官。根据感染部位，先天性弓形虫病可分为以下3类：

（一）中枢神经系统弓形虫病

先天性弓形虫病导致中枢神经系统受累的主要症状为脑积水、脑钙化和小头畸形等。当弓形虫引起的病变位于导水管或室间孔等脑脊液循环通道的狭窄处时，大量的坏死碎片阻塞致使脑脊液引流受阻进而引起脑积水。弓形虫在脑室内繁殖的结果使大量的弓形虫抗原逸出到脑脊液中，并扩散到达脑室周围的血管，与血管内的循环抗体结合，产生变态反应，或形成免疫复合物沉积于血管壁，导致血管炎和血栓形成，从而导致脑实质坏死，尤以皮质、基底神经节和脑室周围最为严重，脑组织坏死的结果可形成钙化灶，这种钙化灶广泛见于皮质和脑室膜下组织的坏死区。由于弓形虫感染引起宫内发育迟缓，胎儿大脑发育受到严重损害，加上脑组织坏死而导致的脑发育障碍，容易造成胎儿小头畸形的发生。此外中枢神经系统受累还可出现癫痫发作、脑膜脑炎、智力发育障碍等症状。

（二）眼弓形虫病

不同于获得性弓形虫病中眼受累罕见，先天性弓形虫眼病则十分常见。眼病的出现可在新生儿期、婴儿期、幼儿期、青少年期甚至成年期。其中以脉络膜视网膜炎最为常见，发生率占先天性弓形虫病的40%～80%。脉络膜视网膜炎是由于弓形虫繁殖直接破坏视网膜所致的急性或慢性复发性坏死性炎症，此外先天性弓形虫眼部病变其他症状还包括眼球震颤、斜视、视神经萎缩、白内障和眼肌麻痹等。

（三）肝脏损害及其他先天性弓形虫病

新生儿体内弓形虫能够迅速在各脏器繁殖，直接破坏被寄生的细胞，其中对肝脏及心脏的损伤最为常见，肝大可达到50%，先天性弓形虫病新生儿常伴发心脏病，表现为心脏扩大、心律失常，其他器官及组织如皮肤、胃肠道和肾脏等亦均可受累，临床上可有中毒感染症状、全身性水肿、皮疹、紫癜、血小板减少、黄疸和肺炎等症状，预后差、死亡率高。

二、获得性弓形虫病

获得性弓形虫病是指出生后由外界获得的弓形虫感染，占弓形虫病的绝大多数。主要经口食入被猫粪中感染性卵囊污染的食物和水，或未煮熟的含有包囊和假包囊的肉、蛋或受污染的奶等，此外猫、狗等痰和唾液中的弓形虫可通过接触经黏膜及损伤的皮肤进入人体。弓形虫寄生于人和哺乳动物组织除红细胞外的几乎所有有核细胞内，在宿主免疫功能低下时可致严重后果，是重要的机会性致病原虫。不同国家及地区由于自然环境、生活习惯、卫生条件等的差异感染率相差悬殊。我国一般人群的平均感染率约为5%。造成弓形虫病流行的原因很多，包括中间宿主广泛且在终宿主之间、中间宿主之间、终宿主与中间宿主之间均可互相传播，卵囊排放量大且滋养体、包囊及卵囊对外界环境抵抗力强，加上其生活史多个时期均可作为传染源等原因，都使得人畜感染弓形虫病相当普遍。

（一）致病机制及免疫学特征

1. 致病机制　弓形虫主要通过侵犯并破坏宿主细胞而致病，其致病程度同宿主免疫状态密切相关。弓形虫不论以何种形式（子孢子、速殖子、缓殖子）从何种途径（多数从肠道）入侵进入血液或淋巴组织，均可直接进入或被单核细胞吞噬寄生，并随淋巴或血液到达淋巴结或远处组织。感染后多数人有较强的自然免疫力，呈无症状的隐性感染状态，引起带虫免疫，产生特异性抗弓形虫抗体杀灭循环中的弓形虫，从而阻止其对组织细胞的破坏作用，而在特殊人群如艾滋病、肝脏疾病、肺结核、器官移植术后患者等机体免疫功能缺陷者感染时，弓形虫会大量进入脾脏、横纹肌和神经系统等，扩散到全身各组织器官，引起严重后果。另外，其致病还与弓形虫虫株毒力及侵袭力相关，强毒株侵入机体后迅速繁殖，可引起急性感染和死亡；弱毒株侵入机体后，增殖缓慢，在脑或其他组织内则以包囊的形式存在，很少引起死亡。弓形虫基因组在很大程度上是保守的，各型之间在DNA序列水平上仅有1%～2%的微小差异，然而毒力却存在很大差异，强毒株的致死剂量可以达到1，即1个速殖子感染即可致死1只小鼠。

2. 免疫特征　在弓形虫感染早期，IgM和IgA升高，1个月后被IgG取代，但特异性抗体的保护作用并不明显，尤其在急性期，弓形虫抗体不起决定性作用，而细胞免疫的状态决定了宿主感染弓形虫后的发展趋势和转归，所以弓形虫感染的免疫是以细胞免疫为主，特别是在感染早期，参与机体免疫反应的主要有巨噬细胞、T淋巴细胞、NK细胞及其多种细胞因子。弓形虫感染的免疫机制复杂，多种免疫细胞和细胞因子相互作用形成调节网络，根据各细胞因子在免疫调节中的作用可分为免疫上调因子和下调因子：免疫上调因子（IFN-γ、IL-2、TNF-α、IL-1、IL-7、IL-12、IL-15）主要由Th1细胞及巨噬细胞产生，免疫下调因子（IL-4、IL-6、IL-10）则主要由Th2细胞产生。T细胞是弓形虫感染中起主要作用的效应细胞，$CD4^+$ T 细胞先于 $CD8^+$ T 细胞出现在免疫应答中，随着感染时间的延长，$CD8^+$ T 细胞比率逐渐上升。$CD8^+$ T 细胞一方面通过释放 IFN-γ 活化巨噬细胞产生 NO 发挥杀虫作用，另一方面通过释放穿孔素、丝氨酸酯酶、淋巴毒素等发挥对弓形虫感染细胞的胞溶作用。巨噬细胞在弓形虫感染中主要通过活化产生各种具有生物活性的细胞因子如 TNF-α、IL-10、IL-12 等而发挥作用。在弓形虫感染过程中，巨噬细胞一方面是控制和杀灭细胞内寄生原虫的效应细胞，另一方面它也是方便寄生虫生存和繁殖的长期宿主，发挥特殊的免疫调节作用。免疫上调因子 IFN-γ 是宿主抗弓形虫的重要介质，主要通过激活巨噬细胞产生高水平的 NO 发挥对弓形虫的抑制和杀伤作用，而免疫下调因子 IL-6 则可抑制 IFN-γ 对巨噬细胞的活化作用。随着 IL-10 的产生，宿主免疫系统呈低应答状态，IL-10 是 IFN-γ 的有力拮抗剂，各种免疫细胞及细胞因子的相互作用最终使机体处于慢性寄生虫病的平衡状态。

（二）临床表现

较先天性弓形虫病的表现更为复杂。病情的严重性与机体的免疫功能是否健全有关。

1. 免疫功能正常的人的获得性弓形虫病大多数患者无症状或有颈淋巴结肿大。10%～20%患者有症状，如发热、全身不适，夜间出汗，肌肉疼痛，咽痛，皮疹，肝、脾大，全身淋巴结肿大等。淋巴结肿大较为突出，除浅表淋巴结肿大外，纵隔，肠系膜，腹膜后等深部淋巴结也可肿大，腹腔内淋巴结肿大时可伴有腹痛。肿大的淋巴结质硬，可伴有压痛但不化脓。症状和体征一般持续 1～3 周消失，少数病程可达 1 年。个别患者可出现持续性高热，单侧视网膜脉络膜炎，一过性肺炎，胸腔积液，肝炎，心包炎，心肌炎，Guillain-Barre 综合征，颅内占位病变和脑膜炎等。

2. 免疫功能缺陷患者的获得性弓形虫病先天性和获得性免疫功能缺陷患者（包括艾滋病患者）感染弓形虫的危险性极大，特别是潜在性感染的复发。在此情况下获得性弓形虫病的淋巴结病变可不明显，但可能出现广泛播散和迅速发生的多器官的致命性感染。①中枢神经系统弓形虫感染：可表现为局灶性脑病、弥漫性脑病、脊髓病变。②肺部弓形虫病：多见于艾滋病的晚期患者。表现为长期发热、咳嗽、呼吸困难等。部分患者可同时合并弓形虫性脑病的表现。③眼部弓形虫病：主要表现是视网膜脉络膜炎，80%累及黄斑区，其视网膜脉络膜炎可分为陈旧性和再发性两类。有视力减退、眼前黑影漂动、视物变形等表现。④其他少见的弓形虫病变表现：可引起全垂体功能减退、垂体性尿崩症和消化器官的受累，出现腹痛、腹泻、腹水，甚至引起急性肝衰竭。

第三节　弓形虫感染与肿瘤

一、弓形虫与肿瘤发生

恶性肿瘤患者本身即存在免疫功能障碍，免疫功能低下的恶性肿瘤患者如再进行化疗及放疗，将会使患者的免疫功能进一步降低，因而对机会性感染的病原体特别易感。弓形虫亦为一种机会性感染病原体，对于恶性肿瘤患者，弓形虫作为一种机会性感染因子可引起广泛的临床症状。因此，在现代医疗中，恶性肿瘤患者在抗肿瘤治疗过程中而引发的以弓形虫为代表的难治性寄生虫病或机会性寄生虫病的重症化成为一大问题。原因有，一般认为细胞免疫是机体对抗肿瘤的主要方面。肿瘤患者主要因免疫功能低下，加之一些肿瘤患者长期接受放疗及肿瘤进行性生长时，患者的免疫功能受抑制，这可能是恶性肿瘤感染弓形虫高的重要原因；另外，一氧化氮（NO）是一种重要的免疫介质，在抗肿瘤及抗寄生虫感染的免疫中发挥着重要作用。恶性肿瘤患者由于其血清 NO 水平低于正常，其免疫机能低下，不能有效阻止弓形虫的入侵和发病，从而导致弓形虫的感染率升高。

目前，有关弓形虫感染与恶性肿瘤的研究，国内外正给以更多的关注。近年来，随着肿瘤发病的不断增高以及化疗、放疗的普遍开展，肿瘤患者并发弓形虫感染的报道日渐增多，临床流行病学资料分析恶性肿瘤合并弓形虫病临床病例的相关文献也逐渐增多。黄菱等用 IHA 检测 232 例恶性肿瘤患者血清，弓形虫阳性率为 10.34%，高于正常人群的 1.54%（4/260），抗体几何平均滴度（Geometric mean titer，GMT）分别为 11.65 和 1.54，差异均显著。彭丽娟等对 75 例恶性肿瘤患者检测，弓形虫阳性率为 33.3%，而 62 例其他疾病患者为 5%，差异非常显著，恶性葡萄胎 6 例中即有 5 例阳性。这些资料表明弓形虫感染与恶性肿瘤相关。刘爱芹等对不同临床类型恶性肿瘤调查，血液淋巴系肿瘤检出率最高（48.6%），而正常人仅 6.1%，认为弓形虫感染与血液淋巴系统有明显联系。程玉芝等应用 PCR/DNA 技术直接检测血液病患者外周血中弓形虫 DNA，结果白血病患者的感染率（10.4%）显著高于红细胞系统疾病（3.8%）及主要为血小板减少或功能异常等其他类型血液病患者（5.6%）。在白血病患者中又以复发难治性白血病患者的感染率最高（35.0%），慢性白血病次之（15.4%），急性白血病最低（6.4%）。弓形虫感染也可能是白血病患者的复发和难治的一个诱导因素；提示了白血病患者在治疗过程中，特别是化疗后，除注意各种细菌的感染外，还应考虑到弓形虫感染的可能。沈振华等调查胸外科 6 种恶性肿瘤患者 93 例，弓形虫 IgG、IgM、CAg 阳性 32 例（34.4%），以肺肿瘤（38.5%）最高，其次是纵隔肿瘤 33.3%，恶性淋巴瘤 18.2%，食管癌 15.4%。王亚强等调查 70 例肺癌患者，弓形虫 IgM、IgG 阳性率 17.14%，高于与相应年龄、性别的肺良性疾病组 8.33%（5/60）和对照组 6.66%（4/60），肺癌组与后两组差异显著，而后两组之间差异无显著性，可能由于肺良性疾病组的患者机体免疫功能损害不甚严重的缘故。杨风彩等调查 118 例妇科肿瘤患者，弓形虫抗体阳性率 16.95%，较同期住院 220 例孕产妇感染率（4.55%）为高。其中妇科恶性肿瘤（21.62%）显著高于妇科良性肿瘤（9.09%）。另外，宫颈癌患者弓形虫感染率，特别是 IgM 和 CAg 阳性率（20.00%和 14.00%）明显高于妇科良性肿瘤（13.56%和 5.09%）及其他疾患妇女（8.07%和 1.45%），提示为近期感染，表明宫颈癌患者有明显的弓形虫感染伴随现象，应引起临床重视，有必要对这部分患者进行抗弓形虫治疗。赖秀球等用 IHA 及 ELISA 检测了 131 例恶性肿瘤患者血清中 IgG、IgM，其中弓形虫抗体 IHA 阳性率 21.37%，弓形虫 IgG 抗体 ELISA 阳性率为 29.01%，IgM 抗体 ELISA 阳性率 25.95%。结果表明，恶性肿瘤患者伴发弓形虫感染明显高于正常人群组。卢致民等调查了 112 例恶性肿瘤患者，弓形虫感染率为 25.89%（29/112），显著高于健康人群（3.85%），表明恶性肿瘤患者对弓形虫有易感倾向。杨占军等调查了 85 例恶性肿瘤患者，弓形虫抗体阳性率 63.53%，远远高于普通患者（24.14%）和健康人群（9.52%）。进一步说明恶性肿瘤患者由于免疫功能低下，对弓形虫这样的机会致病性原虫较为易感或可能导致隐性弓形虫病的再燃。以上研究表明，弓形虫感染与肿瘤有关，且恶性肿瘤患者更易感染弓形虫，即恶性肿瘤患者有继发弓形虫病的高度危险性。但人体感染弓形虫后，是否易患癌症，目前公认恶性肿瘤与弓形虫病常并存，至于二者之间是否存在因果关系尚需进一步研究。

二、弓形虫与抗肿瘤机制

有研究证实，弓形虫感染诱导宿主特异性免疫反应的同时，还可以诱导机体产生对其它病原体，甚至是肿瘤细胞的非特异性抗性。孔璟通过建立刚地弓形虫感染的小鼠结肠癌 ct26 皮下移植瘤模型并研究发现，弓形虫感染能抑制荷瘤小鼠肿瘤组织微血管形成，其作用机制可能与下调 VEGF 及上调 TSP-1 有关。另有研究证实，弓形虫 RH 株或其培养上清对体外培养的多种肿瘤细胞（sw480、MCF-7、A549、SKOV-3）具有抑制细胞增殖，诱导细胞凋亡，调节细胞周期分布的作用。徐军通过研究 RH 株弓形虫感染鼠血清在体外对小鼠黑色素瘤细胞（B16 细胞）增殖以及凋亡的影响得出 RH 株弓形虫感染小鼠血清在体外能够抑制 B16 细胞增殖并且诱导其凋亡，致弱 RH 株弓形虫速殖子在 21 天试验观察期内可抑制小鼠体内黑色素瘤。

目前对弓形虫与抗肿瘤的相关性研究均停留在体外培养细胞以及动物模型上，具体的生物学特性及机制还有待进一步研究。

第四节 弓形虫相关实验室检查

一、病原学检查

可取急性期患者的腹水、胸腔积液、羊水、脑脊液、骨髓或血液等标本，离心后取沉淀物涂片，或活组织穿刺物涂片，吉氏染色，镜检查弓形虫滋养体。该法简便，但阳性率不高。

二、免疫学检查

由于弓形虫病原学检查比较困难，加上阳性率不高，所以血清学试验是目前重要的辅助诊断手段。常用的有弓形虫染色实验、间接血凝试验（IHA）、间接免疫荧光抗体试验（IFA）、酶联免疫吸附试验（ELISA），其中 IHA 和 ELISA 应用广泛。

近年来随着分子生物学技术的发展，具有敏感性高、特异性强和早期诊断价值的 PCR 和 DNA 探针技术开始试用于临床。

第五节 弓形虫的治疗和预防

加强饮食卫生管理和肉类食品检疫；加强对家畜、家禽和可疑动物的监测和隔离；教育群众不吃生或半生的肉、蛋和奶制品；孕妇应避免与猫、猫粪和生肉接触并定期做弓形虫检查，以减少先天性弓形虫病的发生。对急性期患者应及时治疗，但至今尚无特效药物。乙胺嘧啶、磺胺类如复方新诺明对增殖阶段弓形虫有抑制作用。这两类药物联合应用可提高疗效。对孕妇感染的首选药物是螺旋霉素。疗程中适当应用免疫增强剂。

第三章　华支睾吸虫与肿瘤

华支睾吸虫（clonorchissinensis），属扁形动物门、吸虫纲、复殖目、后睾科、支睾属寄生虫。成虫寄生在终宿主的肝胆管内，俗称肝吸虫。成虫寄生导致损害，称华支睾吸虫病。

第一节　华支睾吸虫的形态和生活史

一、形态

（一）成虫

成虫背腹扁平，狭长叶状，形似葵瓜子仁。大小为（10～25）mm×（3～5）mm，半透明。消化道包括口、食管及沿虫体两侧伸至末端为盲端的两根肠支。生殖器官子宫呈管状，盘曲于卵巢与腹吸盘之间，卵巢分叶状，受精囊椭圆形，2 个分支状睾丸前后排列于虫体的后 1/3 处，故名支睾吸虫。

（二）虫卵

椭圆形，形似芝麻，淡黄褐色，一端较窄且有盖，卵盖周围的卵壳增厚形成肩峰，另一端有小疣。卵甚小，大小为（27～35）μm×（12～20）μm，为人体寄生蠕虫最小的虫卵。囊蚴呈椭球形，大小平均为 0.138 mm×0.150 mm，囊壁分 2 层。囊内幼虫运动活跃，可见口、腹吸盘，排泄囊内含黑色颗粒。囊蚴在鱼体内可存活 3 个月到 1 年。

二、生活史

肝吸虫生活史阶段包括成虫、虫卵、毛蚴、胞蚴、雷蚴、尾蚴、囊蚴及后尾蚴等阶段。需 2 个中间宿主和 1 个终宿主才能完成整个生活史。终宿主为人及肉食哺乳动物（狗、猫等），第一中间宿主为淡水螺类，如豆螺、沼螺、涵螺等，第二中间宿主为淡水鱼、虾。成虫寄生于人和肉食类哺乳动物的肝胆管内，虫多时可移居至大的胆管、胆总管或胆囊内，也偶见于胰腺管内。成虫产出的虫卵随胆汁进入消化道随粪便排出，进入水中被第一中间宿主淡水螺吞食后，在螺类的消化道内孵出毛蚴，毛蚴穿过肠壁在螺体内发育成为胞蚴，再经胚细胞分裂，形成许多雷蚴和尾蚴。成熟尾蚴从螺体逸出，在水中遇到适宜第二中间宿主淡水鱼、虾类，则侵入其肌肉等组织，经 20～35 天，发育成为囊蚴。囊蚴被终宿主（人、猫、狗等）吞食后，在消化液的作用下，囊壁被软化，囊内幼虫的酶系统被激活，幼虫活动加剧，在十二指肠内破囊而出。脱囊后的后尾蚴循胆汁逆流而行，少部分幼虫在几小时内即可到达肝内胆管。有动物实验表明，幼虫可经血管或穿过肠壁达到肝胆管内。囊蚴进入终宿主体内至发育为成虫并在粪中检到虫卵所需时间随宿主种类而异，人约 1 个月，犬、猫需 20～30 天，鼠平均 21 天。人体感染后成虫数量差别较大。成虫寿命为 20～30 年。

第二节　华支睾吸虫的致病性

肝吸虫的危害性主要是损伤患者的肝脏，病变主要发生于肝脏的次级胆管。被肝吸虫寄生的肝胆管病变程度因感染轻重而异。轻度感染者的虫数少，从几条至几十条，则不会导致肉眼可见病变。重度感染者的虫数多至数千条，病变明显。

一、致病机制

1. 成虫的机械性损伤和代谢产物是致病的主要因素。成虫在肝胆管内破坏胆管上皮及黏膜下血管，并将血液摄进消化道，一般认为血液和胆汁是成虫的主要营养来源。虫体在胆道寄生时的分泌物、代谢产物和机械刺激等因素作用，可引起胆管内膜及胆管周围的超敏反应及炎性反应，出现胆管局限性的扩张及胆管上皮增生。病变胆管呈腺瘤样病变，感染严重时在门脉区周围可出现纤维组织增生和肝细胞的萎缩变性甚至形成胆汁性肝硬化。

2. 虫体的聚集可造成物理性的伤害，若产卵数量大，堆积后甚至可造成胆囊破裂。此外肝吸虫的分泌物及排泄物亦具有毒性，可导致纤维化病变、引起炎性反应，使血液中嗜酸性粒细胞的数量增加。

3. 肝吸虫与胆石症、胆管炎、胆囊炎、肝硬化有着密切的因果关系。由于胆管壁增厚、管腔相对狭窄和虫体堵塞胆管，胆汁引流不畅往往容易合并细菌感染，可出现胆管炎、胆囊炎、阻塞性黄疸或胆管炎。胆汁中可溶的葡萄糖醛酸胆红素在细菌性β-葡萄糖醛酸苷酶作用下变成难溶的胆红素钙。这些物质与死虫体碎片、虫卵、胆管上皮脱落细胞构成核心，并形成胆管结石。因此肝吸虫感染并发胆道感染和胆石症的报道很多，胆石的核心往往可查见肝吸虫卵。

4. 长期患病可导致儿童营养发育不良，生长发育障碍。

5. 成虫寄生于人和肉食类哺乳动物的肝胆管内，虫多时可移居至大的胆管、胆总管或胆囊内，也偶见于胰腺管内，引起胰管炎和胰腺炎。

6. 肝吸虫感染与原发性肝癌也密切相关，肝吸虫的感染可诱发原发性肝癌，主要是胆管癌，表现为胆管上皮细胞增生而致癌变，主要为腺癌。

二、临床表现

（一）潜伏期

1～2 个月，一般为 30 天。感染愈重，潜伏期愈短。肝吸虫的致病力不强，是否出现症状与寄生在体内的虫数及机体的反应有关。轻度感染时不表现症状或无明显症状，重度感染时才出现症状。一般在吃了未煮熟的鱼 10～26 天内，会持续 2～4 周。3～4 周后便能在患者的粪便中检出肝吸虫虫卵。

（二）急性肝吸虫病

一次大量食入肝吸虫囊蚴可致急性肝吸虫病。以寒战、高热、肝大、上腹疼痛为主要表现，伴外周血嗜酸性粒细胞增高。急性期患者一般起病急骤，症状明显，首发症状为上腹疼痛、腹泻，3～4 天后出现，继之出现肝大、肝区疼痛，甚至黄疸。此时如能诊断，进行驱虫治疗，体温可很快降到正常。但早期虽然有明显症状，但因大便虫卵检出率低，一般难以确诊。如未及时治疗，可发展为慢性肝吸虫病。肝吸虫成虫和童虫的代谢产物、或死亡虫体崩解产物可作为抗原，被吸收入血引起一系列过敏反应，最常见症状为荨麻疹，嗜酸性粒细胞增多，重者出现以嗜酸性粒细胞增多为主的类白血病反应。

（三）慢性肝吸虫病

临床上见到的病例多为慢性期，一般起病隐匿，症状复杂。患者的症状往往经过几年逐渐发展，慢慢出现以消化系统的症状为主，上腹不适、食欲不佳、厌油、消化不良、腹痛、腹泻、肝区隐痛等较为常见。常见的体征有肝大，多在左叶，质地偏硬，并可有压痛和叩痛，脾大较少见。慢性华支睾吸虫病亦可无明显临床症状，严重感染者或重复感染者可有门脉性肝硬化，出现腹水、腹壁静脉曲张、侧支循环形成及脾大一系列门静脉高压症症状。有的患者以肝硬化上消化道出血为首发症状。慢性感染可能会诱发胆囊炎、胆色素性胆石症、阻塞性黄疸、原发性胆管细胞性肝癌。慢性肝吸虫病根据感染程度、症状轻重，可分为轻、中、重 3 型。轻型可不出现症状，只有轻微消化道症状。中型常有不同程度的上消化道症状，肝脏肿大，左叶明显，可有肝区疼痛，部分患者可有不同程度贫血、营养不良和水肿。重型患者上述症状明显加重，可形成肝硬化门脉高压症。

（四）肝吸虫病的临床分型

1. 肝炎型　约占患者总数40.2%，临床表现以肝脏肿大、肝区痛、乏力、食欲减退等，部分患者血清ALT升高。

2. 无症状型　约占患者总数34.6%，无明显症状。

3. 消化不良型　约占患者总数16.1%，临床表现以腹痛、腹胀、间歇性腹泻及肝脏肿大为主要症状。

4. 胆囊、胆管炎型　约占患者总数6.34%，患者有胆囊炎病史，反复发作，肝脏肿大，可有黄疸和发热。

5. 类神经衰弱型　约占患者总数2.12%，临床表现主要有头痛、失眠、记忆力下降、疲乏等。

6. 肝硬化型　约占患者总数0.56%，表现为肝大、腹水、脾大、脾功能亢进等。

7. 类侏儒型　约占患者总数0.06%，生长发育障碍，智力不受影响。

（五）儿童肝吸虫病

无性别差别，学龄前发病率高。感染方式同成年人，还与儿童喜食小鱼有关。表现与成人相似，往往较重，死亡率较高。绝大多数表现有肝炎样的症状，重度感染者可有营养不良、贫血、低蛋白血症、浮肿、肝大和发育障碍，以至肝硬化，少数患者甚至可致侏儒症。

（六）异位寄生及异位损害

肝吸虫可寄生在宿主肝脏以外的其他器官，增加了该病的复杂程度和诊断难度。常见的有2种。①胰腺肝吸虫病：临床上常表现为急性或慢性胰腺炎、胆管炎、胆囊炎等；②肺部肝吸虫病：极其少见，主要表现为发热、呼吸困难、咳嗽等。诊断主要依靠在痰、支气管镜下细胞学刷片或粪便中查到虫卵。

第三节　华支睾吸虫致胆管癌的发病机制

全世界华支睾吸虫感染所致的肿瘤约占肝胆系统肿瘤病例的0.4%，2009年2月世界卫生组织明确了肝吸虫感染是胆管细胞癌的重要的致癌因素之一。同时，因为华支睾吸虫病的流行具有显著的地方性，华支睾吸虫感染地区胆管癌的患病率明显偏高。

长期肝吸虫感染诱发宿主发生一系列的病理生理及免疫反应，最终导致胆管癌的发生，其过程包括多种复杂的发病机制。2009年2月世界卫生组织和国际癌症研究署在法国里昂召开的会议上，将华支睾吸虫、猫后睾吸虫与麝猫后睾吸虫等3个蠕虫共同列为胆管癌的Ⅰ类致癌因素，明确了肝吸虫感染是诱发胆管癌的一个重要的生物致癌因素。肝吸虫感染诱发胆管癌的发病机制是一个复杂的过程，可能机制如下。

一、长期肝吸虫感染导致胆管慢性炎症状态

长期肝吸虫感染引发胆管上皮细胞反复炎症反应，同时大量嗜酸性粒细胞浸润，胆管上皮变形、坏死、脱落、胆管壁黏膜溃疡形成，引发反复细菌感染，导致胆管壁增生变厚，同时虫体在肝胆管内生长发育过程中自身产生的代谢及降解产物反复刺激宿主单核巨噬系统，直接杀伤肝吸虫体的同时，也加重了肝胆管上皮细胞的炎症损伤。曹磊磊等通过观察华支睾吸虫感染小鼠肝组织细胞因子干扰素（interferon，INF）-γ、IL-12和IL-4表达情况，发现Th1/Th2细胞免疫参与了肝胆管细胞的炎症损伤。安凤超等和Wang等的研究显示，肝吸虫感染的大鼠细胞因子IL-12、IL-4水平及Th1/Th2处于明显失衡状态，细胞因子参与肝吸虫致病，诱发肝胆管细胞的长期炎症损伤，最后导致癌变。三叶因子1（trefoil factor 1，TFF1）的表达能激活异常上皮细胞的入侵，可视为肿瘤细胞转移的激动剂。Thuwajit等发现91.80%的肝吸虫病合并胆管癌组织中有高水平的TFF1表达，进一步证实了长期肝吸虫感染是胆管壁持续炎症状态的重要因素，可能与肝吸虫感染后加重了胆管上皮长期炎症反应，上皮细胞变形、

坏死、胆管壁黏膜反复溃形成有关。Pinlaor 等的研究指出，麝猫后睾吸虫感染的宿主中检测到诱导型氮氧化合酶（iNOS）的 mRNA、抗氧化酶 mRNA 表达和细胞核因子- κB（BNF-κB）表达水平明显升高，一氧化氮终产物、丙二醛水平和血浆硝酸盐水平也明显升高，这表明肝吸虫感染刺激宿主产生氧化和氮化反应，导致胆管上皮细胞损伤与修复，加重了胆管上皮细胞炎症反应，最终导致胆管上皮细胞癌变。

二、肝吸虫排泄分泌产物的致癌作用

肝吸虫的排泄分泌产物（excretory-secretory products，ESP）在虫体侵入、获取营养、逃避宿主免疫攻击，甚至在调节宿主免疫应答中都发挥着重要的作用。虫体自身的 ESP 可以反复刺激宿主单核巨噬系统，胆管上皮长期接触具有基因毒性的肝吸虫 ESP，加重增殖性胆管上皮细胞基因损害，加速增殖性胆管上皮细胞恶变。ESP 中还有一种溶血磷脂酸酶（lysophosphatidicacidphosphatase，LPAP）同系物，组织定位于成虫的肠腔、受精囊和卵。重组表达的 LPAP 的敏感性、特异性均高于虫体粗抗原。LPAP 还参与合成磷脂酸，是一种胞外信号分子，调节细胞生长、增殖、迁移等，与胆管癌的发生密切相关，进一步证实了肝吸虫的排泄分泌产物是胆管上皮细胞癌变的重要因素之一。Kim 等发现肝吸虫 ESP 在体外通过上调转录因子 E2F1 诱导人上皮细胞株 HEK293 增殖，引起细胞 mRNA、细胞凋亡蛋白酶- 3（caspase-3）等的变化，可能加重胆管上皮细胞损害。ESP 还可以诱导胆管癌细胞株 HuCCTI 增殖及环氧化酶- 2（eyclooxygenase-2，COX-2）的表达，抵制抗胆管癌药物菊内酯诱导的凋亡。Pak 等分析 ESP 诱导胆管癌细胞株基因表达的改变，发现可使一些细胞周期调节基因微小体维持蛋白 7（minichromosomemaintenanceprotein7，MCM7)、凋亡相关基因（Sav)、肿瘤生成基因（E2F5）表达上调，另外一些肿瘤凋亡相关基因，如 Lama3、Lamb3、TNF、hCGB 等表达下调。用蛋白质组学的方法分析成虫 ESP 对胆管癌细胞株的蛋白表达的影响，发现有 83 种蛋白的表达量受到影响，其中硫氧还蛋白 1（thioredoxin 1，Trxl）和过氧化物氧化还原酶（peroxiredoxin）蛋白 6（Prdx6）有助于维持细胞氧化还原的稳定，清除体内的过氧化物，在多种恶性肿瘤中表达与肿瘤的发生、进展有关。Kim 等发现肝吸虫的 ESP 可以影响胆管癌细胞 HuCCTl 中多种基因的表达，尤其微小染色体维持蛋白（MCM7）表达增加是通过组蛋白乙酰转移酶转录激活的，在胆管癌的发病中有重要的作用。长期胆管上皮细胞的变形、坏死，且暴露在具有遗传毒性的炎症产物中，极易形成胆管上皮细胞恶变。

三、细胞基因表达失衡诱发胆管细胞癌变

肝吸虫虫体及虫卵长期直接机械刺激及虫体的排泄分泌产物刺激肝胆管上皮，诱导胆管上皮细胞异常增生及癌变，炎症因素在癌变中扮演了重要的角色。Smout 等研究发现肝吸虫虫体及虫卵能分泌颗粒体蛋白，导致胆管上皮细胞肆意生长，对肝脏胆管的发育具有一定的调节作用，直接诱导胆管上皮异常增生及癌变。Tangkawattana 等研究发现，感染肝吸虫所致胆管癌的金色仓鼠模型中的 TP53 基因和 Kras 癌基因均有高表达，而且 TP53 基因外显子 5～8 和 Kras 基因外显子 1 均有突变，这可能与肝吸虫虫体及虫卵长期刺激宿主，激活宿主癌基因，抑癌基因失活有密切关系。肝吸虫感染后，可以导致 Fas/FasL 介导的细胞凋亡途径发生变化，参与细胞凋亡的 mRNA、caspase-3 等发生异常改变，加速细胞程序性死亡及胆管上皮细胞的恶变程度，而且虫体及虫卵的刺激诱发宿主免疫反应紊乱，影响宿主对 DNA 系统的修复而容易导致胆管上皮细胞发生癌变，同时能提高肿瘤侵袭转移能力。有研究发现肝吸虫感染后，与脂肪酸代谢相关的基因（Peci、Cyp4a10、Acatl、Ehhadh、Gcdh 和 Cyp2 家族）的表达水平下调，与 Writ 信号传导有关的基因（Wnt7b、Fzd6 和 Pdgfrb）以及细胞周期调控基因（cyclin-D1、Cdca3 和 Bcl3）的表达水平上调，Trxl 和 Prdx6 被认为是华支睾吸虫性胆管癌的潜在启动因素，细胞在受到外界刺激时 Trxl 和 Prdx6 启动应激表达模式以应对刺激，使细胞度过非常时期，而在这个时期，细胞自身产生的有害物质以及外界的物质更容易损害 DNA，使细胞产生肿瘤化。

第四节　胆管癌的相关危险因素

胆管癌的发病率逐年上升，患者年龄大多在50～70岁，男女比例为（2～2.5）∶1。文献报道，先天性胆管扩张症、溃疡性结肠炎、家族性结肠息肉病、华支睾吸虫病患者胆管癌发生机会比一般人群高得多。口服亚硝胺类化学物质可诱发仓鼠的胆管癌，如同时伴有胆管不完全性梗阻，则胆管癌发生率更高。生殖在行胆管空肠Roux-Y吻合术、Oddi括约肌成形术后，由于肠内容物及细菌逆流入胆管内，长期反复感染和机械性损害亦可导致胆管黏膜上皮细胞增生、癌变。另外，胆管腺瘤亦可癌变。据上海市胆道癌临床流行病学调查资料，既往有胆囊炎病史者胆管癌的危险性升高，调整的比数比（OR）为1.9（95%可信限1～3.3）。肝硬化者胆管癌的危险性明显增加，OR为3（93%可信限1～9.1）。其次，胆管癌与乙型肝炎病毒感染密切相关。

第五节　胆管癌的演变过程

肝吸虫的囊蚴在人体十二指肠内破壁，形成童虫，童虫经肝胆总管进入到肝内的各级胆管，生长发育形成成虫，对宿主引起的吸附、机械性阻塞及其代谢产物的刺激作用，造成宿主一系列的病理改变，从而产生一系列临床表现，引起明显的胆管炎症改变，管壁增厚，胆管周围纤维化，最后发展为胆管上皮细胞癌。Keise等研究发现注射诱变剂亚剂量肝吸虫到叙利亚金田鼠体内后可诱发胆管癌变，可能是肝吸虫的初级抗原诱发机体免疫反应，引起胆管上皮的长期炎症状态而加速了肿瘤的生长。张晓丽等观察用不同剂量的肝吸虫囊蚴感染大鼠后，宿主出现肝细胞水肿变性，胆管扩张，胆管上皮细胞增生，胆管周围纤维化，伴有腺瘤样、乳头样增生，部分区域上皮鳞状化生伴有恶心转化。Jang等对肝吸虫相关的胆管内乳头状瘤进行了组织亚型分析，发现有管状癌、胶体癌及不同程度的分化癌，被肿瘤组织包围的胆管内则常有肝吸虫成虫。Tangkawattana等对感染麝猫后睾属吸虫数月后的27只叙利亚金色仓鼠肝脏肿瘤组织进行病理学检查，结果显示病理组织学类型以腺癌多见，其中乳头状腺癌及黏液性癌均占3.7%（1/27），管状腺癌占81.5%（22/27），混合型癌占11.1%（3/27）。Lee等发现饲喂二甲基亚硝胺（Dimethylnitrosamine，DMN）同时感染华支睾吸虫的仓鼠中有73%（11/15）的仓鼠胆道小管出现乳头状或腺瘤状增生，而仅饲喂DMN的仓鼠中只有20%（3/15）的仓鼠胆道小管出现上述恶性病变。上述研究表明肝吸虫感染可引起胆管细胞反复炎症、坏死、增生，感染的后期可致明显的胆管周围纤维化，胆管上皮黏液样变性及腺瘤样增生，由不典型增生发展到胆管上皮细胞恶变。

第六节　胆管癌的临床表现

胆管癌早期缺乏特异性临床表现，仅出现中上腹胀、隐痛、不适、乏力、纳差、消瘦等症状。当出现尿色加深、巩膜与皮肤黄染时，部分患者因伴有ALT轻度升高，易误诊为肝炎而进入传染病病房治疗。部分患者有胆石病史，可出现中上腹绞痛，伴畏寒、发热等症状，甚至已行胆管手术，术中发现有胆管狭窄而仅放“T”管引流，再次手术时取狭窄处胆管壁活检，才发现为胆管癌。少数患者在经内镜逆行胆胰管成像（endoscopic retrograde cholangio pancreatography，ERCP）时发现扩张的胆管内有充盈缺损，酷似结石，肿瘤较大时也可不出现黄疸。大多数患者表现为黄疸进行性加深，尿色深如红茶，大便呈陶土色，伴皮肤瘙痒。经B超、CT等检查，发现有肝内胆管扩张、肝大。肝功能检查直接胆红素和总胆红素明显升高，碱性磷酸酶和血清总胆汁酸值升高，才考虑为胆管癌而作进一步检查。上段胆管癌患者，胆囊一般萎瘪，当癌累及胆囊管致阻塞时，胆囊亦可积肿大。中段和下段胆管癌患者，胆囊一般肿大。上段胆管癌起先来自左或右肝管时，首先引起该侧肝管梗阻、肝内胆管扩张、肝实质萎缩和门静脉支闭塞，门静脉血流向无梗阻部位的肝脏内转流，该肝叶便增大、肥厚，可产生肝叶肥大-萎缩复合征。

第七节　华支睾吸虫与胆管癌实验室指标改变和检查

一、华支睾吸虫的实验室指标改变

（一）病原学检查

首选方法为粪便沉淀集卵法或改良加厚涂片法，必要时可做十二指肠引流检查虫卵。显微镜下虫卵应与灵芝孢子相区别。

（二）免疫学诊断

皮内实验（intrademal test，ID）用于普查或临床诊断时初筛；ELISA 可用于辅助诊断或确诊。

二、胆管癌的实验室指标改变和检查

（一）实验室检查

胆管梗阻引起胆汁淤积和胆管炎导致的胆红素、胆汁酸、碱性磷酸酶和谷氨酰转肽酶升高，长时间胆管梗阻可出现凝血酶原时间延长 。

（二）影像学检查

1. 超声波检查　肝门胆管癌首选 B 超检查，肝门胆管癌较小的包块不易检出，但是间接影像检查有助于诊断，常常表现为肝内胆管扩张，胆管直径陡然改变或中断；彩色多普勒能观察到门静脉、肝动脉受肿瘤挤压、包绕和栓塞的状况。

2. CT 检查　CT 检查时最好用螺旋 CT 增强扫描，当显示两侧肝内胆管扩张，伴有正常或萎缩的胆囊和正常的胆总管，提示为肝门胆管癌；同时 CT 扫描也可显示胰周、十二指肠周围、门静脉周围、主动脉周围和肠系膜周围淋巴结。

薄层 CT 扫描提高了胆管的分辨率，1～1.5 mm 层厚的扫描，可获得类似解剖一样的细节，也可进行图像三维重建，薄层 CT 扫描下的胆管造影可代替 ERCP，是诊断小于 1 cm 的肝门胆管癌和评价胆、胰肿瘤可否切除的有用的检查手段。动脉造影 CT 扫描和门静脉造影 CT 扫描可了解胆胰动脉和门静脉的分布。

3. 经皮穿刺肝胆道成像　经皮穿刺肝胆道成像（percutaneous transhepatic cholangiography，PTC）可以显示肝内胆管形态和走行的变异，可明确显示肿瘤的部位和梗阻以上肝管扩张的范围。

4. ERCP　ERCP 可以显示肿瘤的下界和梗阻以下胆管的情况，同时可分别取胆汁和胰液进行细胞学、酶学、生化和分子生物学检查，肝门胆管癌患者胆汁中 30%～40% 可查见癌细胞，采用刷取细胞或活检其阳性率可增加到 40%～70%，用粥样硬化斑切割器进行胆管刮削可进一步提高其阳性率。ERCP 和 PTC 检查同时进行可以完整地显示肿瘤的上下缘，对判断肿瘤的大小、范围和决定手术方案具有重要的作用。

5. MRI 检查　MRI 检查能精确显示异常的肝实质、胆管树全貌、肝门软组织阴影、肝门部血管受累状况和肝实质的改变。磁共振胰胆管成像（magnetic resonance cholangiopancreatography，MRCP）为无创检查、可以三维图像显示胆管树和肿瘤的部位、大小及浸润范围，同时显示梗阻段胆管上下情况。

6. 血管造影　肝门胆管癌是乏血管性肿瘤，血管造影检查一般不能对肿瘤的性质和范围作出诊断，但可以了解肝内转移的情况，可准确判断出门静脉和肝动脉受肿瘤包绕和栓塞的状况。

7. 其他检查　内镜超声检查同时用细针穿刺活检，可用于肝门胆管癌诊断困难时，此项检查可以判断肿瘤纵向蔓延范围，用于胆管癌术前分期，了解肝动脉、门静脉和胰腺实质受浸润的状况。PET 可了解胆管上皮细胞的代谢，尤其^{18}F－2 脱氧－D 葡萄糖正电子断层（^{18}F-FDG PET）对胆管癌的诊断

和分级具有高度的敏感性和特异性，有助于了解有无淋巴结和远处器官转移，但对局部淋巴结转移的诊断尚不满意。

（三）免疫组织化学检查

研究发现，原癌基因 K2ras、C2myc、C2nue、cerb2b2 和抑癌基因 p53、bcl22 以及 Fas/Apo21（CD95）和 Fas 的配体与胆管癌的发生有关。在肝门胆管癌 p53 突变率是 23.1%，p53 过度表达为 15.4%，K2ras 密码子 12 突变率是 30.8%，p27 阳性率是 36%。Ets21 是介导肿瘤发生过程中各种基因表达的转录因子，研究发现，在肝外胆管癌中 Ets21 阳性率是 61%，而正常胆管上皮细胞阳性率是 5%，胆管细胞癌阳性率是 21.6%，Ets21 表达与 Ki267 标记指数有关，意味着肝外胆管癌血管、神经周围浸润，Ets21 作为转录因子在肝外胆管癌恶性转化和发展中的早期阶段起重要作用。脂肪酸合酶（Fatty acid synthase，FAS）正常表达于肝、乳腺和脂肪组织，在其他组织很少表达，但 FAS 在几种人类肿瘤中存在高表达，如乳腺癌、子宫内膜癌、前列腺癌和结肠癌，而且 93%的肝门胆管癌中 FAS 呈高表达。Sirica 等的研究也表明，原癌基因编码生成的酪氨酸激酶受体 ERBB22 和环氧合酶 22（Cox22）的过度表达是胆管癌的重要特征。肝门胆管癌患者血清中 CA199、CA242、CA50 和 CEA 水平升高，但以 CA199 的诊断价值最高，联合检测可提高其敏感性，但特异性降低，4 种肿瘤标志物联合检测有助于肝门胆管癌的术前诊断与临床分期。

第八节　华支睾吸虫与胆管癌的预防

一、华支睾吸虫的预防

加强卫生宣教，改进饮食习惯，不吃生或半生的鱼、虾，注意生熟炊、食具分开。加强粪便及水源的管理，防止未经无害化处理的人、畜粪便污染水源。结合农业生产治理鱼塘或定期用药物灭螺。查治患者病畜。首选药物吡喹酮，也可用阿苯达唑等药。

二、胆管癌的预防

首先在平常的生活过程当中，如果发现患者胆管内的结石，应早期地予以治疗，避免胆管内结石，诱发患者胆管部位的炎症反复发作，而致使患者出现胆管恶性肿瘤的可能。如果有先天性的胆管囊状扩张，应在早期予以外科手术治疗。手术过程当中，需要切除患者扩张的胆管，并且做胆肠吻合。对于扩张的胆管来说，其发生肿瘤恶变的可能性会明显地升高。

在平常的生活过程当中，还要注意避免吸烟饮酒，避免熬夜劳累。

第四章 疟原虫与肿瘤

疟原虫（malaria parasite）属顶复门、孢子虫纲、球虫目、疟原虫科、疟原虫属，是疟疾的病原体，其种类繁多，约130种，多寄生于各种动物（两栖类、爬行类、鸟类、哺乳动物等）体内。寄生于人体的疟原虫有4种，即间日疟原虫（plasmodium vivax）、恶性疟原虫（P. falciparum）、三日疟原虫（P. malariae）和卵形疟原虫（P. ovale），分别引起间日疟、恶性疟、三日疟和卵形疟。我国较常见的是间日疟和恶性疟，三日疟少见，卵形疟仅发现少数病例。

第一节 疟原虫的形态和生活史

一、形态

疟原虫在人体的寄生包括红细胞外期和红细胞内期两个时期，其中红细胞内期又包括滋养体、裂殖体及配子体等不同阶段，此期既是疟原虫的致病阶段，其形态特征又是临床实验诊断的依据。经吉氏或瑞氏染色后，寄生于红细胞内各阶段的疟原虫其胞浆被染成蓝色，胞核被染成紫红色，代谢产物疟色素被染成棕黄色或棕褐色。4种疟原虫的形态、结构很相似，但不同的发育阶段又各有不同。现以间日疟原虫为主，介绍其红内期各阶段的形态特征。

（一）滋养体

滋养体是疟原虫在红细胞内摄食和发育的阶段，按发育先后分为早期滋养体和晚期滋养体。裂殖子侵入红细胞后发育为早期滋养体，此期形态特点为：胞核小，胞质少，中间有空泡，虫体多呈环状，故又称之为环状体。以后虫体长大，胞核亦增大，胞质增多，有时伸出伪足，胞质中开始出现疟色素（malarial pigment）。间日疟原虫和卵形疟原虫寄生的红细胞可以变大、变形，颜色变浅，常有明显的红色薛氏点。此期为晚期滋养体，又称大滋养体。

（二）裂殖体

晚期滋养体进一步发育成熟后虫体变圆，胞质内空泡消失，核开始分裂，但胞质未分裂，称未成熟裂殖体。当细胞核经分裂后的数目达到12～24个，胞质随之分裂，每一个核都被部分胞质包裹，成为一个裂殖子，则称成熟裂殖体。此期棕褐色的疟色素集中成团出现在虫体中部。被寄生的红细胞变化同大滋养体。

（三）配子体

疟原虫经过数次裂体增殖后，部分裂殖子侵入红细胞后不再进行裂体增殖，而虫体长大、变圆或卵圆形，形成配子体。配子体有雌、雄之分。雌配子体较大，虫体饱满，胞质致密，深蓝色，疟色素多而粗大，核小而致密，深红色，多偏于虫体一侧；雄配子体较小，胞质稀薄，浅蓝色，疟色素少而细小，核大较疏松，淡红色，位于虫体中央。被配子体寄生的红细胞，大小颜色变化同裂殖体。其他三种疟原虫不同发育阶段的形态、结构与间日疟稍有不同。

二、生活史

4种疟原虫的生活史基本相同，需要人和雌性按蚊2个宿主。在人体内，疟原虫先后在肝细胞和红细胞内进行无性生殖的裂体增殖。在红细胞内，除裂体增殖外，疟原虫尚可形成配子体，开始有性生殖的初期发育。当雌性按蚊叮咬人体后，配子体随血液进入蚊体内，完成配子生殖，随后开始孢子增殖。

（一）疟原虫在人体内发育的发育过程　包括在肝细胞内裂体增殖期和在红细胞内裂体增殖期及配子体形成期。

1. 肝细胞内裂体增殖期　又称红细胞前期或红细胞外期（简称红外期）。当唾液腺中含有成熟子孢子的雌性按蚊刺吸人血时，子孢子随唾液进入人体，经血液循环迅速进入肝脏，在肝细胞内，子孢子变成圆形滋养体，通过摄取肝细胞内营养进行发育和裂体增殖，经过 6～16 天发育为成熟的裂殖体。裂殖体成熟后胀破肝细胞，释出裂殖子，进入血液循环，一部分被巨噬细胞吞噬，其余则侵入红细胞，开始红细胞内的发育。4 种疟原虫在肝细胞内和红细胞内的发育时间和每个入侵的子孢子所产生的裂殖子数不同。间日疟原虫和卵形疟原虫的子孢子具有遗传学上不同的两种类型，即速发型子孢子和迟发型子孢子。当子孢子进入肝细胞后，速发型子孢子发育较快，12～20 天内发育为成熟的裂殖体；而迟发型子孢子视虫株的不同，经过休眠期（数月至数年）后，才完成肝细胞内期的裂体增殖。处于休眠期的子孢子被称为休眠子。恶性疟原虫和三日疟原虫均无休眠子。

2. 红细胞内裂体增殖期（简称红内期）　红外期的裂殖子从肝细胞释放出来，进入血流后很快侵入红细胞。入侵的裂殖子先形成环状体，进而发育为大滋养体、未成熟裂殖体，最后形成含有一定数目裂殖子的成熟裂殖体。在红细胞破裂后，裂殖子释出，一部分裂殖子被巨噬细胞消灭，其余裂殖子在数秒钟内即可侵入新的正常红细胞，重复其红内期的裂体增殖过程。完成一代红内期裂体增殖，不同虫种所需时间不同。恶性疟原虫的早期滋养体在外周血液中经十几个小时的发育，逐渐隐匿于微血管、血窦或其他血流缓慢处，继续发育成晚期滋养体及裂殖体。这 2 个时期在外周血液中一般不易见到。

3. 红细胞内配子体形成期　疟原虫经过几代红内期裂体增殖后，部分裂殖子侵入红细胞后不再进行裂体增殖而发育为雌、雄配子体。恶性疟原虫的配子体在肝、脾、骨髓等器官的血窦或微血管内发育成熟后出现于外周血液中，即在原虫血症出现后 7～10 天才可在外周血液中查见。间日疟原虫的配子体则在红内期血症的 2～3 天后出现。配子体的进一步发育需在蚊胃中进行。否则，在人体内经 30～60 天即衰老变性，继而被宿主的单核巨噬细胞系统吞噬。

（二）疟原虫在按蚊体内的发育过程

包括雌雄配子结合形成合子的有性生殖期和孢子增殖的无性增殖期。当雌性按蚊叮咬患者或带虫者血液时，在红细胞内发育的各期疟原虫都可随血液进入蚊胃，但仅雌、雄配子体能继续发育，进入有性生殖阶段，两者结合形成合子。合子逐渐变长，可移动，成为动合子。动合子穿过蚊胃壁，在胃弹性纤维膜下形成圆球形的卵囊即囊合子。随着卵囊增大，进行孢子增殖分裂，形成成千上万个具有感染能力的子孢子。子孢子随卵囊破裂释出，随血淋巴集中于按蚊的唾液腺内。当感染蚊再次吸血时，子孢子即可随唾液进入人体，开始在人体内的发育。疟原虫在蚊体内的发育受多种因素影响，包括配子体的感染性（成熟程度）与活性、密度及雌、雄配子体的比例，蚊体内的生化条件（含 pH、糖、氨基酸含量）和免疫反应力以及外界温度变化的影响。

第二节　疟原虫的致病性

一、发病机制

疟原虫的主要致病阶段是红内期裂体增殖阶段，其临床表现、病理改变及致病机制与疟原虫种类、株毒力及宿主的遗传特性和免疫状态有关。疟原虫在红细胞内进行裂体增殖，破坏红细胞，释出裂殖子及其代谢产物，对机体产生强烈的刺激，引起宿主产生免疫应答，破坏内环境的平衡，从而出现疟疾各种临床症状。疟疾发作是疟原虫成熟裂殖体崩解红细胞，释放出裂殖子及代谢产物等内源性致热源，共同作用于人体的体温调节中枢，并刺激机体产生强烈的免疫反应，引起临床症状发作。其中一部分裂殖子被单核细胞、巨噬细胞、中性粒细胞等吞噬，部分侵入新的红细胞行裂体增殖，如此不断循环，因而导致周期性临床发作。疟原虫代谢产物中能引起发热的成分也称为疟疾毒素。疟疾的周期性发作与疟原虫红内期裂体增殖周期一致。典型的间日疟和卵形疟隔日发作一次；三日疟隔 2 天发作一次；恶性疟隔 36～48 小时发作一次，但由于恶性疟原虫在红细胞内繁殖时，可使受感染的红细胞体积增大成为球型，胞膜出现微孔，彼此黏附成团并黏附于微血管，使微血管变窄或堵塞，因而使相应的组织细胞发生缺血缺氧而致其变性坏死，从而引起重型疟疾。初发患者或不同疟原虫混合感染时，或有不同批次的同种疟原虫重复感染时，疟原虫增殖不同步，发作间隔则无规律，多不典型。疟疾发作次数主要取决于患者治疗适当与否及机体免疫力增强的速度。若无重复感染，多数患者经 10～20 天，在多次发作后，随着机体对疟原虫产生的免疫力逐渐增强，大量原虫被消灭，发作可自行停止。

（一）贫血

贫血是各型疟疾中较常见的血液病理现象。疟疾发作数次后，大量被疟原虫寄生的红细胞破坏，可出现贫血，尤以恶性疟原虫为甚。一般疟疾患者的贫血程度常超过疟原虫直接破坏红细胞的程度，因与下列因素有关。①脾功能亢进：吞噬正常红细胞。②免疫病理损害：疟原虫寄生于红细胞时，使红细胞隐蔽的抗原暴露，刺激机体产生自身抗体，导致红细胞破坏。此外，宿主产生特异性抗体后，形成的抗原抗体复合物附着在红细胞膜表面，与补体结合后使红细胞膜发生显著改变而具有自身免疫原性，由此引起红细胞溶解或被巨噬细胞吞噬。③骨髓造血功能受抑制：最新的观点认为，疟原虫感染后出现严重的骨髓抑制现象和红细胞生成障碍是导致严重贫血的主要原因。在严重贫血的疟疾患者末梢血中网织红细胞增多，并能检测出具有对抗红细胞生成素功能的免疫抑制物，对其机制的研究仍在进行中。

（二）脑型疟疾

脑型疟疾（cererbral malaria）是恶性疟原虫感染后出现的最严重的并发症，少数可由间日疟原虫引起，是儿童和无免疫力成人患者的主要死亡原因。脑型疟疾的发病机制尚未完全明了，一般认为是多因素参与的免疫病理改变。主要是脑部微血管内皮细胞被感染了疟原虫的红细胞黏附，造成局部血管阻塞，组织缺氧和营养耗竭，出现脑细胞变性、坏死。目前认为血管黏附的分子基础包括两个方面：一方面是疟原虫分泌的黏附相关蛋白 PFEMP1 和 KAHRP 等，表达在感染红细胞膜的结节上，然后再与脑血管内皮细胞膜的相关受体结合；另一方面则是疟疾患者体内产生过量的 TNF-α，其与 IFN-γ 协同作用，激活内皮细胞受体 CD36、细胞间黏附因子 1 等膜蛋白，也促进了内皮细胞和感染红细胞的黏附。黏附的发生将成熟期的虫体集聚在脑、心等重要脏器内，影响这些组织的营养代谢，造成严重的脑并发症。此外，疟原虫感染所导致的 TNF 等细胞因子增加，激活免疫细胞产生过量的 NO，NO 可扩散到神经元周围，干扰神经传导，引发一系列中枢神经症状，如出现抽搐、昏迷等。NO 还能舒张血管平滑肌，增加颅内压，与脑型疟疾所致的颅内压增高有关。恶性疟原虫通过在心、脑等脏器的大量集聚，逃避了宿主免疫系统的攻击，如脾脏对感染红细胞的破坏和处理，从而有利于其发育繁殖。由于早期环状体和配子体的红细胞膜上无结节，恶性疟原虫感染时在患者外周血中仅见早期环状体和配子体，这种现象在其他 3 种疟原虫感染时不会出现。

（三）脾大

脾脏在宿主抗疟原虫感染的过程中发挥重要的作用。造成脾脏肿大的主要原因是脾充血，受感染红细胞在脾脏的毛细血管和血窦中沉积，以及单核巨噬细胞因大量吞噬疟原虫和疟色素而增生。脾大可出现于初发患者发病的 3～4 天后。由于疟色素在脾内大量沉积，使脾脏变黑。在某些热带疟疾流行区，由于反复感染，尤其是三日疟原虫感染，可因脾充血和单核巨噬细胞增生而导致持续性脾大，最后出现“巨脾病”，又称热带巨脾综合征。

（四）黑尿热

黑尿热（blackwater fever）是疟疾患者的一种急性血管内溶血和出现血红蛋白尿。主要是由于大量的红细胞在血管内溶解破坏，加之疟原虫本身及其释放的毒素直接造成血管病变或引起寒战、腰痛、酱油色尿，严重者出现贫血、黄疸，甚至急性肾衰竭，称为溶血尿毒综合征，又称黑尿热。目前认为是抗红细胞抗体增加导致的自身免疫现象。患者常死于肝肾衰竭。此症又常为抗疟药（奎宁及伯氨喹）所诱发。

（五）疟疾性肾病

严重的恶性疟原虫感染常常伴有肾脏损害，系Ⅲ型变态反应所致的免疫病理变化。肾脏可出现点状出血，由于病变红细胞的淤积和肾组织缺氧而导致肾小管硬化，出现肾衰竭。随着感染的控制，肾损害可以缓解。三日疟患者的反复感染也可导致肾损害。该病多见于儿童，引起急性肾小球肾炎并可导致肾病综合征，对类固醇激素治疗无反应。急性患者经抗疟治疗易恢复，但对慢性患者无效。

（六）痢疾型疟疾

痢疾型疟疾（dysentery malaria）虽不常见，却是非常凶险的恶性疟疾并发症。主要是由于胃肠道内肠壁毛细血管床的灶性缺血性改变、水肿，随之发生营养吸收障碍、坏死等。与此同时，肝脏也会因疟色素的沉积而出现肝细胞性变性和小叶中心区硬化，使肝内血流缓慢。肝脏肿大，质地变硬，患者出现黄疸。

（七）寒冷型疟疾

寒冷型疟疾（algida malaria）表现为恶性疟疾发作后迅速出现低血压和血管灌流受阻，体温很快下降，患者可出现谵妄。全身血流不足和休克的发展很迅速。可能的原因是革兰氏阴性菌引起的败血症，表现为肺水肿，广泛性消化道出血，脾破裂，或严重脱水。

（八）肺水肿

肺水肿（pulmonary edema）这一致命的并发症可在少尿和无尿的患者中迅速出现，继发于过量的肠道外补液，或在没有明显体液丢失或心功能障碍的情况下出现，其原因与弥散性血管内凝血或缺氧引起的肺血循环障碍有关。

此外，当孕产妇感染恶性疟疾时，由于疟原虫与硫酸软骨素 A 结合，可在胎盘血管中发生黏附，造成流产、胎儿宫内发育迟缓或死亡、新生儿发育不良或低体重、初产妇死亡等严重后果。

二、免疫

（一）先天性抵抗力

先天性抵抗力这种抵抗力与宿主的疟疾感染史无关，而与宿主的种类和遗传特性有关。

人类和许多哺乳动物对某些疟原虫易感，而对另一些疟原虫不易感，或只能感染疟原虫某个生活史发育阶段。如恒河猴对间日疟原虫完全不感染，猩猩对卵形疟原虫的红外期感染，红内期不感染。每种疟原虫的宿主局限性与其入侵红细胞时需识别的红细胞表面的特异受体有关。裂殖子在入侵红细胞的过程中，虫体表面的配体须与红细胞表面的专一受体结合。不同疟原虫的裂殖子能识别不同红细胞表面的蛋白受体，对侵入的红细胞有一定的选择。如 Duffy 血型抗原（一种糖蛋白）可能作为间日疟原虫和诺氏疟原虫入侵红细胞的受体，而唾酸是恶性疟原虫的受体。在西非，90%以上的黑人 Duffy 血型抗原阴性，故间日疟原虫感染少见。血红蛋白分子结构的变化可影响人体对疟原虫的易感性。如患镰状红细胞贫血的儿童，其恶性疟原虫感染率与正常儿童相似，但疾病严重程度却远轻于后者。这是由于血红蛋白分子结构的改变，影响了恶性疟原虫对血红蛋白的吞噬和利用。缺乏葡萄糖-6-磷酸脱氢酶（glucose 6-phosphate dehydrogenase，G6PD）的红细胞不易感染恶性疟原虫，其原因与红细胞缺乏 G6PD 有关。因此，G6PD 缺乏症患者对恶性疟原虫感染有一定的耐受力。

（二）获得性免疫

机体受疟原虫攻击后，其免疫系统被激活，产生一系列细胞免疫和体液免疫应答。

机体免疫应答最早出现的是吞噬现象，主要效应细胞是巨噬细胞。疟原虫侵入机体后，巨噬细胞被大量激活，吞噬疟原虫，并向 T 细胞和 B 细胞提呈经过处理的疟原虫抗原，诱导 T 细胞和 B 细胞增殖和分化。巨噬细胞对疟原虫抗原的识别能力主要由调理素介导，补体可能是其中的调理素之一。巨噬细胞将处理过的疟原虫抗原提呈给 T 细胞，同时释放白细胞介素-1（IL-1），激活 T 辅助细胞（Th 细胞），分泌白细胞介素-2（IL-2），促进 T、B 细胞增殖和分化，产生抗疟原虫的体液免疫和细胞免疫。

B 细胞经浆细胞产生特异性抗体。同时，T 细胞产生 γ-干扰素（IFN-γ）等活性物质激活巨噬细胞分泌肿瘤坏死因子（TNF）和一氧化氮（NO）等作用于疟原虫。

参与体液免疫的抗体主要包括 IgM、IgG 和少量 IgA。对无免疫力的自愿受试者观察发现，原虫血症后不久，IgM 首先出现并形成一个高峰，随后 IgM 逐渐下降而 IgG 开始上升，并可维持较长时间。未做根治的疟疾患者 IgM 的水平不到 2 年就消失，而 IgG 甚至在感染后 20 年还保持一定的水平。与保护性免疫力有关的主要是 IgG，如将患者 IgG 转种给受试者，可产生一定程度的被动免疫。

细胞免疫包括 T 细胞对疟原虫直接的细胞毒作用和由 T 细胞产生的各种淋巴因子以及巨噬细胞产生的效应分子的作用。最重要的细胞因子是 IFN-γ 和 TNF-α，两者通过激活效应细胞，如吞噬细胞。产生活性氧介质和 NO 杀伤疟原虫。

疟原虫在宿主体内经历不同发育阶段造成疟疾免疫学机制的复杂性，在不同的组织细胞内，疟原虫经历不同的生活周期，表达不同的期特异性抗原，诱导宿主产生免疫应答类型也因此而不同。这种获得性免疫具有相当高的种、株和期特异性。

疟原虫感染可使得宿主对再感染产生一定的免疫力，但这种现象主要出现在宿主体内原有疟原虫没有完全被清除，维持在一个低水平，这时可以在一定程度上抵抗同种疟原虫的再感染，临床表现为不完全免疫；一旦用药物清除体内残余疟原虫后，宿主获得的免疫力便逐渐消失。这种红细胞内有疟原虫存在，产生免疫力的现象称为带虫免疫。带虫免疫对抵抗疟原虫再感染非常重要。婴儿抗红内期恶性疟原虫感染的抵抗力主要依赖于由母体而来的特异性抗体和/或发热和白细胞介素的作用，而多数儿童感染者是以带虫免疫为特征。

（三）免疫逃避

免疫逃避寄生虫在有免疫力的宿主体内增殖、长期存活的现象称为免疫逃避。

疟原虫的免疫逃避有多种复杂的机制，包括表面抗原变异、抗原伪装、也可通过多种破坏机制改变宿主的免疫应答等。免疫逃避有多重表现形式，其中疟原虫表面抗原的改变是免疫逃避效应的基本机制。

1. 抗原变异　抗原变异存在于红细胞膜，来源于红细胞内疟原虫。应用感染裂殖体的红细胞与感染猴血清进行凝集试验，可以检测变异抗原。感染早期的血清只能凝集该次采血前感染裂殖体的红细胞，而不能凝集其后的感染红细胞，提示在反复感染过程中的每次疟原虫血症高峰，疟原虫的抗原已有变异。反复感染恶性疟原虫，用单抗做间接荧光抗体试验（IFAT）检查，也显示有抗原变异。由于抗原变异，疟原虫可以逃避宿主的免疫反应。

2. 可溶性抗原　疟原虫在宿主血液中可释放可溶性抗原（循环抗原）。这些抗原与抗体结合形成免疫复合物，从而使得疟原虫可逃避宿主的抗体作用。

3. 细胞隔离作用　红内期疟原虫寄生在红细胞内，可以逃避特异抗体作用。裂殖子进入血流后，抗体便可与其作用，出现凝集现象。

第三节　疟原虫致淋巴瘤的发病机制

淋巴瘤是发生于淋巴结和/或结外部位淋巴组织的具有明显异质性的恶性肿瘤，按细胞来源可分为 B，T 和 NK 细胞，按病理组织学特征不同大体可分为非霍奇金淋巴瘤（non-Hodgkin lymphoma，NHL）及霍奇金淋巴瘤（Hodgkin lymphoma，HL）两类。

伯基特淋巴瘤（Burkitt lymphoma，BL）是一种 B 细胞非霍奇金淋巴瘤，患者常以癌基因 MYC 易位和 EBV 感染为特征。目前普遍的共识是，EB 病毒在具有正常免疫力的宿主中，其临床结果往往是良性的，而在免疫缺陷的个体中，原发性感染或者病毒的复发有可能导致严重的并发症，例如脑膜炎、脑炎、肺炎，甚至演化成恶性肿瘤。疟原虫感染与免疫抑制、活化都有密切关联，进而导致 B 细胞活化增殖、外周血 EBV 含量上升，从而诱发伯基特淋巴瘤。

第四节　淋巴瘤的相关危险因素

淋巴瘤目前无确定的发病原因，但流行病学研究发现淋巴瘤的发病与某些因素密切相关，进而为淋巴瘤的防治提供了方向和思路。感染或其他原因导致的免疫功能失调在淋巴瘤发生中起重要作用。EBV与伯基特淋巴瘤和经典型霍奇金淋巴瘤密切相关。EBV与BL关系最为密切，几乎所有患者均可检出EBV，主要发生在赤道非洲和新几内亚，平均 发病年龄7岁，男女之比2∶1。对于儿童和老年经典型霍奇金淋巴瘤患者，EBV更常见，见于1/3患者。人类疱疹病毒-8（HHV-8）在相对少见的肿瘤类型中被发现，有些也可以同时发现EBV。HCV可以通过刺激B细胞增殖活性而增加NHL发生风险。HCV相关淋巴瘤包括结外边缘区淋巴瘤、小淋巴细胞淋巴瘤等。一些HCV相关淋巴瘤对抗病毒治疗反应率较高也证实了HCV在淋巴瘤病因学中的作用，同时也为HCV相关淋巴瘤治疗提供了新的治疗手段。HIV感染使淋巴瘤发病危险增加10～300倍已被多个研究证实。人类T细胞淋巴瘤/白血病 病毒-1（HTLV-1）可引起人类T细胞发生瘤样转化而导致成人T细胞淋巴瘤/白血病。HTLV-1具有地区性，主要发生在日本、加勒比地区和中非，男性更常见。细菌感染导致的慢性炎症状态也可能与某些NHL亚型有关，最常见的是幽门螺杆菌（HP）感染导致的胃肠道MALT淋巴瘤，细菌感染的存在使淋巴瘤发病危险增加6倍。在发展为淋巴瘤之前，细菌感染通常存在数年，发病年龄均偏大且没有明显的性别差异。HP感染通常出现在儿童时期，发展中国家最常见，随着社会经济状态改善其感染率逐渐降低。将来随着有效的HP防治和经济发展，HP阳性胃肠道的黏膜相关淋巴组织结外边缘区B细胞淋巴瘤（extranodal marginal zone B-cell lymphoma of mucosa-associated lymphoid tissue，MALT淋巴瘤）发病率将会逐渐降低。英国的一个病例对照研究发现，在诊断经典型霍奇金淋巴瘤前至少10年间，非特异性感染的发生显著增加，而弥漫性大B细胞淋巴瘤（diffuse large B-cell lymphoma，DLBCL）和滤泡性淋巴瘤（follicular lymphoma，FL）没有这种现象。自身免疫性疾病的慢性炎症状态和MALT淋巴瘤之间有密切关系，最明显的例子是桥本氏甲状腺炎和甲状腺淋巴瘤，干燥综合征和唾液腺淋巴瘤的明显因果关系及高度相关性。其他如类风湿关节炎和系统性红斑狼疮与MALT淋巴瘤及DLBCL均有密切关系。胃肠道慢性炎症状态，如克罗恩病与肠道T细胞淋巴瘤有关。与自身免疫状态最常相关的淋巴瘤亚型主要是MALT淋巴瘤、DLBCL和T细胞淋巴瘤，而很少发现FL。除上述因素外，患者生活工作环境、职业暴露、生活方式、营养状态等因素均可能与淋巴瘤发病有关。过多接触杀虫剂和化学制剂将增加淋巴瘤发生。紫外线照射和饮酒对淋巴瘤的发病影响尚不能确定，各研究报道尚不一。印度的一项病例对照研究发现，抽烟增加淋巴瘤的发病风险；食用羊肉使淋巴瘤发病风险增加7.3倍；牛奶使淋巴瘤发病风险增加6倍；而饮用咖啡则使淋巴瘤发病风险降低50%。另一个病例对照研究也发现大量摄取肉类、脂肪和甜食显著增加淋巴瘤发病风险，尤其是FL、DLBCL和MALT淋巴瘤。而进食水果、蔬菜和谷类作物则不增加这种风险。另一项研究发现，身高超过170 cm发生B细胞NHL的相对危险度（RR）为1.5（1.16～1.96），18岁时的体重和体重指数（BMI）也是发生B细胞NHL的阳性预测因子。这些发现提示身高偏高可能反映遗传因素、早期免疫功能、感染暴露、营养状态和生长激素水平等，这些均在淋巴瘤发病中起一定作用。

第五节　淋巴瘤的演变过程

淋巴瘤的发展过程主要可根据淋巴癌的分期进行判断，包括Ⅰ期、Ⅱ期、Ⅲ期、Ⅳ期。但由于患者存在个体差异，或是疾病迅速进展，可能会少于7个阶段。建议患者及时对自身情况进行判断，尽量早期发现、早期治疗，对预后有较大有利作用。

Ⅰ期：典型症状为淋巴结无痛性肿大，出现单个淋巴结区受累，多见于颈部或锁骨上淋巴结，之后可转移到腋下出现。如果淋巴瘤肿大严重可对局部造成压迫，出现咳嗽、胸闷、呼吸困难等症状。

Ⅱ期：出现膈肌两组或多组淋巴结受累的情况，不仅局限于单个器官，还会通过直接侵犯、血行转移等方式累及全身器官组织。累及肺部时会出现刺激性干咳、胸痛等症状，累及胸膜会出现胸腔积液的症状。如果是非霍奇金淋巴瘤，则多侵犯胃肠道，早期可能没有症状，而后期可能会出现消化不良、胃部不适等症状，继续进展患者会出现呕血、黑便等表现。

Ⅲ期：出现膈肌上下淋巴结全部受累的情况，随着纵隔淋巴结肿大并逐渐融合形成较大肿瘤，压迫食管时会出现吞咽困难，压迫上腔静脉时会出现上腔静脉综合征，如恶心、呕吐、胸痛、头晕等，压迫气管会出现呼吸困难等症状。

Ⅳ期：表现为弥漫性单个或多个结外器官受累，此时可能没有淋巴结肿大的情况。但会出现发热、盗汗、皮肤瘙痒、消瘦等全身症状，提示淋巴癌进展到晚期，需要积极治疗。

第六节　淋巴瘤的临床表现

一、局部表现

（一）淋巴结肿大

淋巴结肿大是淋巴瘤最常见、最典型的临床表现。淋巴瘤淋巴结肿大的特点多为无痛性、表面光滑、活动，扪之质韧、饱满、均匀，早期活动，孤立或散在于颈部、腋下、腹股沟等处，晚期则互相融合，与皮肤粘连，不活动，或形成溃疡。HL 大多首先侵犯表浅淋巴结，以颈部、锁骨上、腋下淋巴结多见，而髂血管周围、腹股沟、股三角区、滑车淋巴结少见，也可侵及纵隔、腹膜后、肠系膜等部位的深部淋巴结。HL 的淋巴结受累多为连续性，依次侵及邻近部位淋巴结。NHL 首先表现为浅表淋巴结受侵者也超过一半，受侵的淋巴结部位为跳跃性的，无一定规律，结外淋巴组织或器官受侵者也较多见。

（二）韦氏环（Waldeyer's ring）病变

韦氏环又称咽淋巴环，是位于呼吸道和消化道开口部位的一个环状淋巴组织，包括鼻咽、舌根、双侧扁桃体和软腭等。该结构中黏膜和黏膜下具有丰富的淋巴组织可以起到上呼吸道和消化道的免疫防御功能。原发于头颈部的结外淋巴瘤中，约有一半以上发生于韦氏环。原发于韦氏环的 NHL 中，发生于扁桃体的占 40%～79%，是最常见的原发部位，其次是鼻咽部，较少见于舌根和软腭。

（三）鼻腔病变

原发鼻腔的淋巴瘤绝大多数为 NHL，主要的病理类型包括鼻腔 NK/T 细胞淋巴瘤和弥漫大 B 细胞淋巴瘤。

（四）胸部病变

纵隔淋巴结是 ML 的好发部位，多见于 HL 和 NHL 中的原发纵隔（胸腺）弥漫大 B 细胞淋巴瘤以及前体 T 细胞淋巴母细胞淋巴瘤。肿大淋巴结最常位于中纵隔和前纵隔，多为双侧纵隔受累。多数患者在初期多无明显症状，随着肿瘤的逐渐增大，可以压迫附近的气管、食管、静脉等，造成咳嗽、呼吸困难、吞咽困难，如果病变进展迅速则可发生上腔静脉综合征，表现为头颈部肿胀、呼吸困难、不能平卧、颈胸部浅表静脉怒张等，尤以 NHL 多见。胸膜受侵时表现为胸膜肿块或结节，可出现胸腔积液，积液为炎性或血性，其中可发现幼稚淋巴细胞和淋巴瘤细胞。胸部 X 线片上有圆形、类圆形或分叶状阴影，病变进展可压迫支气管导致肺不张，肿瘤中央坏死可以形成空洞。此外，部分肺部病变表现为弥漫间质性改变，此时临床症状明显，常有咳嗽、咳痰、气短、呼吸困难，继发感染可有发热。

（五）心肌和心包病变

ML 可侵犯心肌和心包。侵犯心包时可表现为心包积液，侵犯心肌时表现为心肌病变，可出现心律失常、心电图异常等。

（六）腹部和盆腔病变

腹部和盆腔的淋巴结也是淋巴瘤常见的侵犯部位，包括腹膜后、肠系膜、髂窝等部位淋巴结。单纯的淋巴结肿大一般很少有局部症状，临床上不易早期发现。临床上常见脾大和肝大，脾脏是 HL 最常见的膈下受侵部位，60%伴有脾肿大的 HL 患者经脾切除病理证实为脾受侵。有脾侵犯者可能有肝侵犯，而单独肝侵犯者很少见。肝侵犯发生率为 3%～24%，多继发于脾侵犯。胃肠道是 NHL 最常见的结外受侵部位，约占全部结外淋巴瘤的 50%，胃淋巴瘤早期多无症状，此后可出现消化不良，饱胀不适，上腹包块。小肠淋巴瘤可表现为腹痛，腹部包块，容易出现肠梗阻、肠穿孔、出血等急症。

（七）皮肤病变

M L 可原发或继发皮肤侵犯，多见于 NHL。ML 患者可有一系列非特异性皮肤表现，皮肤损害呈多形性，红斑、水疱、糜烂等。晚期 ML 患者免疫功能低下，皮肤感染常经久破溃、渗液，形成全身性散在的皮肤增厚、脱屑。

（八）骨髓病变

ML 骨髓侵犯表现为骨髓受侵或合并白血病，多属疾病晚期表现之一，绝大多数为 NHL。

（九）中枢神经系统表现

大多数原发中枢神经系统淋巴瘤（primary central nervous system lymphoma，PCNSL）在诊断时为单发病灶（约 70%）及幕上病变，至疾病晚期多表现为广泛的多病灶的播散。典型病灶位于脑室深部结构内，易累及胼胝体、基底结和丘脑等。原发于脊髓和脑脊髓罕见，但波及至此者多见。常见的临床症状与其他颅内肿瘤一样，由于肿瘤浸润或压迫引起颅压增高症状、颅神经功能障碍、癫痫发作等均较常见。

（十）其他

ML 还可以原发或继发于脑、硬脊膜外、睾丸、卵巢、阴道、宫颈、乳腺、甲状腺、肾上腺、眼眶球后组织、喉、骨骼及肌肉软组织等，临床表现复杂多样，应注意鉴别。

二、全身表现

（一）全身症状

ML 患者在发现淋巴结肿大前或同时可出现发热、瘙痒、盗汗及消瘦等全身症状。

（二）免疫、血液系统表现

ML 诊断时 10%～20%可伴有贫血，部分患者可出现白细胞计数、血小板计数增多，红细胞沉降率增快，个别患者可出现类白血病反应，中性粒细胞明显增多。此外，乳酸脱氢酶的升高与肿瘤负荷相关。部分患者，尤其晚期患者表现为免疫功能异常，在 B 细胞 NHL 中，部分患者的血清中可以检测到多少不等的单克隆免疫球蛋白。

第七节 疟原虫与淋巴瘤实验室指标改变和检查

一、疟原虫感染的实验室检查

（一）病原学检查

从受检者外周血液中检出疟原虫可以确诊。最好在服药前采血检查。常用的是取外周血制作厚、薄血膜，经吉氏染色或瑞氏染色后镜检查找疟原虫。恶性疟在发作开始时，间日疟在发作数小时至十余小时采血能提高检出率。

（二）免疫学检查

常用方法有间接荧光抗体试验、间接血凝试验和酶联免疫吸附试验等。由于抗体在患者治愈后仍能持续一段时间，且广泛存在个体差异，因此主要用于疟疾的流行病学调查、防治效果评估及输血对象的筛选，而在临床上仅作辅助诊断用。

（三）分子生物学检查

PCR 和核酸探针已用于疟疾的诊断，分子生物技术的优点是对低原虫血症检出率较高。用核酸探针检测恶性疟原虫，其敏感性可达感染红细胞内 0.0001%的原虫密度。

二、淋巴瘤的实验室检查

（一）血常规及血涂片

血常规一般正常，可合并慢性贫血。HL 可出现血小板增多、白细胞计数增多、嗜酸性粒细胞数增多；NHL 侵犯骨髓者可出现贫血、白细胞及血小板数减少，外周血可出现淋巴瘤细胞。

（二）骨髓涂片及活检

HL 罕见骨髓受累。NHL 侵犯骨髓者，骨髓涂片可见淋巴瘤细胞，细胞体积较大，染色质丰富，呈灰蓝色，形态明显异常，可见“拖尾现象”。淋巴瘤细胞≥20%为淋巴瘤白血病；骨髓活检可见淋巴瘤细胞聚集浸润。部分患者骨髓涂片可见噬血细胞增多及噬血现象，多见于 T 细胞淋巴瘤。

（三）血清生化检验

乳酸脱氢酶（lactate dehydrogenase，LDH）增高与肿瘤负荷有关，为预后不良的指标。HL 可伴有红细胞沉降率增快，碱性磷酸酶（alkaline phosphatase，ALP）增高。

（四）脑脊液检查

Ⅲ/Ⅳ期侵袭性 NHL 患者，或伴有中枢神经系统症状者，需行脑脊液检查。中枢神经系统受累者脑脊液检查表现为脑脊液压力增高，蛋白量增加，细胞数量增多，单核为主，病理检查或流式细胞术检查可发现淋巴瘤细胞。

（五）组织病理检查

HL 的基本病理形态学改变为在以多种非肿瘤性炎症细胞的混合增生背景中见到诊断性 R-S 细胞及其变异型细胞。经典型 HL 的免疫组化特征为：$CD15^+$，$CD30^+$，$CD25^+$；结节淋巴细胞为主型 HL 的免疫组化特征为：$CD19^+$，$CD20^+$，EMA^+，$CD15^-$，$CD30^-$。NHL 组织病理形态学改变为正常淋巴结结构消失，皮质和髓质分界不清，淋巴窦及淋巴滤泡或淋巴结包膜受侵，整个淋巴结呈弥漫性，为不同分化程度的淋巴细胞代替。根据不同的病理类型有各自独特的病理表现和免疫表型。

（六）T 细胞受体（T cell receptor，TCR）或免疫球蛋白（immunoglobulin，Ig）基因重排

人类外周 B 和 T 细胞的特点是存在抗原受体基因，它们能编码组成 Ig 和 TCR 的多肽亚单位的氨基酸序列。这些抗原受体基因的重排是 ML 最主要的分子诊断标志。克隆性基因重排对于鉴别良、恶性淋巴细胞增生有重要参考价值。

第八节　疟原虫与肿瘤的治疗

疟疾疗法用于治疗肿瘤是目前国内外研究比较热门的一个课题。在流行病学上，根据世界卫生组织统计结果显示：几个疟疾流行地区的肿瘤发生率最低。最新进行流行病学分析纵向分析了 1955—2008 年期间的疟疾发病率与肿瘤死亡率的关系，分析发现：在一些实体瘤中，如结肠癌、肺癌、乳腺癌和胃癌，疟疾发生率与肿瘤死亡率的呈显著的负相关关系。早在 1922 年，奥地利医生 Waggner-Jauregg 使用疟原虫成功地治疗神经性梅毒，证明了疟疾疗法的安全性。国内外很多学者通过将减毒疟原虫感染荷瘤小鼠，可以达到抑制肿瘤细胞增殖的效果，并且感染周期越长，抑制肿瘤生长效果越好。其机制可能与以下几个方面有关。

一、影响宿主抗肿瘤细胞免疫反应

（一）自然杀伤细胞

自然杀伤（natural killer，NK）细胞在杀伤肿瘤细胞的过程中无需致敏，其杀伤作用呈非特异性和MHC限制性。主要通过诱导靶细胞凋亡（Fas/FasL），释放穿孔素（perforin）、颗粒酶（granzyme）、γ干扰素（IFN-γ）和肿瘤坏死因子-α（TNF-α）等效应细胞因子，以及抗体依赖性细胞介导的细胞毒作用（antibody dependent cell mediated cytotoxicity，ADCC）等途径杀伤肿瘤细胞。NK细胞在抗恶性疟原虫感染中具有重要作用，将感染恶性疟原虫的红细胞与NK细胞共培养可以明显上调NK表面激活标志CD69和CD25的表达，刺激CD56bright NK产生IFN-γ、CD56dim NK产生杀伤作用。

（二）树突状细胞

树突状细胞（dendritic cell，DC）是专职的抗原递呈细胞，在缺乏病原的时候DC处于休眠状态。当炎症信号、病原相关分子模式（Pathogen associated molecular pattern PAMP）、吞噬病原体或胞吞、胞饮促炎细胞碎片刺激时，树突状细胞被激活、成熟，表达高浓度的MHC和共刺激分子激活淋巴细胞。所以DC是联接先天免疫和获得性免疫的纽带。肿瘤细胞常能逃避机体自身的抗肿瘤免疫监视，其原因主要包括肿瘤细胞使DC低表达MHC和共刺激分子，前者产生的一些抑制免疫的细胞因子，如IL-10、血管内皮生长因子（VEGF）和转化生长因子-β（TGF-β）等，导致T细胞激活的双重信号被抑制，限制了CD8细胞毒性T细胞（CTL）和CD4辅助性T细胞的功能。Chen等将感染约氏疟原虫小鼠皮下接种肺癌细胞（LLC）后发现肿瘤引流淋巴结（TdLN）中DC数量显著增加，DC表面CD80和CD86两种共刺激分子表达量增加，TdLN和脾中$CD8^+$ T细胞表达颗粒酶B水平显著增强。

（三）T细胞

在肿瘤免疫中，T细胞介导的免疫应答起重要作用。诱导、激活T细胞介导的抗肿瘤免疫反应，需将肿瘤抗原在胞内加工处理成抗原肽，之后与MHCⅠ分子结合表达于肿瘤细胞表面，从而被$CD8^+$ T细胞识别；或抗原先从肿瘤细胞脱落，然后由抗原递呈细胞（APC）摄取，加工，再由细胞表面的MHCⅡ类分子递呈给$CD4^+$ T细胞。约氏疟原虫感染肺癌荷瘤小鼠后，有（1～2）%的小鼠肿瘤消退，50天后检测小鼠免疫功能，发现小鼠脾脏T细胞对肿瘤抗原刺激的增殖能力和IFN-γ表达量与对照组相比显著增强。说明约氏疟原虫感染能增强记忆性T细胞功能，产生长期、特异性的抗肿瘤免疫反应。

二、影响宿主抗肿瘤体液免疫反应

肿瘤抗原可以刺激机体免疫系统启动体液免疫应答，产生特异性抗体，协同细胞免疫发挥抗肿瘤作用。抗体可通过封闭肿瘤细胞表面某些受体影响肿瘤细胞的生物学行为，部分原虫的感染可以增强肿瘤机体体液免疫。姚朗等证实，恶性疟DNA疫苗有一定的诱导小鼠体液免疫应答的作用。

三、改善肿瘤微环境

恶性疟原虫感染使宿主体温升高，在临床上过高热已经应用于多种肿瘤的治疗，但是机体可以通过表达热休克蛋白（heat shock protein，HSP）减弱过高热对肿瘤的影响。疟原虫感染可以刺激NK、T细胞等免疫细胞分泌IFN-γ，体外将IFN-γ与鳞状上皮癌细胞（HSC-2）或肺癌细胞（A549）共培养能够抑制HSP27的产生，促进过高热（42 ℃，60分钟）和抗肿瘤药物顺铂（Cisplatin）对肿瘤细胞的抑制作用。

利用抗原激活机体免疫是肿瘤疫苗的重要途径之一。然而，大部分抗原诱导的特异性免疫往往强度足够但持久性不足。疟原虫作为肿瘤抗原表达载体及其抗肿瘤的免疫机制，为疟原虫用于肿瘤免疫治疗提供有力的临床前数据支持。随着疟原虫红内期及减毒虫株的深入研究，经基因改造的疟原虫用于肿瘤免疫治疗的临床前景非常值得期待。

第九节　疟原虫与淋巴瘤的预防

一、疟原虫感染的预防

消灭疟疾必须贯彻治疗、灭蚊、防护三结合的综合性防治措施。治疗患者和带虫者，防止传播。疟疾发作时可用氯喹、青蒿素及磷酸络萘啶等药物，以杀死红内期的疟原虫。杀死红外期疟原虫和配子体的药物有伯氨喹。乙胺嘧啶具有杀死红外期疟原虫和抑制红内期未成熟裂殖体的作用，常用于预防用药。氯喹和伯氨喹合用，可根治间日疟，并作为休止期的抗复发治疗。恶性疟可单服氯喹。监测是疟疾防治的重要组成部分，包括死亡率、发病率及疫情报告、个案调查、观察媒介情况、人口及环境调查等。

二、淋巴瘤的预防

要预防淋巴瘤，首先应预防 EB 病毒的感染。临床数据证实，EB 病毒的感染可以导致恶性淋巴瘤的高发。注意增强机体的免疫力，改善患者免疫缺陷的状态，在临床上很多器官移植或肿瘤患者，应用免疫抑制剂治疗后，因为机体存在免疫缺陷，从而导致恶性淋巴瘤的高发。防止电离辐射的影响，对于一些需要长期接触放射线的人群，要做好职业的防护，从而降低恶性淋巴瘤发生率。每年定期体检。对于有恶性淋巴瘤家族史的人群，要定期地进行早期的筛查。每年定期地查体，以便及时发现病变。

第五章 日本血吸虫感染与肿瘤

血吸虫又称裂体吸虫（schistosome），是一类寄生于人及哺乳动物静脉血管内的吸虫，引起血吸虫病（schistosomiasis）。寄生于人体的血吸虫主要有日本血吸虫、曼氏血吸虫和埃及血吸虫 3 种，此外，在东南亚等地区尚有少见的间插血吸虫、湄公血吸虫和马来血吸虫感染人体的病例报道。血吸虫病主要分布于非洲、南美洲以及亚洲地区的 76 个国家，是发展中国家最为重要的寄生虫病之一。据 WHO 报告，2002 年全球由血吸虫病致伤残者达 176 万人，每年因感染血吸虫病而死亡的人数为 1.4 万人。我国仅有日本血吸虫病流行。目前，我国大部分地区的血吸虫病疫情得到控制，有些流行区已达到传播阻断标准，部分经济发达地区已经基本消灭了血吸虫病，然而慢性血吸虫病的晚期损害通常比较严重，研究报道血吸虫肠病可增加结直肠癌的发病风险，因此现阶段血吸虫病仍然是我们国家需要重视的公共卫生问题。

第一节 日本血吸虫的形态和生活史

一、形态

（一）成虫

雌雄异体，圆柱形，外观似线虫。雌虫常寄居于雄虫的抱雌沟内，呈雌雄合抱状态。口、腹吸盘位于虫体前端，消化系统有口、咽、食管和肠管，肠管在腹吸盘后分为左右两支，延伸至虫体中部之后汇合成单一的盲管。

雄虫乳白色，大小为（12～20）mm×（0.5～0.55）mm，自腹吸盘后，虫体背腹变扁，两侧向腹面卷曲，形成抱雌沟，7 个睾丸呈串珠样排列于腹吸盘之后虫体的背面。

雌虫较雄虫细长，大小为（20～25）mm×（0.1～0.3）mm，前细后粗。因肠管内含较多的红细胞消化后残留的物质，故虫体呈灰褐色。卵巢椭圆形，位于虫体中后部。卵黄腺排列于肠支两侧。雌虫的发育成熟必须有雄虫的存在和合抱，雄虫通过体壁向雌虫提供性信息素，使得雌虫生长代谢发生一系列的变化，以保证其性发育成熟。雌虫难以单独发育成熟，单性雄虫虽可发育成熟，但虫体较小并且生长期迟滞。

（二）虫卵

椭圆形，淡黄色，成熟虫卵大小平均约 89 μm× 67 μm，卵壳厚薄均匀，无卵盖，卵壳一侧有小棘，卵壳表面常黏附有宿主组织残留物，卵壳内侧有一薄层的卵黄膜。卵内含一个毛蚴，毛蚴与卵黄膜之间，常可见些大小不等、圆形或卵圆形的油滴状毛蚴分泌物，该分泌物含有多糖、蛋白质和酶类等物质，是构成可溶性虫卵抗原（soluble egg antigen，SEA）的主要成分。这些物质可透过卵壳上的微孔渗出，是引起宿主免疫病理损伤的主要抗原成分，也是血吸虫病免疫诊断中的重要抗原。

二、生活史

日本血吸虫的生长发育经历虫卵、毛蚴、母胞蚴、子胞蚴、尾蚴、童虫和成虫 7 个阶段，包括寄生于终末宿主人或其他多种哺乳类动物体内的有性世代和在中间宿主钉螺体内的无性世代。

成虫寄生于人体及多种哺乳动物的肝门静脉和肠系膜静脉系统中。雌雄虫合抱，交配后，雌虫产卵于肠黏膜下层小静脉末梢内，虫卵主要分布于肝脏及结肠壁组织，少部分随宿主粪便排出体外。虫卵在水中孵出毛蚴，如遇钉螺则侵入其体中，毛蚴在钉螺体内经过母胞蚴、子胞蚴无性繁殖阶段发育和增殖，产生大量的尾蚴。尾蚴自螺体内逸出后，借尾部摆动，遇到人或易感染的动物而从皮肤钻入，脱去尾部，变为童虫。童虫随血流或淋巴液到达右心、肺，再到达左心，进入肝内门脉系统继续生长、发育，直至性器官初步分化时，雌雄童虫开始合抱，然后移行到肠系膜静脉定居，逐步发育为成虫并交配产卵。

初产的卵内含一个受精卵细胞及 20 多个卵黄细胞。约经 11 天，卵内的卵细胞发育为毛蚴，毛蚴寿命约 10 天。一部分虫卵随门静脉分支流至肝内并沉积在肝组织内，另一部分虫卵则沉积在肠壁组织。由于成熟卵内毛蚴分泌的可溶性虫卵抗原（SEA）可透过卵壳，引起虫卵周围组织和血管壁发生炎症坏死，虫卵可随破溃的组织落入肠腔，并随宿主粪便排出体外。小鼠实验感染见到，仅 7.7%的虫卵自粪便排出，22.5%的虫卵沉积在肝脏，69.1%的虫卵沉积在结肠肠壁，其余 0.7%的虫卵随血液流入全身各组织脏器中，主要见于脑、肺等组织，形成异位寄生。未能排出的虫卵沉积在局部组织中，逐渐死亡、钙化。

第二节 日本血吸虫的致病性

日本血吸虫尾蚴、童虫、成虫和虫卵四个阶段均可对宿主造成损害，但其主要致病阶段是虫卵。致病的主要原因是血吸虫不同虫期释放的抗原，尤其是可溶性虫卵抗原（SEA）诱发宿主的一系列免疫应答，这些特异性免疫应答的后果便是复杂的免疫病理变化的出现。因此，目前人们已普遍认为血吸虫病是种免疫性疾病。

一、尾蚴所致损害

尾蚴穿过人体皮肤可引起一过性皮炎，称尾蚴性皮炎。初次接触尾蚴者，尾蚴性皮炎反应不明显，重复接触者皮炎反应逐渐加重。致病原因是尾蚴穿皮的过程中其前穿刺腺分泌的蛋白水解酶引发的速发型超敏反应（Ⅰ型），也有迟发型超敏反应（Ⅳ型）。其病理变化表现为局部皮肤毛细血管扩张、充血、水肿及中性粒细胞和单核细胞浸润等。患者在临床上可表现有局部皮肤瘙痒和丘疹等症状，严重者可伴有全身水肿和多形红斑。

二、童虫所致损害

童虫在其移行过程中可引起所经脏器的过性血管炎、毛细血管栓塞、破裂、局部细胞浸润和点状出血，尤以肺部为重，可引发肺炎和一些全身过敏反应。这可能与童虫抗原引发的超敏反应有关。患者常出现有发热、咳嗽、痰中带血、嗜酸性粒细胞增多、一过性肺部浸润及全身不适等临床表现。

三、成虫所致损害

成虫在静脉内寄生，一般无明显致病作用。少数可引起轻微的机械性损害，如静脉内膜炎和静脉周围炎。成虫的代谢产物和成虫不断更新的表膜，在宿主体内亦可形成抗原抗体免疫复合物，沉积在相应组织和器官中诱发免疫复合物型（Ⅲ型）超敏反应，导致宿主组织损害，如血吸虫病性肾病等。

四、虫卵所致损害

血吸虫病的主要病变是由虫卵所致，受累最严重的组织与器官是肠管和肝脏。当虫卵内毛蚴发育成熟后，卵内活毛蚴分泌的 SEA，透过卵壳作用于周围的宿主组织出现细胞浸润，形成虫卵肉芽肿（oval granuloma）。虫卵肉芽肿及肝纤维化是导致慢性血吸虫病病变的主要原因。日本血吸虫病虫卵肉芽肿主要是由 T 淋巴细胞介导的Ⅳ型超敏反应所致。

第三节　日本血吸虫病致肿瘤的相关机制

一、血吸虫病

血吸虫病是由血吸虫寄生于人体所引起的一类寄生虫病，据保守估计全世界共有76个国家以及2.5亿人受到影响，每年造成近1.4万人死亡。对人类健康产生影响的血吸虫分3种：日本血吸虫、埃及血吸虫和曼氏血吸虫。在我国境内主要是日本血吸虫。自20世纪50年代以来，血吸虫病在长江流域以及南方地区的400多个县流行较为猖獗，虽采取大规模有效的治疗和预防措施，使得大部分流行区的血吸虫病基本被消除，但在一些流行区域尚有少数的血吸虫病的案例报道。血吸虫病作为一种慢性潜伏性疾病，其传播感染与农业和水利系统息息相关，相对较差的生活条件以及缺乏有效的预防措施，都利于血吸虫的传播。慢性血吸虫病的晚期损害通常比较严重，研究报道血吸虫肠病可增加结直肠癌CRC的发病风险，现阶段血吸虫病仍然是发展中国家需要重视的公共卫生问题。

二、结直肠癌

近年来，CRC的发病率逐年增长，严重威胁着人类健康。据2013年WHO公布的统计资料显示：全球每年新发CRC病人数约120万，死亡人数近60万。2018年全美最新癌症统计数据显示：男性和女性的CRC发病数分别占男女各类癌症发病总数的9%和7%，在男女各类肿瘤发病率中均居于第三位。CRC的发病可能与以下疾病有关：溃疡性结肠炎、结直肠息肉、克罗恩病、遗传因素等。大规模的流行病学调查研究表明，血吸虫肠病是CRC发病的高危因素之一，血吸虫病引起的一系列慢性肠道病变如肠纤维化以及肠道溃疡被认为属于癌前病变。松江、金山、青浦等上海西南等地为20世纪血吸虫病泛滥最为严重的地区之一。

三、血吸虫肠病至CRCS之间的“炎一癌”转化机制

晚期血吸虫肠病患者，其成虫寄生于肠系膜静脉内，所产生的虫卵在肠道黏膜层或黏膜下层沉积，在宿主细胞中形成持久的免疫炎症反应、嗜酸性脓肿，继发的肠壁纤维化，以及假性息肉形成，这些是发生肠道癌变的基础。大量数据表明血吸虫感染史10年以上甚至更长时间的患者更加倾向发生血吸虫肠病相关性结直肠癌（colorectal cancer with schistosomiasis，CRCS)，所以血吸虫感染史愈长，肠道病变部位虫卵密度愈大，则发生癌变的概率就愈高。

有相关研究对CRCS发生机制有多种解释：①血吸虫感染产生的内源性致癌物和血吸虫毒素，引起机体免疫抵抗功能减弱而导致的慢性免疫失调。②慢性炎症本身所产生的炎症介质彼此相互作用而诱导癌变。慢性炎症约与人类五分之一的癌症密切相关，其由环境、饮食、遗传基因多态性以及感染或免疫反应因素所致机体正常生理功能失调等诸多因素相互作用 而形成。慢性炎症开始可作为机体清除有害物质的一种防御反应，但随着时间的推移，会导致持续的组织破坏并能促使癌变形成，这种由慢性非可控性炎症转化为恶性的过程被称作“炎-癌转化”。如长期的慢性萎缩性胃炎转化为胃癌，慢性病毒性肝炎转化为肝癌，以及慢性溃疡性结肠炎和克罗恩病转化为结肠癌，这些都涉及“炎-癌转化”机制。有研究强调慢性炎症亦是促进血吸虫肠病向CRCS转变的关键因素。由溃疡性结肠炎慢性迁延发展至结肠癌的机制表明，机体产生一种内源性的基因毒性物质，即一氧化氮（nitric oxide，NO)，NO导致炎症状态的结肠黏膜细胞的原癌基因发生突变和抑癌基因P53失活。最近亦有文献表明NO在血吸虫肠病转化至CRCS中亦起到重要作用。研究发现血吸虫感染出现的临床症状多由免疫炎症反应造成，其中虫卵释放的SEA在免疫反应中占主导地位。虫卵抗原所引起的慢性炎症反应刺激肠道黏膜内皮细胞生长，引起机体产生以T细胞介导的Ⅳ型超敏反应，作为机体的外来抗原吸引TH细胞、巨噬细胞、成纤维细胞和嗜酸性粒细胞形成肉芽肿。肉芽肿的形成过程也是一个慢性炎症反应过程，此过程中炎症灶处的

巨噬细胞可释放活性氧和活性氮，破坏DNA、蛋白质、细胞膜，改变酶的活性及基因表达。同时肉芽肿的形成可进一步引起肠壁局限性增厚，严重影响肠道正常功能。

还有研究指出肠道菌群紊乱与致病菌感染也是促使CRC形成的重要因素，并已在临床与实验中得到证实，血吸虫感染患者通过诱导免疫抑制状态，以利于某些机会致病菌的生长，细菌感染也可通过多种机制促进癌变的发生，如产生活性氧中间体，引起T细胞免疫应答失调，以及改变宿主肠道黏膜上皮细胞膜糖类物质的表达，这些方式共同导致基因突变的产生。

四、CRCS相关细胞分子水平改变

Ko DY等人的文献指出，已感染日本血吸虫的大鼠可检测到TH2细胞被激活，进而打破TH1细胞和TH2细胞之间的平衡，引起免疫调控失衡。当人体感染血吸虫时，Toll样受体2（Toll-like receptor2，TLR2）和TLR4在感染的不同阶段发挥不同的作用：在血吸虫感染初期，TLR2表达减少会导致免疫应答反应增强，TLR4表达减少则会导致免疫反应减弱。TLR2和TLR4这种相互动态的变化是机体对感染因素所做出的一种适应性调节，但后期的适应性调节失调如TLR4表达减少可间接导致CRC的发生。髓系抑制细胞（myeloid-derived suppressor cells，MDSCs）是属于骨髓系的一组异质性免疫细胞，在许多病理状态下对抑制宿主免疫反应扮演重要角色。现有研究表明虫卵抗原和虫体抗原能够增强MDSCs的集聚。在小鼠体内由抗原引起的MDSCs对T细胞反应的抑制性作用比对照组（未感染血吸虫小鼠）强。由抗原诱导的MDSCs JAK/STAT3信号通路传递，JAK抑制剂jsi-124阻止上述分子通路传递，几乎完全消除抗原所引起的MDSCs细胞抑制活性增强的现象。在日本血吸虫感染的过程中，MDSCs的功能扩展可能作为细胞免疫反应网络调节的一个重要因素，即抑制T细胞的免疫反应进而削弱机体的抵抗作用以致癌变形成。血吸虫感染患者低表达hMLH1基因和hMLH2（DNA错配修复基因）基因，表明hMLH1和hMLH2的缺乏也可能是血吸虫致癌作用的机制之一。最近亦有研究指出微卫星不稳定会导致DNA损伤修复机制受损，也是促使CRCS形成的因素之一。Ruan等研究表明，相比于非血吸虫相关性的CRC患者，CRCS患者无论是在正常组织、癌旁组织以及癌组织中，血小板源性内皮生长因子（platelet-derived endothelial growth factor，PD-ECGF）和血管内皮生长因子蛋白表达量都相对较高，提示血吸虫感染是诱发CRC发生的一个因素。此外，细胞色素P450ⅡE1（CYPⅡE1）蛋白表达可能在CRCS的发病机制中也有一定的作用，CYPⅡE1参与致癌物质的代谢活化，该基因的易感基因型与肿瘤之间有“协同作用”，既患血吸虫又携带此种易感基因型的个体，发生CRC风险可显著增高。

第四节　日本血吸虫相关结性直肠癌的危险因素

日本血吸虫在人体内发育各阶段的代谢产物、分泌物及虫体均可成为抗原物质，激活人体的免疫反应，引起相应的病理改变，可能是癌变的重要因素。另外，虫卵沉积消化道后，长期机械及虫卵毛蚴分泌毒素的刺激亦可能是导致消化道肿瘤发生的一种重要原因。有调查显示血吸虫病流行区，消化道肿瘤发生率明显高于非流行区，说明血吸虫病可能是消化道肿瘤的诱因之一，因而胃肠道血吸虫病被认为是一种癌前病变。

第五节　结直肠癌的演变过程

日本血吸虫病在我国多个地区流行，病原血吸虫主要寄生于门静脉系统，主要致病器官为肝脏和结肠。日本血吸虫短期或慢性感染会引起肝脏和结肠组织中多种基因表达的异常。人类P53基因是一种肿瘤抑制基因，位于17号染色体的短臂上（17P13），其蛋白产物为核内磷蛋白，相对分子质量53 kD，p53基因的功能是调节细胞周期或诱导细胞凋亡而发挥其抗肿瘤的作用。有研究发现日本血吸虫病可导

致直肠癌患者 p53 基因 CG 岛的突变率显著性增高，异常的 P53 基因不但丧失了抑癌活性，反而具有恶性转化的功能。合并有日本血吸虫病的结肠癌患者其肿瘤组织中 p53 基因 mRNA 表达显著高于未合并日本血吸虫的结肠癌患者，两组相比差异有显著性意义，提示血吸虫感染对结肠癌患者中 p53 基因的异常表达有促进作用，血吸虫感染可能对结肠癌患者 p53 基因的突变有一定影响，是一个间接的致癌因素。

第六节　结直肠癌的临床表现

研究报道指出血吸虫肠病相关性结直肠癌更倾向于发生在直肠、乙状结肠和降结肠，主要病理类型为腺癌，分化程度较高，恶性程度相对较低，这可能与肠壁，特别是黏膜下层纤维组织大量增生形成束缚带而不利于癌细胞经淋巴道转移有关。CRCS 的患者有以下三大特点：①肿瘤标志物 CA125 水平较高。②处于相对较早的病理分期。③CT 检查可见明显的肠壁不规则增厚和线性、环形钙化以及软组织肿块且边缘模糊等特点。以上三大特点对于 CRCS 的诊断可能具有重要的意义。Wang 等以 74 例 CRCS 患者为研究对象，进行临床分析研究，指出患者肠道内虫卵沉积的范围和深度与肿瘤的 T 分期、N 分期以及 CEA 的水平呈正相关，即肿瘤体积越大、CEA 水平越高以及 T 分期越高，则虫卵沉积在肠道黏膜内位置越深越广。

第七节　日本血吸虫与相关肿瘤实验室指标改变和检查

一、血吸虫病相关实验室指标改变和检查

（一）病原学检测

从粪便内检查虫卵或孵化毛蚴，以及做直肠黏膜活组织检查虫卵和虫卵肉芽肿，是确诊血吸虫病的依据。常用的病原学检查方法有直接涂片法、定量透明法、改良加藤厚涂片法、重力沉淀集卵法或尼龙袋集卵法、毛蚴孵化法等。经过数十年的血吸虫病防治，我国疫情虽已大为减轻，但由于患者粪便中虫卵数少，病原学检查特别是直接涂片法，常常会漏检，故诊断效果不理想。从慢性和晚期血吸虫病患者的粪便中查获虫卵相当困难，可通过直肠或乙状结肠镜自病变处或可疑病变处采取肠黏膜组织，发现沉积于黏膜中的虫卵，并依据虫卵的死活以确定患者的感染状况。

（二）免疫学检测

20 世纪 50 年代起使用的免疫学诊断是皮内试验，然后是尾蚴膜反应和环卵沉淀试验法（circum oval precipitating test，COPT），后又出现了间接血凝试验（indirect hemagglutination assay，IHA）、乳胶凝集试验（latex agglutination test，LAT）和酶联免疫吸附试验，以后又发展了各种基于经典 ELISA 的免疫学方法，如 Dot-ELISA、PVC-ELISA、斑点免疫胶体金渗滤试验（dot-immunogold filtration assay，DIGFA）以及快速试纸法（dipstick assay）等。在基层防疫机构，IHA 和 ELISA 仍是首选的免疫学检测方法。目前利用纯化抗原、单克隆抗体和重组抗原诊断血吸虫病已逐渐成为免疫学诊断研究的重点。随着分子生物学技术的发展，各种新兴的核酸扩增技术也逐步引入到血吸虫病的实验诊断中，如 Real-time PCR、环介导等温扩增（loop-mediated isothermal amplification，LAMP）等因其高敏感性、特异性越来越受到重视。

1. 检测抗体　常用的方法有 IHA、ELISA、dipstick assay 等，这些方法具有快速、简便和经济等优点，适用于现场查病。但由于血清抗体在患者治愈后仍能存在较长的时间，因此检测抗体的方法不能区分是现症感染还是既往感染，也无法用于疗效考核。

2. 检测循环抗原　如上所述，血吸虫循环抗原的检测具有反映活动性感染、评估虫体负荷和考核疗效的优点。由于循环抗原在体液中的含量通常很低，一般方法难以检出，目前常用的方法基本上类同

于检测抗体的各种 ELISA 法，只不过是用单克隆或多克隆抗体代替抗原包被反应板。初步评估认为，对慢性轻度感染者，检测循环抗原方法的敏感性为 60%～81%，治愈 1 年后 90%患者的循环抗原转阴。新近出现的用鸡抗体 IgY 代替 IgG 用于血吸虫抗原检测以及免疫磁珠技术为进一步提高抗原检测技术提供了可能。

（三）在临床上采用超声、CT、MRI 等影像学诊断方法进行辅助诊断。

二、CRCS 相关实验室指标改变和检查

（一）癌胚抗原

癌胚抗原为肿瘤胚胎性抗原的一种，是一个广泛应用于大肠癌临床诊断和病情监测的标志物，也可出现于胃癌及其他上皮源性癌肿患者血清中。有报道血清 CEA 值升高与胃癌和大肠癌病期及转移相关，一组 CEA 阳性病例中，Ⅲ、Ⅳ期胃癌可占 82.4%（16/19），Dukes C、D 期大肠癌可占 74.4%（64/84），有肝转移的胃癌 CEA 阳性率可达 100%，升高水平也显著。胃癌和大肠癌术后复发时 CEA 阳性率分别达 30%和 78.2%。Maehaer 和 Ta mmda 等报道胃癌术后 CEA 监测结果与胃癌的组织分化程度相关：当分化型胃癌复发时，CEA 值升高者达 82.4%，而未分化型胃癌 CEA 升高者仅为 2.9%。综上述，CEA 作为血清学早期诊断和筛检作用较小，其主要用于胃肠癌治疗前后动态观察，以判定疗效、监测肿瘤复发和转移。

（二）糖类抗原 CA19-9

糖类抗原 CA19-9 是最常用的一种肿瘤相关糖类抗原，又称胃肠道癌相关抗原。CA19-9 是用结肠癌细胞系 SW1116 为免疫原制备的单抗 NS19-9 所识别的抗原。其结构为唾液酸化的 Lvewis[a] 血型抗原，为神经节苷脂或糖蛋白。免疫组织化学显示 NS19-9 单抗与胰腺癌、胃癌阳性反应高于结肠癌。但在肿瘤相应的正常组织中也有不同程度的表达，因此 CA19-9 不是肿瘤特异性抗原。目前 CA19-9 被认为是监测胰腺癌与胃癌的有用标志物。

（三）糖类抗原 CA50

1983 年 Lindholm 等以人结肠癌细胞系 Colo205 为免疫原制备了单抗 C50，其相应抗原为 CA50。CA50 可以是神经节苷脂或涎酸化糖蛋白，是一种广谱肿瘤标志物。胃癌和结肠癌患者其 CA50（固相免疫放射分析法），正常界值＜17 kU/L 检测敏感性分别为 52%和 40%，特异性为 81%和 97%。CA50 阳性也多出现于进展期胃癌和结肠癌。复发性结肠癌患者 CA50 值也升高。有学者认为血清 CA19-9 与 CA50 有很好的相关性，其区别有限，可任选一个作为胃肠肿瘤的实验室常规检查。

（四）糖类抗原 CA242

糖类抗原 CA242 是由 Lindholm 等于 1985 年用人结肠癌细胞系 Colo205 免疫小鼠所得单抗 C242 而新发现的一个肿瘤相关抗原。目前已建立了检测血清中 CA242 的固相双抗夹心时间分辨荧光免疫分析法，从而大大提高了检测方法的灵敏度，正常界值＜20 kU/ L。CA242 对胰腺癌的敏感性近似或是略低于 CA19-9，而特异性则高于 CA19-9，表明其是胰腺癌的相关相原。CA242 对结肠癌和胃癌的敏感性分别为 55%和 47%，特异性为 90%和 93%，尤其检测早期结肠癌 CA242 阳性率达 47%，优于 CEA（32%）；而对进展期结肠癌阳性率为 51%，则低于 CEA（71%）。由此认为 CA242 在诊断早期结肠癌尤其在与正常及良性病变区别方面的敏感性优于 CEA。

第八节　日本血吸虫与相关肿瘤的预防

一、日本血吸虫的预防

1984 年 WHO 针对血吸虫病的防治提出人畜化治疗相结合的健康教育，辅以局部或季节性灭螺的策略。目前我国防治血吸虫病的基本方针是“积极防治、综合措施、因时因地制宜”，即以控制传染源

为主的综合防治策略，主要通过治疗患者、病畜、消灭钉螺、加强粪便管理和做好个人防护几个方面进行综合防治。

（一）查治患者病畜

在流行区要经常对易感者或可疑者（包括病畜）进行普查或诊查，一旦查出患者和病牛要给予及时的治疗。吡喹酮具有毒性低、疗程短、疗效高、使用方便等优点，是当前治疗各期血吸虫病的首选药物。也可选用呋喃丙胺等。

（二）消灭钉螺

消灭钉螺是切断传播途径的关键，可采用生态灭螺，如开展以水利和农田基本建设为主的灭螺项目或采用药物灭螺的方法。目前世界卫生组织推荐使用的化学灭螺药为氯硝柳胺。在短期内不易消灭钉螺的湖沼洲滩地区，采用建立“安全带”的方法，即在人畜常到的地带（又称易感地带）反复灭螺，以达到预防和减少感染的目的。

（三）加强粪便管理和保护水资源

建造无害化粪池，推广沼气池，使人畜粪便得到无害化处理后，提供农田使用，以防止血吸虫卵污染水体而感染钉螺。另外，结合农村卫生建设规划，因地制宜地建设安全供水设施，减少传播血吸虫病的危险性等。

（四）做好个人防护

加强卫生健康宣传，引导人们改变自己的生产、生活方式，对预防血吸虫的感染具有十分重要的意义。对在流行区从事各种生产活动的人，如必须与疫水接触，可使用防护衣裤和长筒胶鞋；也可事先涂擦磷苯二甲酸丁二酯软膏及防蚴宁等皮肤防护药物，以防血吸虫尾蚴的侵入；也可服用蒿甲醚和青蒿琥酯预防血吸虫病，实验室和现场研究显示，蒿甲醚和青蒿琥酯对童虫有很好的杀伤作用，可达到早期治疗的目的。

二、结直肠癌的预防

健康生活方式能够减少我国各种主要癌症的证据是充分的，是预防和控制癌症的主要策略。

（一）饮食调整

高脂饮食能够促进大肠息肉的发病，是大肠息肉发病的独立危险因素。据调查，如今日本人饮食中脂肪量仅占总热量的12%，结直肠癌发病率正在逐渐降低。脂肪饮食会提升肠道内胆汁酸的浓度，高浓度的胆汁酸具有促癌作用。较多的肉类在油煎或焙烤过程中可产生致癌的杂环胺，可能导致大肠癌的发生。应以鱼、禽、瘦肉、低脂奶制品代替动物油过多的肉食，以煮、蒸食物代替油炸食品。高纤维素饮食，研究发现摄入较多的新鲜蔬菜，新鲜水果，与结直肠癌的发病危险性呈显著负相关，发现膳食纤维起着重要的保护性作用。膳食纤维能增加粪便体积、稀释致癌物，又可使肠道通过时间缩短，减少结肠黏膜与粪便致癌物的接触，从而减少患结肠癌的风险。适量补充维生素D和钙，可与肠道内的脂肪酸结合，形成不溶性化合物而排出体外：一些经由酵母菌加工而生产的乳制品，如酸奶、优酪乳等，除了可以促进胃肠道蠕动外，同时也可以调节肠道中菌群的平衡，有助于预防大肠癌。还有葱蒜类对肿瘤的生长抑制作用，已受到广泛的重视。

（二）保持良好的生活习惯

便秘是中老年人值得高度重视的问题，因为粪便在肠腔内停留时间过长，会使大便内毒性产物与肠黏膜接触时间延长，刺激肠壁发生癌变。改善危险因素的主要方法在于增加运动，平时多饮水，改变饮食结构，饮食不宜过分精细。适当进食一些粗粮可促进排便，减少肠道内致癌物质的停留，就能改善便秘，减轻体质量，从而降低大肠癌的发生率。运动与大肠癌的发生密切相关。运动可缩短粪便在肠道中的通过时间，从而减少了致癌物与肠黏膜接触的机会，增加运动使大肠癌发生的相对危险度明显降低。

第六章 埃及血吸虫感染与肿瘤

埃及血吸虫首先在埃及一例有血尿患者的尸体中发现。曾在埃及两具木乃伊肾脏中发现有钙化的埃及血吸虫卵，说明本虫在非洲已流行数千年之久。埃及血吸虫与我国流行的日本血吸虫同隶属于裂体属吸虫。

第一节 埃及血吸虫的形态和生活史

一、形态

成虫雌雄异体，常合抱生活。雄虫乳白色，较粗短，虫体长 7～4 mm，体宽 0.75～1.0 mm，表皮上结节细小，口、腹吸盘均较发达，自腹吸盘以下虫体两侧向腹面卷曲而形成一条纵行的抱雌沟。雄虫有举丸 4～5 个，椭圆形，呈串珠状排列于腹吸盘下的虫体背面。肠管在体中部后联合，盲端短。雌虫呈圆柱形，较细长，长 16～20 mm，体宽 0.25～0.30 mm，体末端表皮有小结节，卵巢一个，位于虫体中线之后，子宫内含虫卵 10～100 个，肠管内含吞食的已消化或半消化的血液（图 5-1）。虫卵大小为（112～175）μm×（45～68）μm，呈纺锤形，内含一毛蚴，在虫卵的一端有一小棘（图 5-2）。

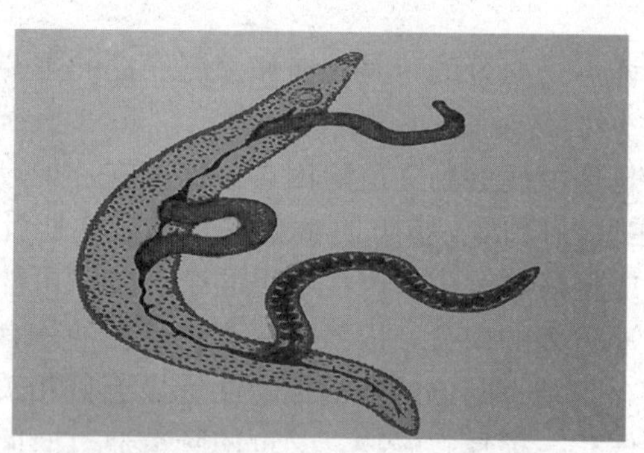

图 5-1 埃及血吸虫成虫（模式图）

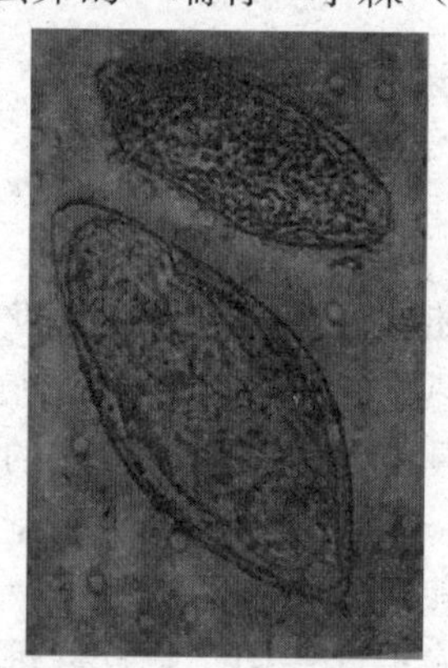

图 5-2 埃及血吸虫卵

二、生活史

埃及血吸虫成虫寄生于人泌尿生殖系统的静脉内，如膀胱静脉、骨盆静脉丛、直肠小静脉，偶尔寄生于肠系膜静脉、肝门静脉系统，虫卵从尿中排出，有时可在粪便中出现。卵内毛蚴在水中孵化后侵入中间宿主水泡螺等发育为尾蚴。当尾蚴侵入人体皮肤，脱去尾部形成童虫。童虫侵入小静脉，经右心、肺血管，最后到达肝脏。在肝内门静脉中约经过 20 天发育为成虫。雌雄合抱，逆血流移行至肠系膜下静脉、痔上静脉，有时停留在直肠静脉内，多数成虫通过痔静脉与会阴部静脉至膀胱静脉及盆腔静脉丛产卵，少数也可在直肠与肠系膜下静脉内产卵。从尾蚴至成虫产卵为 10～12 周。

第二节　埃及血吸虫的致病性

埃及血吸虫病的急性期临床表现常与日本血吸虫病相似，但较轻。慢性期早期症状为无痛性终末血尿，以后逐渐出现尿频、尿痛等慢性膀胱炎症状，继而导致排尿不畅或排尿困难、泌尿道阻塞、肾盂积水、逆行性细菌感染，最后可引起肾衰竭、尿毒症等并发症。膀胱经检查可见膀胱壁上有大量虫卵肉芽肿，黏膜增生呈乳突状生长，以及由尿酸、草酸与磷酸盐组成的结石。在埃及，83.1%膀胱癌患者有埃及血吸虫病变，故埃及血吸虫病可能诱发癌变。埃及血吸虫病的诊断依赖于从尿液中查找虫卵，也可采用膀胱组织活检查虫卵。

第三节　埃及血吸虫病致膀胱癌的相关机制

血吸虫的致癌机制较为复杂，Tricker 等发现血吸虫感染的患者尿液中的亚硝酸盐和挥发性、不挥发性的 N-亚硝基化合物的结构在其引发膀胱癌的关系中起着重要作用。虽然血吸虫感染与膀胱癌有密切联系已被许多学说解释，但本质原因尚未阐明。Rosin 等通过做了一系列实验，包括对有血吸虫感染的膀胱癌患者进行微核实验检测脱落的膀胱扁平上皮细胞染色体破损情况，同时亦在温哥华选用长期用导管导尿的患者做对照，这些患者与血吸虫感染的患者某些情况较为一致。研究表明，由于血吸虫感染而发炎的细胞能影响膀胱细胞核仁染色体上基因移位，进一步探索发现其膀胱细胞内的氧自由基损伤染色体，基因移位从而细胞发生转变成为癌细胞。Warren 等则提出了另外的观点，他们发现患血吸虫病的比未曾患过血吸虫病的患者患膀胱癌的时间提前，且发现由于血吸虫感染使膀胱细胞中的 DNA 上产生 O_6-烷基胺，从而导致 G：C→A：T 的变异率变高；同时也使二核苷酸的烷基化增加。Badawi 等发现血吸虫感染分为不同阶段，在不同阶段，膀胱细胞中 phase 酶呈不同的变化，phase 酶的活性在感染早期高，后期低，而 phase 酶的变化正好相反。随着科学技术的发展，由血吸虫感染引起的致癌机制已深入到膀胱癌分子病因学研究水平。在埃及和中东的一些地区血吸虫病很流行，膀胱癌在成人所患癌症中排居首位，在西方工业国家移行细胞癌比较常见，而与血吸虫感染有关的膀胱癌则以鳞癌为主。通过对所有染色体臂上研究发现杂合性缺失，最常出现的区域是 9p（65%）、17p（58%）、3p（40%），9q（39%）、8p（37%）。在埃及鳞状膀胱癌患者中 7p53 基因所在的染色体 8p 上杂合性缺失最常见，认为染色体 9p 上的一个基因 CDKN2 很有可能在血吸虫感染所引起的膀胱癌发病中起着重要作用，而 9q 上的 CDKN2 作用不大。

埃及血吸虫虫卵使许多长期慢性感染的患者最终发生膀胱鳞状细胞癌，因此 WHO 国际癌症研究机构（IACR）将其定为Ⅰ级生物致癌物（有充分的证据证明对人类有致癌作用）。埃及血吸虫病病变主要由虫卵肉芽肿引起，成虫很少产生病变。其病变程度取决于宿主感染的虫数，虫卵主要沉积在膀胱与远端输尿管黏膜下层与肌层，尤以膀胱三角区为多。虫卵破入膀胱腔，随尿排出，可产生血尿，但大多数虫卵沉积在膀胱壁产生肉芽肿性病变。膀胱镜检查可见膀胱壁上有大量虫卵肉芽肿形成的沙斑、黏膜增生性炎症与乳突状改变，以及由尿酸、草酸与磷酸盐组成的结石。膀胱颈亦为病变好发部位，当该处肌肉因虫卵肉芽肿损害，引起纤维化与萎缩，则可发生膀胱颈弛缓不能与排尿功能障碍。膀胱颈阻塞与膀胱壁病变可引起膀胱变形，产生憩室；膀胱病变可引起黏膜增生，形成息肉，最后产生不可逆转的纤维化与钙化；输尿管或膀胱颈部病变可引起肾盂积水，继发性细菌感染，最后致肾衰竭。现已明确感染埃及血吸虫是膀胱癌的致病因子，且大部分为鳞状上皮细胞癌。

第四节 膀胱癌的相关危险因素

膀胱癌（bladder cancer）的发病是一个多因素、多基因、多步骤参与形成的过程，异常基因型的积累加上外在环境的作用最终导致恶性表型的出现。目前比较公认的观点是，病毒或某些化学致癌物作用于人体，使原癌基因激活成癌基因，抑癌基因失活而致癌。大于 80%的膀胱癌发病与致癌的危险因素相关。

吸烟和职业接触芳香胺是已知明确的膀胱癌危险因素。吸烟者患膀胱癌的危险性是不吸烟者的 2～4 倍，发病危险与吸烟数量、持续时间和吸入程度有关。以往吸烟者比正在吸烟者患膀胱癌的危险性低 30%～60%，吸烟者将发病危险降到基线水平，至少要戒烟 20 年。除了上述两大因素外，其他与膀胱癌发病有关的危险因素包括：①饮水中的致癌物。饮用经氯消毒并且含有氯化副产物的自来水，可使膀胱癌危险性增加；我国台湾和南美阿根廷的饮用水中的砷污染也与膀胱癌危险性增加有关。②咖啡。饮咖啡者的膀胱癌危险性高于不饮者，但两者无剂量-时间趋势，流行病学研究的结果已排除咖啡与膀胱癌之间的强相关性，但不排除两者之间相关。③尿道疾病。尿道上皮长期受到慢性刺激或人体代谢产物使尿中致癌物水平增高，可使尿路上皮增殖后癌变，例如膀胱鳞癌与埃及血吸虫感染或膀胱结石有关。④药物。大量服用含非那西汀的止痛药可使膀胱癌危险性增加，目前该药已停售。用环磷酰胺治疗的淋巴瘤患者膀胱癌发病的危险性可增高几倍，且肿瘤常为浸润性。⑤人工甜味剂。20 世纪 70 年代末研究报道甜味剂可使男性膀胱癌危险性增加 60%，但此后的研究未能证实该相关性，故目前国际癌症研究机构已不再将甜味剂列入人类膀胱癌的致癌物质。⑥家族史。患者的直系亲属患膀胱癌的危险性约为无家族史者的 2 倍，年轻膀胱癌患者的直系亲属危险性更高。此外，有研究显示，大量摄入液体、蔬菜和水果可使膀胱癌的发病危险降低。我国人群膀胱癌发病的主要危险因素为吸烟、职业接触化学物质、膀胱癌家族史、饮用乙醇与咖啡以及性别。

第五节 膀胱癌的演变过程

细胞原癌基因的产物多为激酶、生长因子或其受体。正常情况下，这些产物在维持细胞信号转导和增殖过程中起着重要作用。当原癌基因在某些条件下，通过适当的形式激活后，即转变为癌基因，通过过度表达基因产物或表达功能异常的蛋白产物而致癌。目前与膀胱癌相关的已知癌基因和可疑癌基因包括：H-ras，c-erbB-2（Her-2/neu），ccndl，c-myc，FGFR3，2F3，CDC91L1 等。

第六节 膀胱癌的临床表现

膀胱癌是一种比较常见的泌尿系统恶性肿瘤，绝大多数起源于上皮组织，其中 90%以上是移行细胞癌。临床表现为间断发作的全程无痛性肉眼血尿，可合并尿频、尿急、尿痛等膀胱刺激征，45～80 岁的中老年人为该病的高发人群，男女发病之比为 3：1。膀胱鳞状细胞癌作为膀胱癌中一种特殊的类型，比移行细胞癌恶性度高，浸润性多，生长迅速，转移早，预后差，浸润性膀胱癌患者 50%有临床检测不到的微转移病灶，有微转移病灶的患者多数 1 年内出现症状。在有血吸虫病流行区如埃及和非洲较常见，膀胱鳞状细胞癌可达 55%，可能与当地血吸虫感染有关联。

第七节　埃及血吸虫与膀胱癌实验室指标改变和检查

一、埃及血吸虫的实验室的检测

（一）病原学检测

尿沉淀显微镜下找到埃及血吸虫虫卵；膀胱组织活检查虫卵。

（二）免疫学检测

对血吸虫感染产生的抗原、抗体监测，可对血吸虫感染进行判断和追随，常用的方法有间接血凝法（IHA）、酶联免疫吸附试验（ELISA）、环卵沉淀试验（COPT）等。

1. 间接血凝法　将一系列倍比稀释血清加到血凝板上，并分别加入致敏细胞悬液，振荡，静置。以出现凝集反应的最高稀释度为阳性反应终点。间接血凝试验由于有高度的敏感性和一定的特异性，并且器材简单，操作快速，可作为血吸虫病普查过筛流行病学调查的工具。

2. 酶联免疫吸附试验　把抗体或抗原吸附于聚苯乙烯试管壁上制成固相免疫吸附剂，用以测定抗原或抗体，方法简易，试剂用量少，比较经济，适宜于自动化和大规模应用。

3. 环卵沉淀试验　成熟虫卵内渗出的抗原与血吸虫感染者的血清抗体相遇时就在虫卵周围形成特异性沉淀物，环卵沉淀反应（COP 或 COPT）由 Oliver-Gonzalez 提出，之后一系列报道都证明该法有很高的敏感性和特异性，并且有评价疗效的价值。

（三）实时荧光定量 PCR 法检测

检测尿中埃及血吸虫 DNA 的表达来分析宿主是否感染埃及血吸虫；环介导等温扩增技术（LAMP）检测。

二、膀胱癌相关实验室指标改变和检查

（一）实验室检查

1. 尿液常规检查　尿液常规检查是一种简单易行的实验室检查，尤其某些膀胱肿瘤在发病开始肉眼血尿不严重，仅为镜下血尿且间歇出现时。如果离心后的尿沉渣中每高倍镜视野下红细胞数目＞5个，应引起重视。

2. 尿脱落细胞学检查　尿脱落细胞学检查对泌尿系统上皮肿瘤的诊断有重要意义，此法取材方便，无痛苦，患者易于接受，是较好的诊断方法，但也存在一定局限性，如分化较好的肿瘤细胞和正常细胞相近，细胞间粘连紧密不易脱落，所以对诊断 G1 级的膀胱癌敏感性差，阳性率仅有 3%；而对分化较差的原位癌、G2 级和 G3 级膀胱癌诊断阳性率较高，如 G2 级阳性率达 50%，G3 级阳性率＞90%化疗、导尿和膀胱内器械操作等可引起尿路上皮脱落和影响细胞形态而造成一定假阳性率，约为 15%，由于细胞在膀胱内存留时间太长会发生变性，故早晨起床第 1 次排尿不能用作检查，通常留取清晨第 2 次新鲜尿液，连续送检 3 天。使用膀胱冲洗标本进行检查的准确性优于排泄性标本，因为冲洗可增加脱落细胞数，并得到质量较好的细胞。尿脱落细胞检查可以作为职业性膀胱癌患者的筛查方法，是接触化学致癌物人群普查的首选。

3. 膀胱肿瘤标记检查　近年来对于膀胱肿瘤标记的研究发展迅速，该方法是以自然排出的尿液为标本的无创性分子生物学诊断技术，对于膀胱癌的早期诊断和监测随访具有重要意义。理想的肿瘤分子标记检测应该敏感度高、特异度高、快速简便且费用低廉。

（二）影像学检查

1. B 超检查　B 超能较好地提示膀胱肿瘤大小、数目、部位和浸润情况，帮助判断膀胱癌的分期，了解局部淋巴结有无转移，是否侵犯相邻器官，并可同时检查双肾、腹部、腹膜后以及盆腔。B 超不易发现直径＜0.5 cm 且位于膀胱前壁的肿瘤，而 83%直径＞1 cm 的肿瘤和 95%直径＞2 cm 的肿瘤可以

通过B超发现。此外，采用经尿道和经直肠的超声检查，图像更清楚，对分期可能也有帮助，但因为是创伤性检查，临床应用不多。

2. 尿路平片和静脉肾盂造影 临床怀疑膀胱肿瘤的患者，一般均应考虑行此检查，它对早期膀胱肿瘤诊断的阳性率不高，但可以发现和排除上尿路异常情况，除外肾盂、输尿管原发肿瘤，并鉴别来源于肾脏、输尿管的肿瘤转移至膀胱，同时了解双侧肾脏的功能。较大膀胱肿瘤表现为膀胱充盈缺损，输尿管受侵可表现为肾积水，严重时肾脏不显影，但大多数膀胱内小肿瘤和原位癌不能被发现。

3. 膀胱造影 一般不常规做，除非怀疑有膀胱憩室或输尿管反流。

4. CT检查 对膀胱肿瘤的诊断有一定价值，常用作膀胱癌的临床分期，有助于发现肿瘤浸润深度、邻近脏器侵犯范围和淋巴结的转移，也可用作鉴别阴性结石、乳头状肿瘤和血块。但不能发现直径<5 mm的肿瘤和原位癌，当淋巴结直径>1.5 cm时，常提示转移病灶。以往盆腔手术史、经尿道手术后的膀胱壁改变，与周围组织的粘连可影响诊断。

5. MRI检查 MRI可三维成像，对软组织显示优于CT，能够更准确地判断膀胱肿瘤的大小和浸润深度，分期作用优于CT和B超，准确率可达85%，当肾功能不全导致静脉肾盂造影肾脏不显影时，还可采用MRI水成像使无功能肾的集合系统清晰显像，有助于发现上尿路肿瘤。近来MRI仿真膀胱镜技术被用于诊断膀胱癌，据报道对直径<1 cm的肿瘤检出率>70%容易受出血影响，临床应用有一定限制。但MRI不能区分膀胱壁各层的结构。

6. 盆腔动脉造影 一般不需要。盆腔动脉造影可以发现膀胱肿瘤血管，对于动脉插管化疗或动脉栓塞止血有一定价值。

（三）膀胱镜检查和肿瘤活组织检查

所有怀疑为膀胱肿瘤的患者均应接受膀胱镜检查，以确定有无肿瘤存在。膀胱镜检查可以了解膀胱内肿瘤数目、大小、位置、形态（乳头状、实性块状、扁平状）和基底情况（有蒂、广基），并对肿瘤、邻近黏膜和其他怀疑部位进行活检。

第八节 埃及血吸虫与相关肿瘤的预防

一、埃及血吸虫的预防

埃及血吸虫病主要分布在非洲、亚洲西部及欧洲南部等54个国家。患者是本病主要的传染源，保虫宿主有狒狒、啮齿类和黑猩猩等。中间宿主是水泡螺等。防治措施与日本血吸虫病相似。

二、膀胱癌的预防

膀胱癌多发于50岁以上的中老年人，随着年龄的增大发病率也相应增长。膀胱癌的发生与饮食、吸烟和饮水3个因素密切相关，因此，预防膀胱癌也应从源头抓起。

首先，应该坚持科学的饮食习惯，多吃新鲜蔬菜、水果。因为新鲜蔬菜的水果中含有丰富的维生素和微量元素，可以分解体内的致癌物质——亚硝基胺。应尽量少吃肉类食品，因为肉类食品在体内代谢过程中，可产生类似苯胺和联苯胺结构的物质，曾有调查发现，在使用苯胺和联苯胺化工原料工厂的工人，患膀胱癌者较多。

其次，有吸烟习惯者，要尽快戒烟。研究表明，香烟中含有尼古丁、焦油、烟草-特异性亚硝基胺等多种毒性致癌物质，大量吸烟的人，尿中致癌物质的浓度较高。如果每天吸烟指数达到600（每天吸烟支数×吸烟年数），就达到了患膀胱癌的危险地步。

再次，增加饮水量。因为饮水量的多少，直接影响膀胱内尿液的浓度，对膀胱癌的发生有重要影响。饮水量少者膀胱中的尿液必须减少，而致癌物质从肾脏排泄到膀胱后，在尿液中的浓度也相应的较高。这些高浓度的致癌物质会对膀胱黏膜造成强烈的刺激。同时，饮水量少者，排尿间隔时间必然延长，这就给细菌（如大肠埃希菌）在膀胱内的繁殖创造了有利条件，经常发生膀胱癌者，多数是平时不喜欢饮水、饮茶的人。

尿液中细菌浓度的增加，不仅可引发膀胱炎，还会对膀胱黏膜连续产生不良刺激，这样久而久之，膀胱黏膜在细菌和致癌物质的双重刺激下，可逐渐因炎症、糜烂而导致癌变。

因此，要想预防膀胱癌的发生，就应该充分饮水，使尿液稀释后及时排出，这样，尿液中细菌和致癌物质就相对降低，可以减少对膀胱黏膜的刺激和损害，起到预防膀胱癌的作用。

第六篇　微生物在肿瘤治疗中的作用

恶性肿瘤严重威胁人类生命健康，我国由肿瘤引起的死亡占死因的1/4，肿瘤耐药是肿瘤治疗中常见且棘手的问题，往往导致治疗失败。虽然人们探索发现了一些肿瘤耐药机制，包括P-糖蛋白高表达、多药耐药相关蛋白过度表达、抑制细胞凋亡等，但仍未彻底解决肿瘤耐药的问题。近年来，国内外学者开始了微生物与肿瘤关系的研究，越来越多证据表明人体微生物菌群，特别是肠道微生物菌群在抑制肿瘤发生和调控肿瘤治疗效果上发挥着重要作用。微生物菌群失调可能是肿瘤治疗的结果，也可能是肿瘤治疗反应异质性的原因。微生物在人体营养代谢、自身发育、免疫反应及疾病发生等过程中都具有极其重要的作用。恶性肿瘤是机体在多种致瘤因子的作用下局部组织细胞异常增生和分化而形成，是目前危害人类健康最为严重的一类疾病。研究发现，人体微生物与结直肠癌、肝癌、胃癌等多种恶性肿瘤的发生、发展密切相关。肠道微生物菌群的改变先于肿瘤形成，诱发炎症反应，进而导致肿瘤发生。其中，肠道致病性细菌可以促进细胞增殖，肠道共生细菌则会保护机体抵御肿瘤细胞生长。某些情况下，刺激肿瘤的肠道致病性细菌在另外一种肿瘤中可能具有完全相反的效应。总之，肠道微生物和肿瘤之间的关系非常复杂。越来越多的研究人员致力于利用微生物开展抗肿瘤的治疗策略研究。微生物可以作为抗肿瘤药物的天然数据库以及肿瘤靶向治疗的理想载体，还可以对放化疗、免疫疗法起到增敏作用，微生物以及代谢产物均可用于肿瘤治疗。

第一章　微生物来源的抗肿瘤药

长期以来，筛选有效的抗肿瘤药是临床的迫切需求。许多微生物代谢产物具有药物活性，是潜在的抗肿瘤药数据库。已有研究发现，许多蛋白类、多糖类、酯类、生物碱类、萜类、有机酸类、蒽醌类微生物代谢产物具有抗肿瘤活性。其作用机制主要包括：作用于DNA、微管、拓扑异构酶以及其他酶；作用于细胞通路诱导肿瘤细胞凋亡，诱导免疫反应；通过改变机体内环境的酸碱平衡，抑制肿瘤细胞生长。

来源于微生物的抗肿瘤药来源极为广泛，包括陆生微生物、海洋微生物及共生微生物等。研究者从这些微生物中提取到了不同类型的抗肿瘤活性物质，许多已应用于临床，取得了显著效果。

第一节　来源于陆生微生物的抗肿瘤药

一、放线菌

放线菌与人类的生产和生活密切相关，目前广泛应用的抗生素中，约70%是放线菌产生的，临床常用的抗肿瘤抗生素主要也来源于放线菌属。研究发现，来源于放线菌的抗肿瘤物质主要有以下几类：①蒽环类抗生素（anthracycline antibiotics），是临床最常用的抗肿瘤抗生素之一，如柔红霉素（daunorubicin）及其衍生的阿霉素（adriamycin）。阿霉素最初由意大利Farm Italia研究所从波塞链霉菌青灰亚种变种（Streptomyces peucetius var. caesius）的培养液中提取，其抗癌谱广，治疗指数较高，主要用于乳腺癌的治疗，其作用机制是阻碍DNA和RNA的生物合成。阿霉素的衍生物，如表柔比星（epirubicin），去甲氧柔红霉素（idarubicin），吡柔比星（pirirubicin）和戊柔比星（valrubicin），也已被批准用于临床。②糖肽类抗生素（glycopeptideantibiotics），其代表药物有博莱霉素（bleomycins），从轮枝链霉菌（S. verticillus）中提取得到，临床上使用的基本均是bleomycins A2和B2。目前该药在80多个国家广泛使用，已成为肿瘤治疗的基本药物。③烷化剂抗肿瘤药，如放线菌素D（actinomycin）别名更生霉素，是链霉菌属和小单孢菌属产生的一类含有发色基团的抗肿瘤抗生素，临床上主要用于治疗肾母细胞瘤、睾丸肿瘤及横纹肌瘤。丝裂霉素C（mitomycin C），又名自力霉素是从头状链霉菌（S. caepitosus）的培养液中提取的一种抗肿瘤抗生素，抗癌谱较广，见效快，但毒性较大，其作用机制主要是烷化作用，抑制DNA的复制，同时还可引起DNA单链断裂，高浓度时对RNA亦有抑制作用。④生物碱吲哚咔唑类化合物（indolocarboxazoles），该类化合物及其衍生物如十字孢（staurosporine，ST）、NB-506、蝴蝶霉素（rebeccamycin）、ED-110等，存在广泛的抗肿瘤作用靶点，包括多种与细胞周期有关的激酶、拓扑异构酶及与肿瘤细胞生长或凋亡相关的酶等，其中十字孢碱是蛋白激酶C抑制剂，具有较强的抗肿瘤活性。⑤烯二炔类抗肿瘤抗生素卡奇霉素（calicheamicin，CLM），由于其具有烯二炔环这一独特结构及较强的抗肿瘤活性而备受关注。另外，还有糖基化蒽酮类如光神霉素（mithramycin），可用于治疗睾丸胚胎细胞癌。斯皮卡霉素（spicamycins）是来自白色链霉菌（S. alanosinicus）的一种具有抗肿瘤活性的核苷类抗生素，目前其抗肿瘤细胞增殖机制未明确，初步报道是抑制蛋白质合成。

二、细菌

许多细菌代谢产物可有效抑制肿瘤细胞生长，发酵乳酸中乳酸菌产生的胞外多糖 EPS 具有抗肿瘤活性，另外，乳酸杆菌代谢物中的有机酸可通过影响机体内环境从而提高机体免疫力，发挥抗肿瘤作用。埃博霉素（epothilone）是由黏细菌（myxobacteria）纤维素堆囊菌（Sorangium cellulosum）分泌的一种大环内酯类抗肿瘤药，活性物质为 epothilones A 和 B。该药物具有类似著名抗肿瘤药紫杉醇（taxol）促微管蛋白聚合的作用机制，且对多种耐药肿瘤细胞和耐紫杉醇的肿瘤细胞均表现出强大的抗增殖活性，同时较紫杉醇具有更好的水溶性，是一种较有发展潜力的抗肿瘤药。目前，一种半合成类似物 ixabepilone（BMS-247550）已被美国 FDA 批准用于乳腺癌的治疗，至少还有 6 种埃博霉素衍生物已进入不同阶段的临床试验。

三、真菌

研究者从真菌中分离出大量有益于人类健康的代谢物，国内外关于真菌代谢物抗肿瘤的研究也屡见报道。渥曼青霉素（wortmannin）是真菌踝节菌属（Talaromyces）的产物，通过对 PI3K/Akt 信号传导途径的抑制，导致细胞凋亡。calphostin C 是从枝孢菌（Cladosporina sp）孢子中提取的二萘嵌苯醌化合物，用于治疗各种淋巴白血病、人类胶质瘤、成神经细胞瘤、成胶质细胞瘤等疾病。calphostin C 是蛋白激酶 C（PKC）的特异抑制剂，其促凋亡能力不依赖遗传背景、体内恶性潜能及 p53 的存在状态，在不足以引起凋亡的浓度下，可提高其他药物对肿瘤细胞凋亡的诱导作用。白桦茸（桦褐孔菌，Inonotus obliquus）的活性成分为氧化三萜化合物、生物碱类化合物和桦褐孔菌醇等，对多种肿瘤细胞有明显的细胞毒作用，可防止癌细胞的转移和病症复发，并用于配合恶性肿瘤患者的放疗、化疗，增强机体的免疫力，减轻毒副作用。曲霉（aspergillus）发酵产生的新曲霉酸（neoaspergillic acid）对人的多种肿瘤细胞均有较强的抑制活性，可用于抗肿瘤药的制备。

第二节　来源于海洋微生物的抗肿瘤药

许多来源海洋微生物的抗癌物质并非是单纯的细胞毒性物质，而是能够靶向针对特异性细胞生理生化过程。近年来，研究者已从海洋微生物中分离出许多抗肿瘤药，其抗肿瘤成分也不同，有些已进入临床试验阶段，具有广阔的应用前景。

目前，已发现大量分离自海洋放线菌的抗肿瘤成分，其中分离自链霉菌 Streptomyces roseolilacinus 的小分子物质 streptochlorin 对肿瘤细胞具有选择性的细胞毒性，可用于体内外胆管癌的治疗，是一种较有应用前景的化学治疗剂；分离自海洋放线菌 salinisporatropica 的次级代谢产物 salinosporamide A 是一种具有较强肿瘤细胞毒性的化合物，从发现开始仅用 3 年就进入了多发性骨髓瘤的Ⅰ期临床试验，该化合物可强烈抑制 20S 蛋白酶，其强大的抗肿瘤活性及独特结构引起了学术界和工业界的关注；噻可拉林（thiocoraline）是源于海洋小单孢菌（Micromonospora sp）的具有显著抗肿瘤活性的缩酚肽化合物，可诱导结肠癌细胞的细胞分裂停留在 G1 期，并阻断肿瘤细胞由 S 期向 G2 和 M 期的转变，目前其已进入临床试验阶段；2011 年，从海洋疣孢菌属（Verrucosispora sp）菌株中分离到噻可拉林（thiocoraline），且发现了 5 个类似物，其中 22’-脱氧噻可拉啉（22’-deoxythiocoraline）、噻可拉林（thiochondrilline）和 12’-硫氧基噻可拉啉（12’-sulfoxythiocoraline）对肺癌细胞系 A549 具有较强的抑制活性。

膜海鞘素（didemnins）是从被囊动物膜海鞘科中分离出的脂肽类环状缩肽，经分离精制获得膜海鞘素 A、B、C，具有抗肿瘤和抗病毒作用。在可培养的海洋细菌 Tistrella mobilis YIT 12409 中也可分离获得 didemnin B，其是在美国第一个海洋天然产物进入Ⅱ期临床试验的化合物。隐藻素（cryptophycins，arenastatin A）分离于海洋念珠藻属的蓝细菌，是一类具有十六元大环结构特点的缩酚酸肽类天然产物，是8种多肽的总称，具有高效细胞毒性及选择性抗肿瘤作用。cryptophycin-1最初是从念珠藻（Nostoc sp. ATCC 53789）中提取，而以其为母体合成的类似物cryptohycin-52（LY355703）已进入临床试验。由于神经毒性副作用和功效不足，因此该研究未继续下去，但围绕cryptophycins天然产物的相关研究在抗肿瘤领域具有巨大的影响，其不同的类似物陆续被合成，并从中找到了药效更佳的抗肿瘤化合物。

海洋真菌产生结构独特的次生代谢产物，众多化合物已由于其抗肿瘤活性作为潜在的化疗化合物，但真正发展到临床应用的还较少。从海洋真菌Aspergillus sp. CNC-139中获得的化合物NPI-2350，以其为母体合成的plinabulin（NPI-2358），是一种选择性的肿瘤血管阻滞剂，用于治疗非小细胞肺癌，且该药已于2010年完成了Ⅰ期临床试验。

第三节　来源于共生微生物的抗肿瘤药

许多植物来源的抗肿瘤药活性成分是来源于内生植物的真菌。表鬼臼毒素（epipodophyllotoxin）作为一种抗肿瘤成分，其分离自不同种类盾叶鬼臼（Genus podophyllum）的根部，是足叶草毒素（podophyllotoxin）的一个异构体，而足叶草毒素被证明是由寄生于植物的真菌产生，作用机制是抑制微管蛋白的聚合。临床活性剂依托泊苷（etoposide）、凡毕复（etopophos）和替尼泊苷（teniposide）则是表鬼臼毒素的半合成衍生物。喜树碱（camptothecin）是应用在临床的肿瘤化疗药物，最初提取于中国的喜树，后来有报道表明，在藻状菌纲科的内生植物真菌中产生。源于喜树碱的3种半合成物：拓扑替康（topotecan）、依立替康（irinotecan）和倍罗替康（belotecan），是临床抗肿瘤活性剂。紫杉醇用于治疗卵巢癌、乳腺癌和非小细胞肺癌，其最初提取于短叶红豆杉（taxu-sbrenifolianut）的树皮中，是获得FDA批准的第一个来自天然植物的化学药物，但后期研究表明，紫杉醇也可分离自多种内生植物真菌。美登素（maytansine）是一种生物碱，对多种肿瘤，如白血病、肺癌和体外鼻咽癌均有显著疗效。起初被报道分离自卫矛科的几种植物，后期研究表明，该化合物实质为共生细菌合成。草苔虫素（bryostatins）是从海洋生物草苔虫中分离得到的一类大环内酯类化合物，后期研究表明，其是由苔藓虫共生的细菌endobugulasertula产生。草苔虫素有近20个结构类似物，对肿瘤生长、转移及血管新生均有抑制作用。其中苔藓抑素1（bryostatin1）为临床上特殊的抗肿瘤药，对于白血病患者血液中分离的急性白血病细胞、慢性淋巴细胞及HL-60白血病均有明显的诱导分化并抑制生长作用。曲贝替定（trabectedin，ecteinascidin 743；ET-743）是从被囊类动物海鞭子（Ecteinascidia turbinata）中分离的天然产物，是由其共生细菌Ca Endoecteinascidia frumentensis产生的，用于治疗晚期软组织肉瘤。

第四节　来源于微生物的抗肿瘤药面临的挑战和应对策略

随着癌症患者的大幅增加，迫切需要有效的、经济的抗肿瘤药快速问世。尽管高通量微生物药物筛选的发展取得了巨大突破，但微生物来源药物的开发仍具有一些固有的局限性。

首先，微生物药物的来源受较大限制。由于大多数自然界微生物种群不能在常规实验室条件下培养以及自然界许多微生物新物种尚未被发现，这些因素均严重限制了微生物来源药物的研究，可通过以下方面进行改造：①改进培养程序。如对于微生物的大规模凝胶包裹的单细胞平行培养技术，模拟原始自然环境条件下使用的“营养稀疏”培养基，允许不同生长速度的微生物可同时、相对无竞争地生长，从而防止快速增长的“微生物野草”的繁茂，有利于发现新的微生物物种。②明确筛选来源。筛选来源于微生物发酵的抗肿瘤药物，需要花费大量的专用物资和时间探索，盲目筛选必然浪费许多时间及精力。因此，依靠现有的知识和经验判断，将着眼点逐步缩小，筛选获得单一、多产和最可靠的天然产物的来源，最大限度地开发抗癌药物。③宏基因组技术。在开发难以人工培养的微生物方面应用非常广泛，通过直接提取环境样品中的总DNA，略去微生物的分离培养步骤，极大扩展了生物资源的可利用性，增加了发现新型抗肿瘤活性成分的机会。

发展海洋天然产物或特殊来源微生物（如寄生、共生等）药物面临的一个瓶颈是化合物的持续大量生产问题。该问题可通过以下方法来改善：首先，可通过生物合成科技和组合化学的应用等方法实现化合物的全合成，从而实现新型有效化疗药物的生产；其次，可在获得目标药物生物合成基因簇的基础上，通过发酵友好的微生物宿主，实现化合物基因的异源表达。

在癌症化疗领域，许多微生物来源的天然产物虽具有较强的药效，但其水溶性较低，毒性较强，治疗指数狭窄，这些因素导致许多天然产物无法继续应用，如抗肿瘤药卡奇霉素（calicheamicin，CLM），较难单独应用于临床。自单克隆抗体技术发展起来以后，CLM 作为一种"弹头"药物备受重视。CLM 由于其相对分子质量小，适合作为单克隆抗体的"弹头"，研究者们将其与多个抗体联接，制成了多种单克隆抗体偶联药物，其中许多药物已应用于临床。

第五节 来源于微生物抗肿瘤药的优势及其发展前景

微生物来源的天然抗肿瘤药研究取得了较大成果，具有良好的发展前景。其优势主要体现在以下几个方面：①丰富的天然微生物资源及其代谢产物提供了化学结构多样性和较高的生物效价，必将有大量新的具有抗肿瘤活性化合物被发现。②微生物发酵产生的较多次级代谢产物化学结构独特且复杂，难以人为合成，为新药开发利用提供了唯一且宝贵的来源。③许多微生物代谢产物化合物可直接作为药物使用，这类药物不仅具有潜在的治疗活性，且总是具有临床发展需要的药物代谢动力学属性。如抗肿瘤药柔红霉素、丝裂霉素和博莱霉素来源于微生物的代谢产物，未进行任何化学修饰，同时具有较好的疗效，表明微生物具有发酵生产类似药物小分子的能力。④微生物具有生长周期短、代谢过程较易控制、菌种易于选育的特点，可通过大规模发酵培养而实现工业化生产。

随着相应的生化培养、分子生物学等新技术的普遍应用和药物作用分子靶点等研究的深入，微生物来源的天然抗肿瘤药研究必将取得更快的进展。结合目前抗肿瘤药的研究现状，微生物来源抗肿瘤药具有以下几个发展方向：①微生物来源的化合物可作为化学支架通过转化和合成生物学技术进行进一步改造，以期产生药效更佳、毒性更低、水溶性更好的新优药物。②以新的作用机制或作用靶点为指导寻找新的活性物质。③加强构效关系研究。如埃博霉素与紫杉醇结构差异较大，却具有相同的作用机理，且可竞争性抑制 3H-标记的紫杉醇与微管蛋白的结合。因此，可深入研究二者的构效关系，寻找其药效基团，以此作为指导进行新型药物的设计研究。④充分利用微生物分离纯化的新型技术，如高通量快速筛选技术、天然产物的分离纯化和鉴定一体化技术、高压液相色谱（HPLC）联用固相萃取（SPE）、核磁共振（NMR）和质谱（MS）分析等，大幅提高了微生物来源抗肿瘤药的筛选鉴定效率。⑤采用构建宏基因组文库的策略筛选新的基因资源及表达新的抗肿瘤活性产物。

第二章　微生物在肿瘤治疗中的作用

随着现代分子生物学和基因工程技术的发展，靶向治疗已经发展成为肿瘤治疗的新途径，开发肿瘤靶向治疗的载体是生物医学领域的研究热点。早期研究发现，沙门菌属、利斯特菌属、埃希氏菌属和梭状芽孢杆菌属等兼性厌氧微生物具有良好的肿瘤靶向定植能力和抗肿瘤特性，可作为肿瘤靶向治疗的候选载体。Sznol 等发现沙门菌在多种荷瘤小鼠肿瘤部位的聚集量是其他正常部位的 1 000～10 000 倍，并且可明显延缓肿瘤生长。VNP20009、A1-R 和 CRC2631 等沙门菌属减毒株是临床上研究较为深入的药物递送载体。目前，以沙门菌为载体的肿瘤靶向治疗策略主要包括：①表达前体药激活酶类。②表达肿瘤特异性抗原和抗体。③基因沉默。④表达细胞因子和细胞促凋亡分子等。Pawelek 等利用沙门氏菌表达疱疹病毒胸苷激酶（herpes simplex virous thymidine kinase，HSV-TK）与更昔洛韦联合使用，可以有效抑制肿瘤生长，延长生存期。Fensterle 等使用沙门菌向肿瘤部位输送 PSA 抗原，可以迅速激活 $CD8^+$ T 细胞，有效抑制肿瘤生长。研究发现携带有 siRNA-STAT3 质粒的沙门菌对小鼠肝原位移植瘤的生长具有显著的抑制作用。Al-Ramadi 等发现携带 IL-2 的鼠伤寒沙门菌对小鼠肿瘤有较强的抑制作用，且能有效降低肺转移瘤的形成。Ursshima 等发现口服表达 CD40 配体的沙门菌能有效抑制 B 细胞淋巴瘤在小鼠体内的生长。表达 TNF，FAS 配体及 TRAIL 等促凋亡分子的沙门菌可以有效地抑制多种肿瘤的生长。此外，沙门菌在肿瘤组织中的特异性分布，可以作为理想的肿瘤诊断工具。表达单纯疱疹胸苷激酶报告基因的 VNP20009 工程菌可以特异地磷酸化^{14}C 标记的 1－（2－脱氧－2－氟－β－D－阿拉伯呋基）－5－碘尿嘧啶（1-（2-Deoxy-2-fluoro-β-D-arabinofuranosyl）-5-iodouracil，FIAU），用于影像学研究。Panteli 等将携带绿色荧光蛋白（ZsGreen）的沙门氏菌转入肿瘤部位，通过包被 ZsGreen 抗体的微流控系统检测肿瘤部位的 ZsGreen 释放量，再根据 ZsGreen 释放量与肿瘤体积的相关性推算肿瘤体积。该方法可成功检测 μm^3 级的肿瘤组织，对准确评价肿瘤复发和治疗效果都具有非常重要的临床应用价值。

第一节　微生物治疗肿瘤的作用机制

人类肠道微生物将饮食成分、化学物质和药物转化为不同活性和毒性的代谢物，对于食物成分的代谢至关重要。同时，人类微生物群直接调节肿瘤代谢，因此也是实现肿瘤精准治疗的重要靶标。研究显示，结肠癌中细菌在乙状结肠形成多糖基质的微生物膜，后者引起局部炎症和结肠癌增殖。微生物膜形成是微生物群存在的关键不利因素，可以引起慢性感染。靶向微生物膜的治疗通过干扰微生物膜微环境而成为有希望的肿瘤治疗方法。研究显示，肠道细菌产生的 N－酰基酰胺可与宿主的 G 蛋白偶联受体结合，发挥类似 GPR119 激动剂的作用，维持激素和糖类代谢的稳态。微生物群代谢物这种拟真核生物信号传导分子的作用可用于肿瘤的微生物治疗。

一、调节人体免疫

人类从出生时接触微生物到成长过程中微生物群多样性的形成是建立完善免疫系统和预防肿瘤发生的关键。每个人都有自己独特的微生物群，保持个体微生物群的特征性是宿主免疫稳态的基础。微生物群的失调通过激活临近或远处的 T 细胞而导致严重的免疫紊乱。研究发现，分泌因子 Erdr1 通过激活 Caspase3 凋亡通路而控制 T 细胞凋亡，而肠道微生物群通过抑 Erdr1 促进机体 T 细胞存活。微生物群及其代谢物可以调节人体的免疫系统，达到实现治疗肿瘤的目的。

二、抑制局部炎症

微生物群失调促进慢性炎症发生，进而导致肿瘤形成。靶向肿瘤相关炎症是免疫治疗时代潜在的靶标。越来越多的研究证实，微生物来源的生物活性因子可以控制局部炎症。恢复微生物群多样性抑制肿瘤相关炎症是肿瘤微生物治疗的作用机制之一。

三、靶向肿瘤代谢

人类肠道微生物将饮食成分、化学物质和药物转化为不同活性和毒性的代谢物，对于食物成分的代谢至关重要。同时，人类微生物群直接调节肿瘤代谢，因此也是实现肿瘤精准治疗的重要靶标。研究显示，结肠癌中细菌在乙状结肠形成多糖基质的微生物膜，后者引起局部炎症和结肠癌增殖。微生物膜形成是微生物群存在的关键不利因素，可以引起慢性感染。靶向微生物膜的治疗通过干扰微生物膜微环境而成为有希望的肿瘤治疗方法。研究显示，肠道细菌产生的 N-酰基酰胺可与宿主的 G 蛋白偶联受体结合，发挥类似 GPR119 激动剂的作用，维持激素和糖类代谢的稳态。微生物群代谢物这种拟真核生物信号传导分子的作用可用于肿瘤的微生物治疗。

第二节　微生物治疗肿瘤的主要模式

微生物治疗肿瘤主要包括两方面：单独微生物治疗或联合其他治疗。肠道微生物可以调节化疗药物和免疫检查点抑制剂的疗效和毒性，其机制包括染色体易位、免疫调节、代谢作用、酶降解和减少变异等，而共生的微生物群能够改善肿瘤患者的预后。

一、单独微生物治疗

肠道微生物群可以改善胆汁酸代谢，增加体内自然杀伤细胞和干扰素-γ，从而诱导肝脏为基础的抗肿瘤效果。粪便菌群移植通过重构肠道微生物群、改善胆汁酸代谢和调节机体免疫已经用于肿瘤临床治疗。虽然细菌生物疗法的有效性尚难确定，但人们对其研究的兴趣依然浓厚。有学者研究设计了群体感应时钟，将其置入沙门菌中，后者能释放靶向肿瘤的毒素。时钟驱动着菌落周期性溶菌，确保抗肿瘤毒素在小鼠肿瘤模型中持续释放，使细菌生物疗法在临床应用成为可能。微生物治疗将成为肿瘤治疗的主要模式之一。

二、联合免疫治疗

不仅微生物群调节化疗药物的药效，上皮和微生物的相互作用还能影响机体免疫系统，特别是影响肿瘤患者的预后。免疫检查点抑制剂的疗效会因服用抗生素降低，而调节肠道微生物能显著提高疗效。研究发现，肠道微生物群可以影响程序性细胞死亡蛋白 1 抑制剂治疗上皮肿瘤和恶性黑色素瘤患者的疗效，其机制可能是微生物激活肿瘤中 $V\gamma6^{+}V\delta1^{+}$ T 细胞增殖。免疫检查点抑制剂伊匹单抗的治疗效果受机体微生物群的影响，后者调节白介素 12 依赖 Ⅰ 型 T 辅助细胞的免疫反应。肠道微生物群可以调节化疗和免疫治疗的效果。肠道微生物群刺激免疫细胞产生活性氧，后者加剧奥沙利铂引起的 DNA 损伤，阻断 DNA 复制和转录并最终导致细胞死亡。CpG 寡核苷酸是一个调节微生物群的分子伴侣而用于肿瘤免疫治疗，口服抗生素可引起肠道微生物群紊乱，从而影响 CpG 寡核苷酸免疫治疗效果。

三、联合化学治疗

微生物群对化疗的影响尚有争议。希氏肠球菌和 Barnesiella intestinihominis 杆菌 2 个细菌类型可以促进-干扰素诱导的 γδT 细胞在肿瘤局部的浸润，提高了环磷酰胺诱导的免疫调节效果。38 名接受这种

“微生物治疗＋化学治疗”的晚期肺癌和卵巢癌患者也获得了更长的无进展生存时间。有学者研究了细菌如何影响秀丽线虫对化疗药物的反应，发现5-氟尿嘧啶和5-氟-2′-脱氧尿苷通过细菌的核苷酸代谢去刺激它们的细胞毒作用，而非通过无胸腺嘧啶死亡或DNA损伤。有研究人员应用秀丽线虫模型研究了微生物群对抗肿瘤药疗效的影响，发现大肠埃希菌可以影响宿主代谢环境，增加5-氟尿嘧啶诱导的宿主细胞自噬和死亡。核粒梭菌可以促进结直肠癌对化疗的抵抗，其机制是核粒梭菌靶向TLR4、MYD88信号通路和特异性微RNAs，激活自噬通路，从而改变结直肠癌化疗反应。

四、联合放射治疗

除了与化疗和免疫治疗联合外，肠道微生物还能够调节放疗效果，因此可以联合放疗。盆腔放疗引起的肠道毒性严重影响肿瘤患者的生活质量，微生物群可以维持肠道稳态，减少放疗诱导的胃肠道毒性反应。

第三章　微生物促进各种抗肿瘤疗法的治疗效果

微生物群落是一个复杂的微生态系统，与人类健康密切相关。人体微生物群包含的独特基因至少是人类基因组的100倍。它们的主要栖息地是肠道，但活跃的微生物群存在于身体的大部分部位，包括口腔、消化道和呼吸道。这些微生物影响我们许多重要的生理功能，包括免疫系统和新陈代谢。这种由人类宿主和微生物组成的共生体能够感知环境信号，并做出相应的适应性反应。宿主和微生物之间复杂的相互作用能够延伸到癌症，微生物与20%的人类恶性肿瘤相关。共生微生物群直接影响肿瘤的发生、发展和治疗。例如，小鼠肠道共生微生物群的破坏会影响化疗与免疫治疗的抗肿瘤效应。在癌症患者中也观察到同样的现象，即对肠道微生物群依赖性的治疗反应。

肿瘤组织的共生微生物群构成了肿瘤微环境的重要组成部分，影响肿瘤的发生和发展，其中主要相关的潜在作用模式包括以下3种：①通过增加突变直接促进肿瘤发生。经过进化，许多微生物产生的化合物能够导致DNA损伤、细胞周期停滞和遗传不稳定。这些化合物可以促进肿瘤的发生，例如大肠菌素可通过一些大肠埃希菌和其他肠杆菌科中的pks位点产生，说明微生物群能够导致双链DNA损伤，从而促进结直肠癌的发生。②癌基因或致癌途径的调节。除了直接造成DNA损伤，共生微生物产物还能够参与宿主的致癌通路。这些通路的激活或上调导致肿瘤的发生已被报道，尤其是Wnt/β-catenin通路，该通路可促进癌基因如c-Myc和G1/S-特异性周期蛋白-D1（CyclinD-1）的转录并促进肿瘤的发生和进展，例如在胃癌和结直肠癌中，Wnt/β-catenin通路可被局部共生微生物群激活或调节，并且促进肿瘤进展。③通过下调宿主免疫系统功能，增强肿瘤进展。在健康状态下，共生微生物和宿主免疫系统处于平衡稳定状态。宿主免疫系统能够耐受共生微生物群落，并对潜在的有害病原体做出适当反应。然而，这种平衡的扰乱和微生物群的失调会导致促进肿瘤发生发展的微环境的形成。许多研究表明，局部细菌群落的失调会导致慢性炎性免疫反应，并且能够促进肿瘤的生长。这可能与微生物激活核因子κB（NF-κB）有关，NF-κB是肿瘤相关免疫反应的关键调节因子。局部微生物已被证明通过抑制抗肿瘤免疫反应来调节局部免疫监视，这种免疫抑制已在结肠癌患者以及肺癌小鼠模型中观察到，表明共生微生物群可能是癌症治疗的潜在目标，但其发生机制需要进一步研究。研究发现，肠道菌群不仅通过多种途径参与肿瘤的发生和发展，还在肿瘤治疗中具有一定的促进作用。

第一节　微生物对化学治疗的促进作用

铂类药物（platinum，Pt）是最广谱的抗肿瘤药，它通过形成Pt-DNA复合物，造成DNA复制、转录障碍，导致肿瘤细胞死亡。该类化疗药物的耐药是临床治疗的主要障碍，而人体微生物菌群对其抗肿瘤效果具有重要影响。Iida等发现，奥沙利铂的抗肿瘤活性与小鼠体内有无微生物密切相关。在无菌或抗生素处理的EL4淋巴瘤和MC38结肠癌小鼠模型中，奥沙利铂的抗肿瘤效果显著降低。其分子机制为：奥沙利铂与肿瘤细胞内的DNA形成Pt-DNA复合物，微生物菌群分泌的LPS分子与肿瘤浸润的髓系细胞表面的Toll样受体4（Toll-like receptor 4，TLR4）相互作用，诱导其通过NADPH氧化酶（NOX2）途径旁分泌产生活性氧（reactive oxygen species，ROS），进而诱发DNA损伤。Gui等发现给抗生素处理的小鼠重新注射嗜酸乳杆菌可以恢复顺铂的抗肿瘤活性。以上结果表明，微生物菌群通过分泌TLR的“激活剂”，促进肿瘤微环境中固有免疫细胞合成ROS，诱发DNA损伤，从而实现抗肿瘤的效果。烷化剂是一类细胞周期非特异性的抗肿瘤药，它通过与核酸、蛋白质上的氨基、羟基、巯基等形成共价键，改变其结构和功能，从而抑制细胞增殖或诱导细胞死亡。Viaud 等发现环磷酰胺通过破坏肠上皮屏障打乱肠道微生态平衡，导致乳杆菌和希氏肠球菌等共生细菌进入肠系膜相关的淋巴结和脾脏，诱导 $CD4^+$ T 细胞向 Th17 和记忆型 Th1 细胞分化，进而增强环磷酰胺的抗肿瘤疗效。Daillere 等也发现给抗生素处理的肉瘤小鼠模型口服希氏肠球菌可以恢复环磷酰胺的抗肿瘤活性。同时，环磷酰胺处理后，NOD1 和 NOD2 缺失可以促进荷瘤小鼠体内的共生微生物向脾脏等免疫器官转移，导致肿瘤微环境中 Treg 细胞数量减少，分泌 γ 干扰素的 γδT 细胞数量增多，显示出了更强的抗肿瘤活性。

肠道菌群可通过促进药效、清除和损害抗肿瘤效果及降低毒性来调节宿主对化疗药物的响应，与化疗药物、免疫抑制剂的药理作用关系密切。相关机制可用 TIMER 总结：易位（translocation，T），免疫调节（immunomodulation，I），代谢（metabolism，M），酶降解（enzymolysis，E），多样性降低与生态变化（reduction，R）。肠道菌群将在个体化治疗策略中占重要地位，是改善化疗疗效并降低化疗药物毒性的良好靶标。

一、影响机体对化疗耐受性

化疗对肠道细菌产生细胞毒性作用，从而促进肠道微生态环境失调，这种毒性可直接或通过激活免疫反应来改变肠道微生物菌群的组成。研究发现，与伊立替康有关的剂量限制性腹泻可归于肠道微生物菌群在局部重新激活药物所致。由于肠道细菌产生的 β-葡萄糖醛酸苷酶参与伊立替康的毒性反应，β-葡萄糖醛酸苷酶可通过将非生物活性代谢物 SN-38G9 转化为生物活性代谢物 SN-38 来重新激活药物毒性，对肠上皮细胞表现出毒性并引起腹泻。Viaud 等发现将环磷酰胺注射到无病原体状态的小鼠中，环磷酰胺会加重肠黏膜损伤，并且促进特异性革兰氏阳性菌穿过肠上皮细胞。由此可见，肠道微环境的生态失调可能影响正常组织对化疗的耐受性。在预防化疗毒性反应方面，有研究表明嗜酸乳杆菌与双歧杆菌冻干菌粉的联用可以降低放疗和顺铂治疗后患者的肠道毒性。

二、影响化疗药物的代谢转化

肠道微生物菌群介导的药物转化能够影响很多化学反应，包括药物还原水解作用、功能团去除、蛋白质水解和脱硝作用等。Voorde 等首先发现感染猪鼻支原体的肿瘤组织培养物对吉西他滨不敏感。研究发现 γ 变形菌门细菌可将吉西他滨代谢成为一种无活性的产物，代谢作用依赖于细菌中表达的较长形态的胞苷脱氨酶（cytidine deaminase，CDD），利用环丙沙星处理可消除耐药性。扩大调查发现，113 例胰腺导管腺癌中，76%患者的肿瘤中存在细菌，且大多数为 γ 变形菌门。研究使用京都基因与基因组百科全书（Kyoto Encydopedia of Genes and Genomes，KEGG）的数据库分析了 2674 种细菌的数据，发现 11.4% 细菌携带长链的 CDD，98.4%的含长链 CDD 的细菌属于 γ-变形菌纲，例如大肠埃希菌和铜绿假单胞菌等。Lehouritis 等用非致病性革兰氏阴性大肠埃希菌处理后，发现 30 种化疗药物中的 10 种（如吉西他滨、克拉屈滨、柔红霉素等）在体外显示出癌细胞杀伤力减弱，而有 6 种（如氟达拉滨、抗癌前药 CB1594 等）则显示增加抗肿瘤效果。进一步分析为各种细菌物种/菌株独特的生物转化活性从而直接影响药物代谢作用。结果显示，一些具有特定结构的肠道细菌可通过影响代谢转化改变化疗药物活性，降低或增加其疗效。

三、改变化疗响应的作用

研究发现，化疗后复发的大肠癌组织中的具核梭杆菌占优，并与患者的临床病理特征相关，通过生物信息学和功能分析发现具核梭杆菌促进针对化疗的大肠癌耐药，其机制是具核梭杆菌靶向 TLR4、MyD88 先天免疫信号和特定的微小 RNA 激活自噬通路并改变大肠癌的化疗响应。Bullman 等也发现结肠癌组织样本与梭形杆菌相关，而且原发癌症组织与扩散后转移癌组织均伴有相同的梭形杆菌，而且存在于癌细胞内。研究结果提示，未来可通过检测具核梭杆菌及相关信号通路，对大肠癌的临床管理产生重要价值，并可能改善大肠癌患者的预后。同样，健康的肠道菌群也可增加化疗药物活性，比如有助于铂类的治疗活性，促进肿瘤细胞通过产生活性氧介导抗肿瘤作用的骨髓细胞浸润。

四、调节宿主免疫应答的作用

研究发现环磷酰胺导致小鼠小肠菌群组成改变，并促进某些革兰氏阴性菌向次级淋巴器官转移，刺激宿主产生一群特殊的 pTh17 细胞以及 Th1 记忆细胞的免疫应答，增加环磷酰胺的疗效。Daillere 等也发现环磷酰胺的抗癌效果有赖于肠道细菌，其中海氏肠球菌和肠道巴恩斯氏菌对环磷酰胺疗效至关重要，前者从小肠移位至次级淋巴器官并增加瘤内 CD8/Treg 比例，后者富集结肠并促进癌灶中产 IFN-γ 的 γδT 细胞的渗透；二菌的特异记忆性 Th1 细胞免疫响应，可预测接受了化学-免疫治疗的进展期肺癌和卵巢癌患者的生存期，它们是加强烷基化免疫调节药物效果的“肿瘤微生态制剂”的代表。Daillere 等发现肠球菌和巴氏嗜肠菌可增强癌症中的环磷酰胺诱导的治疗性免疫调节作用。可见，微生物菌群可通过改变药物代谢转化、调节宿主免疫应答等途径影响化疗药物疗效。未来在人工组合细菌、饮食、营养、粪菌移植、抗生素和益生菌等临床干预下，利用肠道微生物组学分析改善肿瘤预后的个体化精准化疗方案，将在个体化治疗中占重要地位，同时也是提高化疗效果并降低化疗药物毒性的良好靶标。

第二节　微生物对放射治疗毒性的保护作用

大量研究表明益生菌可缓解局部放疗引起的副作用。Ciorba 等发现鼠李糖乳杆菌 LGG 可以激活 TLR2，促使表达环氧化酶 2（cyclooxygenase-2，COX2）的细胞从小肠绒毛转移到肠隐窝，并诱导活性氧（ROS）的产生，激活细胞内的 NRF2 系统，从而保护肠黏膜免受放疗引起的副作用。在临床上，乳酸杆菌、双歧杆菌和干酪乳杆菌等益生菌可以预防放疗引起的肠下垂，双歧杆菌、乳酸杆菌和链球菌等被证实可以预防骨盆放疗引起的肝脏毒性。Sharma 等证实给头颈部肿瘤患者注射短乳杆菌可以降低放疗引起的黏膜炎。

全身放疗是骨髓移植和 T 细胞过继疗法的重要准备环节，微生物与机体对该疗法的耐受性密切相关。Crawford 等发现无菌小鼠对全身照射具有耐受性，需要更高的辐射剂量才能诱发肠病和 50%死亡率。全身照射后，无菌小鼠的肠黏膜中上皮细胞的凋亡数量和肿瘤浸润淋巴细胞的数量都明显低于有菌小鼠。该现象主要归于无菌小鼠可以诱导肠上皮细胞表达脂肪细胞因子（fasting-induced adipose factor，FIAF)，参与脂代谢、血管生成及器官修复等过程，保护机体免受放疗引起的损伤。细菌在分解碳水化合物过程中产生的短链脂肪酸与过氧化物酶体增殖物激活型受体 γ（peroxisome proliferator-activated receptors γ，PPARγ）共同诱导 FIAF 表达，进而保护机体免受全身放疗引起的黏膜炎和结肠炎等。以上结果也解释了有菌小鼠和无菌小鼠都可以耐受放射治疗的毒性作用。

很多肿瘤患者在治疗上常常选择放疗。在放射生物学中，细胞核是放疗的唯一靶点。放疗能够激活一种保护性抗癌免疫反应，引起免疫原性肿瘤细胞的死亡并促进全身性炎症，对激活免疫应答和抑制免疫反应的影响是极其复杂的。然而，放疗也能够作用于周围细胞引起一些非靶向效应，如炎症性、免疫反应性和基因组不稳定性等副作用，引起健康组织的破坏，尤其是对增殖性组织如骨髓和上皮细胞（皮肤和消化道黏膜细胞）的破坏，这些影响主要通过细胞间的相互作用及细胞外介质如活性氧（reactive oxygen species，ROS)、细胞因子和外来体的释放，引起缝隙连接蛋白的破坏。放疗的最大局限仍然是不同癌种对放疗的敏感度不同以及全身和局部毒性所引起的并发症和抑制抗肿瘤免疫反应。

肠道微生物菌群在放疗中所担当的角色和具体机制仍有待证实。研究表明，放疗引起的口腔黏膜炎、腹泻、肠炎和骨髓衰竭等疾病与肠道上皮细胞表面的微生物菌群变化密切相关。放疗可以引起肠隐窝的细胞凋亡，改变肠道黏膜的通透性和肠道微生物菌群结构。放疗通过诱导肿瘤细胞内水分子的分解，直接影响 ROS 能量的释放和产物的沉积，使 DNA 遭到破坏，而体内肠道微生物菌群的存在能够阻止 ROS 的产生。研究发现益生菌对放疗引起的肠道疾病具有一定的保护作用。双歧杆菌、乳酸杆菌和链球菌等对放疗引起的肠道毒性具有保护作用，可降低腹泻的发病程度和发病几率。短乳杆菌 CD2 含片能够降低头颈部肿瘤患者因放疗引起的黏膜炎发病率，提高肿瘤治疗效果。此外，有研究报道放疗引起的肠道、骨髓和外周血细胞凋亡和 p53 基因的激活与人体昼夜生理变化也有一定关系。实验证明，小鼠对放疗的敏感度在日间较晚上更为强烈。鉴于昼夜节律与肠道微生物菌群变化和短链脂肪酸的产生密切相关，肠道微生物菌群的昼夜变化能够影响一些免疫细胞对放疗的敏感性。由此可见，患者对放疗的敏感性与肠道微生物菌群的昼夜变化息息相关。

微生物菌群通过调节 ROS 产生和免疫反应来降低放疗所带来的毒性，为进一步理解肠道微生物菌群对放疗的非靶向影响以及调节机制，探究肠道微生物菌群在提高肿瘤治疗效果和减少放疗所引起的毒性以及控制意外暴露辐射对人体健康的影响上有着重要的研究价值。

第三节 微生物对免疫治疗的促进作用

当传统的抗肿瘤疗法面临耐药和复发等重大挑战时，免疫疗法在血液肿瘤和实体瘤的治疗中显示了前所未有的潜力。然而，免疫疗法的有效性也因患者的个体差异和肿瘤类型而有明显差异。最新的研究发现，肠道菌群也参与调节多种抗肿瘤免疫治疗的效果。

一、微生物参与的几种常见免疫疗法

(一) CpG 脱氧核苷酸疗法

模式识别受体（pattern recognition receptor，PRRs）通过识别细菌 DNA 的 CpG 结构域，诱发免疫应答。人工合成的 CpG 脱氧核苷酸可以激活固有免疫系统。Iida 等发现，无菌或抗生素处理荷瘤小鼠（EL4 淋巴瘤，MC38 结肠癌和 B16 黑色瘤）对 CpG 脱氧核苷酸疗法无反应。其原因在于无菌小鼠肿瘤部位的髓系细胞和免疫细胞分泌 TNF-α、IL-12 和 INF-γ 等细胞因子的水平受到限制。TNF-α 与肠道微生物的相关性分析表明，另枝菌属沙氏别样杆菌（*Alistipes shahii*）可促进肿瘤部位的髓系细胞对 CpG 脱氧核苷酸疗法的响应；而乳酸杆菌肠道微生物的作用则完全相反。Viaud 等发现用环磷酰胺处理后，乳酸杆菌可以增强抗原呈递细胞的活力，从而引发有效的抗肿瘤免疫反应。

(二) T 细胞过继疗法

T 细胞过继疗法是通过提取患者外周血中的 T 细胞，再经过基因修饰，使 T 细胞表达识别肿瘤特异性抗原的 T 细胞受体，从而激活并引导 T 细胞杀死肿瘤细胞。Paulos 等发现，辐照的小鼠的荷瘤模型对 T 细胞过继疗法反应良好，而抗生素处理组小鼠对该疗法反应较差。这是因为辐照破坏小鼠的肠上皮屏障，打乱肠道微生态平衡，导致肠道微生物进入肠系膜淋巴结，通过 LPS 与 TLR 分子相互作用，促进树突细胞分化成熟，增强 $CD8^+$ T 细胞活性，进而发挥抗肿瘤活性。该结果解释了为什么转移性黑色素瘤患者在全身放疗后再进行 T 细胞过继疗法会取得较好的治疗效果。总之，维持宿主和共生微生物的稳态平衡对 T 细胞过继疗法的有效性具有重要意义。

(三) 免疫检查点疗法

免疫检查点疗法是一类通过调节 T 细胞活性来提高抗肿瘤免疫反应的治疗方法。针对细胞毒性 T 淋巴细胞相关蛋白 4（CTLA-4）、程序性死亡受体 1（PD1）和程序性死亡配体 1（PDL-1）的抗体阻断疗法在晚期黑色素瘤、肾癌和肺癌中显示巨大的应用价值。研究表明，肠道微生物也可参与调节免疫检查点疗法的抗肿瘤效果。Vétizou 等发现抗生素处理和无菌小鼠的荷瘤模型对 CTLA-4 阻断疗法响应较差，表明肠道微生物在 CTLA-4 阻断疗法中发挥重要作用。CTLA-4 阻断疗法诱发 T 细胞介导的肠黏膜损伤，导致肠道微生物群落结构发生改变（拟杆菌属和伯克氏菌属的丰度降低，梭菌属的丰度升高，免疫调节因子相关的脆弱拟杆菌的丰度维持不变）。口服多形拟杆菌和脆弱拟杆菌的荷瘤小鼠对 CTLA-4 阻断疗法部分恢复响应，在其肿瘤部位检测到成熟的树突细胞，在淋巴结中检测到 Th1 细胞。总之，CTLA-4 的阻断疗法通过影响肠道表皮细胞与上皮淋巴细胞的稳态而促进多种拟杆菌的增殖，进而通过黏膜处的树突细胞激活 Th1 细胞，发挥抗肿瘤活性。Sivan 等发现携带不同肠道微生物的小鼠的 B16 黑

色素瘤荷瘤模型对 PDL-1 阻断疗法呈现截然不同的免疫应答。PDL-1 阻断剂可以有效抑制 JAK 小鼠的肿瘤生长，而 TAC 荷瘤小鼠组则无响应。肠道微生物群落结构分析发现，双歧杆菌的丰度与 PDL-1 阻断剂的疗效密切相关，其可通过增强 $CD8^+$ T 细胞活性，引发抗肿瘤反应。该过程与 CTLA-4 阻断剂通过肠道微生物引发炎症反应和免疫激活过程全然不同。

二、细菌对免疫治疗药物疗效的影响

免疫治疗通过激活体内的免疫系统来抵抗肿瘤细胞，但免疫治疗效果在不同患者及癌症类型上存在较大差异，学者们一直探究提高免疫治疗效果的方法。肠道菌群对宿主固有免疫与适应性免疫系统的调节，尤其是对肠道的黏膜免疫具有极其重要的作用。而且，不仅可以诱导抗肿瘤免疫应答，还能促进免疫治疗功效。

（一）提高 T 细胞的响应

免疫检查点抑制剂通过激活大量 T 细胞并控制肿瘤的扩散，但临床治疗中，检查点抑制剂治疗的响应率低。经动物实验证明，响应与多形拟杆菌或脆弱拟杆菌的 T 细胞与抗 CTLA-4 抑制剂疗效有关，经抗生素处理或无菌小鼠体内的肿瘤，并不会对抗 CTLA-4 抑制剂产生响应，但通过填喂脆弱拟杆菌，用脆弱拟杆菌的多糖免疫或移植脆弱拟杆菌特异性 T 细胞，响应均可恢复。可见，肠道菌群可以改变 T 细胞对免疫治疗的响应。在毒性反应方面，抗 CTLA-4 抑制剂可引起亚临床结肠炎，研究发现接受抗 CTLA-4 抑制剂治疗的新发免疫介导结肠炎患者中拟杆菌门的丰度明显低于接受抗 CTLA-4 抑制剂治疗的无结肠炎患者，小鼠口服多形拟杆菌和脆弱拟杆菌可恢复抗 CTLA-4 抑制剂的应答，显著降低免疫介导的结肠炎的发生率，此外，拟杆菌门对抗 CTLA-4 抑制剂相关性结肠炎具有保护作用。

（二）菌群平衡对免疫治疗的影响

肿瘤免疫治疗的效果受体内微生物菌群的影响，包括菌群组成及相对丰度等。由于不同类型的肿瘤中，体内菌群组成各不相同，对疗效影响也有差异。总体而言，肠道菌群的多样性越高，治疗效果越明显。研究发现，肺癌、肾癌等肿瘤患者嗜黏蛋白-阿克曼氏菌（Akkermansiamuciniphila，Akk）的相对丰度与对免疫治疗的响应显著相关，对不响应患者粪菌移植给无菌小鼠，后者口服 Akk 菌后，能恢复对 PD-1 抑制剂的响应，说明肠道微生物组成可能会对 PD-1 功效产生重大影响。Sivan 等经 16S rDNA 扩增子测序发现，双歧杆菌和抗肿瘤效应相关，口服双歧杆菌可以增加抗 PD-L1 抗体的疗效，减少肿瘤的生长。补充双歧杆菌能有效控制荷黑色素瘤小鼠体内肿瘤生长，增强抗 PD-L1 药物的抗肿瘤作用。Matson 等也发现双歧杆菌家族成员参与的免疫反应明显改善了抗 PD-L1 单抗在小鼠模型中的效果。Gopalakrishnan 等通过免疫分析发现，具有良好肠道微生物菌群的患者和接受粪菌移植的无菌小鼠一样，抗 PD-1 单抗的全身抗肿瘤作用更好。另外，也有研究将黑色素瘤患者的粪菌移植给小鼠，证明抗 CTLA-4 抑制剂促进有抗肿瘤特性的脆弱拟杆菌生长，说明免疫治疗也可能影响肠道菌群结构。可见，肠道微生物菌群可以解释免疫检查点抑制剂在临床反应中呈现异质性的原因。通过进一步了解肠道菌群和免疫治疗的关系，可能找到提升免疫治疗疗效的新思路和方法，比如保持肠道菌群平衡，益生菌、粪菌移植的临床应用等。

（三）抗生素暴露对免疫治疗的影响

抗生素可以破坏肠道内微生态平衡，瞬时改变肠道微生物组成，这些微生物组成的改变与癌症的发生相关，还可能影响免疫治疗的效果。Routy 等比较抗 PD-1 单抗与 CTLA-4 抑制剂联合在 MCA-205 肉瘤和 RET 黑色素瘤小鼠中的治疗效果，发现抗生素的使用严重影响抗 PD-1 单抗的抗肿瘤作用和小鼠存活。同时，对比接受抗 PD-1/PD-L1 单抗治疗的晚期非小细胞肺癌（NSCLC）和尿路上皮癌患者，因牙齿、尿道和肺部感染而接受抗生素治疗的患者无进展生存期（progression-free survival，PFS）和总生存期（overall survival，OS）都显著缩短。也有研究发现抗生素导致的菌群改变对 nivolumab 在 NSCLC 患者中的疗效似乎不造成影响。另有研究报道新霉素和甲硝唑及黏菌素均未显示出对免疫疗效的显著性影响。结论差异的原因可能为不同研究定义“抗生素暴露”的时间节点不一致，微生物群在抗生素治疗中断后1～3个月内恢复到其基线状态，而部分细菌可能需要数年才能完全恢复。抗生素暴露的种类、持续时间、给药途径对于菌群状态的改变并不一样，抗酸剂、非甾体抗炎药等其他影响菌群的药物，也可能影响研究结果。因此，抗生素与免疫治疗效果的关系仍需进一步验证。

三、肠道菌群对肿瘤免疫治疗的影响

研究表明，免疫检查点抑制剂的疗效与肠道菌群有一定的相关性，肠道菌群能够提高免疫检查点抑制剂的疗效，提高肿瘤对药物的应答，肠道菌群能够影响机体对抗PD-1与CTLA-4的反应。Vétizou等研究表明，在无菌和抗生素处理的移植瘤小鼠模型对CTLA-4无反应，给予小鼠口服脆弱杆菌后，恢复对这种免疫治疗的反应，或将富含拟杆菌属的粪便移植到无菌（germ-free，GF）小鼠中时，免疫抑制剂治疗的反应也得以恢复，小鼠的肿瘤体积较之前明显缩小。表明拟杆菌属影响抗CTLA-4的疗效。同样，肠道菌群在抗PD-L1治疗中也得到同样的结果。Sivan等研究发现，在小鼠异种移植模型时，富含双歧杆菌的小鼠与缺乏双歧杆菌的小鼠相比较，富有双歧杆菌的小鼠中肿瘤的生长速度比对照小鼠减缓，且应用PD-L1抑制剂后，富含双歧杆菌小鼠的肿瘤体积较缺乏双歧杆菌的小鼠明显缩小，前者对ICIs的反应明显优于缺乏双歧杆菌的小鼠。而将双歧杆菌小鼠的粪便转移到缺乏双歧杆菌小鼠中，显示缺乏双歧杆菌的小鼠恢复PD-L1的敏感性。双歧杆菌与PD-L1的疗效存在密切关系，其影响肿瘤免疫的机制可能是促进肿瘤浸润树突状细胞的成熟与激活，导致肿瘤浸润$CD8^+$ T细胞的产生，上述表明肠道菌群的特定细菌以及组成显著影响免疫检查点抑制剂的疗效。

（一）肠道菌群与结直肠癌免疫治疗

多数结直肠癌对于肿瘤免疫治疗不敏感，但存在微卫星高度不稳定（microsatellite instability-high，MSI-H）或错配修复缺陷（mismatch-repair deficiency，dMMR）的患者对免疫治疗表现出良好的反应。新近研究表明，肠道菌群与微卫星不稳定结直肠癌的免疫微环境密切相关，尤其是Fn对MSI-H患者的影响，在Fn富集的MSI-H患者中，其肿瘤微环境中$FoxP3^+$ T cells明显降低，与较高的癌症分期、肿瘤侵袭的加剧以及远处转移的发生有关。Fn富集与肿瘤的不良预后密切相关。Xu等利用不同的抗生素处理4组CT26肿瘤负荷小鼠，第1组（Asc组）小鼠无菌饮用水中混合氨苄西林、链霉素和大肠菌素，第2组（Coli组）小鼠无菌饮用水加万古霉素，第3组（Vac组）小鼠无菌饮用水加柯利斯汀，第4组（对照组）小鼠仅用无菌饮用水处理。各组注射PD-1抑制剂治疗，注射5次。结果提示未使用抗生素小组较使用抗生素的小组中小鼠肿瘤体积存在明显差异，前者肿瘤体积明显缩小，表明抗生素对PD-1抑制剂的疗效产生显著影响。通过16s RNA基因测序发现4组之间的肠道菌群以及其代谢产物有着明显的差异，对照组拟杆菌属以及普雷沃菌富集，而嘧啶代谢、半胱氨酸和蛋氨酸代谢富集于Coli组，Vac组艾克曼菌以及半乳糖代谢，鞘脂代谢明显富集。由于肠道微生物组的变化导致了代谢水平的变化，抑制肿瘤微环境中免疫细胞因子IFN-γ和IL-2的分泌，影响PD-1抗体疗效。可以推断肠道菌群的多样性及差异可能对PD-1抑制剂的疗效产生影响。

（二）肠道菌群与肺癌免疫治疗

在PD-1治疗肺癌的研究中，Jin等纳入37例晚期非小细胞肺癌患者，选取测量每例患者的肠道细菌，以后每2周进行纳武利尤单抗（nivolumab）治疗，其中23例对nivolumab有部分缓解或疾病稳定（R组），14例患者出现疾病进展（NR组）。分析两组的肠道细菌构成，发现R组患者表现出更高的菌群多样性以及独特的肠道微生物群。肠道微生物多样性越高，患者的无进展生存期（progression-free survival，PFS）越长。在NR组中瘤胃球菌大量富集，而长双歧杆菌、人体普氏菌、腐败拟杆菌富集于R组。nivolumab治疗前后的肠道菌群的组成并未发生明显的改变。Routy等在包含249例非小细胞肺癌、肾细胞癌或尿路上皮癌患者的队列中，67例患者接受ATB（氨苄西林＋黏菌素＋链霉素）的治疗。采用ICIs治疗的200例患者中发现接受ATB的患者较未使用者中位总生存（median over suvival，mOS）以及中位PFS（median PFS，mPFS）明显缩短。利用测序技术，在肺癌以及肾细胞癌的患者中，预后良好和PFS延长的患者肠道菌群中的嗜黏蛋白-艾克曼菌和另枝菌属明显增多，表明抗

生素的使用降低免疫检查点抑制剂的临床获益。研究表明不同的肠道菌群多样性及组成导致肺癌对肿瘤免疫的不同反应，这可能与肠道菌群影响了调节记忆T细胞响应和自然杀伤（NK）细胞功能有关。

（三）肠道菌群与黑色素瘤免疫治疗

诸多研究表明肠道菌群与黑色素瘤的免疫治疗也有密切关系。Elkrief等研究表明，使用抗生素的晚期黑色素瘤患者，免疫检查点抑制剂治疗后，PFS比未服用组明显缩短，研究表明晚期黑色素瘤患者在免疫检查点抑制剂使用前30天内使用抗生素可能会对患者的预后产生不利影响。与上述结论相似的是，Gopalakrishnan等比较了黑色素瘤对PD-1抑制剂不同反应的患者肠道菌群种类与丰富度，同样也得出部分缓解或疾病稳定患者的丰富度明显高于疾病进展组，PFS明显缩短。在部分反应或肿瘤稳定组中发现瘤胃球菌、粪杆菌属明显增多，而肿瘤进展组拟杆菌属增多，同时推测可能是部分缓解或疾病稳定组的菌群促进抗原的呈递，并促进肿瘤微环境的效应T细胞的功能。而疾病进展组的淋巴细胞和髓细胞浸润和抗原递呈能力减弱，导致系统和抗肿瘤免疫反应受损。这些发现强调了调节患者肠道微生物组治疗黑色素瘤的潜力。

（四）肠道菌群与肝癌免疫治疗

免疫检查点抑制剂在肝癌患者的治疗中显示出良好的效果，在索拉非尼难治性HCC中，抗PD-1免疫治疗的疗效近20%，比索拉非尼提高2倍，而且将抗PD-1与CTLA-4联合治疗肝癌，客观反应率高达40%。一项研究揭示了肠道菌群与PD-1治疗肝癌疗效的关系，8例肝癌患者给予抗PD-1治疗，其中3例患者为R组（在用药后6个月未出现疾病进展或完全/部分缓解），5例NR组（疾病进展组），分析R组与NR组的粪便微生物的组成发现，R组的微生物的丰富度明显高于NR组，在R组富集的20种优势菌群中，4种乳杆菌、齿双歧杆菌和嗜热链球菌是益生乳酸菌，通过抑制病原微生物的生长，有利于宿主代谢和免疫。瘤胃球菌、艾克曼菌能通过降低肠道的通透性，防止全身的免疫抑制。研究表明，特定细菌菌株在肝癌抗PD-1免疫治疗中的生物学意义，可能为肠微生物的免疫治疗开发提供理论支持。

肠道微生物通过多种机制影响着肿瘤的发生、发展以及肿瘤的治疗，免疫治疗作为肿瘤治疗的重要手段，尤其是免疫检查点抑制剂的疗效尤为显著。肠道菌群与免疫检查点抑制剂疗效以及不良反应均存在密切的联系，某些优势菌群的存在能够促进免疫检查点抑制剂的疗效，改善患者的预后。诸多研究均在动物实验中获得结论，人体的肠道微生物及整体结构比小鼠更为复杂，仍需进一步在临床研究中证实，并且对于肠道菌群的操控，精确的控制肠道菌群构成，改变临床预后为未来的研究方向。肠道菌群影响免疫治疗的细胞及分子机制如今仍未明确，亟需进一步的探索。尽管通过肠道微生物的靶向调节来预测治疗还在萌芽阶段，但随着技术的不断进步，菌群的粪便移植、抗生素的处理及饮食等来调节肠道菌群，使其可促进肿瘤免疫治疗、预测疗效、减少不良反应并改善患者的预后。因此，肠道微生物的靶向调节在未来肿瘤精准治疗与个体化诊疗中具有重要作用。

第四章　微生物治疗肿瘤

早在一个世纪之前，人们已观察到并发急性细菌感染的癌症患者癌症消退的现象。后经研究证实，急性细菌感染的癌症患者之所以生存期延长，是因为细菌在癌症发展过程中起到了抗肿瘤作用。

用细菌或其提取物治疗癌症可以追溯到100年以前。纽约Memorial医院的内科兼外科医师Coley曾观察到在其有各种肿瘤的患者中，有许多在发生细菌感染时肿瘤消退，但一旦细菌感染被治愈，肿瘤又出现。他发明了一种治疗肿瘤的方法，用一些细菌的提取物（称为Coley毒素）使肿瘤缩小。此后，很多细菌被用来减慢肿瘤生长速度或缩小肿瘤体积。最显著的例子是用牛分枝杆菌卡介苗（BCG）来治疗膀胱癌。一些研究显示：在手术切除肿瘤后用BCG进行免疫预防能明显降低肿瘤的复发率或推迟肿瘤的复发时间。但是长期大剂量使用BCG会引起问题，如副作用，疗效预见性差，还有很少的病例因为脓毒症而死亡，所以，亟待改用新的BCG给药途径。BCG发挥其抗肿瘤作用的方式应归于其对免疫系统的作用，由CD4和CD8 T淋巴细胞起主要作用，但膀胱内滴注BCG被认为可引起非特异性膀胱炎，并伴有局部细胞因子产生和炎症细胞聚集，其主要损伤肿瘤细胞而非正常细胞。活的BCG才有抗肿瘤活性，反映了单核细胞和Th1细胞在发挥其效应上的重要性。添加大剂量维生素（据推测可以增加BCG的存活和繁殖）对临床试验中的膀胱癌治疗有效。添加免疫佐剂（如α肿瘤坏死因子）可同样有效。Brandau等用体外试验分析自然杀伤（NK）细胞在BCG诱导的细胞毒性中的作用，结果显示，用BCG处理单核细胞7天，激活的杀伤细胞可明显破坏膀胱肿瘤细胞。同样，运用野生型C57BL/6小鼠、NK细胞缺陷灰鼠和经抗NK1.1单克隆抗体（McAb）处理的小鼠，发现在BCG治疗的野生型小鼠中BCG细胞的生存期明显比非治疗组长，但BCG治疗对NK细胞缺陷灰鼠和经抗NK1.1McAb处理的小鼠无效。这些试验表明NK细胞在BCG免疫疗法中起主要作用。总之，抗体亲和力与其功能活性有关，高亲和力抗体所需抗体浓度低于低亲和力抗体浓度。但是，抗体浓度未必能预测抗体亲和力。有证据表明，单剂结合疫苗足以增强抗体亲和力，亲和力越高的抗体与相近的肺炎球菌血清型交叉反应越强，可从初免应答预测免疫记忆，但在没有活性抗体产生的情况下也能致敏。为评估疫苗，表明产生免疫的白细胞介素10（IL-10）、白细胞介素12（IL-12）、白细胞介素18（IL-18）和γ干扰素的水平发生变化，证实BCG细胞壁骨架能刺激人的免疫系统，进一步证明BCG具有调节免疫系统活性的作用。需要强调的是，BCG疗法最有效的是浅表性膀胱癌，在其他肿瘤（如肺癌和黑色素瘤）中没有观察到类似的显著效果。这些不同结果的原因并不清楚，可能是有些肿瘤（如膀胱癌）因细胞因子网络的调节或由周围组织、新生细胞或者肿瘤细胞本身表达的功能性T淋巴细胞受体使之对BCG治疗较敏感。虽然BCG已用来加强免疫系统抵抗肿瘤（如膀胱癌），但减毒的细菌疫苗载体（如单核细胞增多性李斯特菌和鼠伤寒沙门菌）由于其针对抗原递呈细孢或是天然免疫应答和免疫介导物（如IL-12）的强诱导物，也被推荐用于癌症的预防和治疗。兼性厌氧菌（如沙门菌）已知能抑制肿瘤细胞的生长和增殖，将减毒的沙门菌变异株经腹腔注射荷浆细胞瘤小鼠后发现，细菌使肿瘤消退并延长小鼠的寿命。用志贺菌和厌氧芽胞梭菌将治疗剂递送到靶细胞（包括肿瘤细胞）也有报道。鼠伤寒沙门菌同样引起较大关注，因为该菌为兼性厌氧菌，能在有氧和无氧条件下生长，而且在基因水平有很高的可操作性。沙门菌还专门以肿瘤作为其生长部位，在肿瘤中的滴度明显高于肝脏，而后者是非荷瘤小鼠中沙门菌通常繁殖的场所。对减毒沙门菌，肿瘤与肝脏中细菌的滴度比为250：1～9 000：1。沙门菌这种在肿瘤细胞中繁殖的习性，能使肿瘤消退。如从腹腔注射小鼠，可延长荷黑色素瘤小鼠的存活时间。为研究沙门菌致病岛在肿瘤消退中的作用，Pawelek等观察了各种沙门菌致病岛基因缺失的变异株对小鼠全身侵袭和在不同类型细胞中存活的影响，证明致病岛 2 是沙门菌抗肿瘤作用的必要成分，其可能帮助细菌在肿瘤细胞中的繁殖。Weth 等最近以沙门菌为载体经口服免疫比较了以细胞毒 T 淋巴细胞为主和以辅助 T 细胞为主的免疫方法。

以往证实刚地弓形虫能通过抑制血管生成使荷黑色素瘤小鼠的肿瘤消退。肿瘤中血管生成的抑制是由于产生了感染诱导的可溶性抗血管生成因子，使肿瘤组织缺氧，引起坏死。已报道有许多厌氧菌能导致肿瘤消退，而这些细菌主要在肿瘤的缺氧核心繁殖，Dang 等用丝裂霉素 C 和抗血管因子微管蛋白聚合抑制剂（dolastatin-10）再加减毒的厌氧菌（诺维梭状杆菌）的芽胞，用于直肠结肠癌的治疗。这种疗法是基于当厌氧菌在肿瘤中心缺氧区生长时，抗血管因子能增加肿瘤中的缺氧区域有利于细菌的生长，使肿瘤缺少氧和必需的营养物，同时化疗制剂攻击血供良好的外围非坏死肿瘤细胞，从而使肿瘤彻底破坏。这个研究结果给人留下深刻印象。没有细菌只有丝裂霉素 C 和 dolastatin-10 组，肿瘤存活时间长得多，消退也有限，而有细菌组肿瘤在短时间内广泛消失，有些小鼠肿瘤完全消除。在用黑色素瘤细胞系的研究中获得同样的结果。该联合疗法的缺点是高毒性。在治疗开始的几天内有 15％～45％的小鼠死亡，推测是由于肿瘤崩解时高毒性代谢产物释放所致。

第五章　微生物代谢产物治疗肿瘤

微生物是一种重要的天然产物资源。由于微生物的生物多样性极其庞大，目前认为自然界中95%～99%的微生物种群未被分离培养或描述，因此微生物代谢产物为药品开发提供了取之不尽的化合物多样性。尽管目前化学合成及组合化学等技术提供了大量化合物多样性，但从自然母体（Mother Nature）中寻找药物仍然是一项前沿性研究。

从微生物代谢物中发现和研究抗肿瘤药有着较长的历史和成功例子，如放线菌素（Dactinomycin）、博来霉素（Bieomycin）和阿霉素（Doxorubicin）等。抗肿瘤药的研究和开发一直受到药物开发机构的重视。海洋微生物作为活性物质的新来源，正日益为国内外海洋研究工作者、化学研究工作者、生物医药工作者所重视。现已报道的海洋微生物代谢物的生物活性主要包括新型抗菌、抗肿瘤、抗病毒、酶及酶的抑制活性及维生素、毒素等。

由于海洋环境的特殊性，海洋微生物具有独特的代谢方式，产生许多新颖的化学结构，代谢物化学结构具有极大的复杂性和多样性。海洋微生物有5类基本代谢物，即：胺及酰胺类、吲哚生物碱类、乙酰配基类、环肽类、聚丙酸酯类，其中以含氮化合物和乙酸酯类化合物占首位，萜类化合物较少。在已鉴定的海洋微生物代谢物中，约56%为含氮化合物，30%为乙酸酯类化合物，甲羟戊酸酯约占13%。含硫化物约占13%，卤化物约占8%，其中以氯代物为主。

在海洋微生物代谢物生物活性研究中，抗肿瘤活性是其中的一个最重要方面。其中研究较多的是来自海洋放线菌、海洋真菌及海洋细菌中的抗肿瘤活性物质。

第一节　海洋放线菌代谢产物治疗肿瘤

海洋放线菌是海洋微生物抗肿瘤活性物质的重要来源，最先成为海洋微生物代谢物研究的热点。Fenicai研究组首次发现并成功培养了一属全新的海洋放线菌（Marinospora），经培养提取分离、鉴定出一系列结构新颖的化合物Saiinosporamides，这些化合物具有很强的抗菌及抗肿瘤活性，其中生物碱类化合物（Saiinosporamide A）对HCT-116细胞的IC50为11 ng/ml。从海洋放线菌（CNH-099）分离到的含倍半萜的新萘醌类抗生素Neomarinone，在体外对HCT-116有中等细胞毒性（IC50＝0.8 mg/L），在美国国家癌症研究所（NCI）的60个人类肿瘤细胞群IC50平均值为10 μmol/L。海洋放线菌还常产生结构奇特的大环内酯类化合物。从海鱼Hacichoeres bieekeri胃肠道分离到的链霉菌Streptomyces hygroscopicus的大环内酯类代谢产物Haiichomycin，对P388细胞有显著细胞毒性（ED50＝0.13 mg/L）。γ-Indomycinone是海洋链霉菌产生的抗肿瘤活性物质，对HCT116细胞有微弱的细胞毒性。从海洋小单胞菌属TP-A0468的培养液中分离得到的一类醌环类抗生素Kosinostatin和异醌环素B。Kosinostatin对人的骨髓性白血病U937细胞有明显的细胞毒性（IC50为0.09 μmol/L），并对21种人类癌细胞具有抑制作用，IC50小于0.1 μmol/L。Francisco Romero研究组对印度洋海域的小单胞菌属代谢产物进行了抗肿瘤活性筛选，得到了2个抗肿瘤化合物Thiocoraiine和IB-96212。

第二节　海洋真菌代谢产物治疗肿瘤

海洋真菌成为继海洋放线菌之后的又一研究热点。Gerwick 研究组从加勒比海真菌 Lyngbra majuscuia 中分得酰胺类化合物 Curacin A，Curacin A 具有抗有丝分裂和抗肿瘤活性（对微管蛋白聚合物的 IC50 为 0.72 mmol/L，对 MCF-7 癌细胞的 IC50 为 0.038 mmol/L，对秋水仙碱键合的抑制率达 94%），动物试验表明该物质对移植性人肺肿瘤有较强的抑制作用。沼田敦等从海绵 HaIichondria japonica 中分离的真菌 GymnaseIIa dankaIiensis 分离到含有 5 种螺环结构的细胞毒代谢物 Gymnastatins A-H，将人工海水中的氯离子换成溴离子，又分离到 Gymnastatins A-C 的代谢产物 Gymnast-atins I-J，对 P388 细胞也有显著细胞毒性。

FenicaI 等从加勒比海绿藻 PeniciIIus capitatus 体表分离的 AspergiIIus versicoIor 得到 4 个倍半萜硝基苯酯化合物，其中 9α，14-二羟基-6β-对硝基苯甲酸肉桂酯对 NCI 的 60 个人类肿瘤细胞群的 IC50 平均值为 1.1 mg/L。

第三节　海洋细菌代谢产物治疗肿瘤

海洋细菌中也发现许多抗肿瘤活性物质。Canedo 等从加勒比海海鞘 Ecteinascidia turbinata 及土耳其海岸 Polycitonide 属海鞘分离到 2 株土壤杆菌。并从中分离得到 2 个有显著抗肿瘤活性生物碱类化合物 SesbanimideA 和 C，对 L1210 细胞的 IC50 达 0.8 ng/ml。Custafson K 等从海洋细菌中分离到大环内酯类化合物 MacroIactins，由 24 元内酯环、吡喃型葡萄糖和一个开链的酸构成，其中 macrolactin A 组分是一种配糖体母体，具有抗肿瘤、抗病毒、抗菌等功能。

海洋微生物能产生丰富的结构新颖的活性物质，生物活性多样性与化学结构的多样性是密不可分的。目前，许多国家正在建立与之相关的药物、药理筛选数据库及天然产物分子资源库，这为高效率开发活性强、结构独特的海洋微生物药物奠定了坚实基础。

我国海洋微生物代谢物研究和开发的重点应放在海洋微生物的分离、鉴定与保存、新型生物活性物质产生菌的筛选、海洋微生物大量培养技术、活性物质纯化技术研究等方面。随着现代生物技术的应用，海洋微生物的研究和开发必将得到更多的重视和更大的发展。

由于无法预见疗效、强免疫应答、相关副作用和毒性，往往限制了活菌在癌症治疗中的应用。细菌产物制剂，特别是脂多糖（LPS）疫苗也已证明有抗肿瘤特性。早在 1944 年，黏质沙雷菌的内毒素（一种出血因子）能促使肿瘤消退。随后的许多报告表明某些脱毒的 LPS 均具有不同程度的抗肿瘤疗效，其中包括铜绿假单胞菌的 LPS 疫苗，其能显著延长急性髓性白血病患者的缓解期和生存期。一对来自纤维堆囊黏菌的大环内酯类环氧聚微管素 A（Epo A）和环氧聚微管素 B（Epo B），特别是化学合成的脱氧 Epo B 具有抗一系列人类肿瘤的活性。

最近证实，纯化的氧化还原蛋白（如天青蛋白）能使荷黑色素瘤的裸鼠肿瘤消退。天青蛋白是含铜的氧化还原酶，与铜绿假单胞菌的反硝化作用有关。Yamada 等研究发现天青蛋白进入人黑色素瘤细胞浆中，然后被转运入核内，与肿瘤抑制蛋白 p53 形成复合物，使 p53 稳定。稳定的 p53 能显著增加活性氧的产生，后者是细胞凋亡的强诱导物。抗氧化剂能明显减少天青蛋白介导的细胞毒性。p53 是一种不稳定蛋白质，其半衰期只有几分钟。它主要在细胞内起转录调节因子作用，但它在非转录期和细胞网络活动中的作用也已清楚。p53 在细胞内的两大功能是抑制生长和引起细胞凋亡。p53 在天青蛋白处理细胞内的稳定作用可增加细胞内 p53 的含量，触发异种移植于裸鼠内的黑色素瘤细胞的凋亡，导致其在体内消退。

第七篇　微生物与肿瘤的相关研究进展

第一章　炎症与肿瘤相关研究进展

有研究者在19世纪观察到肿瘤中存在白细胞，第一次证明炎症和肿瘤之间存在联系，虽然肿瘤与炎症之间的直接因果关系还未得到证实，但炎症在肿瘤发生、发展中的作用受到广泛关注。慢性炎症或组织损伤导致的持续性炎症反应通过基因损伤或促炎性因子促进细胞转化，从而诱发慢性炎症以及肿瘤生长。白细胞浸润可以促进肿瘤表型的发生，如血管生成、生长和侵袭，其发生机制与炎性细胞分泌了能够刺激肿瘤细胞增殖和侵袭的细胞因子、生长因子、趋化因子和蛋白酶相关。在肿瘤发展的不同阶段，炎症反应都发挥了重要作用，包括肿瘤的发生、发展、恶性转化、浸润和转移等。

近年来，研究结果证实，多种慢性炎症与肿瘤的发生、发展有关，如巴雷特（Barrett）食管与食管癌、幽门螺杆菌感染与胃癌、慢性胰腺炎与胰腺癌、慢性胆囊炎与胆囊癌、肝炎与肝细胞癌、炎症性肠病与结直肠癌、人类乳头瘤病毒感染引起的宫颈感染与宫颈癌等。肿瘤相关性炎症是癌症的关键特征之一，炎症反应微环境是所有肿瘤发生、发展中一个重要的影响因素。白细胞介素、趋化因子和淋巴因子等细胞因子参与炎症过程的介导与调控。各类细胞因子间以及其膜受体与可溶性受体间存在相互协同、抑制、拮抗等复杂关系，形成细胞因子网络。恶性肿瘤细胞因子网络复杂，在影响肿瘤生物学的各种因素中扮演着重要角色。肿瘤组织是由肿瘤细胞、间质细胞以及其他非细胞成分共同构成的复杂组织。肿瘤相关性炎症可改变组织内稳态，参与构建肿瘤微环境（tumor microenviro nment，TME），TME浸润细胞分泌的多种细胞因子相互作用构成复杂的细胞因子网络，通过促炎、免疫编辑以及免疫逃逸等多种机制发挥促肿瘤作用。改变肿瘤细胞的生存环境，激活由多种蛋白质及炎性介质参与的内源性或外源性信号，促进癌症的发生与发展，在构建适宜肿瘤生长的环境中发挥重要作用。肿瘤微环境是肿瘤演化的关键因素，而癌症引起的炎症是TME的重要组成部分，其机制相当复杂。

第一节　炎症的基本特征

炎症是具有血管系统的活体组织对损伤因子所发生的防御反应。外源性和内源性损伤因子均可引起机体细胞和组织各种各样的损伤性变化，与此同时机体的局部和全身也发生一系列复杂的反应，以局限或全部消灭损伤因子，清除和吸收坏死组织和细胞，并通过实质和间质细胞的再生修复损伤，这种机体的损伤和对损伤的复杂反应构成炎症过程。引起组织和细胞损伤的各种因素都能引起炎症，包括有物理因素、化学因素、生物因素和宿主因素（如组织坏死、变态反应等）。引起炎症的大部分因素也是致癌因素。

炎症的基本病理变化包括变质、渗出和增生。白细胞从循环系统渗出至炎症部位是炎症反应最重要的指征。炎症细胞在炎症局部的聚积涉及一系列的病理生理过程。炎症局部的血流变化与白细胞在炎症周边的增加有关；黏附分子之间的相互作用与白细胞-内皮细胞的黏附有关；趋化性物质和趋化因子与其受体的相互作用与白细胞从血管内的游出有关。参与炎症反应的细胞包括中性粒细胞、嗜酸性粒细胞、嗜碱性粒细胞、单核巨噬细胞、肥大细胞、NK细胞、淋巴细胞和树突状细胞。浸润的细胞在炎症局部发挥吞噬和免疫作用，成为炎症防御反应中的重要一环。过度浸润的炎症细胞也可引起组织损伤。

除了炎症因子直接损伤血管内皮细胞以外，炎症过程中的血管扩张、通透性增加和白细胞渗出是由一系列化学因子即炎症介质介导完成的。炎症介质可来源于血浆和细胞。来源于血浆的炎症介质以前体的形式存在，经蛋白酶裂解后活化，这类介质有缓释肽、补体成分和凝血因子。来源于细胞的炎症介质或以颗粒的形式储存于细胞内，或在致炎因子的刺激下合成分泌。细胞释放的炎症介质有：①血管活性胺包括组胺和 5-羟色胺。②花生四烯酸代谢产物包括前列腺素和白细胞三烯。③来源于细胞的活性氧、一氧化氮和溶酶体成分。④细胞因子和趋化因子，主要由淋巴细胞和单核巨噬细胞产生，也可来自内皮细胞和上皮细胞。细胞因子具有广泛的生物学功能，例如白细胞介素 IL-2 和 IL-4 促进淋巴细胞的生长。⑤IL-10 和转化生长因子，负反馈调节免疫反应。⑥肿瘤坏死因子（tmor necrosis factor，TNF）、IL-1 和 IFN，对免疫反应具有正向调节作用。部分趋化因子具有促进血管生成作用。许多细胞因子和趋化因子都具有促进细胞增殖的能力，在肿瘤的发生发展过程中发挥重要作用。

了解炎症在肿瘤发生中的作用，有必要先了解炎症在损伤愈合和感染过程中的病理生理作用。针对组织损伤，由许多化学信号组成的多因素网络动员并维持宿主的修复受损组织的反应。这一过程牵涉到白细胞（包括中性粒细胞、单核细胞和嗜酸性粒细胞）的活化以及白细胞从静脉血管定向迁移至损伤部位。这一过程中，组织肥大细胞也起到了重要作用。中性粒细胞通过四个步骤协调这些炎症细胞在炎症部位积聚。①黏附分子的活化促进细胞沿着血管内皮向前滚动。②由细胞因子和白细胞活化分子介导的信号传递活化和上调白细胞整合素。③通过整合素结合于内皮细胞。④血管内皮黏附分子将中性粒细胞锚定于血管内皮，在细胞外蛋白酶的帮助下，通过跨膜迁移穿过血管内皮到达损伤部位。

中性粒细胞是急性炎症反应中首先聚积的效应细胞。随后进入组织分化为巨噬细胞，在趋化因子的引导下迁移至组织损伤部位。巨噬细胞一旦激活后，将成为生长因子和细胞因子的主要来源，这些细胞因子将影响局部微环境中细胞的生物学行为。炎症部位的细胞因子和趋化因子对于炎症的发展十分重要。炎症因子 TNF-α 控制炎症细胞的数量并从其他方面介导炎症反应进程。TNF-β 是另一个重要的细胞因子，可正向和负向调节炎症反应及损伤修复过程。通常，炎症反应是自限性的，但炎症过程中一些因素的失调将导致异常的反应并最终诱导病理改变，这些似乎是肿瘤进展中的普遍现象。

第二节　癌症相关性炎症

炎症是机体应对感染和组织损伤的适应性反应，以血管反应、免疫细胞的募集和分子介质的释放为主要特征。炎症反应的主要目的是对抗病原体或有害刺激、修复损坏的组织以及恢复体内平衡。尽管物理、化学和感染等因素引起的组织损伤最终引发炎症，机体的免疫系统可以有效清除损伤介质并启动组织修复炎性损伤，从而消除炎症。但是，在精准的免疫应答过程中任何误差所引发的炎症都会继续扰乱细胞内环境，从而导致肿瘤相关基因的改变或关键细胞信号蛋白翻译后修饰的改变，其中包括细胞周期蛋白、脱氧核糖核酸（deoxyribonucleic acid，DNA）修复和凋亡蛋白的表达发生改变。若炎性刺激长期存在或炎症调控机制失控将导致一系列的疾病，如自身免疫疾病、组织纤维化以及癌症的促癌作用。

癌症与炎症的相关研究在早期主要着眼于炎症的促癌作用，如在肝癌中炎症可直接促进肿瘤细胞增殖与存活，并通过影响免疫调控使得肿瘤逃逸免疫系统的监视。此外，炎症还可以诱导血管生成以及基因组不稳定性来促进肿瘤发展。近年来恶性实体瘤继发性炎症已成为研究热点。癌症可影响炎症级联反应进而调节免疫系统并导致肿瘤进展或缩小。“肿瘤源性炎症”的分子信号与致癌性突变和肿瘤诱导因素等致癌关键步骤相关。多数肿瘤可诱导炎性微环境且与肿瘤的异质性无关。此外，缺氧是许多实体瘤共同的促肿瘤因素。肿瘤的高度增殖、血管缺陷、酸化及异常血管生存等因素，导致微环境缺氧进而激活缺氧诱导因子-1（hypoxiainducible factor one，HIF-1），包括的 HIF-1β 和 HIF-1α 或 HIF-2α 等 HIF-α 亚型。肿瘤释放的生长因子和 TME 通过激活磷脂酰肌醇-3-羟激酶（phosphati-dylinositol 3-hydroxy kinase，PI3K）和丝裂原激活的蛋白激酶（mitogen-activated protein kinase，MAPK）信号通路，促进 HIF-1α 合成。肿瘤相关巨噬细胞（tumorassociated macrophages，TAMs）在肿瘤低氧区域激活 HIF-1α 后诱导肿瘤细胞表达程序性死亡配体-1（progra mmed death-ligand-1，PD-L1），抑制细胞毒性淋巴细胞活性。因此，HIF-1 是多数进展期肿瘤激活转录因子/信号通路和直接控制炎症反应的良好例证。IL-1 和 IL-6 等细胞因子促进癌变细胞的存活，克服癌基因诱导的衰老并促进 TME 的重塑、肿瘤进展和耐药。抑癌基因 p53 的缺失可引起炎性细胞因子过表达，驱动肿瘤侵袭和转移或协助克服致癌性转化诱导的衰老。

炎症能够促进癌症的发生和进展，根据诱因、机制、结果和强度等可将肿瘤相关的炎症主要分为微生物感染导致的炎症、环境暴露引起的炎症、肿瘤继发的炎症以及肿瘤治疗继发的炎症等类型。

一、微生物感染导致的炎症

持续幽门螺杆菌感染与胃癌和胃黏膜相关淋巴组织淋巴瘤的发生有关；乙型肝炎病毒或丙型肝炎病毒感染会增加肝细胞癌发生的风险；人类乳头瘤病毒感染引起的宫颈感染和宫颈癌发生有关；EB 病毒感染与鼻咽癌发生有关；血吸虫感染与膀胱癌的发生有关等。这种由感染引发的炎症反应先于肿瘤的发生，并且是正常宿主防御的一部分，炎症的产生是为了消灭病原体。然而，致瘤性病原体持续性感染会破坏宿主免疫，发展成低强度刺激的慢性炎症，进而促进肿瘤的发生。

二、肿瘤本身继发的炎症

大部分实体恶性肿瘤能够诱导内源性炎症反应，建立起一个促肿瘤形成的微环境。某些癌基因可通过诱导一个转录程序，募集白细胞、淋巴细胞，表达促肿瘤趋化因子和细胞因子，诱导血管生成等机制，重构 TME。实体恶性肿瘤随着不断生长会超过其血液供应，处于氧气和营养物质剥夺状态，导致肿瘤核心处的细胞坏死并释放促炎性介质，如 IL-1 和高迁移率族蛋白 B1。炎症反应促进新血管生成，而新募集的炎症和免疫细胞又为癌细胞提供了更多的生长因子。另外，有些肿瘤（如肺癌）能依赖细胞外基质蛋白聚糖，通过 Toll 样受体 2 活化巨噬细胞，促进炎症的发生。

三、由肿瘤治疗引发的炎症

放疗和化疗能引起癌细胞和周围组织大量的坏死性死亡。治疗引发的炎症可导致的最终结果尚有争议，因为一方面促进肿瘤发展的功能，如坏死会伴随肿瘤快速生长；但另一方面也能够促进肿瘤抗原的交叉呈递从而诱导抗肿瘤免疫应答。

四、环境暴露引发的炎症

环境暴露可以导致慢性炎症，烟草烟雾等颗粒性刺激物可导致慢性阻塞性肺疾病，这一疾病具有很高的肺癌患病风险。吸入石棉或二氧化硅粒子也可引起肺癌，这些颗粒可以通过炎性小体对 IL-1β 作用的影响诱导炎症的发生，介导其致瘤活性。另外，肥胖能够使发生癌症的风险增加，能够导致慢性炎症，促进肝细胞癌的发展。受损 DNA 和衰老细胞的累积也可以引起促进肿瘤的慢性炎症。

第三节　炎症促进肿瘤发生的机制

有研究者提出癌症是由病毒和化学致癌剂诱导的亚阈瘤样状态发展而成。这种亚阈瘤样状态也称为激发态，涉及 DNA 改变。这种改变是不可逆的，可持续存在，直到出现第二个刺激因素（又称促进态）进一步促进肿瘤的发生。促进信号可能来源于被激发的细胞再次暴露于化学激发物如佛波脂，或者是损伤部位释放的细胞因子，或者是激素和炎症中的慢性刺激因子。许多促进因子不管是直接还是间接都将诱导细胞的增殖、炎症细胞的积聚、活性氧物质的产生，并导致 DNA 损伤，组织 DNA 的修复。在慢性炎性组织中，细胞死亡和修复程序被抑制，导致 DNA 复制和细胞增殖增加并失去正常的生长调控。正常炎症是自限的，因为在促炎细胞因子分泌之后，将有抗感染细胞因子的产生。然而，在肿瘤相关的慢性炎症中刺激因子持续存在，并且控制炎症反应的正常调控机制通常也发生了改变，细胞发生失控性生长。

肿瘤的启动通常是始于第一个突变的发生，导致细胞具有生长优势，而大多数情况下，单个突变不足以导致肿瘤的发生，许多肿瘤的发生需要至少4～5个突变的产生，且这些突变会被传给子代细胞。研究证明，炎症反应微环境能够增加细胞突变的概率，并且能够增强突变细胞的增殖能力。活化的炎性细胞可作为ROS的来源和活性氮中间体，诱导DNA损伤和基因组不稳定性。另外，炎性细胞可能利用肿瘤坏死因子α等细胞因子刺激相邻上皮细胞中ROS的积聚，因此有学者指出，免疫炎性介导机制可能才是肿瘤发生的关键驱动力，而非饮食和环境突变。

一、炎症导致基因突变

抗癌基因p53突变是由氧化性损伤导致的，而在结肠炎相关性癌症的癌细胞和非发育异常的炎性上皮细胞中均存在p53基因突变，表明慢性炎症可导致基因组改变。结肠刺激性葡聚糖硫酸钠触发的慢性炎症可能导致DNA损害，引起结肠腺瘤，而葡聚糖硫酸钠本身并非致癌物。炎症诱导的突变也可以导致错配修复反应基因的失活或者抑制，ROS可以导致错配修复酶的直接氧化失活。一旦错配修复系统被破坏，炎症诱导的基因突变得以加强，某些重要的肿瘤抑制因子（如Tgfbr2和Bax）可能会失活。另一种炎症导致癌基因突变的机制是激活诱导胞苷脱氨酶（activation-induced cytidine deaminase，AID）的上调，研究发现，在很多癌症中，B淋巴细胞内的AID过量表达，且其表达是炎性因子诱导的，诱导通常是以核因子κB（nuclear factorkappa B，NF-κB）依赖或者转化生长因子β（transforming growth factor-β，TGF-β）依赖的方式进行的。AID导致基因组不稳定性，并在容易出错的双链DNA断裂环节增加突变发生的概率，研究发现，在这一环节容易发生一些关键癌基因的突变（包括Tp53、c-Myc和Bcl-6）。AID有助于淋巴瘤、胃癌及肝癌的发生。研究表明，在肿瘤发生时，肿瘤抑制因子和抗原呈递细胞的失活涉及表观遗传机制，包括基于微小核糖核酸的基因沉默和DNA甲基化等。在Gpx1/2基因剔除小鼠的炎症相关性肠癌模型中，炎症导致DNA甲基化转移酶依赖的DNA甲基化和大量靶基因的沉默，其中一些基因也在人结肠癌中通过甲基化的方式沉默。然而，这些炎症诱导的表观遗传学机制是否确实是肿瘤发生的关键因素，仍需要通过适当的小鼠模型或人体标本的前瞻性分析进行深入的研究。

二、炎性因子的促肿瘤作用

炎症可能促进肿瘤发生的另一个机制是生长因子和细胞因子产物能够赋予肿瘤祖细胞干细胞样表型，或者刺激干细胞增殖，从而扩大环境突变所靶向的细胞池。免疫炎性细胞产生的一些促肿瘤细胞因子产物，通过与TME的相互作用，能够活化癌前细胞中的转录因子，如NF-κB、信号转导及转录激活因子3（signal transducers and activators of transcription 3，STAT3）和激活蛋白1（activator protein 1，AP-1）等。NF-κB和STAT3能够激活控制细胞增殖、新生血管形成以及趋化因子和细胞因子生成的基因，这也是促进肿瘤形成的一个主要机制。在结肠炎相关性癌症的小鼠模型中，髓样细胞NF-κB的失活抑制了肿瘤的生长，并阻断了IL-6和其他针对结肠炎的反应性细胞因子的产生，这些炎性细胞是促肿瘤细胞因子来源的一个证据。另外，IL-11、IL-23在胃癌中也发挥了类似的作用。炎性细胞因子在肿瘤发展中的作用已得到充分证明，皮肤癌中AP-1的活化很大程度上依赖于TNF-TNF受体1信号通路。TNF-α和IL-6有利于肥胖介导的肝癌的发展，这是由于TNF-α和IL-6能够促进脂肪肝和脂肪性肝炎的发展。小鼠肝癌的发展也依赖于NF-κB蛋白激酶抑制剂β（inhibitor of NF-KB kinase β，IKKβ）介导的肠细胞中NF-κB的活化，NF-κB的活化加强恶变前细胞的增殖。另一个促肿瘤细胞因子是IL-23，主要由肿瘤相关的巨噬细胞以STAT3和NF-κB依赖的方式表达产生。而STAT3的活化、前列腺素E2、腺嘌呤核苷三磷酸和乳酸能增加肿瘤相关的巨噬细胞IL-23的产量。细胞因子（IL-1、TNF、IL-6、IL-23）和转录因子（AP-1、NF-κB、STAT3）是参与炎症和肿瘤生长的重要因子，其控制关键的促肿瘤基因信号。

另外，免疫炎性细胞产生的细胞因子产物，是肿瘤免疫编辑和免疫逃逸中的关键细胞因子，如在分子水平，TGF-β、血管内皮生长因子、细胞因子（包括IL-4、IL-5、IL-6、IL-10、IL-12和IL-13）、趋化因子（尤其是血管生成趋化因子）、VEGF、炎性因子和粒细胞-巨噬细胞集落刺激因子（granulocyte-macrophage colony stimulating factor，GM-CSF）等均在肿瘤逃避免疫监视的过程中扮演重要角色。

总之，免疫细胞和炎性细胞产生的细胞因子是重要的肿瘤促进机制，在最初的抗瘤微环境下给恶性细胞提供持续的生长和存活的信号。然而，炎症和肿瘤发生之间的联系并非单向的，很多癌蛋白能够活化信号通路，促进促炎细胞因子和趋化因子（如 IL-6、IL-8、IL-1β 等）的产生。促炎细胞因子是肿瘤微环境的关键调控因子，控制肿瘤细胞增殖，促进炎症、血管生成和肿瘤转移。

第四节　炎症反应与肿瘤免疫治疗

大量的证据已经表明炎症反应参与肿瘤发生发展的全过程，提示它在肿瘤治疗中必然有重要的价值。肿瘤微环境中的炎症细胞和炎症介质可以作为肿瘤治疗或预防的靶点，临床上广泛使用的抗感染药物有可能成为肿瘤预防和治疗的有力工具。目前被广泛接受的具有促瘤效应的炎症因子如 TNF-α、IL-1β 就是非常好的肿瘤治疗靶点。炎症微环境不像肿瘤细胞一样发生了多次突变，不容易产生耐药，因此，炎症微环境是一个比较理想的靶点。然而在大多数情况下，抗感染治疗必须同其他传统的化疗药物联合使用，单独使用是无法完成治疗肿瘤的使命的。靶向炎症的抗肿瘤治疗主要有以下几个途径：①抑制介导炎症信号通路的转录生长因子。②中和趋化因子和细胞因子。③调理肿瘤治疗过程中的炎症反应。④调理肿瘤治疗过程中的免疫反应。⑤选择性抑制促瘤的细胞因子而不影响抗瘤的细胞因子。

近十年来，研究者对癌症和炎症反应的不同机制有了深入的了解，为癌症的预防和治疗提供了新的思路。抗肿瘤药物除了可针对肿瘤微环境抗炎治疗外，还可通过自然基因变异的方式来影响炎症和免疫。炎症与肿瘤关系的研究显示，大多数癌症是可以预防的。深入研究炎症促进肿瘤发生的机制，有助于在炎症阶段即阻断肿瘤的发生，为降低人群患癌症的风险提供了新的思路。

第二章 人体微生物组与肿瘤的相关研究进展

人体微生态系统包括口腔、皮肤、泌尿、胃肠道4个微生态系统，其中胃肠道微生态平衡对人类健康起重要作用，这些微生物与宿主共生进化，在为宿主提供营养、抵抗病原菌入侵、调控上皮发育、指导先天性免疫等方面发挥重要作用，被称为人体不可缺少的“器官”。大量研究表明微生物组与人体健康和疾病发生存在明确关系，尤其以肠道微生物组最为重要。

第一节 胃肠道菌群与肿瘤的相关研究进展

人体胃肠道包含约30个属1 000种细菌，数量为10^{14}个，约为人体细胞数量的10倍。与人体共生的微生物的基因总和称为元基因组，通过分析元基因组可确定胃肠道微生物群落的组成和功能，是认识胃肠道中复杂的微生物群落的重要途径。胃肠道菌群大致分为3类，一类为与宿主共生的生理性细菌，以专性厌氧菌为主，具有营养与免疫调节作用；其次为与宿主共生的条件致病菌，以兼性需氧菌为主，在宿主抵抗力降低、过度使用广谱抗菌药物等因素下，该类细菌可成为优势菌群诱发疾病；另一类为病原菌，数量少，大多为过路菌，长期定植的机会少，一旦数量超出正常范围则可致病。

胃肠道微生态有重要的生理作用，人体健康与胃肠道内菌群结构息息相关。胃肠道菌群在长期进化过程中，通过个体适应和自然选择，使菌群中不同种类间，菌群与宿主间，菌群、宿主与环境间，始终处于动态平衡状态，形成一个相互依存、相互制约的系统。正常菌群对宿主产生有益作用，主要表现如下。①增强肠黏膜屏障功能：共生菌可促进肠黏膜相关淋巴组织发育成熟，产生免疫应答，从而抵抗或抑制病菌。②参与物质代谢：参与蛋白质和膳食纤维等物质代谢，为宿主提供必需氨基酸和能量，此外，还可以提供必需的酶参与维生素的合成。③菌群“脑-肠”轴理论：肠道菌群可通过各种信号通路（如神经信号通路、5-羟色胺和色氨酸代谢通路等）或代谢产物影响胃肠道或大脑功能。④免疫作用：促进肠道黏膜分泌IgA，分泌量超过人体免疫球蛋白总量的70%；活化辅助型T细胞Th1、Th17，分泌大量炎性因子如干扰素-γ（IFN-γ）、白细胞介素-17（IL-17）、肿瘤坏死因子-α（TNF-α）等作用于抗原呈递细胞，使其诱导大量炎性介质以及多种活性氧分泌，从而保护机体抵御致病菌攻击。⑤抗肿瘤作用：特异性肠道共生菌及其代谢产物可通过调控调节性T细胞的数量和功能起到抑制肿瘤的效果，同时还可提高抗肿瘤药的疗效。

近年来利用宏基因组学原理和高通量测序分析开展微生物与人类健康和疾病的研究已经逐渐起步，越来越多的研究者意识到胃肠道菌群对人类健康的重要性，胃肠道菌群已经成为了世界范围内研究的热点。研究已经证明肠道菌群与心脑血管疾病、肥胖、糖尿病、营养不良、炎症性肠病、肠易激综合征、肝硬化、慢性肾衰竭、自身免疫性疾病、过敏性湿疹、孤独症谱系障碍、消化性溃疡、肿瘤等疾病有关。同时越来越多的学者指出胃肠道菌群能够通过各种途径抑制肿瘤的发生和发展，胃肠道菌群在肿瘤治疗中的作用日渐重要。

一、肠道菌群与大肠癌的关系

大肠癌又称结直肠癌（colorectal cancer，CRC），是一种常见的消化道恶性肿瘤，目前已成为世界第三大常见恶性肿瘤，据报道每年有超过140万的患者诊断为CRC并有近70万人死亡。大肠癌病因尚未完全清楚，目前认为是环境因素与遗传因素综合作用的结果。随着肠道菌群研究的深入，越来越多的学者提出大肠黏膜相关的微生物与结直肠癌动态关联，可以为结直肠癌提供相关的诊断、预防和治疗策略。多项研究证明大肠癌患者的肠道微生物组成发生明显变化：厚壁菌门、消化链球菌、梭形杆菌升高而产丁酸菌降低，乳酸菌等益生菌减少；抗肿瘤细菌代谢产物（结肠短链脂肪酸和丁酸）也减少；大肠癌肠道菌群稳定性明显降低而多样性明显增加；杆菌种属的丰度与结肠癌缓解正相关；癌组织和癌旁组织微生物整体结构类似。Wang 等分析结直肠癌患者和健康志愿者的肠道菌群组成，发现脆弱拟杆菌在结直肠癌患者升高，而普通拟杆菌、单形拟杆菌在健康志愿者较高；肺炎克雷伯菌、大肠埃希菌、志贺菌、链球菌和消化链球菌在肿瘤组患者明显升高。结肠癌患者与健康志愿者相比产生抗癌代谢物的细菌（直肠真杆菌、产丁酸菌、柔嫩杆菌）减少，而产毒细菌如粪肠球菌则升高，肠道菌群组成的变化可以在癌前病变阶段甚至在高危人群检测到。乳杆菌在大肠癌患者肠道中富集，然而柔嫩菌却减少，在结直肠癌患者肠腔黏膜附着的微生物中，双歧杆菌属、柔嫩菌属减少，然而梭杆菌、卟啉单胞菌、消化链球菌属增多。双歧杆菌在所有憩室炎和炎症性肠病中都能发现，但是只能在 76%的结直肠癌患者中发现，在定量的水平上，结直肠癌和炎症性肠病患者的双歧杆菌总数比憩室炎较低。王晓学等采用焦磷酸测序和气相色谱质谱联用（GC/MS）的代谢指纹技术分析 15 例大肠癌患者和 12 例健康人员粪便菌群和代谢产物变化，发现试验组和对照组粪便菌群多样性和均匀度无明显差异，但在细菌种属水平上有 18 种细菌相对丰度有明显差异；大肠癌患者粪便短链脂肪酸代谢产物醋酸、戊酸、丁酸、异丁酸、异戊酸及 9 种氨基酸显著高于健康对照组，而 3 种不饱和脂肪酸，2 种甘油及熊去氧胆酸显著低于正常人。Sinha 等实验发现大肠癌与低水平的梭状芽孢杆菌、毛螺旋菌、对氨基苯甲酸和共轭亚油酸以及高水平的核酸杆菌、对羟基苯甲酸和棕榈酰鞘磷脂独立相关。Flemer 等研究发现大肠癌患者的菌群与健康对照组不同，提出粪便菌群只能部分反映大肠癌黏膜菌群，大肠癌可以根据更高层次的结构划分黏膜相关的细菌共有群，类似于先前制定的肠道共生菌的概念。其中，拟杆菌 1、厚壁菌门 1 在大肠癌黏膜丰度降低，而拟杆菌 2、厚壁菌门 2、病原菌群和普氏菌群丰度则升高。

二、胃菌群与胃癌的关系

胃癌是一个全球性健康问题，是人类高发肿瘤。研究证明遗传因素、环境因素、幽门螺杆菌（H. pylori，Hp）感染等参与了胃癌的发病机制，其中 Hp 感染是胃癌发生的独立危险因素。但是在患者的癌前病变阶段根除 Hp 后仍有部分患者进展为胃癌。一些定植在胃的微生物可能进一步促进 Hp 炎症，甚至进展为胃癌，但是胃内其他微生物群落与胃癌发生、发展的关系仍不明确。研究发现胃内存在 5 大菌门为厚壁菌门、放线菌、梭杆菌、拟杆菌和变形杆菌。胃 Hp 感染与胃存在的微生物之间的相互作用可能会影响胃疾病包括胃癌的风险，在 Hp 感染的胃和胃癌中发现厚壁菌门和链球菌、普氏菌丰度的转变。Yu 等采用 ELISA 方法测定胃蛋白酶原 PGⅠ/Ⅱ比值来评估胃癌易感状态，发现上消化道的低微生物丰度与胃癌易感状态独立相关。Eun 等研究发现胃微生物在胃癌、肠上皮化生、慢性胃炎组成不同，特别是在螺杆菌为优势菌的患者有明显差异。当都有幽门螺杆菌群时，胃癌组和肠上皮化生、慢性胃炎组相比变形菌和螺杆菌明显降低，而杆菌和链球菌类明显升高。Aviles Jimenez 等研究非萎缩性胃炎（non Atrophic gastritis，NAG）、肠上皮化生和肠型胃癌各 5 名，采用 G3 微阵列芯片技术分析胃组织微生物，细菌多样性从 8 到 57，第一个提出从 NAG 到肠上皮化生到肠型胃癌胃微生物群逐步转变，同时发现胃微生物中卟啉单胞菌属、奈瑟菌属、TM7 菌属、虫草菌的减少和毛螺旋菌和 *L. coleohominis* 的增多可能促进胃癌的发展。Dicksved 等采用分子分析方法研究胃癌患者的胃肠道菌群发现胃癌患者和消化不良患者之间微生物组成没有显著差异，同时在相对低丰度 Hp 感染时胃癌患者微生物被链球菌、乳酸菌、韦荣球菌、普氏菌取代，但是这些物种在胃癌发展中的各自作用有待确定，但是 Dicksved 的观点限于当时样本量较少以及测定菌群技术落后，胃癌患者和消化不良患者微生物组成没有明显差异的结果可能存在偏差。Wang 等研究胃黏膜的微生物多样性、结构和组成发现：平均每克胃黏膜组织的细菌数量为 6.9×10^8；感染 Hp 较未感染 Hp 的细菌数量高；胃癌与慢性胃炎相比，细菌数量增加；胃癌组织中菌群结构更加多元化。

目前，应用益生菌及其代谢产物治疗胃肠道疾病越来越受到关注。益生菌是一类对宿主有益的活性微生物，定植于人体胃肠道、生殖系统内，能产生确切健康功效，改善宿主微生态平衡。目前已发现的益生菌可分成三大类：①乳杆菌类，如嗜酸乳杆菌、干酪乳杆菌、詹氏乳杆菌、拉曼乳杆菌等；②双歧杆菌类，如长双歧杆菌、短双歧杆菌、卵形双歧杆菌、嗜热双歧杆菌等；③革兰氏阳性球菌，如粪链球菌、乳球菌、中介链球菌等。多项研究表明，益生菌及其代谢产物对 Hp 具有抑制作用，其可抑制 Hp 在胃黏膜上皮定植、生长，降低 Hp 活力，并以破坏细胞壁等方式杀灭 Hp。乳酸菌属可抑制胃癌细胞株生长并诱导其凋亡，饮食补充乳酸菌属具有潜在预防胃癌发生的作用。含有费氏丙酸杆菌的发酵乳可作为预防或治疗胃癌的辅助饮食。目前临床对胃癌的治疗尚未充分考虑对胃内微生态平衡的保护，对胃癌的生态防治是消化病学和微生态学共同面临的课题，有待于联合深入研究。

三、肠道菌群与黑色素瘤、肺癌的关系

Sivan 等比较有不同共生微生物的患黑色素瘤小鼠的生长，在排除小鼠住所和粪便转移因素后，鉴定双歧杆菌与抗肿瘤效应有关，发现单独口服双歧杆菌制剂可以与抗 PD-L1 治疗控制肿瘤生长到相同程度，而两种联合治疗几乎可抵消肿瘤的生长。双歧杆菌可增强树突状细胞功能，从而提高 $CD8^+$ T 细胞在肿瘤微环境中的启动和积累的中介效应，证明微生物可以调节肿瘤免疫治疗。Gui 等研究了肠道微生物在肺癌小鼠模型的抗肿瘤作用，利用顺铂联合 ABX（万古霉素、氨苄青霉素、新霉素）化疗小鼠，其中 ABX 可破坏宿主体内的微生态，顺铂联合 ABX 治疗小鼠的肿瘤效果差于单顺铂治疗，此外顺铂联合 ABX 治疗组的小鼠存活率明显降低。通过基因研究表明 ABX 可以上调 VEGF 表达，下调 Bax 蛋白表达影响顺铂，降低 IFN-γ、颗粒酶 B（granzyme，GZMB）和穿孔蛋白 1（pore forming protein1，PRF1），从而影响共生微生物的免疫增强作用，相反乳酸杆菌联合治疗的小鼠能上调 IFN-γ、GZMB 和 PRF1。从而得出结论：共生微生物有助于抗肺癌作用，和益生菌联合治疗可增强顺铂诱导细胞凋亡作用。Cheng 等研究发现抗生素治疗的小鼠更容易发展为黑色素瘤和 Levis 肺癌，表现为缩短的平均生存时间和肺部多而大的肿瘤病灶。在抗生素治疗的小鼠肺癌组织中存在 γδT17 细胞缺陷，同时观察到了更多的肿瘤侵袭性的发展，可能与 IL-6 和 IL-23 的低表达有关；在抗生素治疗的小鼠中加入正常的 γδT 细胞或补充 IL-17，受损的免疫表型则得到修复。总的来说，他们的结果支持共生细菌对肿瘤免疫应答具有重要性，明确了 γδT17 在此反应机制中的作用，并提出抗生素治疗会提高癌症的易感性和促进癌症进展。

四、胃肠道菌群与食管癌、肝癌的关系

Nasronabzaden 等研究食管鳞状细胞癌（疾病组）、反流性食管炎（疾病控制组）、组织学正常的食管（健康对照组）的胃体黏膜微生物的组成。第一次指出正常食管、鳞状细胞癌、反流性食管炎的胃体黏膜微生物不同，疾病组前五位菌群为梭菌、拟杆菌、乳杆菌、梭杆菌、巴斯德菌；疾病控制组前五位菌群为拟杆菌、梭菌、乳杆菌、巴斯德菌、梭杆菌；健康组前五位菌群为拟杆菌、梭菌、乳杆菌、巴斯德菌、梭杆菌；同时指出反流性食管炎和健康组菌群多样性无明显差别。最终得出结论胃肠道菌群在食管鳞状细胞癌的发生、发展中发挥重要作用。Usami 等分析肝癌患者粪便菌群，发现健康对照组粪便中的假丝酵母菌与血浆磷脂呈正相关，而双歧杆菌与血浆中二十五烯酸以及二十碳五烯酸与花生四烯酸比值呈负相关；在肝癌患者乳酸菌和二十二碳六烯酸呈正相关，假丝酵母菌和二十碳五烯酸以及二十碳五烯酸与花生四烯酸比值呈正相关。由此得出结论：肠道微生物可能影响血清脂肪酸代谢进而与肝脏疾病有关。Bindels 等通过小鼠移植 bcr-abl 转染 BaF3 细胞，在饮水中接受菊粉型果聚糖。发现菊粉型果聚糖治疗能减少肝 BaF3 细胞浸润，减轻炎症反应并增加丙酸浓度。在体外，丙酸通过 cAMP 途径抑制 BaF3 细胞增殖。此外，游离脂肪酸受体 2 激活 G1/Gq 蛋白偶联受体结合丙酸可以减少 BaF3 的增殖。研究第一次提出菊粉型果聚糖结合丙酸发酵成营养物质可以抵消肝细胞的恶性增殖。

五、胃肠道菌群与乳腺癌、前列腺癌的关系

Goedert 等研究 48 名绝经后乳腺癌患者及对照组粪便中微生物以及尿中雌激素量化研究发现：患乳腺癌的绝经后妇女肠道菌群组成发生改变并且降低了雌激素依赖的肠道菌群多样性。González Sarrías 等研究发现肠道菌群代谢物尿酸 A 能够抑制乳腺癌耐药蛋白 ABCG2 和 BCRP 的升高，并且呈剂量依赖性。积累在人类 BCRP 和小鼠转导细胞表面的尿酸 A 浓度在 50 μM 显示了 40%～50%的抑制率，该结果支持尿酸 A 和载体间的强相互作用，显示出其重要的潜在抑制性，而其他化合物如尿酸 B、C、D 及鞣花酸的浓度在 50 μM 和 100 μM 则没有显示任何抑制性。Amirian 等研究评估健康男性、潜在的前列腺癌以及浸润性前列腺癌的胃肠道微生物分布有显著不同，提出研究胃肠道微生物与前列腺癌的相关性可能阐明饮食因素和癌症风险的关系，并为癌症预防提供有价值的依据。

六、结论与展望

综上所述，胃肠道微生态和人类健康密切相关，肠道菌群及其代谢物可以影响肿瘤的发生发展，但其具体作用的菌种及机制尚需进一步研究。同时很多肠道菌群与肿瘤的研究只局限在动物模型，还没有应用到临床上，而且个体之间的肠道菌群差异较大。随着肠道微生态监测技术及基因组学、蛋白质组学和代谢组学的发展，微生物菌落特征、菌群间相互作用、微生物与宿主的相互作用及微生物致病机制的深入研究，人类与其共生的肠道微生物之间错综复杂的关系将会逐步被揭示。肠道微生态必将为肿瘤的发生、发展、诊断和治疗提供新的思路和理论依据。

第二节 口腔微生物群与肿瘤的相关研究进展

口腔微生物群的 α 多样性（即个体内的多样性）仅次于肠道。它包括 700 多种细菌、100 多种真菌和原生动物。口腔可分为“微生境”，每一种微生境都由不同的微生物群组成。尽管口腔内个体多样性很高，但当样本来自同一地区的个体时，口腔内个体多样性的水平却很低。口腔微生物群组成的不平衡（即生态失调）通常与暴露于某些环境因素有关，如吸烟、高糖摄入量和抗菌药物的使用。口腔微生物群失调与许多口腔内和系统性疾病有关。微生物与口腔内疾病（如龋齿、牙龈炎、牙周炎和口腔念珠菌病）之间的联系已得到证实。每天摄入的微生物数量估计在 1011～1012，这说明口腔内的微生物可以不受限制地进入胃肠道，从而进入许多器官系统。因此，口腔微生物群失调与大肠癌、胰腺癌、阿尔茨海默病、心血管疾病等系统性疾病有关联也就不足为奇了。

在过去的 20 年里，科学界已经广泛认识到癌症的某些特征。Hanahan 和 Weinberg 在其开创性论文中概述了 6 个基本特征：持续的增殖信号、逃避生长抑制因子的能力、抵抗细胞死亡的能力、无限的复制潜能、诱导血管生成的能力以及侵袭和转移的激活。10 年后，作者对这些特征进行了修改，增加了另外两个特征：能量代谢的重编程以及逃避免疫破坏的能力。口腔微生物介导的致癌作用已被发现满足或诱导了大部分特征。事实上，一些与牙周病相关的物种，即牙龈卟啉单胞菌、Tannerella forsythia 和 Prevotella intermedia，被发现与胃肠道癌症的风险增加有关。有趣的是，这些癌症并不局限于口腔，在食管、胃、胰腺和结肠/直肠观察到与口腔微生物群相关的原发性肿瘤。

口腔鳞状细胞癌（OSCC）与携带的多种口腔细菌（如牙龈卟啉单胞菌、具核梭杆菌、链球菌）、某些病毒（如人乳头瘤病毒、人疱疹病毒 8 型、单纯疱疹病毒 1 型和 EB 病毒）和酵母（白念珠菌）有关。此外，口腔微生物群的成员与食管癌、胃癌、胰腺癌、结直肠癌和肺癌相关。OSCC 是头颈部最常见的癌症，约占全球所有癌症的 2%。虽然，传统上与吸烟和饮酒有关，但最近的证据表明，口腔微生物群的个体成员也与 OSCC 的发展有关。特别是牙龈卟啉单胞菌与口腔内癌症的发展和进展有关。Zhang 等人在一项研究中检测了 50 名 OSCC 患者的口腔鳞癌组织和相对健康组织的微生物群组成，发现口腔鳞癌样本中含有丰富的卟啉单胞菌（Porphyromonas）。这与 Katz 等人的研究一致，他们发现与健康对照

组相比，OSCC 患者的牙龈样本中牙龈卟啉单胞菌的水平有所升高。除了牙龈卟啉单胞菌外，Rai 等人最近的一项研究显示，OSCC 患者唾液中的牙髓卟啉单胞菌（Porphyromonas endodontalis）也同样升高。口腔内的内容物不断进入食管，因此，许多相同的口腔细菌与口腔癌和食管癌有关联也就不足为奇了。

口腔微生物群的几个成员与癌症的发展和进展有关，无论是在口腔内还是在远端解剖位置，特别是具核梭杆菌和牙龈卟啉单胞菌的携带与癌症的发展有关。细菌介导的致癌机制包括促炎条件的产生、免疫抑制和细胞凋亡的抑制。通过这种方式，口腔细菌能够诱发几种癌症的特征。除了推动癌症的发展和进展，微生物群还参与调节对抗癌治疗的耐药性。然而，口腔微生物群与化疗治疗结果相关的作用才刚刚开始显现，因为该领域的研究仍处于起步阶段。随着有关口腔微生物群与各种癌症之间关系的信息越来越多，利用其成员作为疾病的生物标志物可能具有可行性。此外，某些细菌的存在或缺失可能会影响治疗方面的临床决定。

第三节　泌尿微生物群与肿瘤的相关研究进展

一、泌尿微生物群与前列腺癌

尿路微生物组的发现对于前列腺病理生理学具有重要意义，因为它们在解剖学上接近。在一项 13 个前列腺癌患者与 21 个前列腺增生患者的尿液、前列腺液检查（examination of pros-tatic secretion，EPS）、精液中微生物细菌的对照研究中表明，与 BPH 组相比，前列腺癌组尿液中的拟杆菌纲、α 变形菌纲、厚壁菌门细菌、毛螺旋菌科、丙酸杆菌亚目、鞘脂单胞菌属和苍白杆菌属的数量显著增加，并且优杆菌属和红螺菌科的数量减少。同时前列腺癌组中大肠埃希菌的数量在尿液中显着降低，在 EPS 和精液中增加；肠球菌在精液中数量显著增加，而尿液和 EPS 几乎没有变化。在这些菌群中，α 变形菌纲的增加可能与前列腺癌患者中所见的前列腺的感染和炎症有关；厚壁菌门细菌参与能量再吸收和肥胖；苍白杆菌属是一种机会性病原体，其数量越多代表患者的免疫功能障碍越严重。另一项包括 66 名前列腺癌患者和 63 名活检良性的患者尿液分析研究，发现了一组聚集的细菌物种，它们比群集外的细菌更多比例地存在于癌症样本中。

促炎症微生物及微生物菌群失调的促前列腺癌作用，SIMONS 等模仿典型的人类前列腺感染，逆行尿道滴注一种从患有慢性前列腺炎的患者的前列腺液中分离的 B1 克隆组大肠埃希菌菌株（an E. coli strain of the B1 clonal group isolated from the ex-pressed prostatic secretion of a patient with chronic prostatitis，CPl），在前列腺癌 Hi-Myc 小鼠模型中的 CPl 感染加剧了侵袭性前列腺癌的发展，其中 70%以上的小鼠在 4、5 个月龄时患有癌症，此项研究证明了前列腺炎症能促进前列腺癌进展。抗生素的使用也会改变人体内的微生物细菌微环境，从而影响肿瘤的发生发展。一项研究表明，对于尿路肿瘤，使用青霉素、喹诺酮类、磺胺类药和四环素类药对前列腺癌的风险略有增加，对于＞5 个疗程的青霉素，OR 为 1.2（95%CI 为 1.1～1.3）。

二、泌尿微生物群与膀胱癌

细菌微生物能够与许多环境毒素相互作用，如重金属、多环芳烃、农药、赭曲霉毒素、塑料单体和有机化合物。在通过肾脏过滤从血液中除去某些毒素之后，它们在膀胱内的储存提供了足够的时间，使尿微生物群与这些化合物相互作用和改变，这种“代谢”可以增加或减少可能由这些毒素引起的疾病的风险，包括认知功能障碍、肾脏病理甚至尿路系统癌症。一项研究使用 454 测序技术对来自健康个体（n=6）和尿路上皮癌患者（n=8）的尿标本进行了微生物研究，大多数正常样本中链球菌丰度接近零（0～0.017），但在 8 个癌症样本中的 5 个（0.12～0.31）显著升高。在链球菌丰度低的 2 个癌症样品中（2/3），假单胞菌属或嗜球菌属是最丰富的属。2017 年 POPOVIC 等对比了 12 名膀胱癌男性患者与 11

名健康男性的尿液微生物分析，在膀胱癌组中鉴定了一种显著丰富的属于梭杆菌属的操作分类单（operational taxonomic units，OTU），而韦荣菌属、链球菌属和棒状杆菌属的 3 种 OTU 在健康的尿液中更丰富。2017 年的另一项抗生素使用对癌症形成风险的研究表明，在没有膀胱过度感染的患者中，当青霉素和磺胺类药的处方数分别达到 1.3（95%CI：1.1～1.5）和 2.0（95%CI：1.1～3.4）时，癌症风险增加。在曾接受过膀胱感染的患者中，接触＞5 个疗程的青霉素和大环内酯类患者的风险仍然较高，其中校正比值比（adjusted odds ratio，AOR）分别为 1.4（95% CI：0.7～2.6）和 2.1（95%CI：0.5～8.1）。这些结果表明尿路上皮癌可能与尿路改变的微生物群有关。

三、结论与展望

即使在一度被认为是无菌的泌尿系统，细菌微生物也无处不在。大量研究已经证实了泌尿系统肿瘤，特别是前列腺癌及膀胱癌，与尿路细菌微生物之间存在关联。然而，就目前而言，泌尿系统肿瘤及尿路细菌微生物之间的具体相关性机制尚未完全清楚，我们仍需要进一步的基础和临床研究来确定这些特定细菌微生物的作用及其作为新生物标志物开发的潜力，为泌尿系统肿瘤的预防及治疗提供新的方向及手段。

第四节　展　望

尽管仍然存在争议，但过去几十年的微生物组研究为微生物与癌症之间的关系以及这些关系的细微差别提供了有意义的证据。几乎没有微生物直接导致癌症，但癌症似乎是更多的微生物共同作用的结果。而且也许与我们本能认为的相反，一些微生物却促进了宿主的抗肿瘤免疫反应。这种复杂性可能反映了科学研究在宿主的免疫系统，其共生微生物群以及我们刚刚开始发现的致瘤过程之间的动态认知。大量文献资料仍将微生物群在癌症中作用的临床观察和临床干预分开。尽管小鼠免疫治疗模型中的肠道微生物群调节可提供引人注目的结果，但尚未转化为对人的商业化治疗。而且，在进行统一的生物信息学再分析后，对在人类和小鼠中的肠道微生物进行分层以观察治疗反应（尤其是免疫治疗）的观察结果却普遍表现出不同的分类学差异，尽管上述操作在检查功能概况时表现出更大程度的一致性。因此，在 20 世纪初期困扰着研究人员的污染、不可复制、患者毒性问题，今天仍然是基于微生物的癌症诊断、预后和外源性微生物治疗所面临的挑战。我们需要更多精心设计的样本以限制和减轻潜在的污染，以帮助理解瘤内微生物对癌症发生、发展和疗效。同时，我们还要探究非细菌与癌症和胃肠道肿瘤的关系和它们在其中所起的作用，特别是与已知细菌相互作用的关系。我们也需要更大的努力来评估技术改变（如 DNA 提取、样品处理、生物信息学方案）对癌症微生物组数据的定量影响，并且筛选出一种“金标准”。为了阐明微生物免疫-癌细胞机制相互作用，研究团队可能有必要在微生物群体和单群微生物水平规模进行深入的功能分析。同时，新兴的空间多组学工具在该领域应用前景广泛。工程菌类具有免疫和微生物区系或代谢产物，可进一步帮助验证或驳斥微生物在致癌性中的因果关系或协同关系，正如最近的大肠菌素诱变研究所证明的那样。尽管仍然存在许多挑战，但是，更好地了解微生物在癌症中的作用可能会为改善患者护理提供强大的理论和技术支撑。

图书在版编目（CIP）数据

微生物与肿瘤 / 向延根，潘建华，谢红军主编. --
长沙 ：湖南科学技术出版社，2024.9
ISBN 978-7-5710-2844-2

Ⅰ. ①微… Ⅱ. ①向… ②潘… ③谢… Ⅲ. ①微生物学－关系－肿瘤－研究 Ⅳ. ①R73

中国国家版本馆 CIP 数据核字(2024)第 077725 号

WEISHENGWU YU ZHONGLIU
微生物与肿瘤

主　　编：向延根　潘建华　谢红军
出 版 人：潘晓山
责任编辑：李　忠　杨　颖
出版发行：湖南科学技术出版社
社　　址：长沙市芙蓉中路一段 416 号泊富国际金融中心
网　　址：http://www.hnstp.com
湖南科学技术出版社天猫旗舰店网址：
　　　　http://hnkjcbs.tmall.com
邮购联系：0731-84375808
印　　刷：长沙市宏发印刷有限公司
　　　　（印装质量问题请直接与本厂联系）
厂　　址：长沙市开福区捞刀河大星村 343 号
邮　　编：410153
版　　次：2024 年 9 月第 1 版
印　　次：2024 年 9 月第 1 次印刷
开　　本：889 mm×1194 mm　1/16
印　　张：18.25
字　　数：572 千字
书　　号：ISBN 978-7-5710-2844-2
定　　价：99.00 元